H. Schmidt-Matthiesen
G. Bastert
D. Wallwiener
Gynäkologische Onkologie
6. Auflage

Gynäkologische Onkologie

Diagnostik, Therapie und Nachsorge der bösartigen Genitaltumoren und des Mammakarzinoms

Herausgegeben von

H. Schmidt-Matthiesen, Frankfurt a. M.
G. Bastert, Heidelberg
D. Wallwiener, Tübingen

Unter Mitarbeit von

S. Granitzka
E.-M. Grischke

Sechste, neu bearbeitete und erweiterte Auflage

Mit 45 Abbildungen, davon 33 in Farbe, und 62 Tabellen

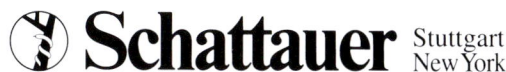

Schattauer Stuttgart New York

Prof. Dr. Dr. h.c. G. Bastert
Universitäts-Frauenklinik
Voßstraße 9, D-69115 Heidelberg

Prof. Dr. S. Granitzka
Städtisches Krankenhaus
Elsa-Brandström-Straße, D-67227 Frankenthal/Pfalz

Dr. Eva-Maria Grischke
Universitäts-Frauenklinik
Voßstraße 9, D-69115 Heidelberg

Prof. em. Dr. H. Schmidt-Matthiesen
ehem. Universitäts-Frauenklinik Frankfurt
Abteilung für Gynäkologie und Onkologie
Gründer des Tumorzentrums Rhein-Main
Humperdinckstraße 11, D-60598 Frankfurt a. M.

Prof. Dr. D. Wallwiener
Universitäts-Frauenklinik
Schleichstraße 4, D-72076 Tübingen

Die Deutsche Bibliothek – CIP-Einheitsaufnahme

Ein Titeldatensatz für diese Publikation
ist bei Der Deutschen Bibliothek erhältlich.

Internet http://www.schattauer.de
Printed in Germany
Layout und Umschlaggestaltung: Bernd Burkart
Satz, Druck und Einband: Mayr Miesbach, Druckerei und Verlag GmbH, Am Windfeld 15, D-83714 Miesbach

ISBN 3-7945-1974-4

Vorwort zur 6. Auflage

Diese Neuauflage bietet weitgehend Neues. Dies gilt für ein zeitgemäßes, modernes Layout, wie für zahlreiche neue Abbildungen und für den Inhalt.

In Diagnostik, operativer und medikamentöser Therapie sowie in der Nachsorge haben sich etliche Stellenwerte bisheriger Standardmaßnahmen geändert (Indikationen, Prioritäten). Neue Methoden verlangten Berücksichtigung und kritische Wertung (z.B. endoskopische Verfahren, Hochdosis-Chemotherapie, Taxane-Einsatz, geänderte Schmerztherapie, Zytokine, präventive Maßnahmen u.a.m.). Die Basistherapie der verschiedenen Organkrebserkrankungen wurde entsprechend den aktuellsten offiziellen Empfehlungen der AGO bzw. Consensus-Meetings dargestellt. Wo es verantwortbar ist, wurden auch Alternativen beschrieben. Allgemeine Themen, wie der Umgang mit Krebskranken und die Betreuung Unheilbarer, sind unter Beachtung neuer Standpunkte erweitert worden. Alles Neue wurde sorgsam mit dem bewährten und bleibenden onkologischen Procedere abgestimmt.

Der bisherige Tabellenbereich ist durch eine Zusammenstellung hilfreicher Adressen ergänzt worden (Informationsstellen, Tumorzentren, Selbsthilfegruppen usw.).

Die 6. Auflage präsentiert den aktuellen Stand der gynäkologischen Onkologie. Wie bisher ist die gesamte Darstellung praxisorientiert und auf das ärztliche Handeln ausgerichtet. Das Buch will ein Ratgeber in allen anstehenden Fragen sein.

Frankfurt am Main, Heidelberg und Tübingen,
Frühjahr 2000

H. Schmidt-Matthiesen
G. Bastert
D. Wallwiener

Vorwort zur 1. Auflage

Das vorliegende Taschenbuch befaßt sich vorwiegend mit rein praktischen Belangen der Diagnostik und Therapie bösartiger gynäkologischer Tumoren einschließlich des Mammakarzinoms.

Es soll ein Ratgeber für den Alltag des Klinikers und Praktikers sein sowie Richtlinien für den in der Weiterbildung begriffenen Arzt anbieten.

Der Inhalt soll auf das Notwendige beschränkt und aktuell sein. Das Taschenbuch kann damit nicht den Anspruch erheben, umfangreiche, langsam gewachsene Handbücher zu ersetzen oder für den wissenschaftlich Tätigen bibliographische Notizen anzubieten.

Ein Teil des heutigen diagnostischen und therapeutischen Tuns enspricht einem langfristig bewährten und kaum noch wesentlich modifizierbaren Procedere. Ein anderer Teil – vornehmlich die medikamentöse Therapie und das Bemühen um eine Individualisierung aller Maßnahmen – befindet sich aber derart im Fluß, daß dem nicht gerade schwerpunktmäßig onkologisch Tätigen die Übersicht schwerfällt. Gerade hier soll das Taschenbuch eine aktuelle Information bieten.

Diese greift auf die Empfehlungen spezieller Kommissionen zurück sowie auf die sich international anbahnenden Übereinkünfte. An die Stelle spekulativer Vielfalt beginnt die Beschränkung auf das offenbar Gültige und Einvernehmliche zu treten.

Im gleichen Sinne wurde auch versucht, an die Stelle des Referierens von Einzelmitteilungen die Synthese des Wissens in Form verbindlicher Konzepte zu setzen.

Eine gewisse Subjektivität der Darstellung läßt sich naturgemäß nicht vermeiden, da eigene Erfahrungen mit einfließen. Dies wird aber dadurch ausgeglichen, daß auch ernsthafte Alternativen dargestellt werden, wo sie sich anbieten.

Die Darstellung speziell operativer oder radiologischer Techniken sehen wir nicht als unsere Aufgabe an. Diesbezüglich verweisen wir auf die zahlreichen und ausgezeichneten Lehrbücher.

Wer zu den verschiedenen Themen eine über das Gebotene hinausgehende Vertiefung wünscht, findet in den Literaturangaben Hinweise auf Übersichten, ausführliche Darstellungen bzw. Arbeiten grundsätzlichen Inhaltes.

Wir würden uns freuen, wenn dies Büchlein die Erwartungen der Leser hinsichtlich einer praxisbezogenen Information erfüllt.

Die Herausgeber

Inhalt

1
Einführung

Allgemeines

Zur Zeit sterben in den westlichen Ländern etwa 24% der Menschen an Krebs. Bei den Frauen stellen die **Genitalmalignome** und vor allem das **Mammakarzinom** (18–23%) hohe Anteile. Die ständige Zunahme ist Folge des immer höheren Lebensalters. Bedenkt man, daß auch bei den die Krankheit Überlebenden schwere Lasten verbleiben – Ängste, Organverlust, Minderungen des Selbstwertgefühls und des sexuellen Selbstverständnisses –, so wird die ganze Bedeutung und Spannweite der Krebserkrankungen deutlich. Ebenso die Rolle, die der Ärzteschaft zufällt. Sie hat nicht nur hohe, stets aktuelle Kenntnisse auf dem onkologischen Sektor einzubringen, sondern wird auch im menschlichen Bereich wie kaum auf einem anderen Gebiet gefordert.

In unserem Fachgebiet verteilen sich die verschiedenen **Malignomerkrankungen des Genitales,** regionär etwas unterschiedlich, etwa wie folgt:

- Vulvakarzinome 3–5%.
- Vulvamelanome 0,08–0,4%.
- Vaginalmalignome 1–2%.
- Zervixkarzinome 20–30% (abnehmend).
- Endometriumkarzinome 30–40% (zunehmend).
- Ovarialmalignome 15–30% (zunehmend).
- Tubenkarzinome 0,15–0,3%.
- Sarkome 0,5%.

Diese **Erkrankungsraten** könnten vermindert werden, wenn man, wie vor allem beim Zervixkarzinom möglich, die **Vorstadien** rechtzeitig erfassen würde (s. Vorsorge und Früherkennung, S. 3). Dies würde eine höhere Bereitschaft der Patientinnen zur Vorsorgeuntersuchung und eine hohe, kenntnisreiche Aufmerksamkeit der Ärzteschaft voraussetzen.

Eine höhere Heilungsrate der Erkrankten andererseits läßt sich nur dann erreichen, wenn alle therapeutischen Möglichkeiten optimal genutzt werden, was die Behandlung in onkologischen Zentren voraussetzt.

Im Gegensatz zu früher, als es für jede Krebserkrankung eine »**Standardtherapie**« gab, ist die moderne Therapie extrem individualisiert und dies nach dem Motto: »**So wenig wie möglich, so viel wie nötig«.** Das verlangt eine prätherapeutische subtile Analyse des Einzelfalls, inkl. aller individuellen Risikomerkmale.

Das vorliegende Buch bemüht sich, diese moderne und ebenso schonende wie effektive Weise des Vorgehens zu vermitteln und dies nicht im Sinne praxisfremder, wissenschaftlicher Betrachtung, sondern auf das **aktuelle, praktische Handeln** des betroffenen Arztes bezogen.

2

Vorsorgeuntersuchung (Früherkennung)

Die Vorsorgeuntersuchung, die der Krebsfrüherkennung dient, wird der Frau mit Beginn des 20. Lebensjahres als kassenpflichtige Leistung angeboten, aber nur ganz **unzureichend genutzt.** Die Beteiligung an den Vorsorgeuntersuchungen ist altersabhängig: 20–40 J.: 25%, 40–50 J.: 40%, 50–70 J.: 15→10%, >70 J.: 4→1%. Mit zunehmender Vernachlässigung der Vorsorge im Alter nimmt der Anteil verschleppter Fälle rasant zu. Dabei ließe sich bei regelmäßiger Nutzung z.B. das Risiko des Zervixkarzinoms nahezu völlig ausschließen. Auch die sonstigen anläßlich der Vorsorge entdeckten Malignome präsentieren sich in einer prognostisch erheblich günstigeren Größenordnung als diejenigen, die nur zufällig oder erst bei Symptomen entdeckt werden.

Untersuchungsintervalle

Sofern keine auffälligen Symptome vorliegen und die letzten Untersuchungsbefunde unauffällig waren, **sind Kontrollen in einjährigen Abständen** ausreichend. Es ist allerdings nicht auszuschließen, daß es innerhalb dieses Zeitraums in seltenen Fällen zur Entwicklung eines bereits nicht mehr optimal operablen Ovarialmalignoms kommen kann.

Die genannten **Intervalle sind abzukürzen** und das Methodenspektrum (s.u.) zu erweitern, wenn bei einer Patientin bei der letzten Kontrolle unklare Befunde erhoben wurden oder eine evidente familiäre **Disposition** vorliegt:

- **Für Ovar-Malignome** (s. S. 67):
  6-Monats-Kontrolle inkl. Sonographie. Jährlich CA-125-Bestimmung.
- **Für Mammakarzinome:**

Bei auffälligem BRCA1-/-2-Befund (= >50% Erkrankungswahrscheinlichkeit!) verkürzte Intervalle und zusätzliche, intermittierende Sonographien. Bei jungen Frauen evtl. auch MR-Mammographie.

Anamnestische Warnzeichen

Folgende Angaben müssen als Hinweis auf eine mögliche Krebserkrankung gewertet werden:

Vaginal-uterine Symptome:
- Zwischenblutungen, Vor- und Nachblutungen.
- Bisher ungewohnte, unregelmäßige Blutungen.
- Kohabitationsblutungen.
- Blutungen nach der Menopause, sanguinolenter Fluor.

Genitale, Darm, Harnwege oder Brust betreffende Symptome:
- Hautveränderungen im Vulvabereich, Juckreiz.
- Fötide Absonderungen.
- Sanguinolente Absonderungen.
- Blutabgänge.

Am Körper:
- Verhärtungen, Knoten, Ulzera, schwärzliche Flecken oder Prominenzen.
- Isolierte Zunahme des Leibesumfanges.
- Auffällige Gewichtszunahme (Aszites?) oder Abnahme (Tumorkachexie).
- Schmerzlose Schwellung von Bein (Zervixkarzinom!) oder Arm (Mammakarzinom!).
- Auffällige, bisher ungewohnte Knochenschmerzen.

Neben diesen typischen Zeichen gynäkologischer oder benachbarter Tumoren verlangen auch die **Warnzeichen sonstiger Neoplasien** Beachtung:
Langanhaltende Heiserkeit, Husten (Pulmo, Larynx!). Schluckbeschwerden (Ösophagus).
Da die Patientinnen diese Erscheinungen meist nicht von sich aus angeben, da sie deren Bedeutung nicht kennen, muß man **danach fragen.**

Untersuchungsumfang

Ab Beginn des 20. Lebensjahres:

- Gezielte Anamnese. Warnzeichen? Familiäre Risikohinweise?
- Inspektion der Vulva.
- Spekulumuntersuchung.
- Orientierende Kolposkopie* (s. S. 28).
- Zytologieabstriche (Portio, intrazervikal) (s. S. 26), möglichst unterm Kolposkop*. Nur bei starker Schleimansammlung letztere vorher vorsichtig abtupfen.
- Abstrichfixierung (s. S. 26).
- Erweiterte Kolposkopie mit Essig- und Jodprobe*.
- Bimanuelle gynäkologische Untersuchung. Rektovaginale Kontrolle*.

Zusätzlich ab Beginn des 25. Lebensjahres:

- Inspektion der Haut (Melanom?).
- Untersuchung der Mammae und der regionären Abflußgebiete.
- Anleitung zur Selbstuntersuchung der Mammae.

Zusätzlich ab Beginn des 30. Lebensjahres:

- Austastung des Rektums.
- Test auf okkultes Blut im Stuhl.

Bei positivem Hämokkulttest ist bei nahezu ⅔ mit einem Adenom von > 1 cm Größe zu rechnen; bei 20% findet sich bereits ein Karzinom (Minnesota-Studie). Die so entdeckten Malignome haben zu ca. 75% ein günstigeres Stadium als die ohne Vorsorge diagnostizierten.

Die Ermittlungen sind in spezielle Formblätter einzutragen.

Wünschenswerte Ergänzung:

Nicht im offiziellen Programm vorgesehen, aber absolut wünschenswert sind außer der schon genannten Kolposkopie* noch

- Blutdruckmessung und
- Urinkontrolle.

Soweit die Standardergänzung. Dazu kommen aber noch weitere notwendige Zusatzmethoden, wenn ohne dieselben kein zuverlässiger Befund erhoben werden kann und/oder die Patientin zu einem speziellen Risikokollektiv gehört. Bei solchen Gegebenheiten kommen zum Einsatz:

- Intervall-Mammographie* (s. S. 111) und
- Sonographie* (Abdomen s. S. 72, Mamma s. S. 112).

Mammographie

Der Einsatz der Mammographie (s. S. 111) in der Vorsorge ist natürlich berechtigt, wenn sich verdächtige, abklärungsbedürftige Symptome oder Befunde an den Mammae zeigen.

Der eigentliche Nutzen der Mammographie ist aber darin zu sehen, daß sie die **Entdeckung klinisch noch okkulter Veränderungen,** also eine Frühdiagnose ermöglicht. Z. Zt. ist die Mammographie auch bei unauffälligem Befund bei folgenden Tatbeständen indiziert und abrechnungsfähig:

- Bei erhöhter Gefährdung.
- Bei erschwerter Palpation (große Mamma, knotige Mamma, Narben nach früheren Eingriffen).
- Bei ängstlichen Patientinnen.
- Im Rahmen der Nachsorge (s. S. 185).

Wird die Mammographie, was wünschenswert ist, im Rahmen eines Screenings eingesetzt (bisher nicht im offiziellen Vorsorgeprogramm), so einmal im 4. Jahrzehnt als informierende **»Basismammographie«,** dann von 40–49 J. 2jährig. Von 50–64 J. etwa jährlich (größte Effizienz) und ab 65 J. wieder 2jährig.

Die Häufigkeit falsch-negativer Befunde liegt bei <10% (bei der klinischen Untersuchung bei 15–20%). Über die Hinzuziehung anderer Methoden (CT, MRT) s. S. 111 u. 112.

Sonographie

Die Sonographie, die zunächst lediglich bei der Beurteilung suspekter Adnexbefunde eingesetzt wurde (s. S. 72), hat durch intravaginale Anwendung und technische Verbesserung (u.a. Doppler-Sonographie) zunehmende Bedeutung auch für andere Fragestellungen erhalten:

- Endometrium-Dickenmessung (s. S. 53)
- Brustuntersuchung (s. S. 111).

Bei Letzterer erlaubt sie nicht nur die Abgrenzung zystischer Befunde von soliden, sondern z. T. auch die Frühdiagnostik von Proliferationen. Vor allem bei jungen Frauen kann die qualifizierte Sonographie der Mammographie gleichwertig oder überlegen sein (Näheres s. S. 112).

---

* Nicht im kostenerstattungspflichtigen Vorsorgeprogramm.

Verdächtige Befunde

Diese sind, ebenso wie die einschlägigen diagnostischen Maßnahmen, in den verschiedenen **Organkapiteln** beschrieben. Beim Vorliegen von Verdachtshinweisen wird, abrechnungstechnisch gesehen, aus dem »**Vorsorgefall**« der »**Krankheitsfall**«.

Ärztliche Aufgaben bei Malignomverdacht bzw. Malignom

Die folgende Darstellung kann als allgemeingültig und als Grundlage des Vorgehens angesehen werden.
- **Sicherung der Basisdiagnose:** Malignom ja/nein.
- **Bei Malignität Ermittlung der individuellen Parameter.**
  Objektive Tatbestände:
  – Stadium TNM? (später pTNM), Palpation, Sonographie (CT, MRT; Röntgendiagnostik Pulmo, Mamma usw. je nach Sachlage),
  – LK-Beteiligung? (Palpation, Punktion, CT),
  – histologisch-biochemische Differenzierung: Typ, Grading (G I–III), Polymorphie, Diploidie, Aneuploidie, Rezeptoren (ER, PR), Marker,
  – vermutliche Prognose,
  – Therapiemöglichkeiten (Priorität, Alternativen).

Subjektive Konstellationen:
- Alter, Gesundheitszustand,
- somatische und psychische Belastbarkeit,
- Einstellung zur Krankheit und zum Leben; Erwartungen, Lebenswille,
- familiär-sozialer Hintergrund,
- Bereitschaftsumfang zur Therapie; Präferenzen?
- **Aussprache, Information über Krankheit und Therapiemöglichkeiten** (s. S. 193).
  – Therapie der Wahl aus ärztlicher Sicht,
  – Alternativen; Vorteile, Nachteile,
  – Therapieentscheidung.
- **Therapie.**

Dieses Konzept muß auf die konkreten Gegebenheiten bei den verschiedenen Tumorarten angepaßt werden.

Literatur

Bauer HK. Farbatlas der Kolposkopie. 5. Aufl. Stuttgart, New York: Schattauer 1998.

Bender HG. Früherkennungsstrategien in der gynäkologischen Onkologie. In: Allgemeine gynäkologische Onkologie. Bd 10. Klinik der Frauenheilkunde und Geburtshilfe. Bender HG et al. 4. Aufl. München: Urban & Schwarzenberg 1999.

Tab. 2-1 Optimales Vorgehen bei der Vorsorgeuntersuchung. Das Fehlen mancher Untersuchungen im Leistungskatalog der KV sollte nicht dazu verleiten, auf diese Maßnahmen zu verzichten.

Anamnese Risikohinweise? Symptome? Letzter Befund? ▼	
Äußere Inspektion ▼	
Spekulumuntersuchung ▼	
Kolposkopie ▼	generell, obwohl in Richtlinien nicht vorgesehen,
Zytologische Abstriche ▼	
Kolposkopie nach 3% Essigsäure- und Jodapplikation ▼	generell ab 20 Jahren, obwohl in Richtlinien nicht vorgesehen
Bimanuelle gynäkologische Untersuchung ▼	
Rektale Untersuchung, ggf. rektovaginale Untersuchung ▼	generell, nicht erst ab 30 Jahren
Brustuntersuchung	generell, nicht erst ab 25 Jahren
Stuhlprobe okkultes Blut	ab 30 Jahren, sonst auf Wunsch; bei Symptomen
Zusätzlich ad libitum: Blutdruckmessung, Urinuntersuchung	

Burghardt E. Colposcopy und Cervical Pathology. 2. Aufl. Stuttgart: Thieme 1991.

Erbar P. Onkologie. 3. Aufl. Stuttgart: Schattauer 1999.

Frischbier HJ et al. Mammographie in der Krebsfrüherkennung. Stuttgart: Enke 1994.

Hofer M. Sono-Grundkurs. Arbeitsbuch für Studenten. Stuttgart: Thieme 1995.

Leucht D. Lehratlas der Mammasonographie. Stuttgart: Thieme 1995.

Martius G. Differentialdiagnose Gynäkologie. 2. Aufl. Stuttgart: Thieme 1987.

Merz E. Sonographische Diagnostik in Gynäkologie und Geburtshilfe. Stuttgart: Thieme 1997.

Naujoks H. Vorsorgeuntersuchung der weiblichen Genitalorgane. Gynäkologische Zytologie. In: Allgemeine und spezielle gynäkologische Onkologie. Bd. 10 u. 11. Klinik der Frauenheilkunde und Geburtshilfe. 3. Aufl. Schmidt-Matthiesen H (Hrsg.). München: Urban & Schwarzenberg 1991.

Rempen A. Möglichkeiten und Grenzen der Sonographie in der gynäkologischen Onkologie. In: Allgemeine gynäkologische Onkologie. Bd. 10. Klinik der Frauenheilkunde und Geburtshilfe. 4. Aufl. Bender, HG (Hrsg.). München: Urban & Schwarzenberg 1999.

Schmidt-Matthiesen H. Allgemeine gynäkologische Onkologie. 3. Aufl. Bd. 10. Klinik der Frauenheilkunde und Geburtshilfe. München: Urban & Schwarzenberg 1991.

Schmidt-Matthiesen H. Umgang mit Krebskranken. In: Allgemeine gynäkologische Onkologie. Bd. 10. Klinik der Frauenheilkunde und Geburtshilfe. 3. Aufl. Schmidt-Matthiesen H (Hrsg.). München: Urban & Schwarzenberg 1991.

Schneider ML. Gynäkologische Zytologie. Stuttgart: Schattauer 1995.

Sohn C et al. Sonographie in Gynäkologie und Geburtshilfe. Stuttgart: Thieme 1995.

3

Vulvaneoplasien

Im Vulvabereich finden sich zahlreiche Veränderungen mit sehr unterschiedlicher Bedeutung und einer leider immer wieder geänderten Nomenklatur (Tab. 3-1).

Präkanzerosen

Die Präkanzerosen können schon vom 20.–25. Lebensjahr an auftreten, wenn auch selten so früh. In diesen Fällen finden sich mitunter gleichzeitig Präkanzerosen an Vagina und Zervix.

Definitionen

Die Präkanzerosen der Vulva sind vielgestaltig. Zu ihnen gehören klassischerweise die als **vulväre intraepitheliale Neoplasie III (VIN III)** zusammengefaßten Veränderungen (s. Tab. 3-1), ferner das **Melanoma i.s.** (prämaligne Melanozytose) und die seltenen **atypischen Kondylome.**

Von den **Dystrophien** bzw. **»nicht neoplastischen Veränderungen«** (Tab. 3-1) scheinen ca. 10% der mit Atypien einhergehenden Formen in ein Ca. in situ (CIS) überzugehen. Der einfache **Lichen sclerosus** ist grundsätzlich nicht als Präkanzerose anzusehen; es ist lediglich zu beachten, daß diese Terrainveränderung die Entwicklung eigenständiger Neoplasien zu begünstigen scheint, was aus der häufigen Koinzidenz zu schließen ist.

Die **vulvären intraepithelialen Neoplasien (VIN) bzw. Dysplasien** (s. Tab. 3-1, Mitte) wird man in Abhängigkeit vom Schweregrad und dem Ausmaß von Atypien z.T. zu den Präkanzerosen rechnen müssen. Die genannten Veränderungen galten bisher als **zyto-**logisch nicht erfaßbar. Hier zeichnet sich ein Wandel ab. Durch Kombination von Betrachtung erythroplakischer Herde mit dem Kolposkop, Zytologie, »Vitalfärbung« (Toluidinblau, Collins-Test, unspezifisch!) und kultureller Untersuchung glauben speziell Erfahrene die Zuverlässigkeit der klinischen Diagnostik und die Früherkennung wesentlich verbessern zu können.

Bis auf weiteres sollte man daran festhalten, daß ein negativer Abstrich nicht gegen das Vorhandensein einer prämalignen oder invasiven Veränderung spricht.

Die Problematik von Dystrophie und VIN bzw. Dysplasie liegt in der häufigen **Kombination** dieser Veränderungen, in der z.T. schwierigen differentialdiagnostischen Abgrenzbarkeit und der Neigung zur **Multizentrizität.** Problematisch ist auch, vom Aspekt her, die scharfe Trennung von Präkanzerose und frühinvasiven Veränderungen. Dies alles zwingt zu besonderer Aufmerksamkeit, kurzfristigen Kontrollen und **frühzeitiger histopathologischer Abklärung.**

Diagnostik und Therapie

Auch nur andeutungsweise suspekte Solitärbefunde sind **im Gesunden zu exzidieren.**

Bei ausgedehnten Befunden wird man **multiple Stanzbiopsien** vornehmen müssen und sich dabei der Unsicherheit eines nur auf Minigewebsproben beruhenden »Karzinomausschlusses« bewußt sein.

Die auffälligen Areale nicht zu exzidieren, sondern sie primär mit **Laser** vernichten zu wollen, ist nicht ohne Risiko, da ein solches Vorgehen nur bei Ausschluß infiltrativen Wachstums zulässig ist, der aber seinerseits nun einmal ohne histopathologischen Beleg nicht zuverlässig möglich ist.

Bei sehr ausgedehnten oder multizentrischen Veränderungen, deren ausschließlich noch präkanzeröse Natur nicht sicher ist (auch mehrfache Stanzbiopsien lassen partielle Infiltration nicht sicher ausschließen), kann aus Sicherheitsgründen die **kleine Vulvektomie** indiziert sein. Dies gilt auch für die Paget-Krankheit. Man wird hier aber in der Regel nicht so tief präparieren, wie bei einem nachgewiesenen Karzinom (s.u.), sondern sich auf eine oberflächliche Hautresektion beschränken **(Skinning-Vulvektomie).** Sitzen die suspekten Veränderungen in der dorsalen Hälfte der Vulva, sollte bei der Exzision die Klitoris erhalten bleiben.

Karzinom

Das Vulvakarzinom ist eine Erkrankung des höheren Lebensalters. Das Durchschnittsalter liegt bei etwa 65 Jahren. Aber: Etwa 7% der Patientinnen sind 40 Jahre und jünger! Bei diesen spielen Risikofaktoren wie HPV-Infektionen und Rauchen eine wesentliche Rolle. – Das Vulvakarzinom stellt 3–5% der Genitalkarzinome.

Ein Großteil aller Karzinome, vor allem bei jüngeren Frauen, korreliert mit der Nachweisbarkeit von HPV

Tab. 3-1   Gliederung und Nomenklaturen der Vulvaveränderungen.

ISSVD 1976, 1983	ISSVD 1986, 1989
Dystrophien	**Nichtneoplastische Veränderungen** (auch keine Atypien)
Hyperplastische Dystrophie – ohne Atypien – mit Atypien	– Plattenepithelhyperplasie (Squamous cell hyperplasia)
Atrophische Dystrophie, Lichen sclerosus – ohne Atypien – mit Atypien	– Lichen sclerosus – gemischte Dystrophie – andere Dermatosen
Gemischte Dystrophie – ohne Atypien – mit Atypien	
Vulväre (V) intraepitheliale (I) Neoplasien (N) = VIN	
Dysplasien Nach dem Ausmaß der Zellatypien u.a. gestaffelt – VIN I leichte Dysplasie – VIN II mäßige Dysplasie – VIN III schwere Dysplasie – VIN III Carcinoma in situ – VIN III differenziertes Carcinoma in situ Unter VIN III subsummiert: – Bowen-Krankheit – Erythroplasia Queyrat – Paget-Krankheit Auch dazu zu rechnen: – nichtinvasive Melanozytentumore	
Invasive Neoplasien	
Karzinome – Plattenepithelkarzinome (85%) mit den Unterformen undifferenzierte (anaplastische) Karzinome (10%), den mittelreifen, großzelligen Typen (20%) und den überwiegenden hochdifferenzierten, keratinisierten Karzinomen (ca. 70%). – Basalzellenkarzinome (5%). – Adenokarzinome der Bartholin-Drüse, z.T. (20%) mit soliden oder plattenepithelartigen Anteilen. **Maligne Melanome (2,5%)** **Sarkome**	

(16>18) und/oder HSV 2. Viele Vulvakarzinome kommen in verschleppten Stadien zur klinischen Behandlung. An dieser Verschleppung sind nicht nur die meist alten Patientinnen, sondern auch Ärzte beteiligt, die die Befunde verkennen, sinnlos mit Salben behandeln oder, bei Pruritus, ohne nähere Untersuchung nur symptomatisch therapieren!

Histologie

Es handelt sich vornehmlich um **verhornende Plattenepithelkarzinome** (s. Tab. 3-1). Eine Sonderstellung innerhalb der Plattenepithelkarzinome nehmen die **Basalzellenkarzinom**e ein, da sie nicht zur Metastasierung neigen. Adenokarzinome der **Bartholin-Drüse,** primäre **Urethralkarzinome** sowie **maligne Melanome** (s. ds.) sind selten.

Metastatische Ausbreitung

Die Ausbreitung wird durch die ortstypischen Lymphabflüsse bestimmt. Das Vulvakarzinom streut außerordentlich früh, früher als z.B. das Zervixkarzinom.

Die typischen Streuungen (Abb. 3-1) erfolgen zu den **inguinofemoralen LK.** Nach deren Befall setzt sich die Streuung auf die **pelvinen, iliakalen LK** fort. Deren Befall ist also zumeist sekundärer Art. Daneben wird noch eine direkte pelvine Streuung unter Umgehung des Inguinalbereiches angenommen, wenn das Karzinom im Klitorisbereich oder an der hinteren Kommissur, also im »Mittelstreifen«, sitzt oder, bei progredientem Wachstum, diesen Bereich, die Umgebung der Urethra oder die Vagina jenseits des Hymenalringes ergriffen hat. Dies ist aber offenbar ohne größere praktische Bedeutung.

Die Streuung ist von mehreren Tatbeständen abhängig:

– Tumordurchmesser, Stadium.
– Invasionstiefe.
– Histologischer Typ, Grading.
– Einbruch in Lymphbahnen bzw. Gefäße.
– Lokalisation des Primärtumors.

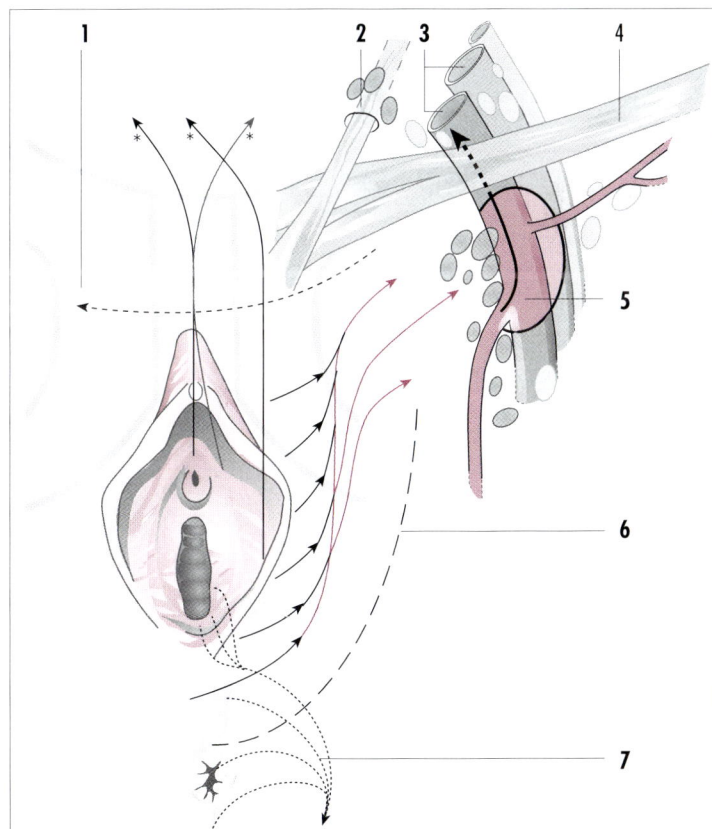

Abb. 3-1 Lymphabflüsse der Vulva. Man beachte die Unterschiede in Abhängigkeit von der Topographie eines Tumors im vorderen, hinteren, mittleren oder seitlichen Bereich der Vulva (*). Mögliche primär pelvine Streuung, auch kontra- und bilateral (Schmidt-Matthiesen, 1991).
1 = Lymphatische Querverbindung
2 = Canalis inguinalis
3 = Vasa iliaca ext.
4 = Lig. inguinale
5 = Fossa ovalis
6 = Grenze des regional-
typischen Abflusses
7 = Vaginale und rektale Abflüsse
(primär pelvine Streuung)

Die **Tumorgröße** gewinnt zunehmend an Bedeutung für die Streuung:

Größe	LK-Befall
<1 cm	5%
1–2 cm	16%
2–4 cm	33%

Sinngemäß gilt dies natürlich auch für **zunehmende Stadien** (s. Tab. 3-2):

Stadium	Inguinaler LK-Befall	Pelviner LK-Befall
I	13%	selten
II	25%	8%
III	55%	20%

Die **Invasionstiefe** ist ein besonders wichtiges Streuungs- und damit Prognosemerkmal. Läßt man die anderen Merkmale zunächst außer acht, so ergeben sich folgende Korrelationen:

Invasionstiefe mm (exakte Ausmessung)	Inguinofemorale LK-Metastasierung %
≤1	0
1,1–2	7
2,1–3	8
3,1–5	20–30

In praxi wird man von einer Invasionstiefe von 1 mm an mit einer inguinalen Streuung rechnen müssen.
Von praktisch-therapeutischer Bedeutung ist der Zusammenhang zwischen der Invasionstiefe und dem Risiko einer **kontralateralen Streuung** von *seitlich* sitzenden Karzinomen:

Invasions-tiefe (mm)	Ipsilaterale Metastasen (%)	Kontralaterale Metastasen (%)	Bilaterale Metastasen (%)
1– 2	max. 7,5	0 !	0 !
3– 5	max. 20	2	2
6–10	max. 30	4	10

Sprayförmig und ohne nennenswerte **Stromareaktion** wachsende Karzinome scheinen früher als andere zur Streuung zu neigen. Das **Grading** ist ein weiteres Bewertungskriterium und zu berücksichtigen:
G I   bei 27% LK positiv
G II   bei 36% LK positiv
G III   bei 55% LK positiv
Der **pelvine Befall** hängt vor allem von dem inguino-femoralen Befall (≥3 LK +) und der evtl. bilateralen Streuung ab. Bei einseitig-inguinalem Befall muß man mit 12–20% pelviner Beteiligung rechnen, bei doppelseitigem Befall mit >50%!
Die klinisch-palpatorische Beurteilung der LK ist zu 20–40% falschpositiv bzw. falschnegativ.

Befunde

Die Neoplasien sind häufig mit **Dystrophien** kombiniert (Lichen, Hyperkeratose u.a.; s. Abb. 3-2 u. 3). Dies begünstigt Irrtümer.

Befunde beim »Frühfall«, »Verdachtsfall«

Im Gegensatz zu dem unverkennbaren Bild des ausgeprägten Karzinoms sind die Frühbefunde uncharakteristisch und werden oft übersehen:
- Rötliche, angedeutet erhabene Flecken,
- kleine erosive Defekte oder
- diskrete Verhärtungen, die als »Narbe« oder »Warze« mißdeutet werden.
- Bei zirkumskripten, dunkelbraun-schwärzlichen Veränderungen ist auch das Melanom zu berücksichtigen (s.o.).

Befunde beim »klinischen Karzinom« (= ausgeprägtes Karzinom)

- Papillär-blumenkohlartige Prominenzen oder
- breitflächige, zentral ulzerierte Infiltrationen mit derbem Rand.
- Doppelseitigkeit möglich (Abklatschmetastasen, Abb. 3-2).
- Leistenlymphknotenbefall (Vergrößerung, Verhärtung) bei Metastasierung; z.T. schmerzhaft.

Von den genannten Erscheinungen überwiegen die **Ulcera** mit mehr als 50%. Eindeutige **Prominenzen** finden sich bei ca. 25–30% der Vulvakarzinome. Über 50% der Patientinnen klagen über **Pruritus!**

Hinsichtlich der Topographie überwiegen die Tumoren im Bereich der großen Labien. Es folgen mit fallender Häufigkeit kleine Labien, Klitoris und Mehrfachlokalisationen.

Palpable LK können, müssen aber nicht karzinomatös sein (ca. 20–40% falschpositive Bewertung, vgl. Axilla!). Oft handelt es sich um reaktive Vergrößerungen im Zusammenhang mit den entzündlichen Begleiterscheinungen des Karzinomwachstums, die auch die mitunter erheblichen Schmerzzustände veranlassen.

Diagnostik

Der Beweis malignen Wachstums oder dessen Ausschluß ist **nur histopathologisch** möglich.

Bei kleinen Veränderungen sollte man schon primär eine **Exstirpation im Gesunden** anstreben, wobei man nicht zu flach abtragen darf. Das Gewebe muß qualifiziert – am besten in Serienschnitten – aufgearbeitet, die Art der Veränderung definiert und ggf. die größte Invasionstiefe exakt ermittelt werden.

Bei den typischen, größeren Prominenzen bzw. Ulcera erfolgt eine **Probeexzision.**

Beim Verdacht auf Melanom sollte sich der weniger Erfahrene jedes Eingriffs enthalten. Im Konsilium von speziell Erfahrenen (Dermatologen hinzuziehen!) ist das Procedere abzusprechen (s. o.).

Weitere prätherapeutische Ermittlungen:

- **Palpation der Leisten:** LK tastbar? Ggf. **Punktion** palpabler regionärer LK zur zytodiagnostischen Beurteilung des evtl. Karzinombefalls.
- Die **Lymphographie** wird zunehmend durch **CT bzw. MRT** ersetzt. Durch derartige Voruntersuchungen kann die Operation individuell programmiert werden.
- Eine **Lymphszintigraphie,** die die Lymphableitung von einem gegebenen Ort darzustellen vermag, ist dann sinnvoll, wenn man bei entsprechender Sachlage vor der Entscheidung steht, ob man eine einseitige oder beidseitige Lymphonodektomie vornehmen soll (s. u.).
- Bei den Stadien 3 und 4 sollten auch **Rektoskopien** und **Zystoskopien** vorgenommen werden.

Stadieneinteilung

Die Stadieneinteilung erlaubt es, entsprechende **prognostische Aussagen** machen zu können. Man ordnet die Vulvakarzinome teils nach den FIGO-Kriterien ein, teils nach der TNM- bzw. pTNM-Klassifikation der UICC (Tab. 3-2).

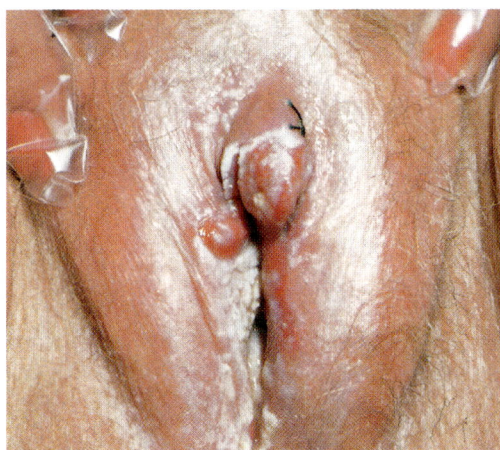

Abb. 3-2 Klitoriskarzinom, kleine »Abklatsch«-Metastase. Auf dem Boden einer Dystrophie mit hyperkeratotischen Anteilen (rechter Introitussaum) entstanden. (Aus: Schmidt-Matthiesen H. Gynäkologie und Geburtshilfe. 9. Aufl. Stuttgart, New York: Schattauer 1998).

Therapie

Bei der Vielfalt von Lokalisation und individuellem Streuungsverhalten der Vulvaneoplasien gibt es **keine Standardtherapie.** Das therapeutische Vorgehen muß

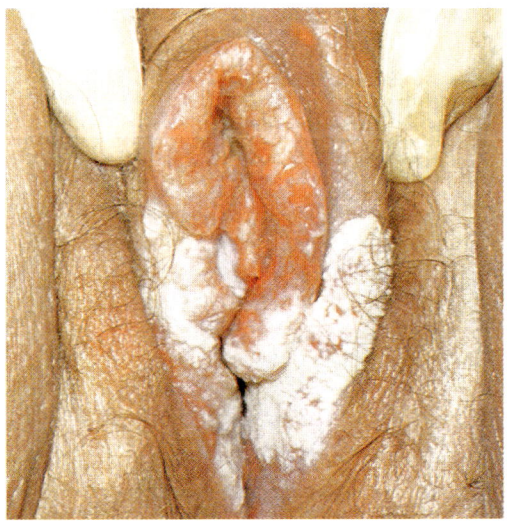

Abb. 3-3 Primäres Vulvakarzinom auf dem Boden einer schölligen Leukoplakie bei einer 71jährigen Patientin. Lange Selbstverschleppung trotz offenbar erheblicher Schmerzen. Der primäre Sitz betrifft die gesamten kleinen Labien und die Klitoris; die schollige Leukoplakie ist vor allem im hinteren Bereich der großen Labien und zum Damm ausgeprägt (Hillemanns, 1991).

sich vielmehr an der gegebenen Lokalisation, an Tumorgröße, Invasionstiefe, zytologischen und histologischen Merkmalen orientieren, wobei u. a. die Einschätzung der Streuungswahrscheinlichkeit von großer Bedeutung ist. Die Therapie muß also **individuell** sein und alle Parameter berücksichtigen, auch Alter und Belastbarkeit der Patientinnen.

Das **operative Vorgehen** ist die Methode der Wahl, da eine alleinige Strahlentherapie bei der reduzierten Strahlenempfindlichkeit der Vulvakarzinome nicht ausreichend ist. Dessen ungeachtet kann die **Radiatio** aber bei besonderen Gegebenheiten sinnvoll zur Therapieergänzung herangezogen werden (s. u.). Hinsichtlich der operativen Radikalität sollte man sich nicht

Tab. 3-2 Klinische Stadieneinteilung nach FIGO- bzw. UICC-Kriterien. Man beachte, daß die FIGO-Klassifikation jetzt auch den LK-Befund mit berücksichtigt, allerdings nur die klinische Einschätzung.

TNM-Klassifikation		FIGO-Klassifikation
T	**Primärtumor**	Stadium 0: Carcinoma in situ
T0	Kein Primärtumor nachweisbar	
T1S	Präinvasives Karzinom, sog. Carcinoma in situ	
T1	Tumor begrenzt auf die Vulva bis max. 2 cm	Stadium I: Tumor auf Vulva oder Damm beschränkt
T1a	≤1 mm dick	Maximaldurchmesser ≤2 cm* ohne regionale Lymphknoten-
T1b	>1 mm dick	metastasen
T2	Tumor begrenzt auf die Vulva, größer als 2 cm Durchmesser	Stadium II: Tumor auf Vulva oder Damm beschränkt Maximaldurchmesser >2 cm
T3	Tumor beliebiger Größe, übergehend auf die Urethra und/oder die Vagina und/oder den Anus	Stadium III: Tumor jeder Größe mit Übergang auf untere Urethra, Vagina oder Anus und/oder unilaterale regionale Lymphknotenmetastasen
T4	Tumoren beliebiger Größe, die die Blasenschleimhaut und/oder die Rektumschleimhaut, die obere Urethra infiltrieren oder auf dem Knochen fixiert sind	Stadium IVa: Tumor jeder Größe mit Übergang auf obere Urethra, Blasen- oder Rektumschleimhaut oder Beckenknochen und/oder bilaterale regionale Lymphknotenmetastasen Stadium IVb: Fernmetastasen
N	**Regionäre Lymphknoten**	
N0	Keine palpablen Lymphknoten	
N1	Bewegliche homolaterale Lymphknoten	
N1a	LK scheinen nicht befallen zu sein	
N1b	LK scheinen befallen zu sein	
N2	Bewegliche kontralaterale oder bilaterale Lymphknoten	
N2a	LK scheinen nicht befallen zu sein	
N2b	LK scheinen befallen zu sein	
N3	Fixierte oder ulzerierte Lymphknoten	
Die Aussagen N0–N2 sind ohne histologische Untersuchung kaum relevant. Deshalb erst nach exakter Klärung als pN ± objektiv registrieren!		
M	**Fernmetastasen**	
M0	Keine Fernmetastasen nachweisbar	
M1	Fernmetastasen nachweisbar	
M1a	Tiefe Beckenlymphknoten palpabel	
M1b	Andere Fernmetastasen	
pT	= Tumorgröße bzw. -ausbreitung lt. histopathologischer Ausmessung	
pN-	= LK histologisch karzinomfrei	
pN+	= LK histologisch karzinomatös	

voreilig durch das Alter der Patientinnen zur Zurück-haltung verleiten lassen.

Frühfälle

Bei den günstigen Fällen ist eine eingeschränkte The-rapie zu rechtfertigen. Die Definition des »Frühfalls« im Sinne einer risikoarmen, reduziert therapierbaren Veränderung ist noch nicht einvernehmlich. Nachfol-gend wird, etwas willkürlich, T1N0–1 und eine Inva-sionstiefe bis max. 5 mm zugrunde gelegt. Je mehr sich der Befund der oberen Grenze nähert und/oder histopathologische High-risk-Merkmale nachweisbar sind (Lymph- oder Gefäßeinbruch, zytologische Merkmale), um so mehr muß das therapeutische Vor-gehen erweitert werden (s.u.).

Primäres Vorgehen

Eindeutig abgrenzbare Befunde, keine umgebende Dysplasie.
Die Art des primären operativen Vorgehens hängt da-von ab, ob der Tumor seitlich oder im Bereiche des »Mittelstreifens« sitzt sowie von der ventralen oder dorsalen Lokalisation (Abb. 3-4).
Der Eingriff besteht **bei seitlichem Karzinomsitz** in der
- Exzision der suspekten Veränderung inkl. der Mit-nahme eines ca. 1 cm freien Randes. Zur Tiefe hin muß bis auf die Faszie vorgegangen bzw. mindes-tens eine Gewebsdicke von 1 cm angestrebt wer-den.

Beim Sitz im Mittelstreifen, also im Klitorisbereich oder an der hinteren Kommissur oder in der Tiefe des Vestibulums, muß evtl. schon primär eine
- Teil-Vulvektomie (Abb. 3-4) mit gleicher Tiefen-präparation vorgenommen werden, um die ge-botene Distanz zur Nachbarschaft zu erreichen. Es folgt die sorgfältige histopathologische Unter-suchung.

Kleine, günstig eingeschätzte Befunde mit angren-zender (vermutlicher) Dysplasie.
Bei Älteren ist eine
- partielle oder eine typische einfache Vulvektomie naheliegend.
Bei Jüngeren kann die
- Exzision des Tumors mit einer
- CO_2-Laser-Therapie der Umgebung
kombiniert werden (Risiko s. S. 34).

Weiteres vom histologischen Befund abhängiges Vorgehen

Tatbestand: Invasionstiefe unter 1 (1,5) mm. Durchmesser ≤1 cm (≤2 cm?). Keine geweblichen High-risk-Merkmale.
- Keine weiteren Maßnahmen.

Tatbestand: Invasionstiefe 1(1,5)–3 mm. Größe 1–2 cm.
Tumorsitz **seitlich des Mittelstreifens:**
- *Ipsilaterale,* zunächst oberflächliche inguinofemo-rale Lymphonodektomie vom separaten Schnitt aus. Falls LK tumorfrei, keine weiteren Maßnahmen.

Sofern die Tumoren bei sonst gleicher Primärkonstel-lation klitorisnahe oder im Bereich der hinteren Kom-missur bzw. medial im Vestibulum sitzen – d.h. **im Mittelstreifen:**

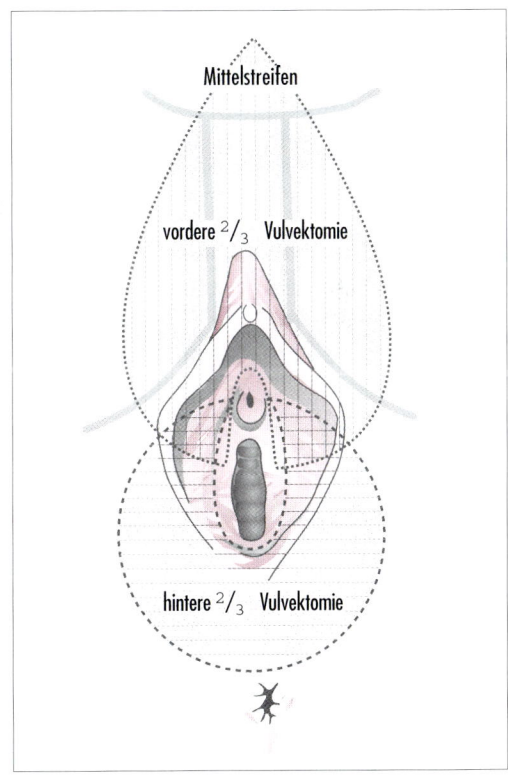

Abb. 3-4   Vulväre Umschneidungsfiguren bei mikroinvasiven Karzi-nomen bestimmter Charakteristik (s. Text). Ventrale bzw. dorsale 2/3-Vulvektomie (nach Schmidt-Matthiesen H. Die operative Behandlung von Karzinomen im Bereich der Vulva. In: Gynäkologische Operationen. Zander J, Graeff H. Heidelberg: Springer 1991).

- *Bilaterale,* zunächst oberflächliche inguinofemorale Lymphonodektomie vom separaten Schnitt aus. Falls LK negativ, keine weiteren Maßnahmen.

Falls primär bei diesen Fällen ausschließlich eine Exzision des Tumors erfolgt war, wie bei den seitlich sitzenden Prozessen, sicherheitshalber – je nach Topographie – nachträgliche Teil-Vulvektomie ventral, seitlich oder dorsal, besonders, wenn der Tumordurchmesser ≥ 1,1–2 cm betrug.

Tatbestand: Invasionstiefe von 3–5 mm.
Hier kann man evtl. – mit Vorbehalt – ähnlich wie o. e. vorgehen, wird aber eine *größere lokale Radikalität anstreben:* ⅔-Teil-Vulvektomie ventral oder dorsal, Hemi-Vulvektomie oder auch Vulvektomie. Letztere ist auch dann angezeigt, wenn das Karzinom mit vielfältigen dystrophischen bzw. dysplastischen Befunden vergesellschaftet ist, die weiterhin diagnostische Probleme und Risiken bieten würden. Bilaterale Lymphonodektomie obligatorisch.

Typische klinische Karzinome

Die **Therapie der Wahl** im typischen Fall ist die
- große, radikale Vulvektomie mit
- inguinofemoraler Lymphonodektomie (Abb. 3-5).

Je nach Tumorgröße und Sitz wird die Lymphonodektomie mit der Vulvektomie kombiniert (**En-bloc-Operation**) oder sie erfolgt von eigenen Hautinzisionen aus. Da die notwendigerweise großzügige Vulvektomie (Technik s. Käser et al., 1994, sowie Schmidt-Matthiesen, 1991) zumeist zu erheblichen Introitus-verengungen führt, sollte man bei jüngeren Patientinnen bemüht sein, durch ein speziell kosmetisch bestimmtes Vorgehen (Verschiebeplastiken) derartige Folgen zu vermindern oder zu vermeiden. Man beachte die diesbezüglichen Publikationen von Bender, Dapunt, Knapstein und Friedberg.

Zur Optimierung von Therapieerfolg und Wundheilung sind ein weitgehend elektrochirurgisches Vorgehen (Verödung der zentripetalen Lymphbahnen), gute Blutstillung, eine ausgiebige Drainage des Operationsgebietes und eine postoperative Infusionstherapie wie bei der parenteralen Ernährung (AS!) geboten. Wegen der hohen Thromboemboliegefährdung ist der Hk niedrig zu halten (ca. 30%) und zu heparinisieren.

Zusätzliche Maßnahmen inkl. Radiatio

Sollte sich ein **Befall von 3 oder mehr regionalen Lymphknoten** oder ein LK-Kapseldurchbruch nachweisen lassen (Schnellschnitt), so ist die genannte Therapie im Rahmen des Möglichen (Allgemeinzustand, Lebenserwartung) durch die
- pelvine, extraperitoneale Lymphonodektomie oder notfalls durch eine
- Homogenbestrahlung des kleinen Beckens

zu ergänzen, da mit dem Befall der Leistenlymphknoten die Wahrscheinlichkeit einer pelvinen Streuung zunehmend gegeben ist (S. 10). Diese Maßnahmen werden besonders dringlich, wenn auch Lymphographie oder CT auf Befall der pelvinen LK hindeuten.

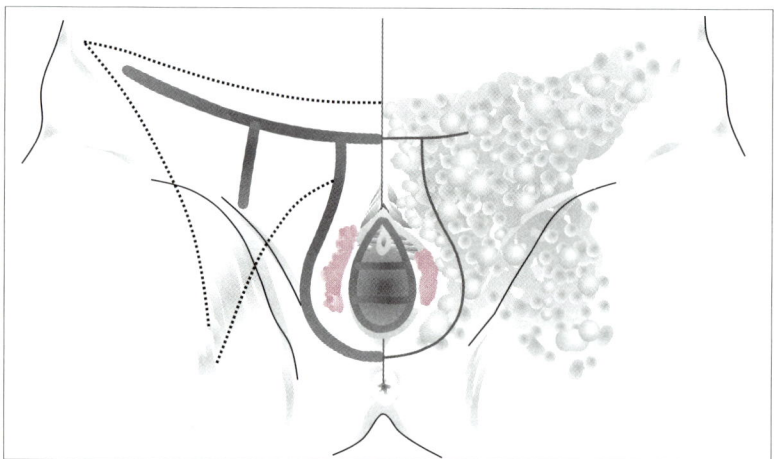

Abb. 3-5 Radikaloperationen beim Vulvakarzinom. Links: Schnittführungsvarianten .... / ———; rechts: Andeutung des bei der Operation zu entfernenden Gewebes (Fettgewebe und Lymphknoten der Leiste sowie des Femoralisdreiecks). (Aus: Schmidt-Matthiesen H. Gynäkologie und Geburtshilfe. 9. Aufl. Stuttgart: Schattauer 1998).

Falls eine sichere **Tumorentfernung »im Gesunden«
fraglich** erscheint oder histologisch ein **Randbefall**
erwiesen ist, wird die
- Bestrahlung des Operationsgebietes und seiner
  Randbereiche zwingend.

Mit schnellen Elektronen einer Elektronenschleuder
kann man Gewebsschichten einer bestimmten Dicke
intensiv bestrahlen und das darunterliegende Gewebe
schonen. Für die Bestrahlung eines oberflächlichen
Befundes ist diese Form der räumlichen Dosisvertei-
lung als ideal anzusehen. Man verabfolgt bis zu 60 Gy
HD. Die Leisten werden mit Telekobalt bestrahlt
(40–60 Gy).
Auch nach der Elektronentherapie werden leider, im
Gegensatz zu verbreiteten Vorstellungen, relativ häufig Strahlenfolgen bis zur schweren Ulkusbildung beobachtet, die in Einzelfällen für die Patientinnen
äußerst belastend sind und die nicht selten zum Abbruch der Strahlentherapie zwingen. Die Heilungsergebnisse (in Form der 5-Jahres-Überlebenszeit) werden bei Anwendung der Elektronenschleuder mit
35–45% angegeben.
Wenn Patientinnen »zur Bestrahlung« eingewiesen werden, bei denen nur eine Tumorexzision
vorgenommen worden war, sollte man in der Regel
besser eine falltypische Operation (s.o.) nachholen
als auf die kurative Wirkung einer »Nachbestrahlung«
hoffen.

Eingeschränkte Eingriffe bei verminderter allgemeiner Operabilität bzw. Lebenserwartung

Bei diesem Sachverhalt wird man sich mitunter zur
Reduzierung des operativen Vorgehens gezwungen sehen. Leicht sollte man sich den Verzicht auf sach-
gemäßes Vorgehen nicht machen. Als **Notlösungen** (!)
kommen in Frage:
- Kleine Vulvektomie mit Bestrahlung der Leisten,
  oder die
- Elektroresektion und Verschorfung des Wundgrundes, ebenfalls mit Nachbestrahlung der Abflußwege.

Sofern lediglich auf die Lymphonodektomie verzichtet werden mußte,
- Bestrahlung der Inguinofemoralregion, ggf. auch
  des Beckens.

Palliativeingriffe bei ausgedehnten Karzinomen

Bei sehr großen karzinomatösen Prozessen, die ein
typisches Vorgehen im oben genannten Sinne unmöglich machen oder sinnlos erscheinen lassen, sollte
man wegen der meist vorhandenen Schmerzzustände
und der fötidputriden Absonderungen nicht resignie-
ren.

Methode der Wahl ist die kombinierte Therapie:
- Intrakavitäre bzw. perkutane Vorbestrahlung, und dann
- weitmöglichst radikale Tumorresektion, ggf. er-
  gänzt durch
- Lymphonodektomie oder
- Radiatio der inguinofemoralen Region.

Bei besonders **ungünstiger Konstellation** u. U. notfalls nur eine weitmögliche
- alleinige Elektroresektion des tumorösen Gewebes
  mit Elektrokoagulation des Wundgrundes (s. Abb.
  3-6). Evtl. noch anschließende
- Radiatio der inguinofemoralen Region.

Der Wundgrund (oft kann man bis ins »Gesunde« vorgehen) ist zu koagulieren. Die Wunde bleibt offen und
granuliert langsam zu. Etwaige, in den kommenden
Wochen oder Monaten zu erwartende »Rezidive«, d.h.
Wachstumsprozesse in den nicht vollständig sanierten
Bereichen, werden ihrerseits wieder abgetragen. Mitunter kann man jahrelang einen tragbaren Zustand erhalten.

Rezidive

Das optimal früh entdeckte solitäre Lokalrezidiv läßt
sich meist problemlos nach den o.e. operativen
Grundsätzen für eingeschränkte Eingriffe behandeln.
Bei den leider dominierenden großen, verschleppten
Rezidiven kann man oft nur noch palliativ im Sinne
des vorausgehend beschriebenen Verfahrens handeln,
oder, unter Zuhilfenahme plastischer Techniken, ultra-
radikal vorgehen.

Medikamentöse Maßnahmen

Man kann nicht damit rechnen, mittels Zytostatika
eine kurative Beeinflussung eines progressiven
Wachstums erreichen zu können. Eine »echte« Indikation für Zytostatika gibt es nicht.

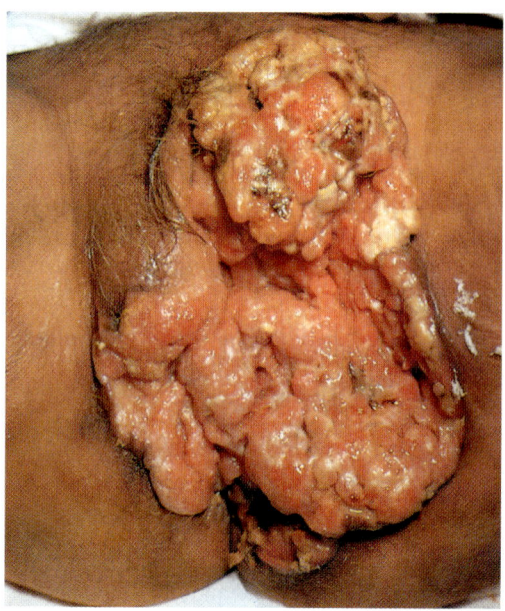

Abb. 3-6a Extrem verschleppter Fall bei 1. Konsultation. Starke Schmerzen bei massiver Infektion. Elektroresektion und -koagulation.

Heilungserwartung

Die Prognose ist einerseits von der lokalen Ausdehnung (d. h. der Möglichkeit mehr oder weniger radikaler Entfernung) abhängig, andererseits von der LK-Beteiligung (s. S. 10), die ihrerseits von Invasionstiefe, Tumorgröße und -art (Grading) bestimmt wird.

Absolute 5-Jahres-Überlebensrate

Diese beträgt 51%.

Stadien

Hier ergeben sich, mit dem Vorbehalt oft fehlender LK-Berücksichtigung, folgende 5-Jahres-Raten:

Stadium I:	82%.
Stadium II:	60%.
Stadium III:	50%.
Stadium IV:	20%.

LK-Befall und 5-Jahres-Überlebensrate

Beim Ausschluß einer LK-Beteiligung liegt die Überlebensrate bei 75–85%. Bei **inguinofemoralem LK-Befall** sinken die Zahlen, in Abhängigkeit von der Art der LK-Gruppe und der Tumorausdehnung, auf 60–40–15% ab (Mittelwert ~40%). Bei **pelvinem LK-Befall** beträgt die 5-Jahres-Überlebensrate nur noch maximal 8%!

Die prognostisch äußerst ungünstigen Parameter größerer Invasionstiefe, größerer Ausdehnung (>3 cm) sowie G-III-Einstufung werden über die bei ihnen besonders ausgeprägte lymphogene Metastasierung wirksam.

Lokalrezidive

Die Häufigkeit von Lokalrezidiven (40–50% der Rezidive) zeigt, daß mitunter zu zurückhaltend umschnitten wurde. Andererseits hat das kleine Lokalrezidiv bei sachgemäßer Therapie (radikale Exzision) eine gute Prognose, sofern die regionären LK primär ausgeräumt wurden oder unbeteiligt bleiben (was bei einer vorherigen Strahlentherapie der Leisten häufiger der Fall zu sein scheint). Je größer man das Lokalrezidiv werden läßt (zu große Kontrollintervalle!), um so weniger ist es wahrscheinlich, noch im Gesunden operieren zu können. Leider sind 60% der Lokalrezidive bei klinischer Vorstellung bereits größer als 2–3 cm,

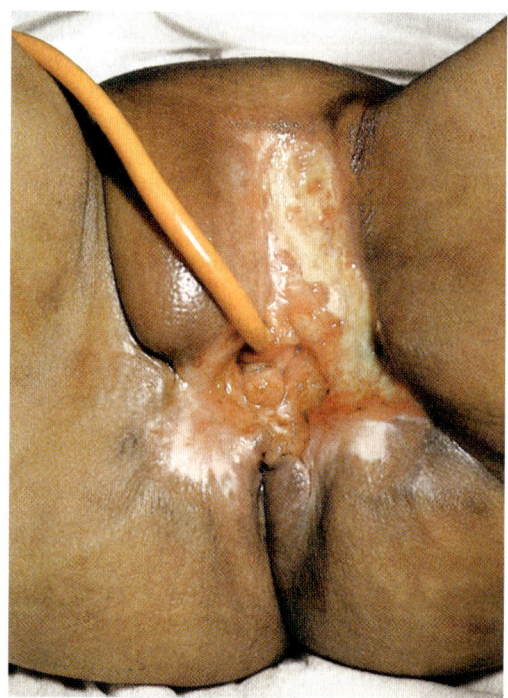

Abb. 3-6b Gleiche Patientin. Der Befund nach 2–3 Monaten. 2 Jahre schmerzfrei und ohne Lokalrezidiv. Dann Exitus bei Hirnmetastasen.

was auf eine Nachlässigkeit bei der Nachsorge schließen läßt. Nur ca. 3% sind ≤1 cm.
>50% der Rezidive treten in den ersten 2 Jahren auf; 20% aber erst nach 5 Jahren, was bei der Nachsorge zu beachten ist.

Melanozytäre Veränderungen

Mindestens 2,5% der malignen Vulvaveränderungen sind Melanome. Die generelle Häufigkeitszunahme der Melanome in den letzten 20 Jahren (×3) gilt nicht für diese Lokalisation. Die Prognose ist schlecht, da Frühdiagnosen selten sind. Grundsätzlich müssen alle braunen bis braunschwarzen Veränderungen sorgfältig beachtet und einer umgehenden Diagnostik durch einen Spezialisten zugeführt werden.

> Im Gegensatz zu den gutartigen Naevuszellnaevi neigen Melanome zur Unregelmäßigkeit der Oberfläche, zur Asymmetrie. Die Pigmentierung ist oft uneinheitlich, es kommen auch pigmentfreie Bereiche vor.

Bei den jenseits des 35. Lebensjahres neu auftretenden Pigmentveränderungen muß man primär an das Melanom denken. Der gleiche Verdacht muß sich stellen, wenn ein von früher her bekannter und langjährig unverändert bleibender Befund plötzlich an Durchmesser zunimmt oder dicker wird und dunkler zu werden scheint.

Man unterscheidet:
- **Superfiziell spreitende Melanome,** die sich lange oberflächlich zentrifugal, also horizontal ausbreiten. Die Ränder sind unscharf, bieten manchmal rötliche Säume. Die periphere Grenze zeigt diskrete »Randstufen«. Dieser Typ ist der häufigste.
- **Lentigo-maligna-Melanome** mit extrem langer horizontaler Wachstumsphase, geringer Lokalrezidivrate und hoher Strahlensensibilität.
- **Akrolentiginöse Melanome** mit unregelmäßiger Wachstumsdicke – selten.
- **Noduläre maligne Melanome** mit frühzeitig kompakter Wachstumstendenz, Volumenzunahme, Tiefeninfiltration, Einbruch in Lymphbahnen und Gefäße. Prognostisch ungünstig. Wohl die häufigste Erscheinungsform vulvärer Melanome (Abb. 3-7).

Die Diagnose folgt unter anderem der Melanomcharakteristik der ABCD-Regel:

- Asymmetrie
- Begrenzung unregelmäßig
- Colorit variierend
- Durchmesser >5 mm

> Sofern auch nur der geringste Verdacht auf melanotische Veränderungen auftaucht, sollen die betreffenden Areale im Gesunden exzidiert und einer qualifizierten histopathologischen Untersuchung zugeführt werden. Die Betreuung der Melanomkranken ist Sache des Spezialisten.

Exzisionsmodus zur Diagnostik

Bei der Exzision ist ein angemessener zirkulärer **Sicherheitsabstand** anzustreben. Dieser hat sich nach der **Melanomwahrscheinlichkeit** und der vermutlichen **Dicke** der Veränderung zu richten:
- Geringe Wahrscheinlichkeit: ca. 1 cm.
- Eindeutig verdächtig:
  – Veränderung anscheinend <1 mm dick: 1 cm,
  – 1–2 mm dick: 2 cm,
  – >2 mm dick: 2–3 cm.

Die Untersuchung muß nicht nur die Bestätigung der Verdachtsdiagnose (bzw. deren Ausschluß) erbringen, sondern im Falle von Malignität auch eine Subtilbeur-

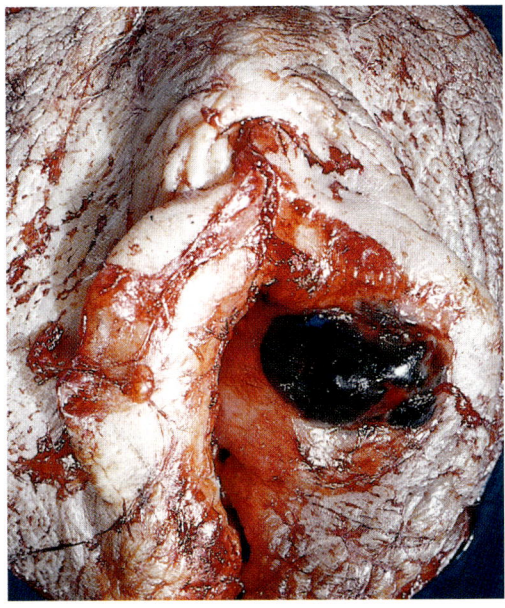

Abb. 3-7   Typisches noduläres malignes Melanom links. Mit ausgedehnter Streuung verbunden.

teilung inkl. Level (Clark) und pT liefern. Danach richten sich die weiteren therapeutischen Maßnahmen.

Therapie

Individualspezifisches Vorgehen (nicht einheitlich praktiziert):

Bei pT1 (Tumordicke ≤0,75 mm) bzw. pT2 (Tumordicke 0,76–1,5 mm) und Level 2 und 3 nach Clark:

- Ggf. **zirkuläre Nachresektion** des Exzisionsrandes um 2–3 cm.

Bei pT3 und 4:

- Aus Sicherheitsgründen weitreichende Exzision im Sinne einer **En-bloc-Vulvektomie** und **inguinofemorale Lymphonodektomie.**

Eine zusätzliche **pelvine Lymphonodektomie** bei Befall der inguinalen LK würde nichts an der schlechten Prognose ändern.

Maßnahmen bei Metastasierung:

Hier kommen in Frage: Falls möglich, Operation. Sonst Radiatio; auch mit Inferferon-alpha, evtl. mit Zytostatika kombiniert (Chemoimmuntherapie). Chemotherapie (Cisplatin-Kombinationen, Versuch mit Tamoxifen-Zulagen). Responseraten bis zu 50%.

Nachsorge bei Vulvaneoplasien

(s. S. 177)

Literatur

Bender HG. Möglichkeiten der Funktionserhaltung bei der Therapie des Vulvakarzinoms. Gynäkologe 1988; 21: 289.

Hillemanns HG et al. Vulvakarzinom. In: Klinik der Frauenheilkunde und Geburtshilfe. Bd 11. Schmidt-Matthiesen H. 3. Aufl. Spezielle gynäkologische Onkologie II. München: Urban & Schwarzenberg 1991.

Hirsch HA, Käser O, Iklé F. Atlas der gynäkologischen Operationen. 5. Aufl. Stuttgart: Thieme 1994.

Illig L. Moderne Mehrstufentherapie des malignen Melanoms der Haut. Med Welt 1985; 36: 1073.

Knapstein PG et al. Wiederherstellende Maßnahmen bei radikalen Vulvaoperationen. Gynäkologe 1988; 21: 294.

Kurman RJ. Blausteins Pathology of the female genital tract. 4. Aufl. Berlin, Heidelberg: Springer 1994.

Macher E et al. Malignes Melanom. Empfehlungen zur standardisierten Therapie. DÄBI 1986; 83: 407.

Nauth HF. Vulva-Zytologie. Stuttgart: Thieme 1986.

Schmidt-Matthiesen H. Die operative Behandlung von Karzinomen im Bereiche von Vulva und Klitoris. In: Gynäkologische Operationen. Zander J, Graeff H. Heidelberg, Berlin: Springer 1991.

Schmidt-Matthiesen H (AGO). Histopathologische Basisinformation als Voraussetzung für individuelle gynäkologisch-onkologische Therapie. Pathologe 1988; 251.

Zander J, Baltzer J. Erkrankungen der Vulva. München: Urban & Schwarzenberg 1985.

Literatur über spezielle Operationslehren: s. S. 52.

Hinweise für die Praxis

- Das Alter der Vulvakarzinompatientinnen liegt bei 10% unter 50 Jahren, bei 4% unter 40! Dies ist bei den Vorsorgeuntersuchungen zu berücksichtigen und läßt auch bei Jüngeren ggf. an ein Vulvakarzinom denken.
- Jede Dystrophie bedarf regelmäßiger Kontrollen. Die Wahrscheinlichkeit, daß auf diesem Boden ein Karzinom entsteht, ist nicht gering.
- Niemals beim Symptom »Pruritus« nur Medikamente rezeptieren, ohne durch eine exakte Untersuchung ein Karzinom ausgeschlossen zu haben.
- Zytologische Abstriche von der Vulva sind als diagnostische Methode, speziell zum Ausschluß einer Präneoplasie oder eines Karzinoms, nur in der Hand des speziell Erfahrenen aussagefähig. Zumindest spricht der negative Befund nicht sicher gegen das Vorliegen eines Karzinoms oder einer Präkanzerose.
- Bei klinischem Verdacht (nicht abheilende Epitheldefekte, Ulzera, Verhärtungen, Prominenzen, pigmentierte Veränderungen) sofortige histologische Abklärung veranlassen.
- Kleineingriffe sind zur Behandlung eines klinischen Vulvaneoplasmas in der Regel nicht geeignet und bedürfen einer kritischen Begründung.
- Da die Therapie in hohem Maße individualisiert sein muß und kompliziert sein kann, setzt sie Spezialkenntnisse und entsprechende Rahmenbedingungen voraus.
- Die Nachsorge-Kontrollintervalle sollten nicht zu groß sein, um evtl. Lokalrezidive noch zu Beginn ihrer Entwicklung erfassen zu können, was Voraussetzung für die aussichtsreiche Rezidivoperation ist.

4

Vaginalneoplasien

Die malignen Vaginaltumoren stellen 1–2% der bösartigen Genitaltumoren.

Symptome

Die Symptome bestehen in Fluor sowie irregulären Blutungen, besonders post cohabitationem. Präkanzerosen (vaginale intraepitheliale Neoplasien = VaIN) sind asymptomatisch.

Diagnose

Die **Präkanzerosen** werden kolposkopisch, zytologisch und gezielt bioptisch gesichert.
Die Diagnose des **Vaginalkarzinoms** wird histopathologisch nach Gewebsexzision oder Exkochleation mittels scharfem Löffel gestellt. Man beachte die Gefahr einer Verletzung der Nachbarorgane, die vor allem bei flachen oder ulzerierten Tumoren gegeben ist.

Histologie

Histologisch finden sich als Primärtumoren überwiegend **Plattenepithelkarzinome** (85–95%), ferner **Adenokarzinome.** Die formale Genese der Plattenepithelkarzinome entspricht der des Zervixkarzinoms. Auch die Präkanzerosen sind vergleichbar.
Häufiger als die Primärtumoren sind die **metastatischen Karzinome,** ausgehend vom Zervixkarzinom, Korpuskarzinom, Ovarialkarzinom, Vulvakarzinom, Urethral- und Blasenkarzinom (Durchbruch). Die Mehrzahl der primären Vaginalkarzinome sitzt im oberen Vaginaldrittel. Von anderen Neoplasien sind maligne **Melanome** und, im Kindesalter, **Rhadomyosarkome** zu beachten.

Ausbreitung

Die kontinuierliche Ausbreitung erfaßt frühzeitig die nahegelegenen Organe (Rektum, Blase, Uretereinmündung, Urethra). Die diskontinuierliche Streuung hängt vom Sitz des Tumors ab: Von den beiden oberen Dritteln der Vagina werden vornehmlich die Lnn. obturatorii und iliaci int. befallen ($\cong$ Zervixkarzinom), vom unteren Drittel die Lnn. inguinales und iliaci ext. ($\cong$ Vulvakarzinom).

Stadieneinteilung

Die Einteilung erfolgt bei Anwendung der FIGO-Kriterien entsprechend der Zervixkarzinom-Klassifikation:
Stadium I   Befall nur der Vagina
Stadium II Mitbefall des paravaginalen Gewebes, Beckenwand frei
Stadium III Parakolpium bis zur Beckenwand befallen
Stadium IV Befall der Nachbarorgane oder Fernmetastasierung

Therapie

Präkanzerosen

Eindeutig abgrenzbare **Solitärbefunde** können im Gesunden exzidiert oder mittels CO_2-Laser vaporisiert werden. **Multiple, ausgedehnte Präkanzerosen** werden bei Älteren und evtl. Verzicht auf Kohabitationen mittels Kontaktbestrahlung behandelt. Als Folge sind schwere Schrumpfungen oder Stenosierungen der Vagina zu erwarten. Deshalb ist bei Jüngeren die je nach Befund partielle oder totale Kolpektomie mit nachfolgender Neubildung einer Vagina vorzuziehen.

Karzinome

Im Stadium I geben die **portionahen** Vaginaltumoren und die **weit distalen** Karzinome eine Indikation zur Operation ab. Die Technik entspricht derjenigen des Zervix- bzw. Vulvakarzinoms inkl. der einschlägigen Lymphonodektomien. Die Kolpektomie muß etwa 2 cm in den gesunden Teil hineinreichen. Ggf. plastische Anschlußoperationen im Sinne einer partiellen Neovagina.

Die sonstigen, mehr **zentralen Lokalisationen** sowie die Stadien II und III werden einer kombinierten Strahlentherapie zugeführt. Die perkutane Radiatio muß auch die regionalen LK-Bereiche miterfassen. Bei weit distalen Karzinomen kann stattdessen auch eine inguinofemorale Lymphonodektomie vorgenommen werden.

Im Stadium IV entscheiden die Tumorlokalisationen. Es konkurrieren kombinierte Bestrahlung mit adaptierten Exenterationsoperationen. Evtl. wird einem operativen Eingriff eine Radiatio vorausgeschickt.

Kontakttherapie

Die Nuklide werden im typischen Fall in einem zylindrischen Kunststoffdistanzfilter appliziert (s. Abb. 4-1). Im oberen Vaginaldrittel soll der Tumor mit 80 Gy, im mittleren Drittel mit 70 Gy und im unteren Drittel mit 50–60 Gy belastet werden.

Bei manchen, sehr voluminösen Prozessen, speziell solchen zirkulärer Ausdehnung, ist die typische Intravaginaleinlage zunächst nicht möglich, da entweder das Lumen zu eng oder der wandständige Karzinombefund für eine Kontaktbestrahlung zu dick ist. In solchen Fällen sind 4 Wege gegeben: Entweder **Abtragung** der prominenten Tumoranteile mit nachfolgender Kontakttherapie oder **zunächst Homogenbestrahlung** (20–30 Gy) oder initiale **Cisplatin-haltige Kombinations-Chemotherapie.** Beide Maßnahmen führen häufig zu einer derartigen Verkleinerung bzw. Abflachung des Tumors, daß dann doch noch eine Kontakttherapie möglich und sinnvoll wird. Generell verlangt jedes Vaginalkarzinom eine sehr individualisierte Therapie, die einerseits um ausreichende Strahlendosierung, andererseits um eine Beachtung der Strahlentoleranz von Vagina, Blase und Rektum bemüht sein muß.

Im Sonderfall großvolumiger Tumoren können diese auch direkt mehrfach »**gespickt**« werden. Die Hohlnadeln werden dann nach dem Afterloading-Prinzip mit den Strahlern beschickt.

Die Toleranzgrenze der Vagina liegt in der Größenordnung von 60 Gy, falls sie in ganzer Länge bestrahlt wird. Wegen des dünnen Gewebspolsters im Spatium rectovaginale sind Rektumscheidenfisteln eine nicht so seltene, in manchen Fällen unvermeidbare Folge. Bei portionahen Karzinomen wird auch eine zusätzliche intrazervikale Einlage vorgenommen.

Perkutane Strahlentherapie

Die meist notwendige perkutane Zusatzbestrahlung kann bei Scheidenkarzinomen, die sich nur auf die obere Vagina erstrecken, in gleicher Weise durchgeführt werden wie beim Zervixkarzinom (cave! gefährliche Strahlensummation).

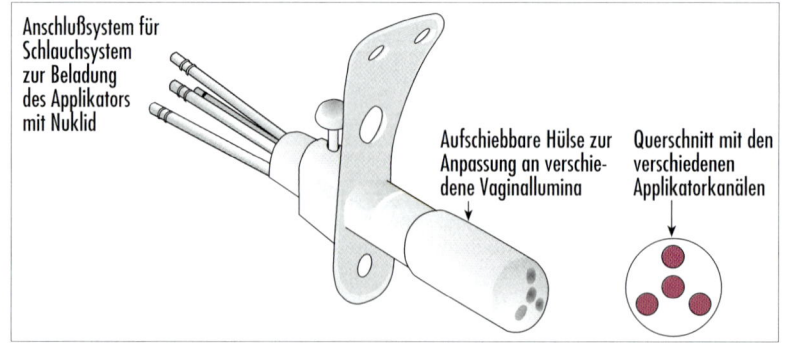

Anschlußsystem für Schlauchsystem zur Beladung des Applikators mit Nuklid

Aufschiebbare Hülse zur Anpassung an verschiedene Vaginallumina

Querschnitt mit den verschiedenen Applikatorkanälen

Abb. 4-1 Applikatorsystem zur Kontaktbestrahlung der Vagina. Durch die variable Ladungsmöglichkeit eines zentralen Kanals und dreier exzentrischer Kanäle ist eine optimale Anpassung der lokalen Dosis an die jeweiligen Befunde möglich.

Beim Befall des unteren Scheidendrittels ist zu berücksichtigen, daß hier auch die inguinalen Lymphknoten in die Bestrahlungsfelder mit einbezogen und evtl. noch isoliert weiterbestrahlt werden müssen. Scheidenmetastasen anderer Genitalkarzinome werden im allgemeinen gleichartig behandelt wie das Scheidenkarzinom, vorausgesetzt, daß keine allgemeine Metastasierung vorliegt und begründete Aussicht besteht, noch eine Ausheilung zu erzielen. Dies gilt besonders für die Scheidenmetastasen des Korpus- und Zervixkarzinoms.

Heilungserwartung

Die absolute 5-Jahres-Überlebensrate beträgt ungefähr 40%. Stadienbezogen derzeit: I 60%; II 48%; III 23%; IV 17%.

Nachsorge

Wie beim Vulva- bzw. Zervixkarzinom (s. S. 177 und 178).

Literatur

Bender HG. Tumoren der Vulva. In: Gynäkologische Onkologie. Bender HG (Hrsg.). 2. Aufl. Stuttgart, New York: Thieme 1991; 335–46.

v. Fournier D. Praeneoplasien und Neoplasien der Vagina. In: Klinik der Frauenheilkunde und Geburtshilfe. Bd 11. Schmidt-Matthiesen H. 3. Aufl. Spezielle Gynäkologische Onkologie II. München: Urban & Schwarzenberg 1991.

Hacker NF. Vulvar Cancer. In: Practical Gynecologic Oncology. Berek JS, Hacker NF (eds.). 2nd ed. Baltimore: Williams & Wilkins 1994; 403–39.

5

Zervixkarzinom

Allgemeines

Das Zervixkarzinom (ausführliche und praxisbezogene Darstellung s. Schmidt-Matthiesen und Kühnle, 1991) war lange Zeit das häufigste der Genitalneoplasien, heute wird es in zunehmendem Maße vom Korpuskarzinom übertroffen. Sein derzeitiger Anteil liegt bei 20–30%, der Anteil an der gesamten Krebssterblichkeit betrug 1995 nur noch 2,1%.

Die **Altersverteilung** hängt vom Stadium und vom Typ ab: Die CIN I–II (s.u.) überwiegen in der Altersgruppe von 20–35 Jahren, die obligaten **Präkanzerosen** (CIN III) zwischen 25 und 40 Jahre. Die **Plattenepithelkarzinome** zeigen beim Stadium Ia eine Häufung im Alter von 45–54 Jahren, die höheren Stadien Jahre später. 34% der Betroffenen sind älter als 60 Jahre. **Adenokarzinome** treten meist ca. 5 Jahre später auf. Die Besonderheit des Zervixkarzinoms liegt in der optimalen **Früherkennbarkeit** durch die Vorsorgeuntersuchungen.

Bei den betroffenen Frauen ≤30 Jahren (7%) findet man bei >80% ein günstiges **Stadium,** bei den über 70jährigen nur in 3–6%. Dies liegt vornehmlich an der geringen Vorsorgebereitschaft der Älteren.

Histologie/Typisierung

(s. Tab. 5-5)

Karzinogenese

Es besteht ein enger Zusammenhang zwischen der Entstehung einer Präkanzerose, einer Infektion mit **Papillomaviren** (6, 11; 16, 18, 31, 45 u.a.) und verschiedenen Konditionalfaktoren.

Während die Typen HPV 6/11 offenbar mehr für die Entwicklung einfacher und rückbildungsfähiger Dysplasien (sowie der Condylomata acuminata) verantwortlich sind, scheint die Infektion mit HPV 16/18 bzw. einigen weiteren Typen der bisher bekannten ca. 120 differenten HP-Viren zusammen mit Kofaktoren für die Induktion prognostisch ungünstiger Formen bedeutsam zu sein, wobei allerdings eine sehr erhebliche Latenzzeit angenommen wird (>10 Jahre). Überhaupt ist der kanzerisierende Effekt nur bei 3–6% zu erwarten. Die Infektion ist zytologisch-morphologisch (Koilozyten), vor allem aber kolposkopisch erfaßbar und mittels DNA-Hybridisierung typisierbar. Die Differenzierung wird zwecks Erfassung bestimmter Risikogruppen evtl. praktische Bedeutung erlangen.

Man findet bei etwa 70% der Karzinome HPV 16 und bei 21% HPV 18. Letztere dominieren beim Adenokarzinom.

Disponierend für die Karzinogenese sind frühe sexuelle Aktivität, Promiskuität, lokale Infektionen (HSV 2, Chlamydien), schlechte Sexualhygiene der Partner, frühe erste Gravidität und Rauchen.

Formale Genese

Die Portio uteri ist normalerweise von einem mehrreihigen, nichtverhornenden **Plattenepithel** bedeckt, dessen Schichten sich in morphologischer und histochemischer Hinsicht erheblich unterscheiden (s. Abb. 5-1a). Das Epithel ist überall scharf gegen das Bindegewebe abgegrenzt.

Die typische Schichtung und die darauf bezogene zelluläre Einheitlichkeit (= Differenzierung) kann, von der Basis aus, in zunehmendem Maße verloren-

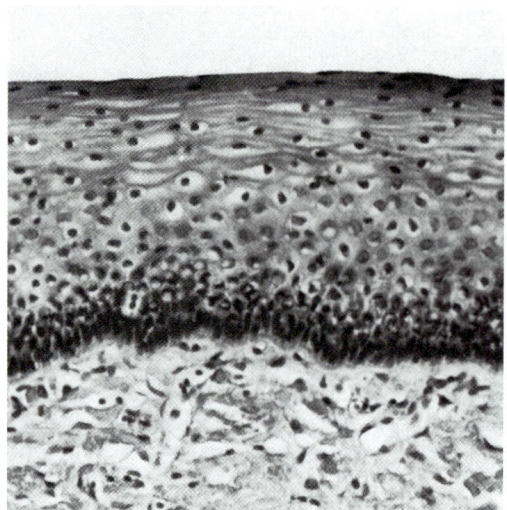

Abb. 5-1a Normales, geschichtetes Plattenepithel der Portio uteri.

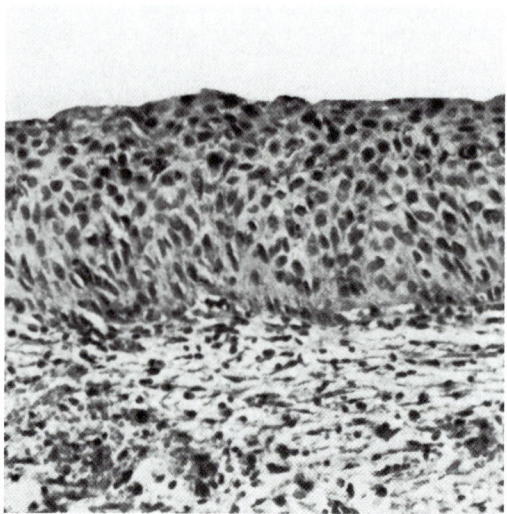

Abb. 5-1b Carcinoma in situ (CIN III).

gehen, die **Entdifferenzierung** immer höhere, oberflächennahe Schichten miteinbeziehen. Zugleich treten atypische Zellelemente auf.

Die Abweichungen von der stereotypischen Ordnung der schichtbezogenen Differenzierung werden als **Dysplasien** bezeichnet.

In Abhängigkeit vom Ausmaß dieser krankhaften Entdifferenzierungsvorgänge sowie der zellulären Atypien und Mitosen unterscheidet man leichte, mittelschwere und schwere Dysplasien. Falls die gesamte Epitheldecke betroffen ist und nur noch aus teilungsaktiven Zellen besteht, spricht man vom **Carcinoma in situ** (Ca. in situ, Cis) (Abb. 5-1b und 2). Die genannten Veränderungen werden auch als **zervikale intraepitheliale Neoplasien (CIN)** bezeichnet. Bei der derzeitigen Terminologie ergeben sich nun folgende Zuordnungen:

CIN I = leichte Dysplasie
CIN II = mittelschwere Dysplasie
CIN III = schwere Dysplasie sowie Carcinoma in situ

Während die CIN I und II, wenn eine HPV-6/11-Infektion vorliegt, zu etwa 70% rückbildungsfähig sind, ist dies bei der schweren Dysplasie und besonders beim Carcinoma in situ nur noch in geringem Ausmaß zu erwarten. Diese Veränderungen sind als **obligate** Präkanzerosen anzusehen.

Das **Ca. in situ** füllt bei seiner Ausbreitung die Drüsen aus und kann dadurch erhebliche Ausdehnung, auch zur Tiefe hin, erreichen, ohne dabei die Basalmembranen zu durchbrechen (Abb. 5-2).

Aus der CIN III entwickelt sich, nach Durchbrechung der Basalmembran, mit einer individuell sehr unterschiedlichen Latenzzeit (im Mittel vermutlich etwa 2 Jahre) ein Karzinom. Der Übergang zum invasiven Wachstum wird durch die Begriffe **»beginnende«** oder **»frühe« Stromainfiltration** oder, stadienbezogen, als **»frühinvasives Karzinom«** (Stadium Ia1) gekennzeichnet (Abb. 5-3), das auswachsende Karzinom innerhalb einer gewissen Größenordnung als **»Mikrokarzinom«** beschrieben und klinisch als gesonderte Entität geführt (Stadium Ia2: Tiefeninfiltration ≤ 5 mm, Breite ≤ 7 mm).

Vorsorgeuntersuchung und Früherkennung – Präkanzerosen

Mit einer optimalen Vorsorgeuntersuchung (s. Tab. 2-1; S. 5) lassen sich im Falle regelmäßiger und vor allem qualifizierter Nutzung 80–90% der o.e. Veränderungen bereits im Stadium der Präkanzerose (**CIN III:** schwere Dysplasie, Ca. in situ), des **plumpen Vorwucherns,** der **Frühinvasion** oder als **Mikrokarzinom** erfassen, d.h. im Zustand einer optimalen Heilbarkeit.

Die genannten Veränderungen sind im Grenzbereich von Platten- und Zylinderepithel zu finden. Sie sind, je nach Größe und der altersabhängigen Lage des

Grenzbereiches, nur z.T. – vornehmlich bei den jüngeren Frauen – als ganzes optisch zugängig (Kolposkopie), im übrigen nur partiell oder gar nicht. Besonders bei den Älteren liegt der gefährdete Bereich zumeist unsichtbar im Zervikalkanal. Wegen des letztgenannten Tatbestandes sind die **Abstriche zur zytologischen Untersuchung** als Grundlage der Krebsfrüherkennung bei prophylaktischen Untersuchungen anzusehen. Nur ihnen sind Ekto- und Endozervix zugänglich.

Früherkennungsmethoden

Standardmethoden sind die im Vorsorgeprogramm enthaltene
- **Abstrichzytologie** sowie die dort bisher nicht integrierte, aber gebräuchliche
- **Kolposkopie.**

Neuerdings gewinnt auch der
- **Nachweis von HPV** an Bedeutung. Dieser ist seinerseits
  – zytologisch zu etwa 15%,
  – kolposkopisch zu etwa 70% und
  – molekularbiologisch (zuverlässig, aber kostenintensiv)
zu führen.

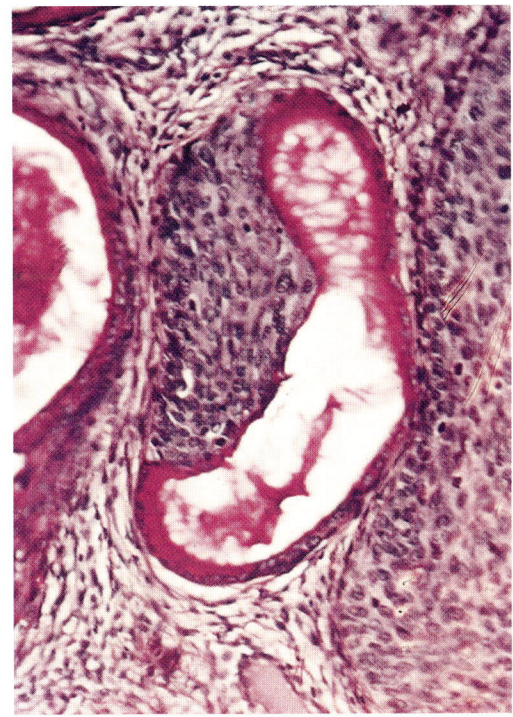

Abb. 5-2 Carcinoma in situ. Eindringen in Drüsenhohlräume. Plumpes Vorwuchern.

Jede der beiden Standardmethoden hat eine **Fehlerquote,** die vornehmlich durch **unzureichende Qualifikation** und Kritikbereitschaft bedingt ist.
Zytologie und Kolposkopie haben aber auch objektive **methodische Grenzen,** wie z.B. die Kolposkopie bei der Beschränkung auf den sichtbaren Bereich der Zervix, der auch mit Spreizmethoden nur sehr begrenzt vergrößert werden kann.
Die gegenwärtige, leider oft recht einseitig ausgerichtete, oft widersprüchliche Diskussion mit Präferenz nur einer Methode ignoriert die praktische Wirklichkeit und induziert Verunsicherung. Mal wird die Zytologie, mal die Kolposkopie (begrenzt auf den partiellen, ektopischen Teilbereich) als die zuverlässigere Methode bezeichnet.
Zytologisch werden nur 70–80% der CIN I erkannt, 85–90% der CIN II und (70–)96% der CIN III. Soost, der erfahrene Zytologieexperte, gibt Treffsicherheiten von 82,3% beim Karzinom und von 81,4% beim CIN III/Cis an. Die Treffsicherheit steigt also mit dem Schweregrad der Veränderungen. Aber selbst Karzinome können der zytologischen Routinediagnostik entgehen. Die o.e. Quoten werden von den meisten anderen Autoren übrigens nicht erreicht und

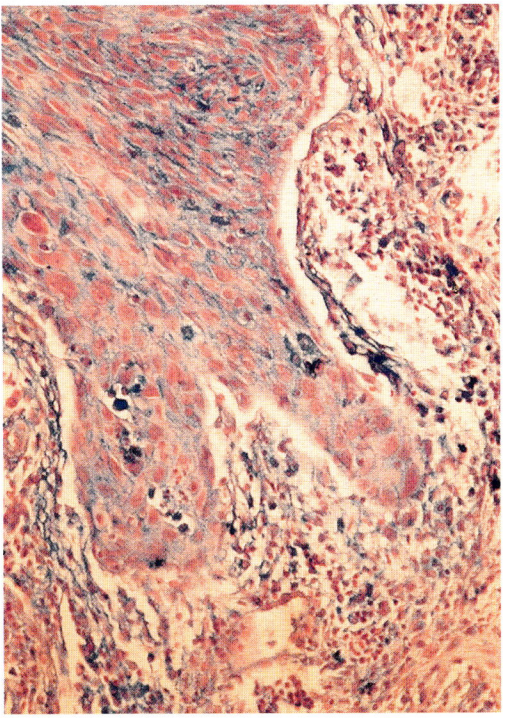

Abb. 5-3 Frühe Strominvasion, dort zugleich starke Zellpolymorphie.

z.T. weit unterschritten. Insgesamt schwanken die Angaben zur Übereinstimmung zwischen zytologischer Vorhersage und Histologie zwischen 40 und 95%!

Bei der **Kolposkopie** finden sich auch extrem unterschiedliche Bewertungen: Falsch-negative Befunde bei 9–23% und vor allem relativ häufige Überwertungen. Am sinnvollsten scheint die Kolposkopieanwendung bei jungen Frauen zu sein. Hier wird ihr z.T. eine höhere Relevanz als der Zytologie zugewiesen.

Pauschal ist zu sagen, daß der Wert der beiden Methoden ganz vornehmlich von der Qualifikation der Untersucher abhängt.

Ein **Optimum beim Screening** läßt sich nur erreichen, wenn man **beide** Methoden so kompetent wie möglich einsetzt und die jeweiligen Ergebnisse miteinander kritisch in Beziehung setzt. Dies senkt die definitive Fehlerquote. Bei Hinzuziehung der Kolposkopie wird die Erkennung von CIN I–III um >25% gesteigert, speziell bei CIN III um >10%. Der **diagnostizierende Arzt** sollte wissen, welchen Grad von **Qualifikation** der hinzugezogene Zytologe besitzt und wo seine eigenen Grenzen bei der Kolposkopie liegen (spezielle Ausbildung, erwiesene Erfahrung?). Eine kritische Analyse könnte bei fehlender Übereinstimmung der beiden Methoden u.U. erlauben, Befundprioritäten zu setzen. Die **HPV-Nachweise** können lediglich eine **potentielle Gefahr** erfassen (Hochrisiko-HPV +) oder ausschließen (HPV –) und damit u.U. bei der Bewertung problematischer zytologischer oder kolposkopischer Befunde hilfreich sein (s. S. 31).

Zytologische Untersuchung

Die zytologische Abstrichuntersuchung ist, wie schon angedeutet, durch **falsch-positive und falsch-negative Aussagen** belastet. Die genannten Versager sind z.T. durch **fehlerhaftes Vorgehen** bedingt. Zwei Drittel gehen zu Lasten der Abstrichabnahme, ein Drittel sind Folge unqualifizierter Auswertung.

Typische Fehler bei der Zytodiagnostik

- Schlechte oder **flüchtige Abnahme** des Materials von der Portiooberfläche.
- Störungen durch starke **Schleimansammlungen,** die man vorher hätte vorsichtig abtupfen müssen.
- **Nicht optimale Lokalisation** der Abstrichabnahme bei Verzicht auf gleichzeitige Portiobetrachtung mittels Kolposkop (s.u.).
- **Insuffizienz der intrazervikalen Zellgewinnung.** Bei ca. 10–20% der Frauen, speziell der älteren, ist der Zervixkanal verengt und in extremen Fällen so-

gar unpassierbar. Wenn man sich in solchen Fällen mit einem Abstrich vom Muttermundgrübchen zufrieden gibt (z.B. um der Patientin einen möglichen Schmerz zu ersparen oder um keine Blutung zu provozieren), bringt man die Zytologie um ihre Effizienz. Gerade bei den Älteren mit den oben erwähnten Schwierigkeiten sitzen die Veränderungen meist intrazervikal. Sie würden bei dem erwähnten Vorgehen also unentdeckt bleiben.

> Es muß unter allen Umständen ein zumindest 1–2 cm tief reichender Intrazervikalabstrich zustande kommen.

Man kann dieses fast immer mit dem angespitzten Holzende des umgedrehten Watteträgers erreichen. Noch einfacher und wesentlich effektiver ist die Verwendung eines Intrazervikal-Bürstchens (Medscand-Cyto-Brush, s. Abb. 5-4). Man kann hiermit noch in Zervikallumina von 1,5 mm Durchmesser vordringen. Die Ergiebigkeit (gemessen am Anteil von Zylinderepithelien) liegt ca. 10mal so hoch wie beim Watteträgerabstrich.

- **Unvollständiges Ausstreichen** des Portioabstriches bzw. unvollständiges Ausrollen des Endozervikalabstriches.
- Fehlende oder **insuffiziente Fixierung** der Ausstriche (96%iger Äthylalkohol oder Isopropylalkohol; Fixierspray).
- **Unqualifizierte zytologische Auswertung.**

Zytologie-Terminologie, Befundinterpretation und Konsequenzen

Die unterschiedlichen Zytologiebefunde werden mit den Begriffen **Papanicolaou (Pap) I–V** (Gruppe I–V) gekennzeichnet.

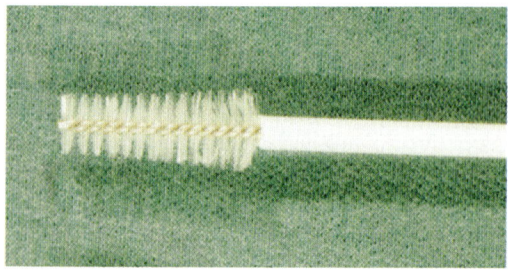

Abb. 5-4 Zytobrush für intrazervikale Abstriche, speziell bei engem Zervikalkanal.

Die nachfolgend beschriebenen **Korrelationen** zwischen dieser Zytologieeinstufung und der Histologie (Tab. 5-1a) entsprechen lediglich einer gewissen Wahrscheinlichkeit. Man beachte die **Streubreite** (Tab. 5-1b). Diese Unsicherheit ist bei der Interpretation zu berücksichtigen. Dies bedeutet, daß bei allen **Auffälligkeiten** der Zytologie **Kontrollen** erforderlich sind und bei Betroffenheit der Ektozervix vor irgendwelchen Konsequenzen die Hinzuziehung der Kolposkopie zwingend ist.

Besonders kritisch ist vorzugehen, wenn zytologischer Befund und Aspekt bzw. Kolposkopie widersprüchlich sind. Ein zytologischer Normalbefund darf nicht dazu führen, suspekte Kolposkopiebefunde zu mißachten.

Die folgende Darstellung bezieht sich auf die »Münchner Nomenklatur II« und die letzten Konsensus-Empfehlungen 1998.

- **Gruppe I–II**
  = Unverdächtig.
  Bei auch kolposkopisch unverdächtigem Befund keine weiteren Maßnahmen. Im Falle eines von der Zytologie abweichenden, nicht normalen Kolposkopiebefundes (s. S. 30) muß erstere überprüft werden. Die Abstriche sind gezielt unter kolposkopischer Sicht vorzunehmen.

Tab. 5-1a Wahrscheinlichste Korrelation zwischen Abstrichbefund und Histologie (> = Häufigkeitsunterschied).

Pap III D:	CIN I/II	> CIN III
Pap IVa:	CIN III	>> CIN I/II
Pap IVb:	CIN III	>> Karzinom
Pap V:	Karzinom	> CIN III

Tab. 5-1b Korrelation histologischer Befunde mit der vorausgegangenen Zytologie (Naujoks). Man beachte die Streubreite.

Pap/ Gruppe	CIN I–II	CIN III	Mikro- karzinom	Karzinom
III	28,1%	48,2%	3,1%	20,6% !
III D	63,6%	35,0%	1,2%	0,2%
IV a	16,9%	77,7%	1,2%	3,0%
IV b	7,5%	73,2%	5,2%	14,1%
V	1,3%	30,6%	5,5%	62,6%

- **Gruppe IIW (nicht offiziell)**
  = an sich unverdächtig.
  Der Zytologe wünscht aber sicherheitshalber eine Wiederholung (etwa 2–4% der Abstriche).
- **Gruppe III**
  = unklarer Befund. Cave!
  Schwere entzündliche, degenerative oder iatrogene Zellveränderungen, die eine sichere Beurteilung zwischen gut- und bösartig nicht zulassen. Oder: Auffällige Zellen eines Drüsenepithels, deren Herkunft aus einem Karzinom nicht sicher auszuschließen ist (Zellen endometrialen, endozervikalen oder extrauterinen Ursprungs). Ein Pap III ist also äußerst ernst zu nehmen. Ihm liegen schließlich bei >**20% Karzinome** zugrunde, vornehmlich Endometriumkarzinome.

Konsequenz: Je nach klinischem und kolposkopischem Befund kurzfristige zytologisch-kolposkopische Kontrollen (ggf. nach lokaler Aufhellungstherapie [s.u.]). Bei Konstanz der abnormen Zytologiebefunde sofortige histologische Abklärung im einschlägigen Bereich. Bei ausschließlich intrazervikal verdächtigem Abstrich Abrasio von Zervix und Kavum, möglichst mit Hysteroskopie kombiniert. Keine primäre, »blinde« Konisation.

- **Gruppe IIID**
  = Zellen einer Dysplasie leichten bis mäßigen Grades, CIN III aber nicht sicher ausschließbar (bis 35%). Hinweise HPV?
  Konsequenz: Bei unverdächtigem Kolposkopiebefund Abstrich- und Kolposkopiekontrolle in 3–6 Monaten. Die alleinige zytologische Kontrolle bei Verdacht auf eine CIN ist als unzureichend anzusehen.
  Bei mehrfachem III D:
  Endozervikal: Hysteroskopie und Zervixkürettage, oder ggf. – je nach Konstellation (!) – Konisation.
  Ektozervikal: Im Falle kolposkopischer Auffälligkeiten gezielte Biopsien. Falls CIN I/II bestätigt, Laser-Vaporisation.
  Beim CIN III wird z.T. ebenfalls vaporisiert, dies zumeist aber als bereits unzulässig und zu risikoreich angesehen und abgelehnt.

- **Gruppe IV a**
  = Zellen einer schweren Dysplasie bzw. eines Ca. in situ (CIN III). Hinweise HPV?
  Konsequenz: Kurzfristig kolposkopisch-zytologische Kontrolle. Bei Befundkonstanz oder Verschlechterung umgehend histologische Klärung.
  Endozervikal: Sonographie, Hysteroskopie und Kürettage oder, bei Älteren bzw. bei erfülltem Kinderwunsch, Konisation.
  Ektozervikal: Gezielte Biopsien. Falls die Biopsien ein Karzinom sicher ausgeschlossen haben, die

Veränderungen ausschließlich ektozervikal lokalisiert und abgrenzbar sind, kann je nach Befund evtl. eine CO_2-Laservaporisation angeschlossen werden (s. unter III D). In Problemfällen (auch bei IVa-Abstrichen in beiden Bereichen) bei strenger Indikationsstellung evtl. Konisation mit nachfolgender Kürettage.

- **Gruppe IV b**
  = Zellen einer CIN III (inkl. Cis). Invasives Karzinom nicht auszuschließen (10–20%)
  Konsequenz: Umgehende kolposkopisch-zytologische Kontrolle und, bei Befundbestätigung, histologische Klärung. Deren Art hängt von den Konstellationen ab.
  Suspekter und zirkumskripter Kolposkopiebefund: gezielte Biopsien.
  Intrazervikale Lokalisation: Sonographie, Hysteroskopie und Zervixkürettage.
  Am sichersten ist – sofern verantwortbar (s. S. 33) – die umgehende Konisation, vor allem dann, wenn endo- und ektozervikaler Abstrich suspekt.

- **Gruppe V**
  = Zellen eines malignen Tumors (zu 60–70%): Plattenepithelkarzinom, Adenokarzinom endometrialen, endozervikalen oder extrauterinen Ursprungs oder Zellen sonstiger maligner Geschwülste.
  Konsequenz: Umgehende kolposkopisch-zytologische Kontrolle und einschlägige histologische Klärung.
  Endozervikal: Evtl. Sonographie, Hysteroskopie, Kürettage. Histologische Beurteilung nicht immer leicht und mitunter unsicher. Bei Älteren ist eine Konisation vorzuziehen.
  Ektozervikal: Ausgedehnte, kolposkopisch-gesteuerte Biopsien. Konisation, falls eine sichere Diagnostik mit Nachweis oder Ausschluß eines Karzinoms nicht möglich erscheint.
  Bei der **Indikation zur Konisation** sollten im Rahmen des Zulässigen auch allgemeine Tatbestände berücksichtigt werden (Alter, Kinderwunsch usw.). Die nach Vorliegen der histopathologischen Befunde ggf. anstehenden **weiteren Konsequenzen** sind auf S. 34 ff. beschrieben.

Kolposkopische Untersuchung

Die Zytologie gehört zum offiziellen Methodenkatalog. Letzteres gilt nicht für die Kolposkopie. Sie ist aber dennoch eine u. E. unverzichtbare Maßnahme zur Ergänzung der Zytologieaussage (Tab. 5-2) und auch von eigenständiger Bedeutung.

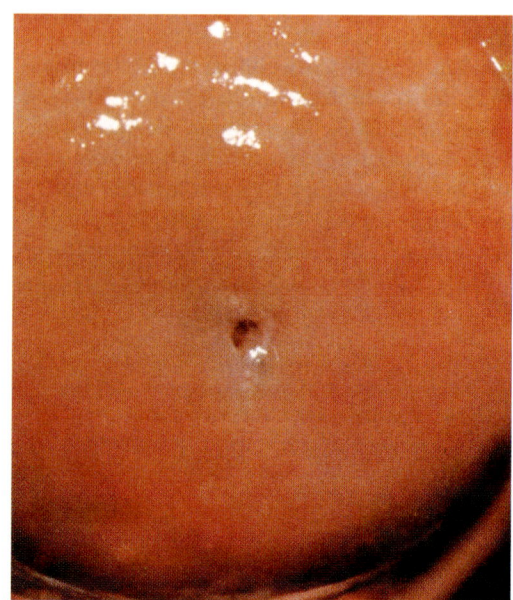

a

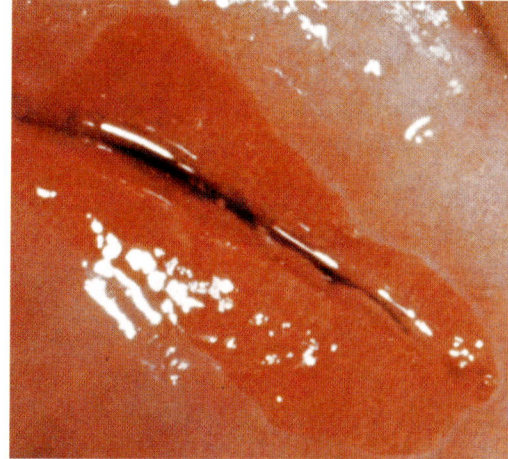

b

Abb. 5-5 Kolposkopische Portiobefunde.
a Normaler Portiobefund. Originäres Epithel. Die weißen Flecke sind Lichtreflexe.
b Ektopie: Zirkuläres Sichtbarwerden des träubchenförmigen Zylinderepithels. Scharfrandige Abgrenzung zum Plattenepithel. Die Träubchen des Zylinderepithels werden durch Betupfen mit 3% Essigsäure erkennbarer. – Physiologischer Befund.
c Auf der vorderen Muttermundlippe noch vorwiegend ektopisches Zylinderepithel. Auf der hinteren Muttermundlippe vollzieht sich eine »Umwandlung«: Das ektopische Zylinderepithel ist schon zum großen Teil vom Plattenepithel überdeckt, im Umwandlungsgebiet sind noch einige ektopische Inseln verblieben. Unverdächtiger Befund.

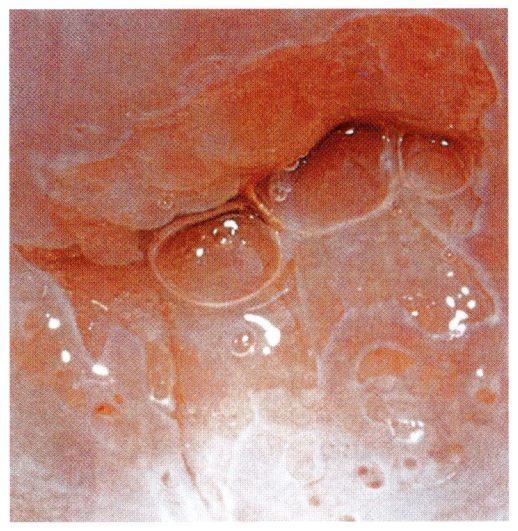

c

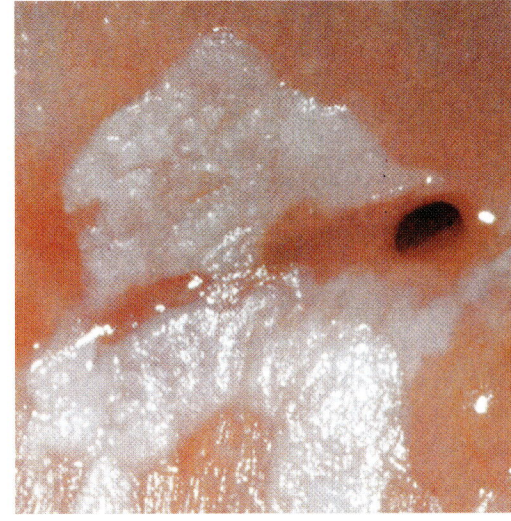

e

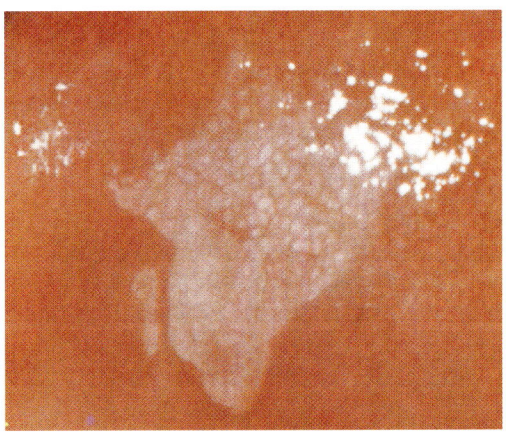

f

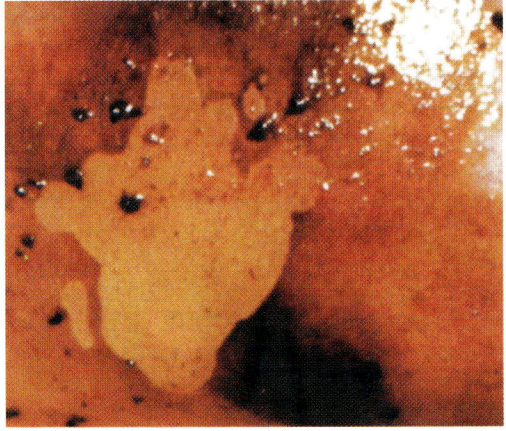

g

d

d Atypisches Epithel mit Punktierung und grobem Mosaik (obere Hälfte). Histologie: Ca. in situ.

e Leukoplakie.

f Sog. »Mosaik« auf der vorderen Muttermundlippe. Nach Betupfen mit 3% Essigsäure weiß. Zytologische und kolposkopische Überwachung geboten.

g Befund wie bei (e) jedoch nach Betupfen mit Jodlösung: Der veränderte Bereich bleibt »jodnegativ«, was ein Fehlen der typischen Epitheldifferenzierung bei Glykogenmangel anzeigt. (Aus Bauer HK. Farbatlas der Kolposkopie. 5. Aufl. Stuttgart: Schattauer 1998.)

Tab. 5-2 Internationale kolposkopische Terminologie (Rom 1990). Deutsche Fassung.

I.	**Normale kolposkopische Befunde:**
	Originäres Plattenepithel
	Ektopie (Zylinderepithel)
	Umwandlungszone (U Z)
II.	**Abnorme kolposkopische Befunde (s. Abb. 5-5 a–g):**
	Innerhalb der Umwandlungszone:
	Essigweißes Epithel
	im Niveau
	feinpapillär oder feinhöckrig
	Punktierung
	Mosaik
	Leukoplakie
	Jodnegative Bezirke
	Atypische Gefäße
	Außerhalb der Umwandlungszone:
	Essigweißes Epithel
	im Niveau
	feinpapillär oder feinhöckrig
	Punktierung
	Mosaik
	Leukoplakie
	Jodnegative Bezirke
	Atypische Gefäße
III.	**Verdacht auf invasives Karzinom**
IV.	**Ungenügende kolposkopische Beurteilung:**
	Plattenepithel-/Zylinderepithelgrenze nicht sichtbar
	Schwere Entzündung oder Atrophie
	Portio nicht einstellbar
V.	**Verschiedene kolposkopische Befunde:**
	Kondylom, Entzündung, Atrphie, Ulcus, andere

Nach Abnahme der zytologischen Abstriche, die bereits unter kolposkopischer Beleuchtung und Sicht erfolgte, lassen sich die Zervixbefunde mit der **Kolposkopie,** einer 10–40fachen Lupenbetrachtung, weiter differenzieren. Die verschiedenen Befunde, die man nach einem Betupfen der Portio mit 3–5%iger **Essigsäure** sowie mit **Lugol-Lösung** erheben kann, sind in den Tab. 5-2 u. 3 sowie in den Abb. 5-5a–e dargestellt.

Ausgangsschwerpunkt dieser Veränderungen sind einerseits Gewebsreaktionen, die im Bereich von **Ektopien** (s. Abb. 5-5b) ablaufen und als **Umwandlung** oder **Transformation** bezeichnet werden. Ihr physiologisches Ziel ist die Wiederherstellung einer Plattenepitheloberfläche anstelle des drüsigen Epithels, also dessen Reepithelialisierung durch Reservezellenhyperplasie. Andererseits kommt es aber auch im Bereich des originären Plattenepithels zu Veränderungen, denen eine andere Morphogenese zugrunde liegt (Metaplasien). All diese Umwandlungen können zu **abnormen bzw. atypischen Gewebsveränderungen** führen (Tab. 5-3), die nicht selten präkanzerös sind.

Die **abnormen Kolposkopiebefunde** betreffen zu ca. 45–50% ein »essigweißes Epithel«, zu 25% ein **Mosaik** und zu 12% eine **Punktierung.**

Die erwähnten Veränderungen sind im Erscheinungsbild nicht einheitlich, sondern in ihrer Intensität und individuellen Ausprägung different. Der Kenner kann *unverdächtige,* zarte und im Niveau verbleibende Befunde von den *verdächtigen* unterscheiden, bei denen man – selbst bei unverdächtiger Zytologie – u.U. biopsieren muß.

Besonders bedeutsam sind Niveaudifferenzen und grobe, ungleichförmige Varianten von Mosaik und Punktierung. Bei diesen letztgenannten Veränderungen ist **innerhalb der Umwandlungszone** zu >60% eine CIN III zu erwarten! Bei ca. 5% finden sich auch Mikrokarzinome.

Die **Veränderungen außerhalb der Umwandlungszone** sind nur zu jeweils 10% einer CIN I, II oder III zuzuordnen. Auch die dort vorkommenden **jodnegativen (jodgelben) Bereiche** (= Glykogenmangel bei parakeratotischem Plattenepithel) sind nur selten bedeutsam (CIN I ~6%).

Bei **Leukoplakien** (Keratosen, s. Abb. 5-5e) findet man neben akanthotischem Epithel zu fast 40% eine CIN. Besonders suspekt und zu beachten sind **schlingen- oder kommaförmige Gefäße** unregelmäßiger Lagerung, die auf ein invasives Geschehen hindeuten! Hinweise auf eine **HPV-Infektion** werden kolposkopisch mit 70% häufiger als zytologisch gefunden (15%).

In Tab. 5-3 wird versucht, die verschiedenen kolposkopischen Befunde mit bestimmten histopathologischen Befunden in Beziehung zu setzen (Burghardt, Seidl u.a.). Diese **Korrelationen** sind bei der Wertung erhobener Befunde zu beachten und mit der Zytologie zu vergleichen.

Die **handlungsbestimmende Relevanz** der Befundeinschätzung ist in hohem Maße von der jeweiligen **Qualifikation der Diagnostiker** abhängig, was vor allem bei Differenzen von Zytologie und Kolposkopie (bis zu 40%) zu beachten ist. Die kolposkopische Bewertung abnormer Befunde ist genau wie die zytologische mit einer gewissen Fehlerquote behaftet. Diese wird aber, besonders bei CIN I–II und jüngeren Frauen, als geringer eingeschätzt und eine Übereinstimmung zwischen Vorhersage und Histologie in 80–90% erwartet. Falsch-negative oder falsch-positive Aussagen sind aber jedenfalls nicht auszuschließen. In Zweifelsfällen kann eine **Fotodokumentation** dazu benutzt werden, durch Vorlage der Bilder bei einem Spezialisten die Beurteilungsfehler zu reduzieren. Es muß hier auf die **Fachliteratur** verwiesen werden. Das o. E. kann nur der Einführung dienen.

Die **Konsequenz** bei kolposkopischer Identifizierung von abnormen und offenbar risikohaltigen Veränderungen (Tab. 5-3) besteht, je nach Fall, in der gezielten Zytologieabnahme, ggf. aber auch in der primären Biopsie.

Mitunter wird auch eine HPV-Diagnostik vorgeschaltet (s. u.). Die Ergebnisse bestimmen dann das weitere Vorgehen (s. u.).

HPV-Nachweise

Die Tatsache, daß eine Infektion mit Papillomaviren (HPV) zu 90% die Voraussetzung für eine Präkanzero-

se und zu 98% für ein Karzinom ist, bedeutet, daß ein **negativer Befund** mit größter Wahrscheinlichkeit ein gegebenes oder kurzfristig bevorstehendes Risiko ausschließt. Damit verlieren *fraglich suspekte* zytologische oder kolposkopische Befunde an aktueller Bedeutung. Für Fälle mit eindeutig *verdächtigen* Zytologiebefunden gilt dies nicht, hier sind kurzfristige Kontrollen angezeigt (z. B. bei Pap III u. mehr).

Ein **positiver Befund** bedeutet lediglich ein potentielles Risiko, dessen Realisierung aber nicht vorhersehbar und auch nicht obligatorisch ist. Vor allem bei Frauen unter 30 Jahren ist der positive Test oft ohne morphologisches Korrelat.

Der Nachweis von Hochrisiko-HPV-DNA, z. B. mittels des Hybrid-Capture-II-Tests (Erfassung von 13 High-risk-HPV und 5 Low-risk-HPV-Typen) kann jedoch bei fraglich suspekten Befunden eine **Entscheidungshilfe** bei der Indikationsstellung zu einer histologischen Abklärung liefern.

Tab. 5-3 Europäischer Nomenklaturvorschlag. Modifizierte Zusammenfassung nach Burghardt u. Mitarb., 1989.

Kolposkopische Klassifikation	Kolposkopische Befunde	Histologisches Korrelat
Normalbefunde	originäres Plattenepithel Ektopie normale Transformationszone	glykogenhaltiges Plattenepithel Zylinderepithel reife Metaplasie
Gruppe 0 (ungewöhnliche T-Zone, nicht verdächtig)	jodnegatives Areal ohne essigpositive Reaktion	nichtglykogenhaltiges, akanthotisches Epithel
Gruppe I (zweifelhaft)	flache Leukoplakie flaches, essigpositives Areal regelmäßige Punktierung regelmäßiges Mosaik keine Niveaudifferenz	nichtglykogenhaltiges, akanthotisches Epithel CIN I (CIN II, III) Para-/Hyperkeratose
Gruppe II (verdächtig)	erhabene Leukoplakie opakes, essigpositives Areal grobe, unregelmäßige Punktierung/Mosaik Niveaudifferenzen	CIN I, II, III mikroinvasives Karzinom Para-/Hyperkeratose
Verdacht auf Invasion	pathologische Gefäße	invasive Neoplasie
Invasives Karzinom	pathologische Gefäße	invasive Neoplasie
HPV-Läsionen	I exophytisches Kondylom II flaches Kondylom III essigpositive Punktierung	kondylomatöse oder virustypische Läsionen
Gruppe M (mixed) Sonstige Befunde	Polypen, Zervizitis, Adenose, Ovula Nabothi	
Gruppe U (unsatisfactory), nicht beurteilbare Befunde	Transformationszone nicht einsehbar	

Wenn man eine CIN I–II (III) lediglich vaporisiert hat, sollte man bei der zytologischen und kolposkopischen Kontrolle nach 3 Monaten auch einen HPV-Test veranlassen.

Der praktische Stellenwert der Testmethoden läßt sich z.Zt. noch nicht verbindlich beurteilen. Eine routinemäßige Einbeziehung in das Screening ist nicht zu rechtfertigen.

Methoden zur histologischen Abklärung verdächtiger zytologischer und kolposkopischer Befunde

Für die Abklärung erhobener Verdachtshinweise stehen grundsätzlich zur Verfügung:
- Zytologisch-kolposkopische Kontrollen.
- Gezielte Biopsien bzw. elektrochirurgische Schlingenresektionen (HF-LEEP).
- Portioabschabung (unsicher).
- Zervixkürettage bei suspektem Intrazervikalabstrich (bei Pap III auch Korpusabrasio).

- Konisation.

Die **Methodenwahl** hängt von Schweregrad und Lokalisation des Ausgangsbefundes ab, von seiner Zugänglichkeit, Abgrenzbarkeit und Ausdehnung. Auch Kinderwunsch, Alter u.ä. sind u.U. bedeutsam (s.u.). Abb. 5-6 zeigt die Aussagegrenzen der verschiedenen Methoden.

Mit Ausnahme der **Konisation** sind alle übrigen, minimalinvasiven Methoden mit einer gewissen **Fehlerquote** behaftet. Demgegenüber ist die Konisation aber mit beachtenswerten **Nebenwirkungen und Folgen** (s.u.) verbunden. Die **Indikation** ist also kritisch zu stellen.

So z.B. bei erwarteter oder bioptisch erwiesener CIN III bzw. beim Verdacht auf Frühinvasion bzw. Mikrokarzinom (T Ia1, Ia2) oder kolposkopisch hochgradig verdächtigen, komplexen und ausgedehnten Befunden, bei denen eine bioptische Klärung unbefriedigend bleiben muß. Bei erfülltem Kinderwunsch bzw. Älteren ist die Indikation leichter zu stellen, die Zuverlässigkeit optimiert.

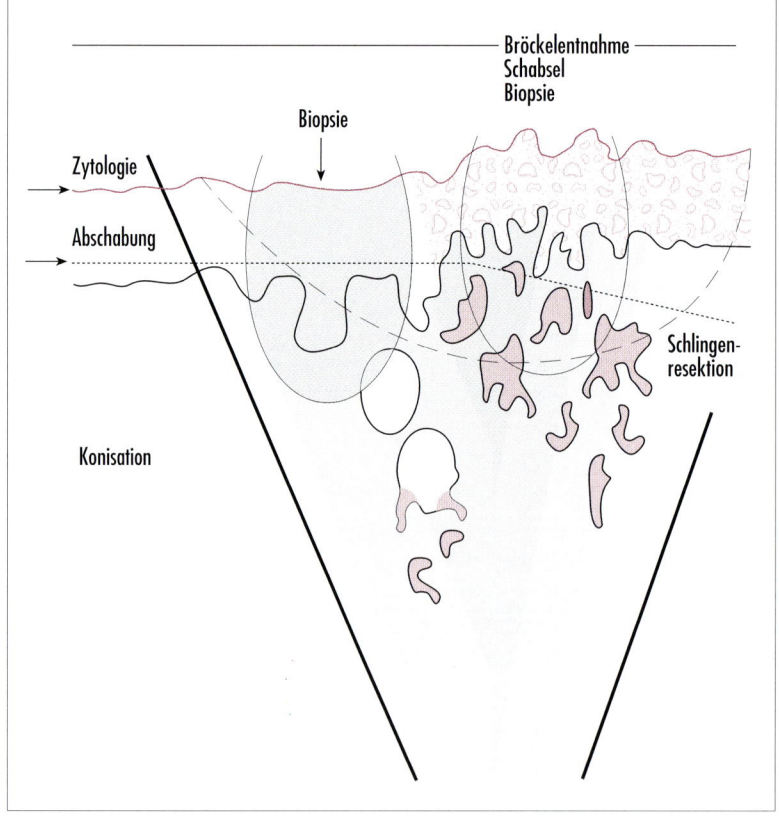

Abb. 5-6 Wirkungsbereich und Treffsicherheit der verschiedenen Methoden zur Abklärung verdächtiger Zytologieabstriche (Abschabung, Biopsie, Schlingenresektion, Konisation). Man beachte, daß die Zuverlässigkeit weniger durch die Methode als solche begrenzt wird, als von dem jeweils vorliegenden Befund abhängt: Ob der höchste Schweregrad der Veränderung z.B. schon oberflächlich oder erst in der Tiefe faßbar ist.

Konisation

Die Konisation erfolgt mittels Hochfrequenzschlinge (LEEP) oder CO_2-Laser bzw. als Messerkonisation mit anschließender Laser- oder Thermokoagulation der Wundfläche und Kürettage des verbliebenen Zervikalkanals.

Die **Form des Konus** hat sich nach dem vorher zytologisch und kolposkopisch exakt zu ermittelnden Sitz der CIN zu richten (s. Abb. 5-7). Andernfalls ist die Gefahr eines Zurücklassens von CIN- oder Karzinomresten kaum auszuschließen.

Man sollte das Epithel niemals instrumentell fassen, sondern nach der zirkulären Umschneidung Haltezügel am freigelegten Bindegewebe plazieren. Die anschließend notwendige *Elektrokoagulation* oder *Laserbehandlung* der kraterartigen Wundfläche sowie der angrenzenden Portiooberfläche dient nicht nur der Blutstillung, sondern vernichtet meist auch randständige CIN-Reste, die der Konisation entgingen. Man sollte nicht auf diese Maßnahme verzichten, auch wenn es nicht blutet. Eine *Sturmdorf-Naht* sollte nur in Ausnahmefällen zur Anwendung kommen, sie deckt eventuell Drüsenrestbefunde ab und verhindert unter Umständen die nachgehende zytologische Erkennung verbliebener oder erneuter Veränderungen.

Vom Pathologen sind folgende **Fragen** zu beantworten:
1. Welche Gewebsveränderung liegt vor?
2. Wo ist die Veränderung lokalisiert? (Portio? Intrazervikal? Kombiniert?)
3. Ist sie umschrieben oder multilokulär?
4. Ist die Veränderung im Gesunden entfernt? (Sicher/nicht sicher, fraglich, sicher nicht!)
5. Falls Karzinom:
   - Oberflächenausdehnung in mm.
   - Invasionstiefe in mm.
   - Ggf. Karzinomtyp (s. Tab. 5-4 u. 5).
   - Wachstumsart.
   - Einbruch in Lymphbahnen oder Gefäße.

Nachteilige Folgen der Konisation

Bei der Konisation muß mit typischen Komplikationen bzw. Spätfolgen gerechnet werden:
- **Nachblutung** bei 2–3%. Zum Teil sind aktive operative Maßnahmen erforderlich.
- **Stenosen des Zervixkanals** (1–2%) mit sehr seltenen Konzeptionsproblemen sowie gewissen Erschwernissen bei der Muttermunderöffnung sub partu. Die Stenose kann auch die intrazervikalen Zytologieabstriche sehr erschweren oder unmöglich machen. Die Verwendung einer Cyto-Brush kann obligatorisch werden, selten wird eine Dilatation notwendig.
- **Zervixinsuffizienz,** die Spätaborte und, besonders häufig, Frühgeburten begünstigen kann. Das letztgenannte Risiko ist ab einer Konushöhe von etwa 10 mm zu erwarten und kann sich bis zu 30% realisieren.

Postoperatives Vorgehen in Abhängigkeit vom histologischen Befund

Das Vorgehen wird im Einzelfall spezieller Beratung zwischen Kliniker und Histopathologen bedürfen.

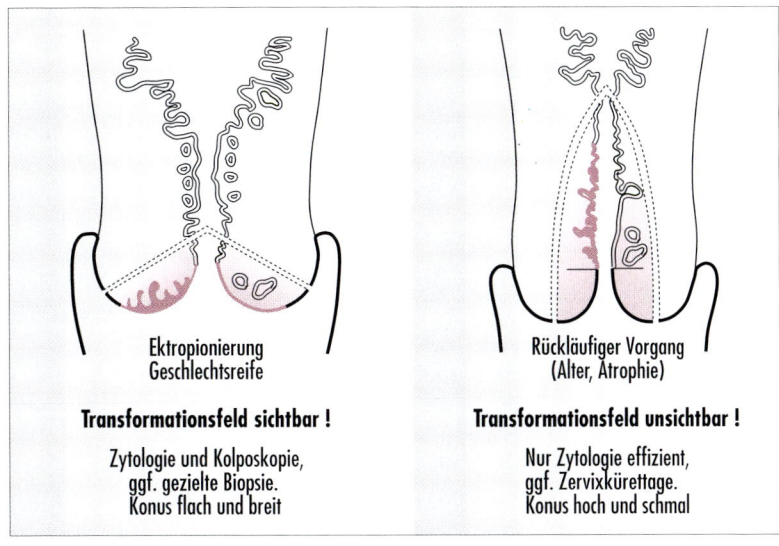

Ektropionierung Geschlechtsreife	Rückläufiger Vorgang (Alter, Atrophie)
Transformationsfeld sichtbar !	**Transformationsfeld unsichtbar !**
Zytologie und Kolposkopie, ggf. gezielte Biopsie. Konus flach und breit	Nur Zytologie effizient, ggf. Zervixkürettage. Konus hoch und schmal

Abb. 5-7 Lokalisation in Abhängigkeit vom Lebensalter. Adaptive Schnittführung bei der Konisation.

Auch die individuelle Situation der Patientin ist von Bedeutung. Nachfolgend können daher nur grundsätzliche Richtlinien gegeben werden:

- **Mittelschwere oder schwere Dysplasie, Ca. in situ:**
Hier kann man, wenn die Veränderungen *eindeutig im Gesunden* entfernt sind (diese Aussage setzt einen hohen Standard der histologischen Untersuchung voraus), auf weitere Maßnahmen verzichten. Die Patientin verbleibt zunächst in engmaschiger Kontrolle. Bei der zytologischen Kontrolle muß es absolut sicher sein, daß auch aus dem **Zervixkanal** ausreichend Material gewonnen wird. Bei postoperativer Striktur muß die Cyto-Brush benutzt oder, ggf., von Zeit zu Zeit dilatiert werden. Beim Verzicht auf intrazervikale Abstriche übersieht man u.U. ein sich dort entwickelndes Rezidiv. Die Gefahr eines »echten« Rezidivs nach vollständiger primärer Entfernung beträgt ca. 1–2,5%.
- **Sehr ausgedehntes oder multizentrisches Ca. in situ bzw. entsprechend schwere Dysplasie:**
Hier ist die Aussage »Sicher im Gesunden entfernt« problematisch. Deshalb ist in Zweifelsfällen und bei erfülltem Kinderwunsch eine **Hysterektomie** ratsam, um die zukünftige Sicherheit zu erhöhen. Andernfalls sind, bei Tendenzen zum konservativen Vorgehen, **engmaschige Kontrollen** obligatorisch, die durch Mahnkartei überwacht werden müssen. Hinsichtlich zytologischer Kontrollen siehe vorherige Absätze.
- **Die oben genannten Veränderungen sind nicht sicher im Gesunden entfernt (= Unklarheit!):**
In Abhängigkeit von den individuellen Gegebenheiten sind drei Alternativen denkbar:
Überwachung durch Zytologie und Kolposkopie (z.B. bei Kinderwunsch) in 3-Monats-Intervallen. Es ist zu berücksichtigen, daß man bei einer nachgehenden Uterusexstirpation tatsächlich nur bei einem kleinen Teil noch Reste der CIN findet. Anteile der *intrazervikalen* Veränderung (meist Carcinoma in situ) scheinen häufiger zurückzubleiben (ca. 20%) als solche der auf der *Portiooberfläche* lokalisierten CIN (ca. 10%).
Nachkonisation oder, schließlich **Hysterektomie,** besonders bei zusätzlichen Indikationen.
- **Die oben genannten Veränderungen sind sicher nicht im Gesunden entfernt (= eindeutige Aussage!):**
Dies scheint bei jüngeren Patientinnen wesentlich seltener (7%) als bei älteren vorzukommen (30%), was mit dem überwiegend intrazervikalen Sitz der CIN bei den letzteren zusammenhängen dürfte.

Maßnahme: **Nachkonisation** oder **Hysterektomie.** Abschabung unsicher. Ersteres kommt nur bei ausgeprägtem Kinderwunsch und ausgiebiger Beratung mit der Patientin in Frage.
- **Invasives Karzinom:**
Hier sind mit Ausnahme einiger Sonderfälle (z.B. Stadium Ia1 [s. S. 35]) umgehend die unten erwähnten therapeutischen Maßnahmen angezeigt (S. 44). Wenn die Konisation unter Antibiotikaschutz vorgenommen worden war, also keine entzündlichen Folgen zu erwarten sind, kann die anstehende Operation zu jedem beliebigen Termin vorgenommen werden. Sonst wäre mit der Radikaloperation einige Wochen zu warten, falls dies zulässig erscheint.

Vaporisation abnormer Portiobefunde

Wenn bioptisch eine **CIN I/II** nachgewiesen worden ist und auch zytologische Kontrollbefunde einen Pap III D nicht überschreiten, bietet sich eine schonende Therapie des ektopischen Befundes mittels CO_2-Laservaporisation an. Dabei müssen allerdings einige Voraussetzungen erfüllt sein:
- Die Grenze der Veränderung muß eindeutig sichtbar sein.
- Der Therapeut muß erfahren sein.
- Es muß eine Vaporisationstiefe von >7 mm erreicht werden.
- Kurzfristige Kontrollen müssen praktikabel sein.
Die **Versager-**(Rezidiv-)Quote liegt bei optimalem Vorgehen bei 4–5%, kann aber bei unqualifizierter Technik bis zu 30% erreichen. **Nachblutungsrate** unter 1%.

Ob man dieses Vorgehen auch bei nachgewiesenem **CIN III** anwenden darf, ist strittig, man bedenke die Unsicherheiten der Diagnostik bei ausgedehnten und vielartigen Veränderungen.
Die Anwendung der Methode **ohne vorherige histologische Diagnostik** scheint nur dann zulässig, wenn
- der Befund nicht ausgedehnt ist,
- zytologisch mehrfach höchstens ein Pap III D ermittelt wurde und
- kolposkopisch die Befunde noch der Gruppe I zugeordnet werden können (s. Tab. 5-3).

CIN-verdächtige Befunde in der Schwangerschaft

Zum Procedere bei verdächtigen Abstrichen und Kolposkopiebefunden während der Schwangerschaft s. S. 155.

Präklinische Karzinome

Präklinische Karzinome sind definitionsmäßig solche, **die lediglich histologisch erkannt** und näher definiert werden können. Die Klassifikation ist also eine sekundäre, retrospektive.

Auf der Basis einer anspruchsvollen Histopathologie (s. AGO-Empfehlungen) werden unterschieden:

- pT 1a1 (FIGO Ia1): **Minimale, beginnende Stromainvasion, »Frühinvasives Karzinom«** (Invasionstiefe ≦3 mm),
- pT 1a2 (FIGO Ia2): **»Mikrokarzinom«.** Invasionstiefe 3,1–5 mm, Oberflächenausdehnung ≦7 mm.

Der LK-Befall liegt bei einer Invasionstiefe von 3 mm bei 0–0,3%, erreicht bei 3,1–5 mm aber schon 2,5–10%.

Symptome

Die Präkanzerosen und präklinischen Karzinome lösen zumeist keine eigenständigen Symptome aus.

Diagnose

Ergebnis einer vorausgegangenen Biopsie, Intrazervikalkürettage und/oder einer Konisation (s. S. 32–34).

Therapie

Eine Standardtherapie würde diesen individuell formal sehr unterschiedlichen, bei Biopsien oder Konisationen entdeckten Frühveränderungen kaum optimal entsprechen, insuffizient oder überzogen sein. Für die Therapieentscheidung, die u. U. schwierig und nur im Kreise von Spezialisten zu treffen ist, gelten u.a. bestimmte histomorphologische Risikomerkmale (siehe Schmidt-Matthiesen und Kühnle):

Frühinvasives Karzinom (Stadium Ia1)

Ist die Patientin jung und/oder ist späterer Kinderwunsch nicht sicher auszuschließen, und handelt es sich um eine eindeutig günstige Konstellation (s. Tab. 5-4), so kann bei sorgfältiger Nachkontrolle eine ausgiebige Entfernung im Gesunden (großer Konus, Distanz Karzinom/Rand ≥5 mm) als Therapie ausreichend sein. Gegebenenfalls kann man bei nur mäßigem Sicherheitsabstand nachkonisieren und den Uterus belassen. Nach abgeschlossener Familienplanung und/oder besonderem Sicherheitsbedürfnis der Patientin einfache Hysterektomie. Das Streuungsrisiko liegt bei 0–0,3%.

Mikrokarzinom (Stadium Ia2)

Innerhalb der einschlägigen Maße (Invasionstiefe 3,1–5 mm, Ausdehnung ≦7 mm) ist die Hysterektomie indiziert, verbunden mit der pelvinen Lymphonodektomie. Bei den **Increased-risk-Fällen** (s. Tab. 5-4) muß immerhin mit einer Streuung von 5–10% gerechnet werden. Bei reinen **Low-risk-Fällen** (Tab. 5-4) kann – wenn deren Einordnung auf optimaler Serienschnittdiagnostik beruht – u.U. auf die Lymphonodektomie verzichtet werden. Hier empfiehlt sich aber eine kritische Beratung im Konsilium.

Je eindeutiger die Grenzmaße des Stadium Ia2 erreicht bzw. überschritten sind, je mehr auch die anderen Merkmale auf ein höheres Risiko hindeuten, je mehr gewinnen die für das »Stadium Ib« ausgeführten therapeutischen Grundsätze an Bedeutung.

Tab. 5-4   Histomorphologische Risikomerkmale präklinischer Karzinome.

Minimal risk	Low risk	Increased risk
Invasionstiefe ≦3 mm (pT1a1)	Invasionstiefe 3–5 mm (pT1a2) keine Lymphbahn- oder Gefäßeinbrüche, überwiegend plumpes Wachstum	Invasionstiefe 3–5 mm (pT1a2), aber Lymphbahn- oder Gefäßeinbrüche, dissoziiertes, netzartiges Wachstum
Distanz Exzisatrand/Karzinom ≥5 mm	→ geringer Abstand; fraglich im Gesunden	
Qualifizierte Kleineingriffe ausreichend	→ Kleineingriffe nicht mehr als ausreichend anzusehen	

Sonstige

Es ist zu betonen, daß, bezogen auf die histologische Größenordnung, manche Fälle des Stadium Ib primär nicht als solche erkannt und irrtümlich als »präklinisch« geführt werden. Das definitive therapeutische Vorgehen entspricht natürlich dem pT1b-Stadium (s. S. 44).

Klinische Karzinome

Dies sind solche, die schon visuell oder palpatorisch als maligne Veränderung erkannt werden können und durch die Biopsie lediglich noch gesichert werden (Stadium Ib–IV).

Histologie

In der Regel handelt es sich beim Zervixkarzinom um ein **Plattenepithelkarzinom** (87%). In 9–13% werden **Adenokarzinome** bzw. **»other epithelial lesions«** sehr unterschiedlicher Bösartigkeit diagnostiziert (s. Tab. 5-5). Bei den Adenokarzinomen liegt die 5-Jahre-Überlebenszeit unabhängig vom Stadium etwa 10% unter derjenigen der Plattenepithelkarzinome. Neben den Unterschieden der **epithelialen Struktur** und des **Reifegrades** (G I–III) zeigen sich auch sehr differente **Wachstumsarten,** die Korrelationen zur Metastasierung aufweisen (s. Tab. 5-6, Abb. 5-8, 9 u. 10). Schließlich finden sich z.T. **Einbrüche in Lymphbahnen bzw. Gefäßen.**

Tab. 5-5 Typisierungsversuche der Zervixkarzinome nach morphologischen und z.T. immunologischen Kriterien (Lit. s. Schmidt-Matthiesen u. Kühnle). Sowohl hinsichtlich der Nomenklaturkriterien als auch der Gruppierung bestehen erhebliche Differenzen. Da mit der Typendifferenzierung unter Umständen auch klinische Konsequenzen korrelieren, muß im Zweifelsfall mit dem beurteilenden Pathologen Rücksprache über seine Einteilungsmodalitäten erfolgen. Durch die modernen Ergebnisse immunhistochemischer und ultramikroskopischer Untersuchungen wird es zukünftig vermutlich weitere, neue Gruppierungen geben, die dann aber histogenetisch legitimiert sind. Zur Zeit ist die Systematik teilweise noch angreifbar und subjektiv.
Eine neue Gliederung seitens der International Society for Gynecological Pathology befindet sich in Vorbereitung. Die dem Diskussionsentwurf entnommenen Passagen sind mit * markiert.

Plattenepithelkarzinome nach Differenzierung:	Adenokarzinomgruppe/»Glandular lesions«
– hochdifferenzierte, verhornende Karzinome (G I) (seltene Variante: verruköses Karzinom) – mäßig differenzierte Karzinome (G II) – gering- bzw. undifferenzierte Karzinome (G III) oder, anders geordnet: – großzellige Karzinome (SCC-positiv) verhornend, nicht verhornend – kleinzellige Karzinome	– typische Adenokarzinome*: hochdifferenziert (G I), mäßig differenziert (G II), undifferenziert (G III) – endometrioide Adenokarzinome* – Clear-cell-Karzinome* – muzinös-papilläre Adenokarzinome – serös-papilläre Adenokarzinome* – muzinös-kolloide (Gallert-)Karzinome
In Diskussion befindliches, sehr vereinfachtes Konzept: **»Squamous lesions«** – verhornende Karzinome – nicht verhornende Karzinome – verruköse Karzinome	Spezielle Varianten der Adenokarzinome: – mesonephritische Karzinome* – adenoid-zystische Karzinome Schließlich: – Mischtypen*

Von diesen Grundformen sucht man spezielle Erscheinungsformen abzugrenzen*, die bisher z.T. (!) – herkunftsbezogen – als »Reservezellkarzinome« oder, wiederum partiell, als »Mixed-epithelial«-Karzinome geführt wurden.

»Other epithelial lesions«
– adenosquamöse Karzinome*
– adenozystische Karzinome*
– Karzinoidtumoren variabler Differenzierung* ⎫
– kleinzellige Karzinome*   ⎬ neuroendokrine Karzinome (SSC-negativ)
  (verhornend, nicht verhornend, verschleimend) ⎭
Davon noch abzugrenzen:
– undifferenzierte* kleinzellige, »nonendokrine« Karzinome

Ausbreitung und Streuung

Hier sind zu unterscheiden: Kontinuierliches Wachstum und diskontinuierliche Ausbreitung (= Streuung). Bei dem **kontinuierlichen Wachstum** werden nach Überschreitung der Zervix die Parametrien und/oder die sonstigen Nachbarstrukturen (Vagina, Blase, Rektum) infiltriert.

Die häufigere und meist erfolgende **diskontinuierliche lymphatische Ausbreitung** (Metastasierung) spielt eine wesentliche und für die Kurabilität entscheidende Rolle. Den Lymphverbindungen entsprechend ist folgende metastatische Ausbreitung als typisch anzusehen:
Zervix,
→ parametrane Lymphwege,
   → Beckenwand,
      → iliakale und paraaortale Lymphknoten.

Die Beckenwandlymphknoten können bereits befallen sein, wenn das Parametrium noch palpatorisch »frei« ist und sich auch bei histologischer Untersuchung kein Karzinombefall nachweisen läßt.

Offenbar ist also die **diskontinuierliche lymphogene Ausbreitung** der primäre und häufigere Weg; die parametrane Infiltration folgt zu einem späteren Zeitpunkt.

Die **diskontinuierliche hämatogene Metastasierung** ist relativ selten. Sie tritt – wenn überhaupt – erst im Terminalstadium auf (Stadium IV) und führt zu Knochen-, Leber- bzw. Lungenmetastasen.

Risikomerkmale

Risikomerkmale korrelieren einerseits mit der Wachstumsgeschwindigkeit, andererseits mit der Metastasierungswahrscheinlichkeit (s. Tab. 5-6). Ihre Berücksichtigung erleichtert u. U. die Therapieplanung. Es sind zu beachten:

- **Histologischer Typus** (s. Tab. 5-6).
- **Wachstumsart** (s. Abb. 5-8, 9 u. 10): Die Metastasierungstendenz ist bei den Fällen mit nahezu fehlender Stromareaktion (s. Abb. 5-8a u. 5-9) am größten. Mit zunehmender Auflockerung und kleinzelliger Infiltration des Stromas sinkt sie ab (Abb. 5-10).
- **Grading** (I<II<III).
- **Einbrüche in Lymphbahnen oder Gefäße.**
- Evtl.: Verdachtshinweise auf möglichen **LK-Befall** (Lymphographie, CT, MRT).
- **Relation Tumorvolumen/Zervixvolumen:** Diese gibt Hinweise auf die Wahrscheinlichkeit eines parametranen Befalls:

Tumoranteil	Parametraner Befall
<20%	5%
21–40%	ca. 10%
41–60%	ca. 24%
60–80%	ca. 40%

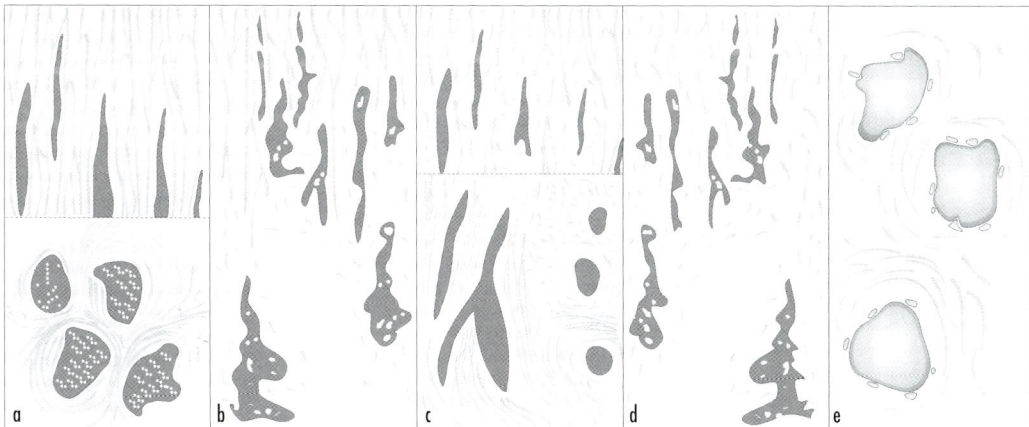

Abb. 5-8   Wachstumsformen der Zervixkarzinome.
a   Feingliedriges bzw. plumpes Wachstum ohne Stromareaktion. »Stumme Invasion«. Passive Kongruenz.
b   Feingliedrig-netzförmige destruierende Invasion bei späterer, entzündlicher Stromareaktion. Sekundäre Diskordanz.
c   Feingliedrige Invasion mit primär entzündlicher, sekundär produktiver Stromareaktion und Konkordanz.
d   Netzförmiges, teils dissoziiertes Wachstum. Ubiquitäre Destruktion. Extreme Auflockerung.
e   Organoides Wachstum. Primäre Faserbildung und Umlagerung.

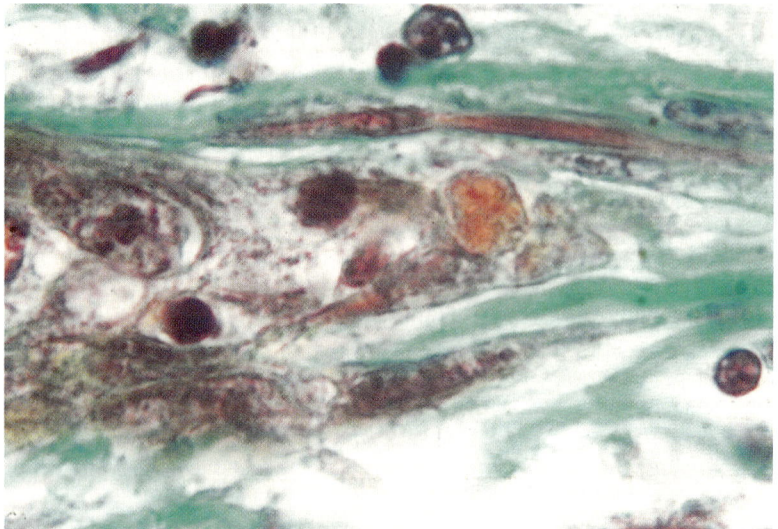

a

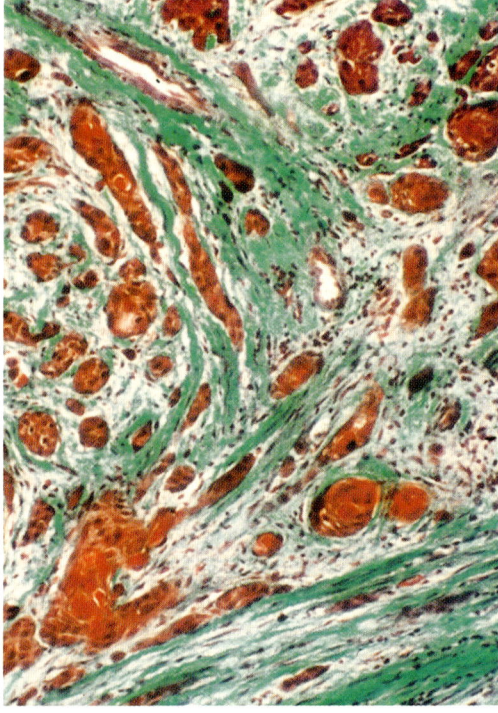

b

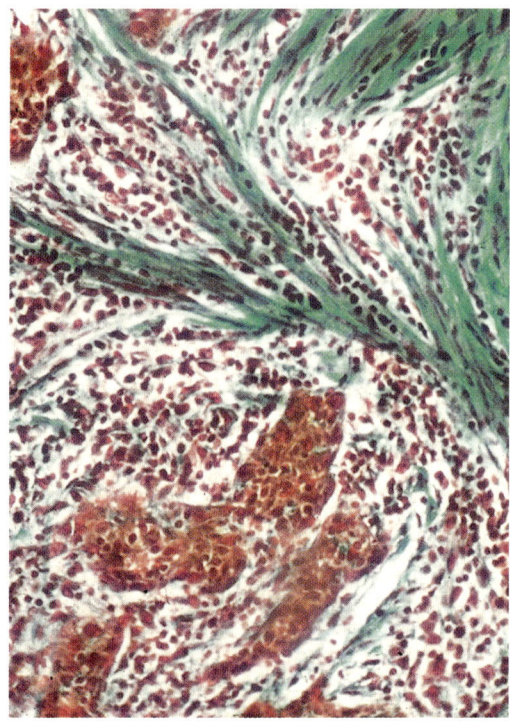

Abb. 5-10   Starke prä- und parainvasive, entzündliche Stromareaktion mit Auflockerung.

Abb. 5-9   Zervixkarzinom.
a   Infiltrationssproß zwischen Kollagenfasern.
b   Feingliedrig und straff adaptiv wachsendes Karzinom ohne nennenswerte entzündliche Stromareaktion und Auflockerung. Prognostisch ungünstig.

- **Tumordurchmesser:** Bei Werten >3–4 cm ∅ steigt die Metastasierungsrate steil an.
- **Stadium** (s. Tab. 5-7): Hier bestehen folgende Korrelationen zum pelvinen und paraaortalen LK-Befall:

FIGO-Stadium		Pelviner Befall	Paraaortaler Befall
I b	Invasionstiefe von ≧10 mm	30–40%	4–9%
II b		30–50(–60)%	20–28%
III b		40–65%	30–40%

- **Tumorlokalisation. Wachstumsrichtung.** Die **Zervixhöhlenkarzinome** (s. Abb. 5-11) sind mit einem LK-Befall bis zu 60% prognostisch wesentlich ungünstiger als die **Endophyten** (LK-Befall bei etwa 30%) und die **Exophyten** (LK-Befall 10–15%).
- Evtl.: **Markerbefunde** (SSC, CEA. CA 125 beim Adeno-Ca.; s. S. 161).

Symptome

Mitunter symptomlos, oder, typischerweise, azyklische Blutungen, Kohabitationsblutungen, Vor- oder Nachblutungen bzw. Blutungen nach der Menopause. Auch ein bisher ungewohnter, häufig übelriechender zervikaler Fluor kann als erstes und einziges Symptom in Erscheinung treten.

Tab. 5-6 Histologische Merkmale beim Zervixkarzinom und ihre Bedeutung für Metastasierungstendenz und/oder Prognose. Jedes Einzelmerkmal ist nur begrenzt aussagefähig, die Mehrzahl aber informativ. Die Angaben basieren auf Ergebnissen von mehreren Autoren (Lit. s. Schmidt-Matthiesen u. Kühnle).

Merkmal	Minimal risk und low risk/günstig/relativ günstig	High risk/relativ ungünstig
Tumordurchmesser	bis 7 mm	über 20–30 mm (30–50% pelv. LK+)
Invasionstiefe	<5 mm (pauschal 2,2% pelv. LK+; max. 10%) <10 mm (pauschal ca. 16% pelv. LK+)	11–15 mm (~25% pelv. LK+) ≥16 mm (≥40% pelv. LK+)
Tumorvolumen	<400–500 mm³	>4000–5000 mm³
Volumenanteil Zervix (%)	<10–20%	>30–40%
Lokalisation	Portiooberfläche	intrazervikal
Tumorgestalt	Exophyt	Endophyt, Krater
Reife/Grading	günstig, G I	schlecht; Unreife, G III
Typus	G-I-Plattenepithel-Ca. G-I-Adeno-Ca. großzelliges Ca. endometrioides Adeno-Ca. adenoid-zyst. Adeno-Ca. verruköse Ca.	G-III-Plattenepithel-Ca. G-II-III-Adeno-Ca. mukoepidermoides Ca. Karzinoid kleinzell, undiff. neuroendokrine u. nonendokrine Ca. (bis 80% Streuung)
Nekrosen im Tumor	keine	vorhanden
Wachstumsart frontal	plump, glattrandig, organoide Formationen	dissoziiert, sprayförmig, feingliedrig, netzartig; schlank bei straffem Stroma; bizarre Konturen
Faserverhalten präfrontal, frontal	starke Auflockerung, Lyse oder produktive Reaktion	straffe Erhaltung bei stummer, adaptiver Invasion
Kleinzellige Infiltration im frontalen Stroma	++ bis +++ (falls kein organoides Wachstum vorliegt)	0 − +
Einbruch von Tumorzellkomplexen in Gefäße/Lymphspalten	0	vorhanden, ausgeprägt
Lymphknoten	histologisch frei	befallen, bes. >4–5 LK+

Befunde

Im Frühfall

Unruhige Portiooberfläche, Erythroplakie, jodnegative Bezirke (s. S. 28, Abb. 5-5g), verdächtige kolposkopische Befunde (Punktierung, Mosaik, Leukoplakie).

Im ausgeprägten Fall

Knotig-höckrige, blutende Portiooberfläche, Exophyt (Blumenkohltumor), Ulkus, Krater, tonnenförmig aufgetriebene Zervix, bröcklig-blutendes Gewebe im Zervikalkanal bzw. Muttermund, ggf. parametrane Resistenzen (Abb. 5-11).

Diagnosesicherung

Die Sicherung der Diagnose des »klinischen« Karzinoms ist relativ einfach: **Probeexzision** oder **Bröckelentnahme** aus dem meist leicht erkennbaren karzinomatösen Gewebe. Bei verdächtigen Befunden sollte auch geprüft werden, ob eine Sonde bei Druck auf die Oberfläche dort einbricht (**Chobrack-Sondenversuch**).

Falls der äußere Muttermund eng und das Karzinomgewebe nicht ohne weiteres erreichbar ist, z. B. im Falle eines Zervixhöhlenkarzinoms, wird die **Kürettage** zur Gewebsgewinnung nötig. Hier ist besonders die topographische und histologische Abgrenzung vom Korpuskarzinom bedeutsam (also Hysteroskopie falls möglich und fraktionierte Abrasio Zervix/Korpus). Auch die transvaginale Sonographie ist zur Erkennung und Umfangbeurteilung eines Zervixhöhlenkarzinoms hilfreich.

Falls ein **Adenokarzinom** diagnostiziert wird, müssen noch ein Korpuskarzinom bzw. eine metastatische, extragenitale Genese ausgeschlossen werden. Relativ selten müssen Syphilis und Tuberkulose differentialdiagnostisch berücksichtigt werden. Selten, und dann überwiegend bei Frühfällen, ist die Diagnose bereits durch eine vorausgegangene Konisation erfolgt.

Prätherapeutische Ermittlungen zum Karzinom

Stadieneinteilung und ihre Relevanz

Nach dem Vorliegen der o. g. Untersuchungsergebnisse und vor der individuellen Therapieplanung erfolgt die Stadieneinteilung (Abb. 5-12, Tab. 5-7). Die entsprechende Untersuchung sollte in der Klinik tunlichst stets durch denselben Untersucher vorgenommen und beurteilt werden. Bei Abgrenzungsproblemen Stadium I b /II b bzw. II b/III b bzw. IV können transvaginale und transrektale **Sonographie, CT** bzw. **MRT** eingesetzt werden. Das CT ist der MRT deutlich unterlegen. Im Vergleich erscheinen **qualifizierte Palpation** (ggf. in Narkose) sowie, bei Therapierelevanz der Abklärung, die Staginglaparotomie zuverlässiger.

Die Größe des Primärtumors läßt sich am zuverlässigsten mittels MRT ermitteln.

Subtile Untersuchungen zeigen, daß die **Fehlerquote** hinsichtlich der Stadiumdifferenzierung relativ groß ist. Beim »Stadium II« werden häufig entzündliche Veränderungen im angrenzenden Parametrium als Karzinom mißdeutet. Stadium III b wird zu selten diagnostiziert.

Beim Übergang des Karzinoms auf die Vagina (Stadium II a, III a) muß der distale Rand bioptisch verifiziert und abgemessen werden.

Lymphknotenstatus

Die **präoperative Stadieneinteilung** der FIGO wird, über die palpatorische Unsicherheit hinaus, noch dadurch entwertet, daß der **Lymphknotenstatus** nicht

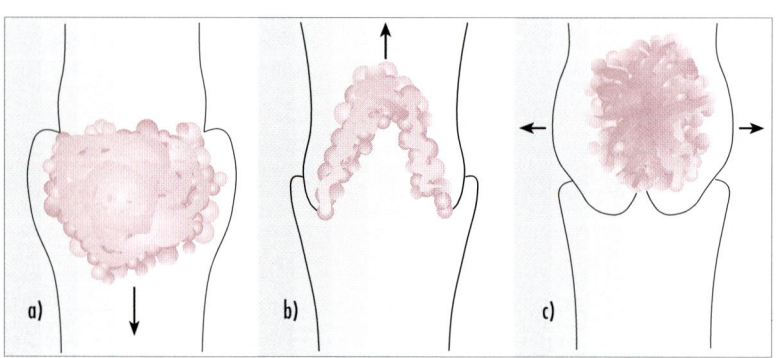

Abb. 5-11 Die verschiedenen Erscheinungsformen des ausgeprägten klinischen Karzinoms: Exophyt (links), Endophyt mit Kraterbildung (Mitte) und Zervixhöhlenkarzinom (»tiefer Knoten«) mit tonnenförmiger Auftreibung der Zervix (rechts). (Aus Schmidt-Matthiesen H. Gynäkologie und Geburtshilfe. 9. Aufl. Stuttgart: Schattauer 1998).

a)

b)

c)

Stadien-einteilung	Befund	Häufigkeit	Häufige Begleit-komplikationen	Therapie	5-Jahres-Heilung (%)
Ib/T1b	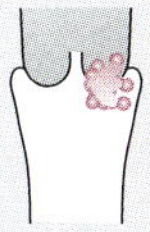	45% (34–70%)	—	Operation (Strahlentherapie)	80–90%
II/T2	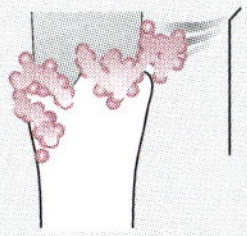	29% (16–41%)	(Eventuell Harnweg-komplikationen)	Operation und/oder Strahlentherapie	60–75%
III/T3	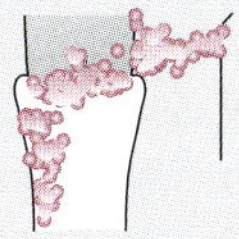	22% (10–40%)	Harnwegaffekt., Stauung, Gefäß- und Nervendruck, Neuralgien und Ödeme (unt. Extr.)	Strahlentherapie	30–40%
IV/T4	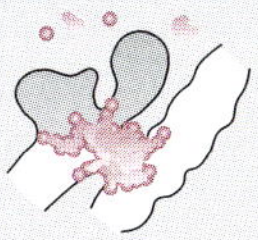	5% (1–13%)	Wie unter III, ferner direkte Organsymptome (Blase, Rektum)	Symptomatische Maßnahmen, z.T. Strahlentherapie, z.T. Exenteration	0–15%

Abb. 5-12 Stadien, Häufigkeiten (BRD, 1994), Begleitkomplikationen, Therapie und Prognose.

erfaßt wird. Dabei liegt hier ein wesentlicher prognostischer Faktor. Die **Häufigkeit eines LK-Befalls,** der die Prognose ganz entscheidend bestimmt, läßt sich heute postoperativ dank quantitativer Lymphonodektomien und subtiler Gewebsaufarbeitung zuverlässig angeben. Sie liegt viel höher als früher angenommen (s. S. 39).

Mit den deklarierten »Stadien« werden also in sich ganz **uneinheitliche Kollektive** beschrieben, soweit es die LK-Beteiligung und damit einen der wichtig-

Tab. 5-7 Klinische Stadieneinteilung (FIGO, UICC, AJCC, 1994).

0	Ca. in situ
I	Karzinom auf Zervix beschränkt (Korpusbeteiligung bleibt offen)
I a	Präklinisches, nur mikroskopisch diagnostiziertes invasives Karzinom (Serienschnitte Voraussetzung)
a1	Minimale Stromainvasion (≤3 mm)
a2	Stromainvasion 3,1–5 mm. Ausdehnung ≤7 mm.
I b	Klinisches Karzinom bzw. Karzinom größer als Ia2
b1	Tumordurchmesser <4 cm
b2	Tumordurchmesser >4 cm.
II	Ausdehnung über Zervix hinaus:
II a	Vagina befallen, unteres Drittel frei
II b	Parametrium tastbar befallen, BW frei
III	Weitere Ausdehnung (s.u. III a, b); oder Ureterstenose, Hydronephrose, stumme Niere
III a	Vagina inkl. unterem Drittel befallen
III b	Parametrium inkl. Beckenwand massiv befallen
IV	Sonstiges:
IV a	Becken: Übergang auf Blasen- bzw. Rektumschleimhaut
IV b	Fernmetastasen

sten Parameter für die Prognose betrifft. Dies heißt, daß sich therapeutische Strategien u.a. an dem **im Einzelfall** erwarteten LK-Befall orientieren müßten. Dieser läßt sich ohne operatives Staging aber nur sehr unzureichend vorhersagen. Weder die **Lymphographie** noch **Sonographie, CT** oder **MRT** können absolut zuverlässige Aussagen liefern. Die MRT bietet allerdings die Möglichkeit, bei LK-Veränderungen zwischen *reaktiv-fibrotischen* und anderweitigen Affektionen (inkl. Karzinom) unterscheiden zu können, sofern die LK eine Mindestgröße von 1,5 cm aufweisen. Ergeben die genannten Methoden den Verdacht eines **pelvinen Befalls,** oder liegt ein sehr ausgedehntes Karzinom vor, müssen auch die **paraaortalen LK** in die Untersuchung einbezogen werden. Bei unauffälligem pelvinen Befund ist demgegenüber nicht mit einem Befall der paraaortalen LK zu rechnen. Man wird die Gesamteinschätzung des Falles optimieren, wenn man die in Tab. 5-6 aufgeführten »**Risikomerkmale**« berücksichtigt, die u.a. auch mit dem LK-Befall korrelieren (Tumorvolumen bzw. -anteil am Zervixvolumen; Infiltrationstiefe; Typus, Grading u.a.m.). Da auch dann Unsicherheiten bleiben, wird zunehmend zum **operativen Staging** geraten, auch bei Fällen, die vermutlich zur Strahlentherapie zwingen (s. S. 47).
Eine **Scalenus-Biopsie** ist geboten, wenn sich die Frage nach einer über den paraaortalen Bereich hinausreichenden Streuung stellt (z.B. bei sonographisch suspektem Lymphknotenbefund links supraklavikulär).

Extrapelvine Fernmetastasierung

Bei den zur klinischen **Primärbehandlung** kommenden Zervixkarzinomen sind Fernmetastasen, auch bei den fortgeschrittenen Stadien, relativ selten. Beim typischen Fall hat die Suche nach Fernmetastasen deshalb nicht die Bedeutung wie beim Mammakarzinom.

Klinische Feststellungen:

Lungenmetastasen	ca. 1,2–4 %
Knochenmetastasen	ca. 0,6–3 %
Lebermetastasen	0,1–0,4%

Autopsiebefunde:

Lungenmetastasen	15–20%
Knochenmetastasen	15–30%
Lebermetastasen	20–30%
Alles übrige	weniger als 10%

Offenbar kommt es erst **terminal** zu dieser vielfältigen Fernmetastasierung bzw. zu deren Volumenzunahme. Es ist bemerkenswert, daß die Fernmetastasierung bei den Adenokarzinomen etwa 1,5–2mal so häufig ist wie bei Plattenepithelkarzinomen.

Mit einer hohen *Primärrate* an Fernmetastasen hat man nur bei den *kleinzelligen, undifferenzierten* neuroendokrinen und nonendokrinen Karzinomen zu rechnen (bis 80%).

Risikofaktoren und Prognoseeinschätzung

Die Prognose ergibt sich aus den in Tab. 5-6 zusammengestellten histologischen Risikomerkmalen, aus dem so weit als möglich gesicherten Stadium und dem vermutlich bestehenden pelvinen und paraaortalen LK-Befall, der seinerseits von den erwähnten individuellen Risikomerkmalen und dem Ausbreitungsstadium abhängig ist. Eine in Ausnahmefällen frühzeitige Fernmetastasierung geht mit einer schon vom Primärtumorverhalten her infausten Prognose einher.

Weitere unspezifische prätherapeutische Ermittlungen und Maßnahmen

Ziele dieser zusätzlichen Voruntersuchungen sind die Definition spezieller Risiken und der Operabilität sowie die exakte Stadieneinteilung. Vor der Therapieentscheidung sollten folgende Ermittlungen vorliegen:

- **Allgemeinzustand,** interner Status, Sonographie Leber, Röntgen Pulmo u.a. Prüfung der psychischen und somatischen Belastbarkeit, der Narkosefähigkeit und der Operabilität. Überprüfung des Gerinnungssystems. Blutgruppe. Gesamteiweißbestimmung usw., ggf. Substitution.
- Ausgangsbefundermittlung Marker (SCC, CEA; beim Adeno-Ca.: CEA, CA 125).
- **Harnwegsdiagnostik**
  Sonographie von Nieren und Ureteren, Chromozystoskopie; falls zweifelhafte oder pathologische Befunde, i.v. Urogramm obligatorisch, ansonsten ad libitum (Ureterverlauf?).
  Stauung in den ableitenden Harnwegen? In diesem Falle ist das Karzinom ungeachtet eines Palpationsbefundes I b bzw. II b dennoch als Stadium III zu werten. Bei Stauungen in den Harnwegen sicherheitshalber noch Isotopennephrogramm veranlassen (1,5–2mal so häufig pathologisch!).
  Infektion der Harnwege? Kultur!
  Bei fortgeschrittenen Fällen: MRT.
- **Darmdiagnostik**
  Bei fortgeschrittenen Stadien: Rektoskopiebefund? Transrektales Sonogramm? Evtl. auch Kontrolle des Sigmas.

- **Einstellung der Patientin selbst**
  Ängste, Fragen, Wünsche, Bereitschaft?

Therapiewahl

Nach Vorlage der o.e. **Untersuchungsergebnisse** wird im Konsilium zwischen Gynäkologen und Radiologen unter Berücksichtigung der **Persönlichkeit** der Kranken und ihres **Gesundheitszustandes** ein Therapievorschlag entwickelt und mit der Patientin besprochen. Dabei sind auch **Alternativtherapien** anzusprechen und ihre Vor- bzw. Nachteile darzulegen. Die endgültige Therapiewahl sollte auf Konformität beruhen (s. S. 193 u. Tab. 5-8).

Aufklärung und Zustimmung der Patientin

Man beachte vor Therapiebeginn neben den vorbereitenden Maßnahmen die Notwendigkeit einer ausführlichen Information der Patientin (s. S. 193). Die Risiken bewegen sich bei operativer Therapie in den in Tab. 5-9 angegebenen Dimensionen. Bei der reinen radiologischen Therapie muß mit Strahlenfolgen an den Harnwegen und am Intestinaltrakt gerechnet werden; bei der jüngeren Patientin ist über den Ausfall der Ovarialfunktion aufzuklären. Sowohl aus der operativen Therapie als auch aus der Strahlentherapie können Miktionsschwierigkeiten resultieren.

Staging-Laparotomie

Falls die Therapieart nicht schon durch die gegebenen Tatbestände a priori eindeutig vorbestimmt ist (Operation beim Frühbefall, Strahlentherapie bei ausgedehnten und offensichtlich inoperablen Fällen), wird die Therapieentscheidung anläßlich einer Staging-Laparotomie getroffen. Dabei geht es einerseits um die Frage der **pelvinen Operabilität** (manche zunächst als Stadium »II« oder gar »III« eingestuften Fälle erweisen sich mitunter als durchaus operabel). Andererseits geht es um den **paraaortalen LK-Befall** und damit schließlich um die Frage nach dem kurativen Nutzen noch so radikaler operativer Maßnahmen. Wird der Befall nachgewiesen (bioptisch, punktionszytologisch), werden die meisten von weiteren operativen Maßnahmen Abstand nehmen und die Strahlentherapie favorisieren. Wer dennoch operieren will, muß die komplette paraaortale Lymphonodektomie anschließen oder/und das paraaortale Feld nachbestrahlen lassen.

Tab. 5-8 Primärtherapieempfehlungen.

Stadium Ia1	Beginnende, frühe Stromainvasion, Grenzfälle; plumpe Infiltration	Ggf. Konisation ausreichend (Hysterektomie)
Stadium Ia2 low risk	Mikrokarzinom mit plump-organoidem Wachstum. Keine Einbrüche in Lymphspalten oder Gefäße. Streuungsrisiko <1%	Ggf. nur Konisation (cave!) oder Hysterektomie
Stadium Ia2 increased risk	Netzige Infiltration. Mikrokarzinom mit feingliedrigem Wachstum. Einbruch in Lymphspalten oder Gefäße. Streuungsrisiko bis 10%	Abdominelle TE mit pelviner Lymphonodektomie
Stadium I b	In Abhängigkeit vom AZ, vom Alter und der persönlichen Einstellung der Patientin:	Erweiterte Uterusexstirpation nach Wertheim-Meigs-Okabayashi o. ä. inkl. kompletter pelviner (evtl. auch paraaortaler) Lymphonodektomie, oder, bei besonderer Sachlage, primäre kombinierte Strahlentherapie
Stadium II a		Alternativ wie unter I b
Stadium II b		Primäre kombinierte Strahlentherapie, oder Op. wie bei I b, aber zusätzlich paraaortale Lymphonodektomie
Stadium III		Kombinierte Strahlentherapie, selten auch Op. (s. II b) nach erfolgreicher neoadjuvanter Chemotherapie (s. S. 49)
Stadium IV		Je nach Sachlage

Tab. 5.9 Komplikationsraten bei der erweiterten Radikaloperation.

Thromboembolische Komplikationen	1,0–2,5–5,0% (25%)
Blasenläsion intra op.	0,2–3,1%
Harnweginfektion, passager	bis 80%
Ureteralterationen intra op.	0,4–1,2%
Spätere Harnwegfistel	1,0–4,5%
Ureterstenosen während der ersten Wochen post op.	2,0–10–18%
Blasenentleerungsstörung als Spätsymptom (»Wertheim-Blase«)	ca. 30–50%
Subileus/Ileus	0,5–1,5%
Transfusionsnotwendigkeit (Hepatitisrisiko! HIV-Risiko!)	80–100%
Nachblutung	1,0–1,5%
Mortalität	0,0–0,8–1,6%

Nach Laparotomie wird das Abdomen ausgetastet und aus jedem verdächtigen Befund eine Biopsie entnommen; ggf. Exstirpation eines verdächtigen LK. Ganz besonders ist der Befall der paraaortalen Lymphknoten zu prüfen. Man sei sich bewußt, daß die palpatorische Beurteilung »LK unverdächtig« leider mit einer großen Fehlerbreite behaftet ist. Neuerdings versuchen spezialisierte Endoskopiker pelvine bzw. paraaortale LK per laparoskopiam zu gewinnen und damit das Staging zu optimieren. Auch bildgesteuerte Punktionen werden erprobt. Der Stellenwert solchen Vorgehens ist noch nicht zu beurteilen.

Operative Therapie

Hinsichtlich der Vorbereitung zur Operation sei auf das oben Gesagte (s. S. 42) und die Fachliteratur verwiesen.

Standardoperation

Die Standardoperation zur Behandlung des Zervixkrebses im tatsächlichen **Stadium I b und II a** besteht in **der erweiterten Radikaloperation** nach Wertheim bzw. nach Meigs, Latzko, Okabayashi u.a. Ziel jeder Operation ist es, den Uterus unter Einschluß einer Scheidenmanschette, unter Mitnahme beider Parametrien sowie der Ligamenta sacrouterina bis zur Beckenwand hin zu entfernen. Ausdehnung bzw. Radikalität dieser Ausräumung sind nicht stereotyp und maximal, sondern in Anpassung an den jeweiligen Fall (Risikomerkmale Tab. 5-6) vorzunehmen und besonders beim frühen Stadium I b zu reduzieren.
Neuerdings wird empfohlen, bei der Radikaloperation die vegetativen Nervengeflechte zwischen Rektum und Beckenwand mehr zu schonen und das dortige **Fettgewebe abzusaugen** statt es chirurgisch auszuräumen (Vermeidung einer Beeinträchtigung von Blasen- und Rektumfunktion und evtl. auch der Sexualität [?]). Diese Empfehlung bedarf noch konkreter Studien. Der Effekt der Absaugung ist durch MRT nachweisbar. Zusätzlich zur Radikaloperation werden die **Lymphknoten** entlang der großen Beckengefäße und aus der Fossa obturatoria exstirpiert. Bei optimaler Radikalität wird man etwa 20 LK gewinnen. Je nach fallspezifischen Risiken (Tab. 5-6; nachweisbarer, ausgedehnter LK-Befall) kann auch die paraaortale Lymphonodektomie erwogen werden, deren lebensverlängernder Nutzen nur partiell angenommen, nicht aber generell akzeptiert wird. Ein Nachweis von HPV-DNA in anscheinend karzinomfreien LK gilt als Highrisk-Hinweis. Die Mitnahme der Ovarien ist bei prämenopausalen Frauen nicht obligatorisch. Die Ovarien sind nur extrem selten und dann nicht im Stadium I/II, sondern nur bei den ohnehin infausten Fällen beteiligt (ca. 2–3%). Vorsorglich sollten die mit Titan-Clips markierten Ovarien, gestielt am Lig. infundibulopelvicum, aus dem kleinen Becken in das große Becken verlagert und an der Beckenwand fixiert werden. Dies würde im Falle postoperativer Bestrahlungsnotwendigkeit ihre Schonung erlauben. Große Exophyten werden präoperativ mittels Laser oder elektrochirurgisch abgetragen.
Mitunter wird die Operation auch für das **Stadium II b** empfohlen. Dies läßt sich u.a. damit begründen, daß man nur so ein realistisches Staging inkl. LK-Status erhält und ihm therapeutisch optimal entsprechen kann. Bei pTIIb werden 5-Jahres-Überlebensraten von 64–81% erreicht, in Abhängigkeit vom LK-Befall (pNO: 81%; pN 1–3: 69%; pN 3: 64%). Hinsichtlich der Operationstechnik, für die es eine Reihe von Varianten gibt, sei auf die Operationslehren von Gitsch, Hirsch, Nelson, Wheeless, Zander u. Graeff u.a. verwiesen.
Der Stellenwert **endoskopischer Methoden** zur Behandlung des Zervixkarzinoms (Lymphonodektomie; kombiniert endoskopisch-vaginale Uterusexstirpation) läßt sich z.Zt. noch nicht verbindlich beurteilen. Es fehlen naturgemäß auch Langzeitergebnisse.

Operation nach neoadjuvanter Chemotherapie

Bei progredienten Fällen erscheint eine Operation oft undurchführbar, selbst eine palliative. Tumorvolumen, Übergänge auf die Nachbarschaft u.ä. lassen das Risiko zu groß und die Effizienz unzureichend erscheinen. Laufende Studien deuten nun aber an, daß es bei den Stadien II b–IV durch eine präoperative *neoadjuvante* Chemotherapie mit Cisplatin, Carboplatin oder Ifosfamid bzw. Kombinationen (s. S. 238) gelingt, bei ca. 60% eine deutliche Tumorverkleinerung, eine Ablösung von Nachbarstrukturen und Zugänglichkeitsverbesserungen zu erzielen und damit eine *Operabilität* herbeizuführen, der dann u.U. – bei besserer Ausgangslage – Radiatio oder weitere Chemotherapie folgen können. Es bleibt abzuwarten, ob nur die Operabilität verbessert wird oder ob damit zugleich (was bisher noch nicht bewiesen ist) längere *Überlebenszeiten* bei tolerabler Befindlichkeit erzielt werden. Derartig kritische Betrachtung ist naturgemäß nicht am Platz, wenn die Operation den Charakter einer *symptomatisch-palliativen* Maßnahme hat.

Exenterationen (Eviszerationen)

Gelegentlich ist eine Exenteration indiziert, wenn sie die einzig wirksame Therapiemöglichkeit darstellt, und wenn bestimmte Voraussetzungen gegeben sind.

Indikationen

Als solche sind anzusehen:
- Primär organübergreifende Ausdehnung (Stadium IV), also Befall von Blase und/oder Rektum.
- »Zentrale«, voluminöse Rezidive nach Ausschöpfung der konservativen Therapieformen, speziell nach kompletter Strahlentherapie.
- Ausgedehnte Scheidenstumpfrezidive nach vorausgegangener Radikaloperation.
- Ausnahmsweise (und gefahrvoll) schwere radiologische Therapiefolgen wie multiple Fistelbildung, Kloake. Die zumeist vorhandene Strahlenfibrose und die Sekundärinfekte erschweren nicht nur die Operation, sondern auch den Nachweis bzw. Ausschluß von Karzinomresten.

Sofern der Eingriff bei gegebener Sachlage nur einen palliativen Charakter haben kann, ist die Indikation von der Möglichkeit einer Verbesserung der Lebensqualität abhängig zu machen.

Voraussetzungen

Als obligatorische Voraussetzungen sind zu beachten:
- Allgemeine Operabilität, bezogen auf den sehr großen, belastenden Eingriff.
- Fehlen alternativer Therapieformen gleicher Effizienz.

- Absolute Identifizierung der Patientin mit dem Eingriff, der nicht nur groß ist, sondern auch durch den Anus praeter und/oder die künstliche Harnableitung somatische und psychische Dauerauswirkungen hat (s. auch S. 193 ff.).
- Lokale Operabilität: Der Tumorprozeß sollte möglichst zentralständig sein, d.h. an keiner Stelle mit der Beckenwand in engem Kontakt stehen. Dies ist nur z.T. durch Untersuchung (Narkoseuntersuchung) und CT bzw. MRT zu beurteilen, zumeist erst bei einer Probelaparotomie durch einen Erfahrenen. Neuralgiforme Symptome oder Ödeme der unteren Extremität lassen (mit Vorbehalt) eine Inoperabilität vermuten.
- Es darf keine extrapelvine LK-Beteiligung, keine extrapelvine Metastasierung anderer Art oder Fernmetastasierung vorliegen. Die Scalenus-Biopsie soll negativ sein. Schon die intrapelvine LK-Beteiligung verschlechtert die Prognose erheblich.
- Evtl. pelvine LK-Metastasen dürfen nicht fest mit den Beckenwandgefäßen verbacken sein.
- Auch eine massive Strahlenfibrose kann zur Kontraindikation werden.

Eingriffsarten

Die Exenteration kann erfolgen:
- als **totale (pelvine) Exenteration:** Ausräumung des kleinen Beckens. Conduit zur Harnableitung. Anus praeter.
- als **vordere Exenteration:** Belassung des Rektums. Conduit zur Harnableitung. Indikation: Ausschließliche Karzinomausbreitung nach ventral.
- als **hintere Exenteration:** Belassung der Blase. Anus praeter. Indikation: Einbruch des Zervixkarzinoms in das Rektum oder z.B. bei Rektumkarzinomen, die in Uterus und Vagina eingebrochen sind.

Es sei betont, daß man selbst in Fällen, in denen man klinisch intra operationem der Überzeugung ist, daß der ventrale oder dorsale Teil »frei« ist, dort zu 50% histologisch Karzinombefall nachweisen kann. Die Beschränkung auf einen Teileingriff muß also sorgsam überlegt sein.

Bei gegebener Indikation sollte man die Patientin an eine Klinik überweisen, die über große Erfahrung mit diesen Operationen verfügt. Ohne derartige Erfahrungen ist weder die Beurteilung der Operabilität (Indikationsstellung) möglich, noch die Durchführung des Eingriffs zulässig.

An hierfür spezialisierten Zentren wird die Exenteration, besonders dann, wenn sie palliativen Charakter hat, ggf. mit einer interstitiellen Afterloading-Therapie kombiniert. Intra operationem werden in den nicht entfernbaren, verbleibenden Tumoranteilen flexible Schläuche eingebracht, durch zwischengeschaltetes Netz vom benachbarten Darm distanziert und über Vagina oder Bauchdecke nach außen geleitet. 4 bis 5 Tage p.op. werden sie dann mit [137]Cäsium beschickt und nach der Afterloading-Therapie wieder gezogen.

Ergebnisse

Bei gut ausgewählten Fällen liegen die 5-Jahres-Überlebensraten bei 30–60%; die primäre Mortalität des Eingriffs liegt bei 2–5%.

Postoperative Zusatztherapie

Hier kommen in Frage: adjuvante Chemotherapie sowie Nachbestrahlung. Beides ist an bestimmte, prognostisch ungünstige Konstellationen gebunden und nicht routinemäßig indiziert. Schließlich sind neue Studienergebnisse über eine synchrone Kombination von Radiatio und Chemotherapie zu beachten.

Adjuvante Chemotherapie

Zur Zeit wird in Studien geprüft, ob bei Lymphknotenbefall, Lymphangiosis des Parametriums oder Einbrüchen in Blutgefäße eine postoperative Chemotherapie mit Cisplatin, Carboplatin oder Ifosfamid zu besseren Langzeitergebnissen führt. Basis ist eine qualifizierte histopathologische Gewebsaufarbeitung.

Postoperative Nachbestrahlung

Eine postoperative *Hochvolt-Perkutanbestrahlung* wird nur bei bestimmten Konstellationen berechtigt und in geringen Grenzen effizient sein (vor allem bei G-III-Tumoren):

- Wenn es nach Sachlage zweifelhaft ist, ob man ausreichend radikal, d.h. »im Gesunden« operiert hat.
- Wenn die Lymphonodektomie offensichtlich unvollständig war (was man im Falle einer vorausgegangenen Lymphographie durch Rö-Kontrolle prüfen kann) oder eine Beteiligung der (nicht entfernten) paraaortalen LK wahrscheinlich oder sicher ist.
- Wenn die Lymphonodektomie zwar ergiebig war, aber mehr als 4 bis 5 LK karzinomatös befallen waren (wobei Mikrometastasen nicht zu rechnen sind) oder ein ungünstiges Grading bzw. hoher S-Phasen-Wert (>8–10%) ermittelt wurde.

In den genannten Fällen ist eine **Homogenbestrahlung des kleinen Beckens** mit einer Dosis von 50 Gy ratsam.

Eine **paraaortale Bestrahlung** wird erwogen, wenn anläßlich einer Laparotomie oder durch bildgebende Verfahren (MRT) ein dortiger Lymphknotenbefall erwiesen oder wahrscheinlich ist. Die Lymphknotenketten vor der Aorta werden durch eine Bewegungsbestrahlung mit ultraharten Röntgenstrahlen mit einer Dosis von 40 (35–50) Gy bestrahlt. Dies vermindert Komplikationen durch große Lymphknotentumoren (Druck auf die großen Bauchgefäße, die Nierengefäße). Das Überleben wird nicht nachweislich verlängert. Große Lymphknotenmetastasen werden, soweit möglich, besser operativ entfernt.

Eine neue *Alternative* zu der Perkutanradiatio ist **eine interstitielle postoperative Afterloading-Therapie** über Transport-Applikationsschläuche, die anläßlich der Radikaloperation paraaortal plaziert wurden.

Eine **postoperative alleinige Kontaktbestrahlung** ist indiziert, wenn Tumorreste im Scheidenstumpf angenommen werden müssen.

Eine **perkutane Homogenbestrahlung** und eine **intravaginale Einlage** sind erforderlich, wenn ein Zervixkarzinom erst zufällig nach einer einfachen Hysterektomie entdeckt wird und demnach weder Parametrien noch Scheidenmanschette noch pelvine Lymphknoten entfernt wurden. Die Dosierung ist auf der Basis des oben Gesagten den jeweiligen Gegebenheiten (Histologie, Ausdehnung des Karzinoms usw.) anzupassen. Die Einlage muß entfallen, wenn die Dosis der homogen eingestrahlten Perkutanbestrahlung mehr als 45 Gy beträgt.

Eine Alternative zur Nachbestrahlung wäre die Ergänzung der Operation 6 Wochen nach der einfachen (unzureichenden) Hysterektomie (»Wertheim sine utero«).

Primäre Strahlentherapie

Bei den **Stadien I b** und **II a,** teilweise auch beim Stadium **II b** ist die Operation die Methode der Wahl. Nur in Fällen **allgemeiner Inoperabilität** oder bei besonders **ungünstigen Konstellationen** wird man eine kombinierte Strahlentherapie bevorzugen. Im **Stadium III** ist sie generell indiziert. Im **Stadium IV** konkurrieren verschiedene Methoden, die Wahl wird von individuellen Gegebenheiten bestimmt (s. S. 49).

Vor einer Strahlentherapie ist es besonders wichtig, den Hämoglobinwert zu kontrollieren und eine **Anämie** umgehend zu beseitigen, da sie die Straheneffizienz vermindert.

Kombinierte Strahlentherapie

Kontakttherapie

Damit die benutzten Strahler (^{135}Cäsium bzw. ^{197}Iridium) ungeachtet der verschiedenen Tumorlokalisationen, Formen und Ausdehnungen immer und überall optimalen Kontakt finden, stehen **verschiedene Applikatoren** zwecks individueller Anpassung an die Kontaktbereiche Zervixkanal und Portiooberfläche zur Verfügung.

Beim gebräuchlichen **Afterloading-Verfahren** werden zunächst leere, hülsenartige bzw. ringförmige Trägersysteme in den Zervikalkanal bzw. vor die Portio appliziert (Beispiel s. Abb. 5-13 u. 14) und fixiert. Diese Hohlraumsysteme werden dann, nach Verlassen des Raumes, mit den Strahlern beschickt. Durch unterschiedliche Kombination mit inaktiven Gebilden (z. B. leeren Kugeln) läßt sich eine optimale Anpassung der Dosis-Strahlen-Wirkung an den jeweiligen karzinomatösen Befund erreichen. Die Plazierung und Konzentrierung der »wirklichen« Strahler muß so sein, daß die resultierenden Isodosen wirksamer Größenordnung dem räumlichen Tumorbefund optimal entsprechen.

Das **Dosismaximum** liegt im Kontaktbereich des Zervikalkanals und der Portio. Dieser Kontakt verbessert

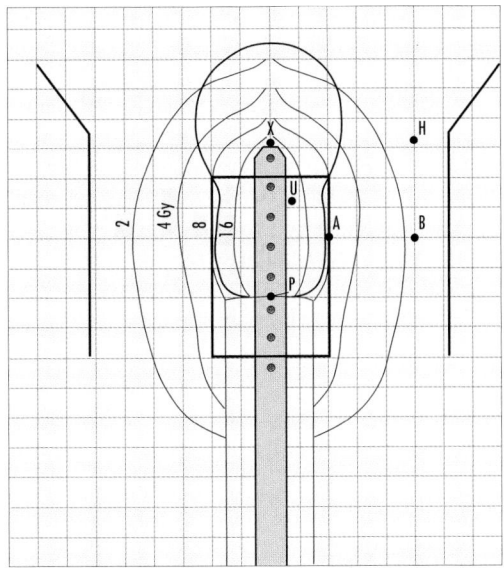

Abb. 5-13 Intrazervikale Kontaktbestrahlung (Afterloading-Methode). Isodosen-Verläufe bei angestrebten 8 Gy im Punkt A. Mit zunehmendem Abstand von der zentralen Strahlenquelle Richtung Beckenwand sinkt die Wirkdosis schnell ab und unterschreitet bald die kurative Grenzdosis (Schmidt-Matthiesen u. Kühnle, 1991). Bezugspunkte für die Dosisberechnung: P = äußerer Muttermund; A = 2 cm seitlich und kranial von P, etwa an der Kreuzungsstelle von A. uterina und Ureter; B = 3 cm seitlich von A (Beckenwandhöhe).

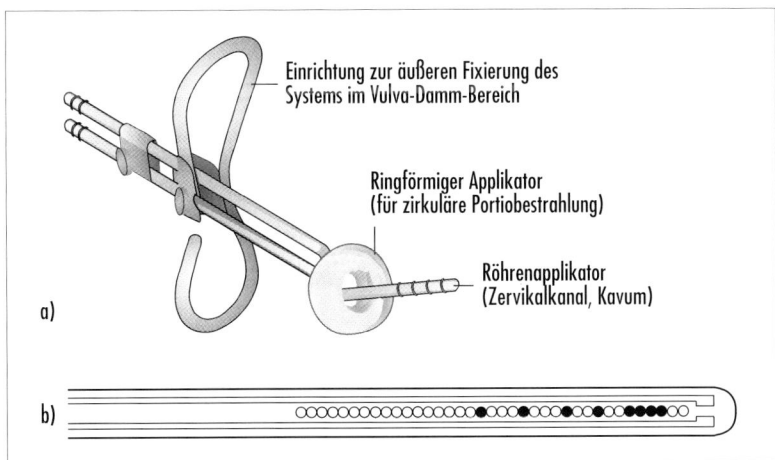

Abb. 5-14

a Die Intrazervikal-intrauterin-Hülse ist durch eine ringförmige Applikationshülse ergänzt, die vor allem zur optimalen Strahlenapplikation im Portiobereich vorgesehen ist.

b Prinzip der »Ladung« der Applikatoren mit strahlender Substanz. Im vorliegenden Fall Ladung mit Strahlern in Kugelform (je 2,5 mm ⌀) wobei man wahlweise und in Anpassung an den jeweiligen Befund aktive Kugeln (schwarz) und inaktive Leerkugeln kombinieren kann (Gerät »Selectron«).

sich während der Therapie, weil sich der Befund verkleinert und sich ektopische Bereiche einzukrempeln pflegen.

Zur **Peripherie** hin, also auch in Richtung evtl. mitbefallenen Parametriums und der Beckenwand sinken die Isodosenwerte schnell ab und unterschreiten die Grenze der Wirksamkeit (s. Abb. 5-13). Deshalb muß die Kontaktbestrahlung durch die **perkutane Bestrahlung der seitlichen Partien** ergänzt werden. Die Liegezeit der Strahler hängt von deren Art und Zahl sowie der benötigten Dosis ab, also auch von der Art des Tumors.

Bei Verwendung des hochaktiven ^{192}Ir beträgt die Liegezeit pro Therapie nur einige Minuten **(High-dose-rate-Therapie)**, bei ^{60}Co sowie ^{137}Cs etliche Stunden **(Low-dose-rate-Therapie)**. Im HDR-Verfahren sind 5 bis 6 Fraktionierungen gebräuchlich, beim LDR-Verfahren 3.

Bei **großen Exophyten,** die vom Volumen her die Effizienz der Kontaktbestrahlung gefährden, kann vor der Einlage der Exophyt elektrochirurgisch oder mittels Laser abgetragen und dann der Restbefund in typischer Weise und günstiger behandelt werden. Bei **sehr voluminösen Tumoren,** die nicht ohne weiteres abzutragen sind (z.B. Tonnen-

karzinome) wird man zunächst mit 20–30 Gy homogen bestrahlen und die Schrumpfung des zentralen Befundes abwarten, bevor man dann unter günstigeren Bedingungen im Rahmen der noch verbliebenen Dosistoleranz auf eine lokale oder kombinierte Ergänzungsbestrahlung umstellt.

Während der Liegezeit der Einlagen und an den nächsten 2 bis 4 Folgetagen ist eine Thromboseprophylaxe als obligatorisch anzusehen (s. S. 199). Ansonsten drohen bei ca. 30–45% intravasale Gerinnungsprozesse okkulter oder klinischer Ausprägung.

Anstelle der o.e. Kontakttherapie kann ggf., z.B. bei sehr voluminösem Befund, auch eine Afterloading-Therapie nach **Spickung des Tumors** mit starren Hohlnadeln erfolgen, die dann mit Strahlern beschickt werden (s. Abb. 5-15).

> Ein leichtherziger Verzicht auf die intrakavitäre bzw. intratumorale Strahlentherapie, z.B. bei nur geringfügigen Schwierigkeiten, bei fehlender Motivation der Patientin o.ä. ist nicht zu verantworten, da er zumeist gleichbedeutend mit einer Verschlechterung der Prognose ist.

Ein solcher Verzicht und die Umstellung auf eine reine Perkutantherapie kommt nur bei eindeutigen Kontraindikationen in Frage und bedarf ausdrücklicher Begründung und Protokollierung.

Perkutane Strahlentherapie im Rahmen der kombinierten Strahlentherapie

Da wegen des steilen Dosisabfalles der intrakavitär-zentralliegenden Nuklide eine ausreichende Strahlenwirkung auf die mittleren und seitlichen Anteile der Parametrien und die iliakalen Lymphknoten nicht gewährleistet ist (Abb. 5-13), ergibt sich die Notwendigkeit, den peripher abklingenden Effekt der Kontaktbestrahlung durch eine perkutane Tele-Kobaltbestrahlung dieses Bereiches zu ergänzen. Insgesamt sind vom mittleren Parametrium bis zur Beckenwand Dosierungen von 40–60 Gy anzustreben.

Beim **Stadium II b** muß die perkutane Dosis an der Beckenwand auf 60 Gy erhöht werden, wozu die meist gebräuchliche Stehfeldbestrahlung durch Pendelbestrahlung ergänzt werden muß, um die Hautbelastung in Grenzen zu halten.

Beim **Stadium III b,** bei dem die Lokaltherapie nicht mehr die Priorität wie beim Stadium I b besitzt, ist sowohl die o.e. Standardtherapie als auch eine neue Strategie anwendbar. Letztere besteht darin, daß zunächst bis zur Herddosis (HD) von 30–40 Gy homogen-perkutan bestrahlt wird. Erst danach, mitunter erst nach mehrwöchiger Pause, wird zusätzlich eine Kontakttherapie bis zur Toleranzgrenze von Blase und Darm angeschlossen. Die Parametrien werden perkutan bis zur Herddosis (HD) von 60 Gy aufgesättigt.

Bei den schon erwähnten sehr voluminösen Tonnenkarzinomen sowie Fällen, bei denen eine **Strahlenresistenz** unverkennbar ist (s.u.), hat man nach kompletter Strahlentherapie, wie oben erwähnt, mitunter eine einfache Uterusexstirpation durchgeführt, in der Erwartung, damit eine Reduzierung der Lokalrezidive und eine Verbesserung der Prognose zu erreichen.

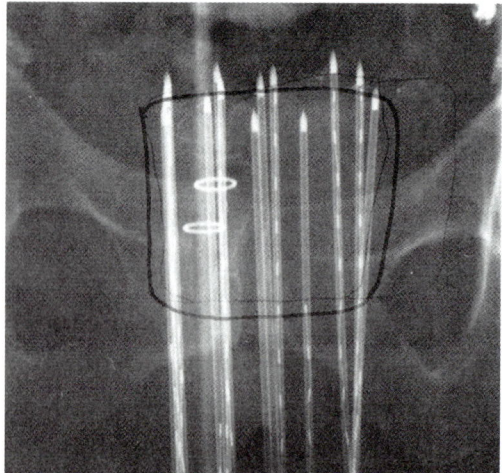

Abb. 5-15 Interstitielle Bestrahlung eines fortgeschrittenen Zervixkarzinoms (Stadium III b) bei Radio-Chemotherapie. Nach 2 Chemotherapien und gleichzeitiger Ganzbeckenbestrahlung mit 45 Gy ist der zuvor rechts und links bis auf die Beckenwand reichende Tumor nur noch zentral nachweisbar: Durch die Parametrien und den Uterus werden vom Beckenboden aus starre Nadeln (Template-Methode) in definiertem Abstand durch den palpablen Tumor gestochen. In die Nadeln werden die aktiven Quellen für eine Langzeitbestrahlung von 24 Std. eingebracht. Durch Spickung des gesamten palpablen Tumors verteilt sich die Dosis gleichmäßig über den makroskopischen Tumor im Gegensatz zur intrakavitären Kontaktbestrahlung. Umzeichnet: das Zielvolumen, welches mit einer tumorvernichtenden Dosis bestrahlt werden soll.

Generell scheint es bei allen **primär ungünstigen, progredienten Fällen** diskutabel, der Strahlentherapie eine *Chemotherapie* (Cisplatin, Carboplatin, Ifosfamid) vorauszuschicken und die Radiatio sorgsam mit ihr zu kombinieren. Studienergebnisse sind zu beachten.

Homogenbestrahlung

Sollte eine Kontakttherapie generell unmöglich sein, z.B. bei sehr großem Primärtumor, großem Tumorkrater, bei sehr enger Vagina, bei schlechtem Allgemeinzustand, ist eine sog. Homogenbestrahlung des kleinen Beckens angezeigt. Das Mittelfeld wird also nicht ausgespart.

Kombinierte, synchrone Radio-Chemotherapie

In Studien wurde festgestellt, daß bei ungünstigen Fällen (IIb–IVa) die *synchrone* Kombination einer postoperativen oder alleinigen Strahlentherapie mit Cisplatin bzw. platinhaltigen Kombinationen (im Gegensatz zu der *sequentiellen* Anwendung) eindeutige Vorteile für die krankheitsfreie Phase sowie die Gesamtüberlebenszeit hat. Nur Fernmetastasen werden durch die zwangsläufig reduziert dosierte Chemotherapie nicht beeinflußt. Die hämotoxischen Begleiterscheinungen waren beherrschbar.

Kurativer Strahleneffekt

Die Wirkung der Strahlentherapie ist infolge der Latenzzeit mancher zellulärer und vaskulärer Reaktionen erst nach ca. 8–12 Wochen definitiv mittels Palpation, transrektaler Sonographie oder MRT zu beurteilen. Lediglich bei jenen Fällen, die nach ⅔ der vorgesehenen Dosis keinerlei Reaktion, evtl. sogar noch eine Zunahme des Befundes zeigen (cave! Irrtum durch entzündliche Reaktionen), ist eine Strahlenresistenz als wahrscheinlich anzunehmen und die Frage einer evtl. doch möglichen Operation zu diskutieren.

Progressive Fälle und Rezidive

Diagnose

Primäre Progression nach Therapie bzw. spätere Rezidive (zentral, Parametrium, Beckenwand u.a., zu 80% innerhalb der ersten zwei Jahre manifest) oder die seltenen alleinigen »Fernmetastasen« müssen histologisch oder notfalls zytologisch bewiesen oder wahrscheinlich gemacht worden sein. Ansonsten ist eine aktive, aggressive Therapie nicht zulässig, ganz besonders keine Zweitbestrahlung. Also Probeexzision, Punktion oder gar Probelaparotomie. In letzterem Falle ist eine Markierung der Karzinomlokalisation mit Titanclips ratsam, sofern nicht bereits in gleicher Sitzung die u.e. therapeutischen Maßnahmen eingeleitet werden.

Operative und/oder radiologische Therapie

Die Möglichkeiten einer evtl. aktiven Therapie (Palliativoperation, Exenteration und/oder Strahlentherapie), ggf. nach vorheriger Chemotherapie (s. S. 238) sind vom Gynäkologen und Radiologen in Abhängigkeit von Befund, Vorbelastung und AZ, Alter und Lebenserwartung zu erörtern und individuell zu entscheiden.

Beim **zentralen Rezidiv** besteht Präferenz für operative Therapie. Beim **Beckenwandrezidiv** wird neuerdings aber auch eine Palliativoperation, evtl. nach vorheriger Chemotherapie erwogen, kombiniert mit einer intraoperativen Strahlentherapie (IORT), falls eine sonstige Karzinomabsiedlung auszuschließen ist.

Chemotherapie

Die **systemische Chemotherapie** *fortgeschrittener Fälle* bzw. von *Rezidiven* hat durch die Einbeziehung von Cisplatin/Carboplatin sowie Ifosfamid neue Aktualität erhalten. Die einschlägigen, bewährten Chemotherapiekombinationen sind auf S. 238 zusammengestellt. Die **Remissionen** erreichen 30–50%, bevorzugt bei entdifferenzierten Karzinomen. Fernmetastasen reagieren besser als pelvine Befunde. Die Effizienz wird nach einer vorherigen Radiatio schlechter sein als bei unbehandelten oder nur operierten Fällen. Die Remissions- bzw. No-change-Dauer ist relativ gering (4–6 Monate). Bei strenger Indikation dürfte der Einsatz der genannten Zytostatika aber berechtigt sein, sei es zur alleinigen Therapie oder als Vorbereitung für eine operative bzw. radiologische Therapie (»neo-adjuvante« Chemotherapie).

Neben der systemischen Applikation der Zytostatika ist gegebenenfalls auch die gezielt **intraarterielle Zufuhr** zum Karzinombereich zu erörtern. Eine »neo-adjuvante« Chemotherapie (s. S. 44) kann u.a. auch einen wertvollen Hinweis auf die Chemosensibilität des jeweiligen Tumors liefern.

Sonstiges

Schließlich hat man versucht, die Wirkung von Zytostatika bzw. Radiatio durch simultane Hyperthermie des betroffenen Bereiches zu verstärken.

Notfall: Blutendes Karzinom

Bei starken Blutungen aus behandelten oder unbehandelten Zervixkarzinomen (meist handelt es sich um Karzinomkrater) kommen drei Methoden in Frage:
- *Straffe Tamponade* mit einer AMCHA-getränkten Gaze (Anvitoff, Ugurol, Cyclokapron u. a.) für ca. 24 Std. Dann Ziehen der Tamponade und desinfizierende Spülung. Falls notwendig, kann dann eine erneute Tamponade erfolgen. Die i. v. Gabe von Fibrinolysehemmern ist, besonders ante operationem oder unter der Strahlentherapie, möglichst zu vermeiden.
- *Kontaktbestrahlung,* sofern nicht schon eine volle Strahlendosis appliziert worden ist.
- *Ligatur* oder *Embolisierung* der Aa. iliacae internae mit Kunststoffschaum bzw. -spiralen als Ultima ratio bei persistierenden, stärkeren Blutungen. Man sollte damit nicht zu lange warten.

Zervixkarzinom und Schwangerschaft

(s. S. 156)

Nachsorge (s. S. 169)

Heilungserwartung

Die statistischen Angaben (s. Abb. 5-12) sind nur begrenzt verwertbar, da sie meist keine Differenzierung nach den individuellen Besonderheiten enthalten, sondern lediglich vom prätherapeutisch geschätzten Stadium ausgehen, bei dem der LK-Befall nicht erfaßt wird. Gerade er ist aber von wesentlicher Bedeutung. So liegt die 5-Jahres-Überlebenszeit im Stadium I b bei freien LK definitiv bei 92% (1994), bei LK-Befall aber nur bei 67%.

Bei Adenokarzinomen sind die Ergebnisse um etwa 10% schlechter als bei den Plattenepithelkarzinomen. Auch die Therapieart schlägt sich nieder (operierte oder kombiniert behandelte Fälle liegen günstiger als die ausschließlich bestrahlten, was vermutlich mit der jeweiligen fallspezifischen Selektion zusammenhängt).

Die für die Individualprognose wesentlichen Einzelmerkmale sind in Tab. 5-6 zusammengestellt. Man muß sie noch zu dem Ausbreitungsstadium in Beziehung setzen (Tab. 5-7).

Hinweise für die Praxis

- Alle Patientinnen sollten immer wieder zur Vorsorgeuntersuchung motiviert werden. Nur durch sie kann das Karzinomrisiko minimiert werden.
- Die zytologische Kontrolle der Zervix ist mit 10–20% falschnegativer Befunde belastet. Dabei geht ein großer Teil zu Lasten der Abstrichentnahme.
- Bei engem Zervikalkanal muß der intrazervikale Zugang erzwungen werden: Die Abstrichstäbchen sind beispielsweise anzuspitzen oder durch die Cyto-Brush zu ersetzen.
- Vor einer nicht karzinombedingten Uterusexstirpation muß zytologisch kontrolliert werden. Es kommt leider vor, daß die Diagnose »Zervixkarzinom« erst nachträglich am Operationspräparat gestellt wird. Dann sind die besten Therapiechancen verpaßt.
- Bei zytologischem oder kolposkopischem Verdacht frühzeitig Untersuchung durch einen qualifizierten Spezialisten und effektive Abklärung veranlassen (s. S. 26ff.). Eine individuelle, unter Umständen eingeschränkte Therapie ist nur dann möglich, wenn die histologischen Angaben über Ausdehnung und sonstige Eigentümlichkeiten des Karzinoms absolut zuverlässig sind.
- Bei der Einweisung in die Klinik sollte man keine Therapieentscheidung vorwegnehmen. Die früher zu erwartende Standardtherapie ist längst einer hochgradig differenzierten, oft komplexen Individualtherapie gewichen, die sich erst nach dem Vorliegen weiterer Untersuchungsergebnisse entscheiden läßt. Ein Widerspruch zwischen der Empfehlung der Klinik und der vorherigen Aussage des einweisenden Arztes verunsichert die Patientinnen u. U. schwer.
- Die Therapie sollte nur in Schwerpunktkliniken und von speziell erfahrenen Operateuren und Radiologen durchgeführt werden.
- Eine nach der Therapie allmählich ansteigende Blutsenkung spricht für ein Rezidiv oder (häufiger) für eine Stauung in den ableitenden Harnwegen. Beide Möglichkeiten sind ernst zu nehmen und bedürfen umgehender Abklärung.

Literatur

Zytologie, Kolposkopie, formale Genese, Frühstadien, Konisation

AGO. Diagnostische und therapeutische Standards beim Zervixkarzinom. Frauenarzt 1998; 39: 1043.

Bahnsen J, Rotte K. Allgemeine gynäkologische Strahlentherapie. In: Allgemeine gynäkologische Onkologie. Bender HG et al. Bd. 10. Klinik der Frauenheilkunde und Geburtshilfe. 4. Aufl. München: Urban & Schwarzenberg 1999.

Bauer HK. Farbatlas der Kolposkopie. 5. Aufl. Stuttgart: Schattauer 1998.

Behrens K, Stegner HE. Klinische und histopathologische Untersuchungen an primären Drüsenkrebsen der Cervix uteri. Geburtshilfe und Frauenheilkunde 1987; 47: 254.

Beller FK et al. Nutzen der Kolposkopie bei Krebsfrüherkennungs-Untersuchungen. DÄBl 1982; 79: 33.

Bender HG. Gynäkologische Onkologie. 2. Aufl. Stuttgart: Thieme 1991.

Bender HG et al. Allgemeine gynäkologische Onkologie. Bd. 10. Klinik der Frauenheilkunde und Geburtshilfe. 4. Aufl. München: Urban & Schwarzenberg 1999.

Burghardt E. Colposcopy and cervical pathology. Textbook and Atlas. 2nd ed. Stuttgart: Thieme 1991.

Burghardt E, Coupez F, Dexeus S, Italian Group, Seidl S. An european proposal for a classification of colposcopic findings. The Cervix & l.f.g.t. 1989; 7: 251.

Dallenbach-Hellweg G, Lang G. Beitrag der Immunhistochemie zur histogenetischen Differenzierung, Therapiewahl und prognostischen Beurteilung der Uteruskarzinome. In: Klinische Tumorimmunologie in der Gynäkologie. Kaufmann M, Bastert G (Hrsg.). Aktuelle Onkologie. Bd. 50. Bern, München: Zukschwerdt 1988.

Haller U. Organspezifische rationale präoperative Diagnostik. Staging. In: Allgemeine gynäkologische Onkologie. Bender HG et al. Bd 10. Klinik der Frauenheilkunde und Geburtshilfe. 4. Aufl. München: Urban & Schwarzenberg 1999.

Hilgarth M, Hillemanns HG, Göppinger A. Lasertherapie in der Gynäkologie, CO2-Laserdestruktion benigner und prämaligner Veränderungen der Zervix uteri, der Vagina und der Vulva. Laser 1985; 1: 107.

Hilgarth M. Zytologie-Nomenklatur. Frauenarzt 1998; 39: 392.

Kurman RJ (ed.). Blaustein's Pathology of the Female Genital Tract. 4. Aufl. New York, Heidelberg, Berlin: Springer 1994.

Link M. Die Früherkennung des Zervixkarzinoms. Gynäkologe 1996; 29: 781.

Link M, Menton M. Zur Bedeutung der kolposkopischen Untersuchung bei der Früherkennung des Zervixkarzinoms (Konsensus-Meeting). Frauenarzt 1998; 39: 380.

Naujoks H. Vorsorge und Früherkennung. In: Spezielle gynäkologische Onkologie. Schmidt-Matthiesen H. Klinik der Frauenheilkunde und Geburtshilfe. Bd. 11. 3. Aufl. München: Urban & Schwarzenberg 1991.

Naujoks H. Zytologische Untersuchungen und ihr Stellenwert. In: Allgemeine gynäkologische Onkologie. Schmidt-Matthiesen H. Klinik der Frauenheilkunde und Geburtshilfe. Bd. 10. 3. Aufl. München: Urban & Schwarzenberg 1991.

Schmidt-Matthiesen H. Das Kollumkarzinom und sein Bindegewebe. Morphologie, Histochemie und Systematik als Grundlage klinischer Bewertung. Z Geburtsh Gynäk 1958; 151: 155.

Schmidt-Matthiesen H. Histopathologische Basisinformationen als Voraussetzung für individuelle gynäkologisch-onkologische Therapie (AGO-Empfehlungen). Pathologe 1988; 9: 251.

Schmidt-Matthiesen H, Kühnle H. Präkanzerosen und Karzinome der Cervix uteri. In: Spezielle gynäkologische Onkologie I. Schmidt-Matthiesen H. Klinik der Frauenheilkunde und Geburtshilfe. Bd. 11. 3. Aufl. München: Urban & Schwarzenberg 1991.

Schneider A et al. Colposcopy is superior to cytology for the detection of early genital human papilloma virus infection. Obstetr Gynecol 1988; 71: 236.

Schnürch HG. Die neue Zytologie-Klassifikation. Frauenarzt 1994; 39: 100.

Schnürch HG. Zytologische Untersuchungen und ihr Stellenwert. In: Allgemeine gynäkologische Onkologie. Bender HG et al. Bd 10. Klinik der Frauenheilkunde und Geburtshilfe. 4. Aufl. München: Urban & Schwarzenberg 1999.

Soost HJ. Befundwiedergabe in der gynäkologischen Zytodiagnostik. Münchner Nomenklatur II. Gynäkol Prax 1990; 14:433.

Soost HJ, Bauer S. Gynäkologische Zytodiagnostik. Stuttgart: Thieme 1990.

Ulrich TR, Liao SY, Layfield L et al. Endocrine and tumor differentiation markers in poorly differentiated small-cell carcinoids of the cervix and vagina. Arch Pathol lab Med 1986; 110:1054.

Karzinomausbreitung und Stadium, Lymphknotenbefall, Lymphographie

Hötzinger H. MRI in der Gynäkologie und Geburtshilfe. Berlin, Heidelberg: Springer 1994.

Petterson F (ed.). Annual Report on the results of treatment in gynecological cancer. Stockholm: Radiumhemmet 1994.

Schmidt-Matthiesen H. Allgemeine gynäkologische Onkologie. Klinik der Frauenheilkunde und Geburtshilfe. Bd 10. 3. Aufl. München: Urban & Schwarzenberg 1991.

Sohn C, Bastert G. Dreidimensionale US-Diagnostik. Heidelberg: Springer 1994.

Sohn C et al. Sonographie in Gynäkologie und Geburtshilfe. Stuttgart: Thieme 1995.

Wittekind CH, Wagner G. TNM-Klassifikation maligner Tumoren. Springer 1998.

Zander J, Baltzer J, Lohe K, Ober KG, Kaufmann C. Carcinoma of the cervix: An attempt to individualize treatment. Amer J Obstetr Gynecol 1981; 139: 752.

Allgemeines zur Operationstechnik; Komplikationen (inkl. urologische Komplikationen und Folgen)

AGO. Diagnostische und therapeutische Standards beim Zervixkarzinom. Frauenarzt 1998; 39: 1043.

Baltzer J, Kaufmann C, Ober KG, Zander J. Komplikationen bei 1092 erweiterten abdominalen Krebsoperationen mit obligatorischer Lymphonodektomie. Geburtshilfe und Frauenheilkunde 1980; 40: 1.

Baltzer J, Köpcke W, Zander J. Das operierte Adenokarzinom der Cervix uteri. Geburtshilfe und Frauenheilkunde 1979; 39: 1011.

Schmidt-Matthiesen H et al. Methodeneinsatz bei der Abklärung pathologischer Resistenzen in Becken und Abdomen. In: Allgemeine gynäkologische Onkologie. Schmidt-Matthiesen H. Klinik der Frauenheilkunde und Geburtshilfe. Bd 10. 3. Aufl. München: Urban & Schwarzenberg 1991.

Schmidt-Matthiesen H, Kühnle H. Präkanzerosen und Karzinome der Cervix uteri. In: Spezielle gynäkologische Onkologie I. Schmidt-Matthiesen H. Klinik der Frauenheilkunde und Geburtshilfe. Bd 11. 3. Aufl. München: Urban & Schwarzenberg 1991.

Steinbrich W et al. CT und MRT (in der gynäkologischen Onkologie). In: Allgemeine gynäkologische Onkologie. Schmidt-Matthiesen H.

Klinik der Frauenheilkunde und Geburtshilfe. Bd 10. 3. Aufl. München: Urban & Schwarzenberg 1991.

Spezielle operative Technik

Bender HG. Erweiterte Radikaloperationen mit Harnblasen- und/oder Rektumresektion bei malignen Tumoren des weiblichen Genitale. In: Gynäkologische Operationen. Zander J, Graeff H (Hrsg.). Berlin, Heidelberg: Springer 1990.

Bender HG, Schnürch HG, Degen KW. Therapy of minimal cervical cancer. In: Minimal Neoplasia. Grundmann E, Beck L (eds.). Berlin, Heidelberg: Springer 1988; 57.

Consensus statement. National Institutes of Health consensus development conference. Statement on cervical cancer. Gynecol Oncol 1997; 66: 351–61.

Hacker NF, Wain GV, Nicklin JL. Resection of bulky positive lymph nodes in patients with cervical carcinoma. Int J Gynecol Cancer 1995; 5: 250–6.

Hirsch HA, Käser O, Iklé FA. Atlas der gynäkologischen Operationen. 5. Aufl. Stuttgart: Thieme 1994.

Petterson F (ed.). Annual Report on the results of treatment in gynecological cancer. Editorial Office. Stockholm: Radiumhemmet 1994.

Sevin BU, Friedberg V. Operative gynäkologische Onkologie. Gynäkologe 1986; 19: 2.

Zander J, Graeff H. Gynäkologische Operationen. Heidelberg: Springer 1991.

Zusätzliche Therapiemethoden

Buxton EJ et al. Combination bleomycin, ifosfamid and cisplatin chemotherapy in cervical cancer. J Natl Cancer Inst 1989; 81: 359.

Kleeberg UR. Radiochemotherapie beim Zervixkarzinom (Studienberichte). In: Fo Onkologie 1999; 2: 199.

Kühnle H et al. Carboplatin/Ifosfamid bei fortgeschrittenem Zervixkarzinom (Phase-II-Prüfung). Onkologie 1989; 12: 52.

Scherer E, Sack H (Hrsg.). Strahlentherapie. Radiologische Onkologie. 4. Aufl. Berlin, Heidelberg: Springer 1996.

Umbach GE et al. Die Chemotherapie des fortgeschrittenen Zervixkarzinoms. Tumordiagnostik und Therapie 1986; 7: 89.

6

Endometrium-(Korpus-)Karzinom

Allgemeines

Altersverteilung

Das Endometriumkarzinom ist das häufigste Genital-
karzinom. Eine Zunahme in den westlichen Ländern
ist unverkennbar.

Das häufigste Alter der Erkrankten liegt zwischen 65
und 70 Jahren. Mittelwert 67 Jahre. Korpuskarzinome kommen aber auch bei Jüngeren vor: **20–25%
der Neoplasien treten bereits prämenopausal auf,**
4% unter 40 Jahren. 73–80% aller Fälle befinden
sich zum Zeitpunkt der Diagnose im Stadium I.

Disposition bzw. häufige Kollektivmerkmale

Hier bestehen sicherlich sehr komplexe Zusammenhänge. Bei der Entstehung des **weitgehend hormon-
sensiblen Karzinomtyps A** (>70%) sind folgende
Korrelationen typisch: »Korpuskarzinomsyndrom«
= Adipositas, Hyperlipidämie, Hypertonus, fehlende
körperliche Aktivität, Diabetes (Risikosteigerung 2,8).
Familiäre Disposition zu Mamma- und Ovarialkarzinomen. Nichtpolypöse Kolonkarzinome.
Vor allem: Nulliparität, Spätmenopause. Langfristiger,
alleiniger Östrogeneinfluß: Monophasische Zyklen,
postmenopausale alleinige Östrogensubstitution.
Mehrjährige Tamoxifentherapie (s. S. 130). Die Ein-
phasenpille wirkt protektiv, ebenso Gravidität, Stillen;
seltsamerweise auch das Rauchen.
Für diese Typengruppe sind Adenoakanthom, endome-
trioides Karzinom sowie Grading I und II charakteristisch.

Bei dem selteneren **Typ B** vermißt man diese persönlichen Merkmale. Die in der Postmenopause vorkommenden Tumoren sind überwiegend entdifferenziert
(G III), hormontaub und von schlechter Prognose.
Hierher gehören vom Typ her die Clear-cell-Karzinome, adenosquamöse Karzinome und serös-papilläre
Karzinome.

Früherkennung bei Symptomfreiheit

Bei der typischen **Vorsorgezytologie** werden symp-
tomlose Endometriumkarzinome nur selten entdeckt.
Vaginalsmearuntersuchungen aus dem hinteren Vagi-
nalgewölbe – die am ergiebigsten sein sollen – liefern
nur bei ca. 25% der Korpuskarzinome Hinweise darauf (Pap IV–V). Bei weiteren 35% kann man mit
einem Pap III rechnen, dessen topographische Zuordnung wegen der morphologischen Veränderungen der
aus dem Kavum verschleppten Zellen aber meist nicht
möglich ist.
Anders bei einer **zytologisch** auswertbaren, **direkten
Materialgewinnung aus dem Kavum.** Damit erreichen speziell erfahrene Zytologen eine hohe Treffsicherheit, soweit es sich nicht um Frühfälle und
G-I-Tumoren handelt. Die **Gewebsgewinnung** mittels
der Pipelle de Cornier ist zuverlässiger.
Die »direkten« Methoden der Materialgewinnung
sind zu aufwendig, um zum generellen Screening
eingesetzt zu werden. Sie kommen also eigentlich
nur für **Risikopatientinnen** in Frage (s.o.).
Aussichtsreich, doch noch nicht einvernehmlich klas-
sifiziert scheint die Hinzuziehung der **transvaginalen
Sonographie** bei postmenopausalen Risikopatientin-

nen zu sein: Von 4 mm Dicke an ist eine Intervallkontrolle angezeigt. Eine Endometriumdicke von >6 mm wird als verdächtig und auch bei fehlender Symptomatik bei Persistenz als abklärungsbedürftig angesehen (25–35% Karzinome). Hier sind weitere, relevante Erfahrungen an größeren Kollektiven abzuwarten.

Dieses Risikomerkmal gilt nicht für Frauen, die Östrogene oder Tamoxifen einnehmen. In diesen Fällen ist die Dickenzunahme des Endometriums zumeist deren Folge, aber nicht von einer karzinombedingten abgrenzbar.

Präkanzerosen

Hyperplasien des Endometriums sind häufig, besonders in der Perimenopause. Wir unterscheiden:
- **Einfache glandulär-zystische Hyperplasie**
- **Komplexe adenomatöse Hyperplasie ohne Atypien** (Grad I und II)
- **Einfache oder komplexe, adenomatöse Hyperplasie mit Atypien** (Grad III)

Nur die Letztere ist als Präkanzerose anzusehen.

Das Karzinomrisiko liegt bei der einfachen Hyperplasieform bei 5–10%, bei der komplexen bei 30%. Die maligne Entartung geht mit zunehmendem Stromaschwund einher. Auch Nekrosen und Fibrosen sind typisch.

Symptome und Diagnostik

Im typischen Fall äußern sich alle Hyperplasien in Form von **azyklischen oder postmenopausalen Blutungen.** Die Abklärung erfolgt durch Kürettage, die zweckmäßigerweise mit einer vorherigen **Hysteroskopie** kombiniert wird. Bei **Symptomfreiheit** fallen die Hyperplasien transvaginal-sonographisch durch eine oft inhomogene Struktur und abnorme Dicke auf (meist >1 cm). Solche Befunde sind vor allem in der Postmenopause auch bei Symptomfreiheit abklärungsbedürftig (Hysteroskopie, fraktionierte Abrasio).

Therapie

Glandulär-zystische Hyperplasien werden lediglich beobachtet oder es wird einem Rezidiv durch zyklische Gestagengaben vorgebeugt. Bei späterem Rezidiv muß ein hormonaktiver Ovarialtumor ausgeschlossen werden.

Bei **Grad I und II** ist bei jungen **Frauen mit Kinderwunsch** eine zwei- bis dreimonatige Therapie mit 100–150 mg MPA/die zu versuchen. Dann Kürettage. Bleibt es bei dem pathologischen Befund, so abdominelle TE. Bei **Älteren** kann bei der **atypiefreien Hyperplasie** ähnlich vorgegangen werden.

Bei der **atypiehaltigen Hyperplasie** vom Grad III ist die unmittelbare TE (evtl. mit Adnexen) angezeigt.

Karzinome

Histopathologie

Die Vielfalt ist groß (Tab. 6-1), die Nomenklatur (und die beigeordneten Häufigkeitsdaten) uneinheitlich. Wesentlich ist, daß man zwischen **Low-risk-** und **High-risk-Typen** differenziert (z.B. G I und G III) und dies bei der Therapieplanung beachtet (s.u.).

Hormonrezeptoren

In den Endometriumkarzinomen finden sich, wie im normalen Endometrium, **Östrogen-** und **Progesteronrezeptoren,** allerdings in sehr unterschiedlicher Menge. Sie lassen sich biochemisch an Homogenaten sowie immun-histochemisch an Gewebsschnitten nachweisen (s. S. 123). Der individualspezifische Gehalt (0 bis +++) korreliert u.a. mit der Gewebsreife (s. Tab. 6-3). Auch innerhalb der Stadien finden sich Unterschiede: Stadium I>II>III.

Der Gehalt an Progesteronrezeptoren hat, falls >50 fmol, prognostisch-therapeutische Bedeutung und ist auch für die Effizienz einer Gestagentherapie (s. S. 63) entscheidend.

Ausbreitung

Beteiligung der Nachbarorgane

Die **Tuben** sind bei etwa 3% der Fälle beteiligt. In den **Ovarien** findet man im klinischen Stadium I bei ca. 6% (Mittelwert), generell bei ca. 10%, Karzinomabsiedlungen. Am **Scheidenende** muß man bei 8–11% mit dem Vorhandensein okkulter Implantationsmetastasen rechnen und dies therapeutisch berücksichtigen.

Tab. 6.1   Klassifikation endometrialer Präkanzerosen und Karzinome und ihre Häufigkeit. PRz = Progesteronrezeptoren

Deutsche Empfehlungen	USA-Synonyma
Hyperplasien und Präkanzerosen	
Einfache glandulär-zystische Hyperplasie	Simple hyperplasia
Komplexe adenomatöse Hyperplasie ohne Atypien (Grad I–II)	Complex hyperplasia (without atypia)
Einfache oder komplexe adenomatöse Hyperplasie mit Atypien (Grad III, Präkanzerosen)	Atypical hyperplasia
Frühkarzinom	Early stromal invasion
Karzinome	
Endometrioides Adenokarzinom; ca. 80–90%	Endometrioid adenocarcinoma
glanduläres; -glandulär-papilläres	papillary
sekretorisches	secretory
solides	ciliated cell
Adenokankroid (mit gutartigen Plattenepithelmetaplasien); ca. 9%	Adenoacanthoma (ASM)
Adenosquamöses Karzinom* (mit malignen Plattenepithelanteilen); ca. 5%	Adenosquamous carcinoma*
Mukoepidermoides Adenokarzinom*; 5–7%	
Muzinöses Adenokarzinom; <1%	Mucinous adenocarcinoma
Klarzelliges Karzinom*; 2–5%	Clear-cell-adenocarcinoma*
Serös-papilläres Karzinom*; ca. 1–4%	Serous adenocarcinoma*
Plattenepithelkarzinom*	Squamous-cell-carcinoma*
Undifferenzierte Karzinome*	Undifferentiated carcinoma*; ca. 2%
Mischtypen	Mixed types; unclassifiable
Zusätzlich: Reifeangabe (partiell möglich):	
G I (reif) drüsig	PRz 80–85% ⎫ quanitativ sehr
G II (mittelreif) 6–50% solide	PRz 50–75% ⎬ unterschiedlich
G III (unreif, undifferenziert) >50% solide*	PRz 30% ⎭ (0–<20–>100 fmol)

* High-risk-Typen

Tab. 6.2   Beziehung zwischen Grading bzw. Myometriuminfiltration und dem pelvinen und paraaortalen LK-Befall (bei Nichtbeachtung anderer Parameter).

Grading	Pelviner LK-Befall	Paraaortaler LK-Befall
I	2 – 3%	0,5 – 2%
II	7,5 – 15%	4 – 7,5%
III	18 – 36%	11 – 28%
Myometriuminfiltration	**Pelviner LK-Befall**	**Paraaortaler LK-Befall**
Keine	1%	1%
Inneres Drittel	5%	3%
Äußeres Drittel	11–35%	17–28%
Kein Gefäßeinbruch	7%	9%
Gefäßeinbruch	27%	19%

Streuung auf dem Lymphwege

Endometriumkarzinome können in die **pelvinen LK,** in die **Inguinal-LK** und/oder in die **paraaortalen LK** streuen. Die pelvinen LK sind am häufigsten befallen; von ihnen aus können die paraaortalen LK sekundär befallen werden. Bei freien pelvinen LK muß man nur bei ca. 2% mit paraaortalen, eigenständigen Streuherden rechnen. Es ist vorstellbar, daß vor allem die im Fundus lokalisierten Karzinome paraaortale Metastasen setzen, während die tiefer liegenden primär pelvin streuen. Im Gegensatz zu früherer Auffassung verlangen die pelvinen LK jedenfalls erhöhte Aufmerksamkeit.
Die Streuung steht vor allem in enger Beziehung zu den individuellen Risikomerkmalen (Tab. 6-2, 6-3). Selbst im Stadium I kann bei sonstigen High-risk-Merkmalen bei 20–30% ein LK-Befall vorkommen.

Fernmetastasen

Primär sind sie extrem selten (0,6% Pulmo, 0,2% Leber), erst bei Progredienz werden sie etwas häufiger. Sie verteilen sich wie folgt: Lunge, Pleura, Vagina >> Knochen > Leber >> ZNS, Haut. Dies ist besonders bei der Nachsorge der primär ausgedehnten und/oder G-III-Fälle bzw. bei Karzinomen mit aneuoploiden Zellpopulationen zu berücksichtigen.

Risikomerkmale

Bei der heutigen individualisierten Therapie (s. S. 59) kommt der prä- und intraoperativen Ermittlung der jeweiligen Risikomerkmale (s. Tab. 6-3) besondere Bedeutung zu. Nur mittels ihrer Hilfe läßt

Tab. 6.3 Risiko- bzw. Prognosemerkmale. Die Relevanz der Beurteilung steigt mit der Zahl der gegebenen, im Kollektiv aufgeführten Tatbestände. In Klammern 5-Jahres-Überlebensrate.

Merkmal	Günstig	Ungünstig
Stadium; pT	I a (I b)/T 1a (1b)	I c–IV/T 1c–T 4
Lymphknoten	frei	befallen, paraaortal >pelvin
Fernmetastasen	keine	vorhanden
Histologie	G-I-Fall (88,9%) Endometrioides Karzinom (93%) Adenokankroid (85%) Keine Gefäßeinbrüche DNA-Diploidie (Rezidive 6%)	G-III-Fall (33,3%) Adenosquamöses Karzinom (45%) Clear-cell-Karzinom (40%) Serös-papilläres Karzinom (30%), mucoepidermoides Adenokarzinom Gefäßeinbrüche DNA-Polyploidie, Aneuploidie
Hormonrezeptoren ER/PR	Hoher Gehalt, vor allem PR+++ (>50 fmol)	Rezeptor-negativ
Her-2/neu	–	3–5fache Überexpression
Wachstum	exophytisch	endophytisch
Abradat	wenig Material	reichlich Material (Rezidive 18–44%)
Myometriumbefall	nicht bzw. $<^1/_3$	$>^1/_2$
Abstand Tumor/Serosa	>10 mm	<5 mm
Adnexbefund	$\varnothing$	+
Peritoneallavage	negativ	positiv
Alter	>50 Jahre	>60 Jahre

Das härteste Prognosemerkmal ist der *Lymphknotenbefall* und dabei besonders der *paraaortale* Befall. Der *histologische* Beweis ist gewichtiger als die klinische *Annahme* (Palpation; CT).

sich eine optimale Therapie nach dem Motto: »So viel wie nötig, so wenig wie möglich« planen. Auch die adjuvanten Maßnahmen werden darauf abgestimmt.

Suspekte Symptome

Die Frühdiagnostik ist bisher noch weitgehend abhängig von einer umgehenden und qualifizierten diagnostischen Reaktion beim Auftreten **erster Warnzeichen.** Als solche sind zu werten:

- Zwischenblutungen bei Frauen über 35 Jahre.
- Prä- oder postmenstruelle Schmierblutungen bei Frauen über 35 Jahre und Ausschluß einer endokrinen Störung bzw. einer sichtbaren Blutungsquelle (Ektopie, Polyp, Entzündung).

Sofern sie bisher ungewohnt waren, geben auch folgende Erscheinungen Anlaß zu besonderer Aufmerksamkeit:

- ungewohnt starke Menstruationen bzw.
- verlängerte Menstruationen sowie
- zu häufige, unregelmäßige »Menstruationen«.

Bei den letzteren kann es mitunter unmöglich sein, Menstruation und Zwischenblutung gegeneinander abzugrenzen!

Als **klassische Symptome** gelten:

- Blutungen nach der Menopause (dabei 10–30% Korpuskarzinome, in Abhängigkeit vom Alter).
- Auftreten eines früher nicht bekannten dunklen, blutigen oder fötiden Fluors bei unauffälligem Vaginal- und Zervixbefund.

Da Korpuskarzinome überdurchschnittlich häufig mit Myomen vergesellschaftet sind (ca. 25%), darf man Blutungen beim Uterus myomatosus nicht als »natürlich myombedingt« ansehen, sondern muß sie abklären.

Diagnostik

Fraktionierte Abrasio

Die Fraktionierung (d.h. *erst* die Kürettage des *Zervikalkanals,* dann, nach Dilatation des inneren Muttermundes und Sondenlängenbestimmung, Abrasio des *Cavum uteri*) ist obligatorisch, damit die Abgrenzung vom Adenokarzinom der Zervix uteri bzw. die Differenzierung von Stadium I und II

möglich wird, die ihrerseits die Therapie beeinflußt. Das Ergebnis ist nicht absolut zuverlässig. Bei 5–10% der Cavum-Abrasionen kann ungeachtet eines generell negativen Abradatergebnisses dennoch ein Karzinom vorliegen, z.B. bei deformiertem Kavum (Myome) mit z.T. schwer zugänglicher Oberfläche.

Mehr als 30% der »positiven« Zervixabradate werden falschpositiv sein, also Material aus dem Kavum erfaßt haben.

Beide Gefahren können ggf. durch eine vorausgeschickte

- **Hysteroskopie** von Kavum bzw. Zervix (u.U. inkl. einer gezielten Gewebsentnahme) umgangen werden. Ob die denkbaren Gefahren der Hysteroskopie (Tumorzellverschleppung in Tube und Abdomen) definitiv von Bedeutung sind, ist unsicher. Auch eine
- **transvaginale Sonographie** vor der Abrasio kann aufschlußreich sein (Deformierungen; Endometriumdicke, Lokalisation, evtl. Invasionstiefe).

Prätherapeutische Ermittlungen bei gesichertem Endometriumkarzinom

- **Gewebsmenge** bei der Abrasio?
- **Sondenlänge?**
- **Kavumverhältnisse?** Wandbeschaffenheit? Infiltration? Hysteroskopie. Transvaginale Sonographie.
- **Histologie?** Speziell die Aussage über Typus, Proliferationsaktivität und Reifegrad (Grading) ist bedeutsam: G I, G II oder G III? Karzinomeinbruch in Lymph- oder Blutgefäße?
- **Invasionstiefe?** Diese läßt sich vor der Abrasio mittels transvaginaler Sonographie bei etwa 80% der Fälle korrekt feststellen. Nur im Falle des besonders bösartigen entdifferenzierten Karzinoms ist die Sonographie unzuverlässig.
- Falls Zweifel hinsichtlich einer Zervixbeteiligung bestehen, ggf. nochmalige **Intrazervikalkürettage,** ggf. mit Zervix-Hysteroskopie kombiniert; notfalls auch Intrazervikalzytologie. Kritische Wertung.
- **Palpationsbefund?** Adnexbefall?
- Befunde von **Uterus, Uterusnachbarschaft, Adnexen und Abdomen** bei der transabdominalen Sonographie?

- **CT** bzw. **MRT** bei unsicheren Tast- bzw. Sonographiebefunden, fortgeschrittenen Fällen (Ausbreitung?).
- **Inguinale LK** unauffällig? Das Korpuskarzinom kann dorthin metastasieren! Ggf. zytologische Punktionsdiagnostik.
- **Sonstige Lymphknotendiagnostik.** Anstelle der leider mehr und mehr verlassenen Lymphographie bieten sich CT bzw. MRT an. Indikation: Alle G-III-Fälle, ferner alle Stadien Ic–IV. Aussage evtl. informativ, falls LK >0,5–1 cm ⌀.
- **Progesteron- und Östrogenrezeptoranalyse.** Eine solche Untersuchung unterbleibt in der Regel am Abradat. Man sollte sie deshalb später am Operationspräparat nachzuholen versuchen, speziell bei den ungünstig wirkenden Fällen (hinsichtlich des technisch-praktischen Vorgehens s. S. 123).
- **Ausgangsbefundermittlung Marker** (CA 125; CEA; CA 15-3).

Dazu kommen noch die typischen präoperativen, weitergehenden Explorationen:
- **Röntgenkontrolle der Lunge.** Metastasen?
- **Harnwegdiagnostik** (Zystoskopie, Sonographie bzw. bei Auffälligkeit – und nur dann – i.v. Urogramm, Kultur).
- **Rektoskopie** beim Stadium II/IV.
- Schließlich die anästhesiologisch und operativ gebotenen Allgemein- und Laboruntersuchungen.
- Abschließend: **Vorläufige Stadieneinteilung** (Tab. 6-4) sowie Einschätzung der individuellen **Risiken** (Tab. 6-3).
- **Therapieplanung.**
- **Aufklärung** der Patientin (s. S. 193). Therapiealternativen? Zustimmung.

Therapie

Abgesehen von den relativ seltenen, weit fortgeschrittenen inoperablen Fällen ist stets die o**perative Therapie anzustreben** und zu favorisieren: Nur die Laparotomie erlaubt ein exaktes Staging und eröffnet den Weg zu einer individualisierten Behandlung. Die Heilungsergebnisse reiner **Strahlentherapie** liegen bei vergleichbaren Stadien 10–20% unter den Ergebnissen operativen bzw. kombinierten Vorgehens. Unter optimalen klinischen Bedingungen kann man ca. 90% der Patientinnen operieren. Die Primärtherapie muß ggf. noch durch weitere Maßnahmen ergänzt werden.

Staginglaparotomie

Sofern keine echten Kontraindikationen für jede Art von Operation gegeben sind, beginnt das therapeutische Prozedere mit der Staginglaparotomie. Erst sie erlaubt das Ausmaß des im individuellen Fall gebotenen bzw. möglichen Eingriffs zu beurteilen.

Praktisches Prozedere

- Präoperativ Einlage eines alkoholgetränkten Gazestreifens in den Zervikalkanal.
- **Längsschnitt-**Laparotomie. Nur bei gesicherten frühen G-I- und G-II-Fällen kann ein **Querschnitt** erwogen werden. (Ein **vaginales Vorgehen** kann nur in Ausnahmefällen [extreme Adipositas, AZ, low risk] in Frage kommen.)
- Vorhandene **Peritonealflüssigkeit** aspirieren oder **Lavage** (Douglas, Kolonrinnen, subdiagphragmal).
- **Situs?** Stadium, pelvine und paraaortale LK? (ggf. Schnellschnittdiagnostik). – Intestinum, Netz, Leber, Oberbauch? Ggf. Biopsien.

Sofern das Staging ein weiteres kuratives oder palliatives operatives Vorgehen erlaubt und rechtfertigt, wird im Rahmen der stadienspezifischen Therapie (s.u.) mit der **Exstirpation des Uterus und der Adnexe** begonnen. Die anschließende, unmittelbare **Untersuchung des Uterus** liefert nun die letzten Informationen zur Risikoeinschätzung (Tab. 6-3).

Es ist folgendes zu klären:
- Wo sitzt das Karzinom: Fundal? Nahe des inneren MM? Streuungsart z.T. davon abhängig!
- Vornehmlich exophytisch oder endophytisch gewachsen?
- Wie tief ist die Wand maximal infiltriert? Streuungswahrscheinlichkeit z.T. davon abhängig!
- Diese Beurteilung ist bei G-I-Tumoren recht zuverlässig (85–90%), nicht jedoch bei den G-III-Fällen (hier Schätzung nur bei 30% korrekt).
- Zervix frei?

Im gleichen Akt:
- Aussondern von Gewebe zur Rezeptoranalyse (Tiefkühlung s. S. 123), zur Ploidieanalyse und zur S-Phasen-Bestimmung.

Der von der Abrasio vorliegende histologische Befund und andere Befunde (CT, MRT usw.), das operative Staging und schließlich die intraoperative Uterusuntersuchung liefern weitgehende Informationen zum Risiko und damit zum Ausmaß der notwendigen Radikalität. Die Risikohinweise sind in ihrer Gesamtheit zu werten.

Sie sind vor allem wichtig für die Indikation zur **Lymphonodektomie** und ihrem Umfang. Die pelvine Lymphonodektomie scheint beim Stadium Ic, II, IIIb sowie bei G-III-Karzinomen, klarzelligen, serösen, adenosquamösen Karzinomen und den Müllerschen Mischtumoren geboten zu sein. Bei pelvinem LK-Befall ergibt sich die Indikation zur paraaortalen Lymphonodektomie. Der Nutzen für das Staging steht außer Frage, ist für die Überlebenszeit aber nicht eindeutig bzw. generell bewiesen.

Schließlich ist noch individuell zu entscheiden, ob man, auch bei den Stadien I, IIIa und IIIc, bei denen die Vagina nicht erkennbar erkrankt ist, bei den **High-risk-Fällen** (s. Tab. 6-3) **den obersten Teil der Vagina mitnehmen** soll. Der Grund wäre die Tatsache, daß vor allem bei den High-risk-Fällen das Risiko einer späteren Entwicklung karzinomatöser Prozesse im Bereich des Scheidengewölbes besteht (8–10%), ausgehend von dort lokalisierten zunächst okkulten **Implantationsmetastasen.**

Die Alternative wäre eine postoperative **Kontaktbestrahlung des Scheidenstumpfes** (vgl. S. 20). Es scheint, daß man bei letzterer weniger mit nachteiligen Folgen im Sinne von Miktionsstörungen zu rechnen hat.

Individuelles operatives Vorgehen

Die nachfolgenden Empfehlungen beziehen sich auf die AGO-Leitlinien von 1998. Sie beschreiben das den jeweiligen Gegebenheiten angepaßte Ausmaß des gynäkologischen Eingriffs sowie die Indikationen zur Lymphonodektomie.

Man bedenke: Das Stadium ist nur ein Merkmal. Die folgenden Empfehlungen müssen also noch in Bezug auf die **anderen Risikomerkmale** geprüft und u. U. modifiziert werden (LK, Vaginalmanschette u. a.) (s. Tab. 6-5).

Stadienabhängige Operation

Stadium Ia, Ib

- Abdominale Hysterektomie mit Adnexektomie beiderseits.
- Lymphonodektomie abhängig von Risikofaktoren.

Bei der Operation ist mit dem Absetzen der Ligg. infund. pelv. (Ligg. suspensaria ovarii) zu beginnen; das Corpus uteri selbst ist weder anzuhaken

Tab. 6-4 Intraoperatives Staging (nicht präoperativ) UICC 1992.

UICC	FIGO	Merkmale	Häufigkeit
Tis	0	Präinvasives Karzinom (Carcinoma in situ)	
T_0	–	Kein Hinweis auf Primärtumor	
T_1	I	Karzinom auf das Corpus uteri beschränkt	~75%
T_{1a}	I a	Auf das Endometrium beschränkt	
T_{1b}	I b	$\leq 1/2$ Myometrium infiltriert	
T_{1c}	I c	$> 1/2$ Myometrium infiltriert	
T_2	II	Übergang des Karzinoms auf die Cervix uteri	12–15%
T_{2a}	II a	Nur Zervixepithel betroffen	
T_{2b}	II b	Stromainfiltration der Zervix	
T_3	III	Ausdehnung des Karzinoms über den Uterus hinaus, aber auf das kleine Becken begrenzt	
T_{3a}	III a	Uterusserosa, Adnexe; pos. Peritonealzytologie	8–12%
T_{3b}	III b	Vaginalbefall, auch metastatisch	
T_{3c}	III c	LK-Befall	
T_4	IV a	Karzinomeinbruch in Blase oder Rektum und/oder Ausdehnung des Karzinoms über das kleine Becken hinaus	2–4%
M_1	IV b	Fernmetastasen, intraperitoneale Metastasen; pos. Leisten-LK	

noch anzuzügeln. Man sollte es nur mittelbar durch Anzügeln oder Klemmenansatz der Ligg. rotunda und der Adnexabgänge dirigieren. Tuben distal verschließen.

Stadium Ic

- Abdominale Hysterektomie mit Adnexektomie beiderseits.
- Pelvine und paraaortale Lymphonodektomie.

Stadium IIa, IIb

Wenn das Endometriumkarzinom bereits auf die Zervix übergegangen ist und man diesen Tatbestand bereits vor der Operation erkannt und bewiesen hat (s. S. 57), kommen zwei Möglichkeiten in Frage:

- Bei **nur mikroskopischem Befund im Zervixbereich:** Operation wie beim Stadium Ic beschrieben.

Tab. 6-5 Individualisierte operative Therapie.

Vermutlich »low risk«	»high risk«
G-I-Karzinom, endometrioides Adenokarzinom Adenokankroid	G-III-Karzinom, Clear-cell-Typ, serös-papilläres Karzinom oder adenosquamöses Karzinom erwiesen
Offenbar Stadium Ia (Ib), kein Hinweis auf LK-Befall	Vermutlich Stadium Ic oder III Verdacht auf LK-Befall (CT, MRT)
▼	▼
Längsschnitt (evtl. Querschnitt)	Längsschnitt
Staging: Peritoneallavage, Exploration Nachbarschaft, LK pelvin/paraaortal; ggf. Biopsien, Punktionen. Prüfung der Operabilität.	
Unauffällig LK suspekt ————————————————————►	
Totalexstirpation des Uterus unter Mitnahme der Adnexe	Totalexstirpation des Uterus unter Mitnahme der Adnexe (Vaginalmanschette? [oder p.op. Kontakttherapie der Vagina]) ggf. Omentektomie (Stad. IIIa)
Aufschneiden des Uterus und Befundermittlung: Karzinomlokalisation, Myometriuminfiltrationstiefe, Wachstumsart. Gewebe zur Rezeptoranalyse, Ploidieanalyse, S-Phase.	
Stadium Ia/Ib Keine neuen Risikohinweise Stadium Ic Neue Risikohinweise ————————►	
Operation erledigt	Pelvine Lymphonodektomie
	Offensichtlich erheblicher *Befall* oder paraaortale LK *suspekt* oder zahlreiche Risikofaktoren
	Paraaortale Lymphonodektomie (oder p.op. Strahlentherapie, s.u.)
Evtl. je nach individueller Konstellation und histologischen, zytologischen und biochemischen Ergebnissen noch p.op. Therapieergänzung.	

- Bei **makroskopischem Befall der Zervix:**
  - Erweiterte, radikale Hysterektomie mit Adnexektomie beiderseits (s. S. 44).
  - Pelvine und paraaortale Lymphonodektomie.

Stadium III a, III b, III c

Hier ist der *individuelle Status* entscheidend, allgemeingültige Empfehlungen lassen sich nicht geben. Im Falle einer weitgehend radikalen Operationsmöglichkeit wird man diese nutzen. Die nachfolgenden Empfehlungen zeigen nur gewisse logische Tendenzen auf.

Stadium III a (extrauterine, intraabdominale Ausdehnung):

- Abdominale Hysterektomie mit Adnexektomie beiderseits.
- Omentektomie.
- Entfernung evtl. erkennbarer Streuherde
- Pelvine und paraaortale Lymphonodektomie.

Stadium III b (vaginale Ausdehnung):

je nach Befund, lokaler Operabilität und Allgemeinzustand:
- (Erweiterte, radikale) abdominale Hysterektomie mit Adnexektomie, partieller/kompletter Kolpektomie.
- Pelvine und paraaortale Lymphonodektomie oder auch nur
- Hysterektomie, Tumorexzision aus der Scheide und Kontaktbestrahlung der Vagina.

Bei der häufigen Inoperabilität:
- Primäre Strahlentherapie: Kontakt- und Perkutanbestrahlung.

Im Falle einer erfolgten Staginglaparotomie vor dem Wundverschluß ggf. Markierung besonderer Befunde.

Stadium III c (Lymphknotenmetastasierung):

- Abdominale Hysterektomie mit Adnexektomie beiderseits.
- Pelvine und paraaortale Lymphonodektomie.

Stadium IV a (Tumorausbreitung im kleinen Becken):

Bei isoliertem Befall von Blase und/oder Rektum ohne paraaortale Lymphknotenmetastasen oder parametrane Ausbreitung
- Vordere und/oder hintere Exenteration.

Bei der häufigen Inoperabilität:
- Homogene, perkutane Bestrahlung des kleinen Beckens.

Im Falle einer dies Letztere entscheidenden Staginglaparotomie ggf. Markierung wesentlicher Befunde.

Stadium IV b (Fernmetastasen):

- Wenn überhaupt, nur kombinierter Einsatz unterschiedlicher Behandlungsmodalitäten (Operation, Bestrahlung, Gestagene, Zytostatika). Zur Blutstillung bei guter, lokaler Operabilität Hysterektomie. Bei isolierten inguinalen und/oder operablen intraperitonealen Metastasen Operation wie im Stadium III.

Postoperative Befundkontrollen und -ergänzungen – pTNM-Stadieneinteilung

Die allein verbindlichen histologischen, zytologischen und biochemischen Untersuchungsergebnisse von dem intraoperativ entnommenen Material liegen einige Tage p.op. vor. Dies betrifft:

- **Histologische Merkmale des Karzinoms (Typ, Grading [I, II, III]),** Tumoreinbruch in Blut- und/oder Lymphgefäße.
- **Exakte Infiltrationstiefe des Myometriumbefalls.**
- **Beteiligung von Nachbarorganen; Streuherde (Biopsien).**
- **Lymphknotenbefall (pN+), Zahl und Ort pos. LK (pelvin/paraaortal).**
- **Peritoneale Beteiligung (Lavage).**
- **Progesteronrezeptor.**
- **Ploidie der Tumorzellen;** S-Phase.
- **HER2/neu Überexpression?**

Nicht nur die alte, präoperative Stadieneinteilung, auch die intraoperative muß durch eine objektive Einteilung (**p-Stadium**) ersetzt werden, die auch, im Gegensatz zu früher, den extrem wichtigen **LK-Status** mitberücksichtigt und die Risikomerkmale komplettiert.

Postoperative Therapieergänzung

Ergänzungsmaßnahmen ergeben sich aus den intraoperativen und postoperativen Feststellungen, speziell aus den Ergebnissen der histologischen Untersuchung.

Vaginale Kontakttherapie

Falls anläßlich der Operation keine Vaginalmanschette mitgenommen worden ist (s.o.), sollte man bei allen **High-risk-Fällen** (auch im Stadium Ia/Ib) eine vaginale Brachytherapie erwägen (15–25 Gy). Damit kann man der Entwicklung der nicht seltenen okkulten Streuherde am Vaginalende bzw. am Urethralwulst vorbeugen. Bei Befall des Parakolpium beim Stadium IIIb hat die perkutane Bestrahlung Priorität.

Postoperative perkutane Strahlentherapie

Grundsätzlich gilt: **Perkutane Hochvoltbestrahlung des kleinen Beckens nur bei Karzinomen mit hohem Rezidivrisiko.** So hat eine routinemäßige Nachbestrahlung bei G-I- und G-II-Karzinomen keine erkennbare Verbesserung ergeben, wohl aber bei G-III-Fällen.

Pelvine Homogenbestrahlung

Als absolute oder relative Indikationen sind zu nennen:
- Radikalität der Operation zweifelhaft (obligat).
- Bei High-risk-Fällen keine Lymphonodektomie (obligat).
- Bei der pelvinen Lymphonodektomie mehr als 4–5 LK befallen.
- High-risk-Fälle der Stadien Ib, Ic, II.
- Bei den operierten Stadien III (und IV) je nach Sachlage und Möglichkeit.

Die Obergrenze des Bestrahlungsfeldes liegt bei LWK 5, die Untergrenze etwa in Höhe der Vagina-Halbierungslinie. Einbeziehung der Beckenwand.
Dosis: Je nach Fall 45–50 (–60) Gy. Bei einer Homogenbestrahlung von mehr als 45 Gy muß die o. e. Kontaktbestrahlung am Scheidenende entfallen!
Beim papillär-serösen Karzinom wird die dabei indizierte Nachbestrahlung z.T. mit einer Chemotherapie kombiniert (Cisplatin + Epirubicin). Damit konnte die 4-Jahres-Überlebensrate verdoppelt werden.

Bestrahlung der paraaortalen Region

Hier ist eine Radiatio in folgenden Fällen zu diskutieren:
- Wenn bei erheblichem Befall der pelvinen LK eine paraaortale Lymphonodektomie unterblieb.
- Wenn die paraaortalen LK suspekt sind (Palpation, Punktion; CT, MRT), aber keine paraaortale Lymphonodektomie erfolgte.
- Evtl. trotz paraaortaler Lymphonodektomie, wenn der dortige Befall erheblich war.

Paraaortale Lymphonodektomie und/oder die Bestrahlung dieser Region sind sehr selektiv zu indizierende Maßnahmen und nicht unproblematisch. Haben sie, nach Sachlage, überhaupt noch einen Sinn, oder muß man den Fall bei derartiger Ausdehnung nicht als inkurabel betrachten und auf palliative Maßnahmen ausweichen (Tamoxifen, Gestagene, Chemotherapie)? Man wird dies nur unter Abwägung zahlreicher Aspekte und im Konsilium entscheiden können.

Primäre Strahlentherapie

Durch den Verzicht auf eine operative Basistherapie wird die Prognose verschlechtert und evtl. die Morbidität erhöht. Der Entschluß zur reinen Strahlentherapie soll deshalb kritisch begründet und protokolliert werden.

Hat man keine andere Wahl, so sind drei Möglichkeiten der Strahlentherapie denkbar:
- kombinierte Therapie, ähnlich der beim Zervixkarzinom, oder
- ausschließlich perkutane Bestrahlung, oder
- alleinige Kontaktbestrahlung.

Empfohlen wird:

Im klinischen **Stadium I–III**
- Kombination aus Brachy- und Perkutantherapie.
- Alleinige Brachytherapie nur bei schwerwiegenden Zweiterkrankungen oder im hohen Alter.

Stadium III b
- Perkutantherapie, ggf. nur kleinräumig.

Stadium IV a
- Primäre Bestrahlung des kleinen Beckens die Therapie der Wahl.

Vor einer Strahlentherapie ist es besonders wichtig, den Hämoglobinwert zu kontrollieren und eine Anämie umgehend zu beseitigen, da sie die Strahleneffizienz vermindert.

Kombinierte Therapie

Die Therapie besteht aus
- **mehrmaliger intrakorporaler Einlage** von Radionukliden (Afterloading) und aus der
- **komplettierenden Perkutanbestrahlung** des kleinen Beckens bei Aussparung der Mitte.

Zur optimalen Auswahl und Applikation der Strahlenfilter kann es nützlich sein, durch Endosonographie oder Hysteroskopie Sitz und Ausdehnung des Karzinoms exakt zu bestimmen.

Nach einer intrakavitären Strahlentherapie kann sich durch eine Verödung des Zervikalkanals eine Sekret- oder Eiteransammlung in dem abgeschlossenen Kavum entwickeln **(Serometra, Pyometra),** die zu einer gewaltigen Vergrößerung des Uterus führen kann. Bei dieser Sachlage muß auch stets die Möglichkeit eines intrakavitären Rezidivs bedacht und therapeutisch berücksichtigt werden!

Man beachte: Der kurative Effekt der intrakorporalen Kontaktbestrahlung ist nicht sicher vorhersehbar, er ist vor allem bei tiefer Infiltration des Myometriums fraglich. Es ist deshalb unumgänglich, sich zu vergewissern, ob das Therapieziel erreicht wurde. In praxi heißt dies:
- **Kontrollabrasio** anläßlich der letzten Kontakttherapie (= Vorinformation) sowie
- ca. 12 Wochen nach Abschluß der Therapie (= Schlußbilanz).

Je nach Ergebnis der histologischen Untersuchung (Karzinomreste bei 15% nachweisbar!) muß man u.U. eine Änderung des Therapiekonzeptes vornehmen und entweder andere, zusätzliche Maßnahmen einsetzen, oder sich, ungeachtet gewisser primärer Bedenken, doch noch zur Operation entschließen.

Falls es sich um ein Stadium II handelt (Übergang des Karzinoms auf die Zervix), muß zusätzlich zu den oben erwähnten Maßnahmen auch noch die Cervix uteri mitberücksichtigt werden. Es ist evident, daß dies aus Gründen der technischen Durchführung und der Strahlenbelastung (Wirkungsüberlagerung mit schwieriger Abgrenzung) problematisch sein kann.

Alleinige Kontaktbestrahlung

Bei einer alten, hinfälligen Patientin kann man sich im Stadium I (II) auf eine schonende, ausschließliche Kontakttherapie beschränken.

Alleinige perkutane Homogenbestrahlung des kleinen Beckens

Im seltenen Fall großer Hinfälligkeit und geringer Lebenserwartung oder Unmöglichkeit oder Sinnlosigkeit intrakavitärer Therapie (z.B. großes Tumorvolumen) sowie bei den Stadien III b und IV a kann man

als Palliativmaßnahme eine
- perkutane Homogenbestrahlung
in einer Dosis von 50 Gy erwägen.

Adjuvante, medikamentöse Maßnahmen

Die Erwartungen, mittels einer hochdosierten **Gestagentherapie** den Verlauf – besonders bei den Progesteronrezeptor-positiven Fällen – günstig zu beeinflussen, konnten in Studien nicht bestätigt werden. Ähnliches gilt für **Tamoxifengaben.** Auch eine adjuvante **Chemotherapie** ist nicht sinnvoll. Selbst bei Hochrisikofällen konnte kein gesicherter Effekt nachgewiesen werden. Eine Ausnahme bilden vermutlich die serös-papillären Karzinome.

Therapie von Fernmetastasen, primär inkurabel wirkenden Fällen und Rezidiven

Sofern die üblichen radiologischen und operativen Maßnahmen, auch die Exenteration (s. S. 45), nicht mehr einsetzbar sind, kommen nur noch **hormonale** bzw. **zytostatische Maßnahmen** zum Einsatz.

Gestagentherapie

Die Remissionserwartung liegt bei nichtselektionierten Kollektiven bei ca. 20%, erreicht aber im Kollektiv der Progesteronrezeptor-positiven Fälle bis zu >40%.

Bei **Progesteronrezeptor-positiven** (>50 fmol/mg Protein), vor allen Dingen hochrezeptorpositiven (>100 fmol/mg), und/oder histologisch als »reif«, als »hochdifferenziert« beschriebenen Fällen **(G I):**
- Hochdosierte Gabe von Gestagenen, z.B. Medroxyprogesteronacetat (Clinovir, Farlutal) in Tagesdosen von 200 (–500–1000) mg, alternativ auch Megestrolacetat (Megestat) 160 mg tgl. peroral.

In Studien hat sich kein eindeutiger Vorteil der früher üblichen extrem hohen MPA-Dosierung (≥1000 mg/tgl.) gezeigt, so daß man sie höchstens noch bei den vermindert sensiblen Fällen anwenden sollte (s.u.).

Bei **geringeren Progesteronrezeptorwerten** und/oder **bei »mittelreifen« Adenokarzinomen** kann der Versuch(!) einer Gestagentherapie gemacht werden. Hier sind aber wohl höhere Dosierungen erforderlich (bis 1000 mg Clinovir/Farlutal tgl.).

Antiöstrogentherapie

Bei Undurchführbarkeit der Gestagentherapie (Kontraindikationen s. S. 252), aber positiven Hormonrezeptoren:
- Versuch mit Tamoxifen (30 mg/Tag) s. S. 210.

Die Therapie darf nur bei primärer oder sekundärer Ineffektivität abgebrochen werden.
Es scheint dringlich, die anstehenden Studienergebnisse über die Wirkung der neuen Antiöstrogene zu beachten und ggf. Konsequenzen zu ziehen (Toremifen [Fareston], Droloxifen).

GnRH-Analoga

Hinsichtlich des Einsatzes dieser offenbar wirksamen Medikamente müssen erst noch die Ergebnisse weiterer Studien abgewartet werden.

Aromataseinhibitorentherapie

Aus theoretischen Überlegungen heraus sollte eine Therapie mit Aromataseinhibitoren (Letrozol [Femara], Anastrozol [Arimidex], Formestan [Lentaron]) auch beim Endometriumkarzinom erfolgversprechend sein, es fehlen aber einschlägige Studienergebnisse.

Chemotherapie

Progesteronrezeptor-negative Endometriumkarzinome reagieren nicht oder nur geringgradig auf eine endokrine Therapie. Gleiches gilt für **G-III-Karzinome** (Ansprechrate <8%). Deshalb kann sie nur dann, wenn überhaupt, versucht (!) werden, wenn es sich um Grenzfälle bei geringer Erfolgseile handelt.
Ansonsten ist bei den o.e. metastatischen Befunden, bei Eilbedürftigkeit und auch bei erwiesener Ineffizienz der endokrinen Therapie eine **Chemotherapie** geboten. Bisher gibt es noch keine Standardempfehlung.

Die Ansprechrate bei der **Monotherapie** ist am günstigsten bei
- Doxorubicin/Epirubicin,
- Cisplatin/Carboplatin und
- Paclitaxel/Docetaxel (Studien abwarten!)
und liegt bei 25–36%.

Bei den **Polychemotherapien** lassen sich weitaus bessere Ergebnisse erzielen. Bei
- AC bzw. EC,
- A/E-Cisplatin/Carboplatin,
- Ifo-Cisplatin/Carboplatin sowie
- Paclitaxel/Docetaxel-Kombinationen
erreicht die Ansprechrate 30–50%.

Die Remissionsdauer liegt bei ~4, nur selten bei 9–12 Monaten.
Die Indikationsstellung muß naturgemäß der mitunter reduzierten Belastbarkeit älterer Patientinnen Rechnung tragen. Zur praktischen Durchführung der Chemotherapien s. S. 237.

Hormonsubstitution

Falls bei entsprechenden Symptomen (inkl. Osteomalazie) eine Hormonsubstitution wünschenswert erscheint, ist sie nur bei den Low-risk-Fällen ohne Bedenken zulässig. Empfohlen werden Östrogen-Gestagen-Kombinationen wie 1–2 mg Östradiolvalerianat + 5–10 mg MPA (z.B. Clinofem, G-Farlutal).

Heilungserwartung

Die Quoten der 5-Jahres-Überlebensraten, die weitgehend mit einer Heilung identisch sind (weltweit ca. 77%), schwanken naturgemäß in Abhängigkeit von dem jeweiligen Primärbefund und der Therapie.

Therapieart

Die Operation als Basistherapie liefert bis zu 20% bessere Heilungsergebnisse als eine ausschließliche Strahlentherapie.

Stadienabhängigkeit

Bei operierten, nicht speziell differenzierten Fällen sind die 5-Jahres-Überlebensraten naturgemäß stadienabhängig. Diese Aussage ist, ausschließlich betrachtet, naturgemäß ungenau, da auch andere Faktoren in die Prognose eingehen (s.u.). Dies gilt ebenso für die anderen, nachfolgend aufgeführten »Korrelationen«.

	5-Jahres-Überlebensrate
Stadium I (ca. 75% aller Fälle)	75–90% (85%)
Stadium II	55–69% (65%)
Stadium III	20–45%
Stadium IV	10–15%

Histologie

(s. Tab. 6-1)

		5-Jahres-Überlebensrate
Günstig: ↓	G-I-Fälle-Adeno-Ca. Adenokankroid } Myometrium selten befallen	85–90%
Ungünstig:	G-III-Fälle Adenosquamöses Ca. Klarzelliges Ca. Serös-papilläres Karzinom (50% LK+) } ⅔ der Fälle mit weitgehendem Myometrium-befall, Lymph-bahneneinbrüche häufig.	20–50%

Invasionstiefe

(s. Tab. 6-4 sowie Abb. 6-1)

	5-Jahres-Überlebensrate
Nur Endometrium oder innerstes Myometriumdrittel betroffen	80–90%
Auch mittleres Drittel betroffen	65–77%
Auch äußeres Drittel betroffen (häufig paraaortale Metastasen)	20–30%

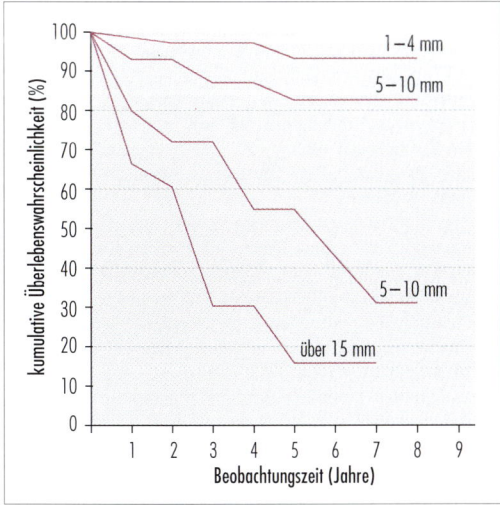

Abb. 6-1 Überlebenskurven bei 182 operierten Patientinnen mit Endometriumkarzinom der I. Universitäts-Frauenklinik München in Abhängigkeit von der Tumorinfiltrationstiefe. (Nach Baltzer et al., 1983.)

Lymphknotenbefall

Bei Befall der pelvinen LK liegt die 5-Jahres-Überlebensrate pauschal bei 60–70%, bei Beteiligung der paraaortalen LK nur bei 25–45%.

Alter

Bei den Frauen über 70 Jahren scheint die Prognose schlechter als bei den jüngeren zu sein (5-Jahres-Überlebensrate ca. 60 zu 90%). Bei Jüngeren dominieren G-I-Fälle, bei den alten Frauen G-III-Fälle.

Ploidie, S-Phase

Nur 16% aller Endometriumkarzinome im Stadium I sind aneuploid, demgegenüber aber 50% aller Rezidive. Aneuploidie und hohe S-Phase (>5%) gehen also mit schlechter Prognose einher.

Nachsorge

(s. S. 181)
Bei 6–10% der Patientinnen ist noch mit einem weiteren Neoplasma zu rechnen, was man beim Spektrum der Untersuchungsmethodik beachten muß.

Hinweise für die Praxis

- Das Endometriumkarzinom hat seinen Altersgipfel zwar bei 61 Jahren, kommt aber auch schon unter 40 Jahren vor. Also: Jede nicht anderweitig sicher erklärbare abnorme Blutung bei Frauen über 35 Jahren bedarf der Abklärung durch fraktionierte Kürettage. Ein negativer zytologischer Abstrich spricht nicht gegen die Möglichkeit eines Korpuskarzinoms.
- Nicht selten sind Myome und Korpuskarzinome vergesellschaftet; d.h. ein Myom kann nicht automatisch als hinreichende »Erklärung« für suspekte Blutungen hingenommen werden. Abrasio nötig.
- Man vermeide, der Patientin die Strahlentherapie als harmlos hinzustellen und sie darauf zu fixieren. Die Strahlentherapie ist in der Regel nicht harmloser, ferner ist sie weniger effektiv. Man

überlasse die Therapieentscheidung der Klinik.
- Sofern es sich nicht um einen Fall mit optimaler Prognose gehandelt hat, sollten 3–5 Jahre keine Östrogene gegeben werden. Eventuelle Ausfallserscheinungen sind notfalls mit Sedativa oder Gestagenen zu behandeln.
- Bei der Nachsorge beachte man die Gefahr eines Rezidivs am Scheidenende und im Suburethralwulst.

Literatur

Abeler VM, Kjörstad KE, Berle E. Carcinoma of the endometrium in Norway: a histopathological and prognostic survey of a total population. Int J Gynecol Cancer 1992; 2: 9–22.

AGO. Diagnostische und therapeutische Standards beim Endometriumkarzinom. Frauenarzt 1998; 39: 1049.

Alberts D, Mason MC, Toole RVO et al. Doxorubicin-cisplatin-vinblastin combination therapy of advanced endometrial carcinoma: a southwest oncology group study. Gynec Oncol 1987; 26: 193–201.

Baltzer J. Therapeutic procedure for minimal endometrial cancer. In: Grundmann E, Beck C (eds.). Minimal neoplasia. Berlin, Heidelberg, New York: Springer 1988.

Baltzer J et al. Praxis der gynäkologischen Onkologie. Stuttgart: Thieme 1998.

Baltzer J, Maasen V. Präkanzerosen und Karzinome des Endometriums. In: Spezielle gynäkologische Onkologie I. Schmidt-Matthiesen H. Bd 11. Klinik der Frauenheilkunde und Geburtshilfe. 3. Aufl. München: Urban & Schwarzenberg 1991.

Bastert G, Grischke EM. Chemotherapie des Endometriumkarzinoms. Onkologe 1999; 5: 422.

Bauknecht Th. Prognosefaktoren beim Endometriumkarzinom. Onkologe 1999; 5: 396.

Becker H, Hötzinger H. Die Hysterosonographie und ihre Bedeutung in der Diagnostik des Endometriumkarzinoms. Geburtshilfe und Frauenheilkunde 1986; 46: 693.

Bender HG. Allgemeine gynäkologische Onkologie. Bd 10. Klinik der Frauenheilkunde und Geburtshilfe. 4. Aufl. München: Urban & Schwarzenberg 1998.

Bender HG. Gynäkologische Onkologie. 2. Aufl. Stuttgart, New York: Thieme 1991.

Brandner P, Neis KJ. Diagnostik des Endometriumkarzinoms und seiner Präkanzerosen. Onkologe 1999; 5: 381.

Creasman WT, Morrow CP, Bundy BN, Homesley HD, Graham JE, Heller PB. Surgical pathologic spread patterns of endometrial cancer. Cancer 1987; 60: 2035-41.

Dallenbach-Hellweg G. Endometrium. 2. Aufl. Heidelberg, Berlin, New York: Springer 1981.

Dallenbach-Hellweg G et al. MPA bei der adenomatösen Hyperplasie des Korpusendometriums. Geburtshilfe und Frauenheilkunde 1986; 46: 601.

Dallenbach-Hellweg G, Poulsen H. Atlas of endometrial Histopathology. Heidelberg, Berlin, New York: Springer 1996.

Dallenbach-Hellweg G, Schmidt D. Histopathologie und Stadieneinteilung des Endometriumskarzinoms inklusive seiner Präkanzerosen. Onkologe 1999; 5: 388.

Fanning J, Evans MC, Peters AJ, Samuel M, Harmon ER, Bates JS. Endometrial adenocarcinoma histologic subtypes: Clinical and pathologic profile. Gynec Oncol 1989; 32: 288–91.

FIGO. Annual Report Nr. 22. Stockholm: Radiumhemmet 1994.

FIGO. Changes in gynecologic cancer staging by the International Federation of Gynecology and Obstetrics. Am J Obstet Gynecol 1990; 162: 610–1.

Fournier D von, Junkermann H, Anton HW. Indikation zur Radiotherapie beim Kollum- und Korpuskarzinom nach Operation. Gynäkologe 1987; 20: 222–7.

Hepp H, Neis KJ. Hysteroskopie. In: Gynäkologie und Geburtshilfe. 2. Aufl. Bd. III/2 (spezielle Gynäkologie). Käser O, Friedberg V, Ober KG, Thomsen K, Zander J (Hrsg.). Stuttgart, New York: Thieme 1988.

Imachi M, Tsukamoto N, Matsuyama T, Nakano H. Peritoneal cytology in patients with endometrial carcinoma. Gynec Oncol 1988; 30: 76–86.

Kleine W et al. Therapie des Endometriumkarzinoms. Heidelberg: Springer 1991.

Köchli OR et al. Gynäkologische Onkologie. 2. Aufl. Heidelberg: Springer 1998.

Kucera H, Sagel R, Skodler W, Weghaupt K. Die Afterloading-Kurzzeitbestrahlung des inoperablen Corpuscarcinoms. Geburtshilfe und Frauenheilkunde 1986; 46: 515–9.

Kühn W, Kaufmann M, Rummel H et al. Immunhistochemischer Östrogen- und Progesteronrezeptorstatus und DNA-Ploidie als prognostische Faktoren des Endometriumkarzinoms. In: Aktuelle Onkologie 50. Klinische Tumorimmunologie in der Gynäkologie. München, Bern: Zuckschwerdt 1988.

Kurman RJ. Blaustein's Pathology of the female genital tract. 4. Aufl. Springer 1994.

Petterson F (ed.). Annual Report on the results of treatment in gynecological cancer. vol. 22. Editorial Office. Stockholm: Radiumhemmet 1994.

Schmidt-Matthiesen H. Histopathologische Basisinformationen als Voraussetzung für individualisierte gynäkologische onkologische Therapie. Pathologe 1988; 9: 251.

Schmidt-Matthiesen H. Problematik und medizinische Notwendigkeit der Nachsorge in der gynäkologischen Onkologie. Gynäkologe 1989; 22: 9–19.

Schneider ML. Morphologische Prognosekriterien beim Endometriumkarzinom unter besonderer Berücksichtigung des Kerngradings. Geburtshilfe und Frauenheilkunde 1986; 46: 267.

Schulz KD, Schmidt-Rhode P, Zippel HH, Sturm G. New concepts of adjuvant drug treatment in endometrial cancer. In: Endometrial Cancer. Schulz KD, King RIB, Pollow K, Taylor RW (eds.). München: Zuckschwerdt 1987.

Sevin BU. Die primär operative Therapie des Korpuskarzinoms. Gynäkologe 1986; 19: 88–93.

Swenerto KD. The treatment of disseminated endometrial carcinoma with tamoxifen. In: Endometrial Cancer. Schulz KD, King RJB, Pollow K, Taylor RW (eds.). München: Zuckschwerdt 1987.

Thigpen T, Blessing J, DiSaia P, Ehrlich C. A randomized comparison of adriamycin with or without cyclophosphamide in the treatment of advanced or recurrent endometrial carcinoma (Meeting abstract). Proc Amer Soc Clin Oncol 1985; 4: 115.

Vergote I, Kjörstad K, Abeler V, Kolstad P. A randomized trial of adjuvant progestagen in early endometrial cancer. Cancer 1989; 64: 1011–6.

Wallwiener D, Wagner U. Operative Therapie des Endometriumkarzinoms. Onkologe 1999; 5: 403.

Wittekind CH, Wagner G. TNM-Klassifikation maligner Tumoren. Heidelberg: Springer 1997.

Zander J, Graeff H. Gynäkologische Operationen. Heidelberg: Springer 1991.

7

Ovarialtumoren

Allgemeines

Mit einem Anteil von 15–30% an den Genitalkarzinomen ist das Ovarialkarzinom das dritthäufigste Genitalneoplasma. Prognostisch ist es das ungünstigste (>5% der Krebsmortalität). Einerseits wird es wegen seiner überwiegenden Symptomlosigkeit oder -armut zumeist erst in fortgeschrittenem Stadium entdeckt: 40–50% der Fälle befinden sich zum Zeitpunkt der Diagnose im Stadium III, 15–20% im Stadium IV! 60% der Karzinome haben bereits zum Zeitpunkt der Operation einen Durchmesser von 10 cm oder mehr. Andererseits handelt es sich bei den malignen Ovarialtumoren häufig um sehr schnell proliferierende Tumoren höchster Bösartigkeit. Das gegenwärtige Erkrankungsrisiko schwankt von 0,6–10%; letzteres gilt für Frauen mit familiärer Belastung.

Alter

Das Durchschnittsalter der Erkrankten liegt im Falle der **LMP-Tumoren** (s. u.) bei 40–60 Jahren (Annual-Report) bzw. 25–50 Jahren, bei den **Karzinomen** zwischen 60 und 70 Jahren. Bei letzteren gibt es noch Unterschiede je nach Typus:

– Unreife Teratome   0 – 20. Lebensjahr
– Endodermale Sinustumoren 0 – 30. Lebensjahr
– Chorionkarzinome   5. – 30. Lebensjahr
– Dysgerminome   5. – 30. Lebensjahr
– Androblastome   10. – 30. Lebensjahr
– Seröse Karzinome   ab 35. Lebensjahr

Die **Entstehungsgefahr** maligner Tumoren nimmt mit dem Alter zu: Die Häufigkeit ist in der Altersgruppe 75–80 Jahre viermal so groß wie bei den 40- bis 45jährigen. Nur 10% der Erkrankten sind jünger als 40 Jahre. Auch die **Prognose** verschlechtert sich mit zunehmendem Alter.

Disposition

Hinsichtlich des Erkrankungsrisikos besteht bei ca. 10% eine gewichtige **familiäre Disposition,** meist im Zusammenhang mit Mutationen im $BRCA_1$-Gen auf Chromosom 17q21 oder im $BRCA_2$-Gen auf Chromosom 13q12–13. In diesen Fällen (Karzinomrisiko bis 60%!) mindestens jährliche Vaginalsonographien sowie CA-125-Kontrollen ab dem 30. Lebensjahr. Präventive Ovariektomien sind zu diskutieren.

Auch zunehmendes Alter sowie vorangegangene Karzinomerkrankungen von Endometrium, Mamma und Kolon gelten als Zeichen erhöhter Gefährdung; ebenso Kinderlosigkeit (vierfaches Risiko), Sterilitätsbehandlung und Spätmenopause. Risikomindernd sind späte Erstschwangerschaft, >4 Kinder, Stillen, Entfernung des Uterus und der Eileiter bzw. deren Durchtrennung (!) und langfristige Ovulationshemmeranwendung.

Früherkennung

Die Früherkennungsmöglichkeit von **symptomlosen Ovarialmalignomen** ist beim Standardvorgehen (s. S. 4) **unzureichend.** Selbst bei fortgeschrittener Ausbreitung sind die Primärtumoren häufig <3–4 cm, also z.T. schwer palpierbar. Wenn man palpatorisch Auffälligkeiten an den Adnexen findet (vor allem bei der rektovaginalen Palpation), wird es im Falle eines Neoplasmas kein Frühfall mehr sein.

Wichtig ist die Ermittlung eines gesteigerten **individuellen Risikos** (s. o.). Bei diesen Fällen ist der zusätzliche Routineeinsatz der transvaginalen und abdominalen Sonographie geboten, bei hohem Risiko u. U. auch die CA-125-Bestimmung. Alles das hat jedoch nur begrenzten Wert. Der Marker reagiert nur bei <50% der Frühfälle und hat zudem einen hohen Anteil unspezifischer Reaktionen. Die intensivierte Vorsorge scheint zumindest die Überlebenszeit postmenopausal erkrankter Frauen nicht zu bessern.

Zusammenfassend ist festzustellen, daß selbst bei Einhaltung der Einjahresfrist der Kontrollen sich in der Zwischenzeit bereits ein inoperables Malignom entwickeln kann.

Bei dieser Sachlage erscheint es berechtigt, Frauen mit erheblichem Risiko (z. B. dann, wenn bereits >2 Verwandte erkrankt sind), nach Abschluß der Familienplanung zur prophylaktischen Ovariektomie zu raten.

Histologie

Bei den blastomatösen, »echten« Ovarialtumoren finden sich sehr verschiedenartige Gruppierungen (s. Tab. 7-1):

- **Gutartige Tumoren.**
- **»Low-malignant-potential«-(LMP-)Tumoren.**
  Bei diesen weisen die Zellen alle Kriterien der Bösartigkeit auf, es fehlt jedoch noch das invasive Wachstum. Es handelt sich vornehmlich um Tumoren vom serösen und muzinösen Typus. Es wird z. T. angenommen, daß diese Tumoren eine **eigene Entität** darstellen und kein obligates Durchgangsstadium zur Malignität. 80–90% werden im Stadium I entdeckt.
- **Eindeutig maligne Tumoren,** die aber ihrerseits, je nach Differenzierung und sonstiger Eigenart, das gesamte Spektrum vom **Low-risk-** zum **High-risk-** Malignom abdecken können.

Die Gliederung, deren Grenzziehung mitunter unscharf und unsicher ist, wird in Tab. 7-1 nach den o. e. Aspekten vorgenommen.

Ferner sind noch zu beachten:

- **Multifokale extraovarielle Proliferationen** (Müllersche Abkömmlinge, peritoneale Implantate, Endosalpingiosen).
  Diese Wucherungen ähneln klinisch einer Ovarialmalignomausbreitung (s. u.), die Ovarien sind aber, wenn überhaupt, nur sekundär betroffen. Histologisch finden sich ruhende und/oder proliferierende Veränderungen, bei letzteren solche vom LMP-Charakter und Malignome, formal hellzellig, serös oder muzinös. Diese Zellelemente können auch in LK vorkommen, ohne daß man dies automatisch als »Metastasen« werten darf. Eine Malignisierung geht mit dem Anstieg von Ca 125 einher.

- **Metastatische Malignome**
  Die Häufigkeit der metastatischen Malignome im Ovar wird mit 6–10%, z. T. gar mit >20% eingeschätzt. Ihre Herkunft ist vornehmlich der Gastrointestinaltrakt, die Mamma und das Corpus uteri, seltener das RES (Retikulosarkom). Obgleich 20% der Gastrointestinalmalignome, 15–30% der Mammakarzinome und 5–10% der Korpuskarzinome in die Ovarien metastasieren (histopathologische Ermittlungen, z. T. an Autopsien), kommt doch nur ein kleiner Teil dieser Metastasen unter dem scheinbar eigenständigen Bild eines »Ovarialtumors« zur klinischen Diagnostik. Dies dürfte die Widersprüche in der Häufigkeit erklären (s. a. Tab. 7-1).

Rezeptoren

40–60% der Ovarialkarzinome enthalten Östrogen- und/oder Progesteronrezeptoren. Diese sind nicht nur in den Epithelien, sondern auch im Stroma lokalisiert. Eine prognostische Bedeutung (z. B. für die 5-Jahres-Überlebenszeit) läßt sich bisher nicht feststellen.

Marker

Bei Ovarialkarzinomen reagieren mehrere Marker »positiv«, leider weder generell noch spezifisch: CEA (ca. 35%, besonders für muzinöse [und endometrioide] Karzinome typisch), TPA (ca. 60%), CA 15-3, CA 72-4, BM2 und CA 125. Der letztgenannte Marker reagiert bei serösen Adenokarzinomen sowie undifferenzierten Karzinomen zumeist richtigpositiv (80–90%), ist also optimal, während er bei den übrigen Typen in hohem Maße falschnegativ reagiert: Bei endometrioiden Karzinomen zu ca. 40%, bei muzinösen Adenokarzinomen zu 60%! Bei letzteren eignen sich die Marker CA 19-9 und Zytokeratin 20 zur Verlaufskontrolle häufig besser als der Marker CA 125. Dieser ist also keineswegs ein genereller »Ovarialkarzinommarker«, wie mitunter angenommen wird. Die gleichzeitige Kontrolle von CA 125 und TPS™ ergibt die relevantesten generellen Aussagen.

Das α-Fetoprotein reagiert ausschließlich bei Dottersacktumoren, dort aber mit hoher Spezifität. Bei endodermalem Sinustumor (Dottersacktumor) reagiert AFP (Alpha-Fetoprotein) sehr spezifisch, während das β-HCG bei embryonalem Karzinom bzw. malignen Teratomen sowie beim Chorionkarzinom positiv ist.

Tab. 7-1 Blastomatöse Ovarialtumor-Typen und ihre Dignität. Die Prozentangabe bezieht sich auf den Anteil des jeweiligen Malignoms an den gesamten malignen Ovarialtumoren. Die Relation rechts gibt einen Vergleich zwischen LMP-Tumoren und den Karzinomen.

Epitheliale Tumoren (ca. 70% aller Ovarialtumoren)

Seröse Tumoren	gutartige Zystadenome und Zystadenofibrome LMP-Zystadenome und Zystadenofibrome Zystadenokarzinome (G I-G III), frühzeitig und häufig bilateral (bis 80%)	40–53%	>1:3
Muzinöse Tumoren	gutartige Zystadenome und Zystadenofibrome LMP-Zystadenome und Zystadenofibrome Zystadenokarzinome (G I-G III), selten bilateral 15–20%	7–15%	>1:2
Endometrioide Tumoren	(Endometriose); LMP-Tumoren (sehr selten); endometrioide Adenokarzinome* (G I-G III),	15–22%	
Klarzellige Tumoren	gutartige, LMP- (selten) sowie maligne Tumoren	4–10%	
Transitionalzellige Tumoren	gutartige, LMP- und maligne Brenner-Tumoren (alle sehr selten), Transitionalzellkarzinome	ca. 1%	
Epitheliale Mischtumoren	gutartige, LMP- sowie maligne Tumoren	ca. 2%	
Sonstige	undifferenzierte Karzinome unklassifizierbare epitheliale Tumoren	5–17%	

Keimstrang-/Keimdrüsen-Stromatumoren

Granulosazelltumoren, Granulosa-Theka-Zelltumoren	Malignität undefinierbarer Art; östrogenbildend*	3–4%	
Androblastome (Sertoli-Leydig-Zelltumoren)	differenzierte Tumoren, LMP-Tumoren sowie sarkomatoide Formen; teils androgenbildend		
Gynandroblastome	Kombinationen der o.e. 3 Zell- und Tumortypen z.T. (s.o.) hormonbildend (sehr selten)		
Unklassifizierbare Tumoren			

Keimzellentumoren

Dysgerminome	maligne	5%	
Endodermale Sinustumoren (Dottersacktumoren) Embryonale Ca.	maligne, meist einseitig		
Teratome	reife, benigne Tumoren (meist Dermoide) solide, zystisch monodermale u.a. Sonderformen unreife, maligne Teratome (G I–G III)		
Chorionkarzinome			
Bindegewebstumoren	(nicht ovarspezifisch) Fibrome (z.T. mit Ergüssen verbunden) Sarkome (auch anteilig in Mischtumoren)		>40:1
Metastatische Malignome		6–10%	

* Oft mit Endometriumkarzinom korrelierend.

Es wird oft verkannt, daß der Anstieg eines Markers vom *Tumorvolumen* abhängt, und daß ein »Anstieg« erst dann relevant ist, wenn er den sog. »Normalwert« deutlich und zunehmend überschreitet. Ein Marker ist also kein Frühdiagnostikum.

Ausbreitung

Die **Ausbreitung** der Ovarialmalignome vollzieht sich vornehmlich im unmittelbaren **Kontakt** mit der Umgebung, d.h. dem Pelveoperitoneum, der Tube und den anderen Adnexen (schon primär zu 20–30% beteiligt), dem Douglas-Raum, dem Sigma, Rektum, Ileum, großen Netz usw. Bei Befall des Peritoneum parietale wirkt auch die **Peritonealflüssigkeit als Vehikel** innerhalb des Bauchraumes und trägt Absiedlungen bis in den subdiaphragmalen Raum, vor allem rechts. Von dort aus ist ein Übergang auf die Leber (Stadium IV >50%) sowie die Pleura möglich (Mittel 10%).

Die **lymphatische Streuung** (gesamt ca. 60–65%) betrifft teils nur die paraaortalen LK, teils (und etwas häufiger [umstritten]) nur die pelvinen LK, zumeist aber beide Gruppen (40%). Der Befall zeigt Beziehungen zum Stadium: I 15–24%, II 30–50%, III/IV 60–70%. Die pelvinen LK scheinen früher betroffen zu sein.

Eine **hämatogene Aussaat** ist relativ selten und befällt dann, meist erst bei Rezidiven und in Terminalphasen, Lunge und – selten – Knochen. Die Häufigkeit von Fernmetastasen liegt bei <3%.

Klinik

Die Klinik der Ovarialmalignome wird durch einige, sonst ungewohnte Besonderheiten bestimmt. Aus klinischer (palpatorischer) Sicht bezieht sich der Begriff »Ovarialtumor« nur auf den Tatbestand einer **Vergrößerung.** Mit dieser Definition werden aber sehr heterogene Tatbestände unpräzise zusammengefaßt.

Zunächst natürlich die uns hier beschäftigenden

- **echten Blastome** benigner oder maligner Art (ca. 70%).

Daneben sind aber noch wesensverschiedene andere »Tumoren« differentialdiagnostisch zu beachten:

- **»Funktionelle« Tumoren ohne proliferative Vorgänge** (Retention): Follikel- oder Corpus-luteum-Zysten, Veränderungen unter Clomiphen oder HMG, bei Blasenmole, polyzystische Ovarien (ca. 15%).
- **Entzündlich entstandene »Tumoren«:** Tuboovarialzysten, große Hydrosalpingen, Tbc.

- **Endometriose** (auch knotige retrozervikale Prozesse, ca. 10%).
- **Alte Extrauteringravidität** (selten).
- **Befund gehört nur scheinbar den Adnexen an:** Gynäkologische Befunde: subseröse Myome, intraligamentäre Myome, Uterusmißbildungen. Nichtgynäkologische Befunde: Sigma- und Aszendens-Kolonkarzinome, M. Crohn, Divertikulitis, Ileozökaltumoren, Douglas-Metastasen, Mesenterial-Tbc, perityphlitischer Abszeß, retroperitoneale Tumoren, Beckenniere.
- **Irrtumsgefahr Skybala** Gefahr ist gegeben, wenn man einen getasteten Befund a priori als **»Skybala«** anspricht und auf weitere Explorationen verzichtet. Man muß in solchen Fällen, von ganz eindeutigen Fällen abgesehen, kurzfristig nach gründlichem Abführen kontrollieren.

Warnzeichen

Charakteristische **Symptome** gibt es beim Ovarialkarzinom nicht. Alle nachgenannten Erscheinungen sind fakultativ, sie können alle fehlen.

Generell sind bei allen Ovarialtumoren möglich:

- Diskrete Schmerzsymptome (Druckerscheinungen, Bänderzerrung, inkomplette flüchtige Stiel-»an«-drehung), gastrointestinale Beschwerden.
- Akutes Abdomen (komplette Stieldrehung, Ruptur).
- Zunahme des Leibesumfanges.
- Fremdkörpergefühl.
- Bisher ungewohnte Zyklusabweichungen (ca. 5–20%) bzw.
- Blutungen nach der Menopause (ca. 15%). Histologisch oft glandulär-zystische Hyperplasie ohne Hinweis auf Östrogeneinnahme oder Medikamente mit Östrogenwirkung. 25% der Karzinompatientinnen haben Blutungsanomalien!

Bei malignen Tumoren können zusätzlich auftreten:
Begleiterscheinungen des Tumorzerfalls wie
- Fieber,
- Leukozytose (Entzündung vortäuschend).
Metastasensymptome wie
- Aszites (nur ausnahmsweise bei gutartigen Fällen),
- Subileuserscheinungen,
- Blutungen bei metastatischem Befall des Uterus,
- Pleuraerguß (nur ausnahmsweise bei gutartigen Fällen),

- neuralgiforme Beschwerden bei Knochenmetastasen,
- Gewichtsabnahme (bei ca. 40%),
- Gewichtszunahme (bei Aszites).

Bei hormonaktiven Tumoren gut- und bösartiger Natur sind zu finden:
- Virilisierungserscheinungen sekundärer Art,
- Östrogeneffekte bei Kindern bzw. postmenopausalen Frauen (Blutungen, speziell rezidivierende, glandulär-zystische Hyperplasie).

Soweit die **anamnestischen und äußeren Warnzeichen.**

Der entscheidende Verdachtshinweis ist die Feststellung einer fraglichen oder eindeutigen **Resistenz im Bereiche der Adnexe bzw. einer unklaren Resistenz im Unterbauch** (z.B. im Douglas-Raum) schlechthin oder Nachweis von Aszites.

Auch ein ausschließlich auffallender **Hochstand des Uterus** sollte beachtet werden; er kann mit einem großen, ins Abdomen aufgestiegenen Ovarialtumor zusammenhängen, der von vaginal aus palpatorisch nicht mehr erreichbar und bei sehr adipösen Frauen mitunter auch von außen nicht tastbar ist.

Palpatorisch als »Ovarialtumor« eingeschätzte Veränderungen sind bei Frauen unter 30 Jahren nur in ca. 3% maligne; bei den 40- bis 50jährigen in 10–15% und bei den über 50jährigen bis zu 35% und mehr. Bei **sonographischer, differenzierter Ermittlung** eines zystisch-soliden Ovarialtumors ist bei prämenopausalen Frauen nur zu 13% mit dessen maligner Natur zu rechnen, in der Postmenopause aber schon zu 65%.

Diagnostik

Es muß folgendes möglich werden:
- **Ausschluß nichtovarieller bzw. nichtgynäkologischer Prozesse.**
- **Ausschluß von postinflammatorischen Befunden, Endometriose, EU** u. ä.

Bei den verbleibenden Ovarial-»Tumoren«:
- **Abgrenzung funktioneller Tumoren von »echten« Blastomen.**
- **Differenzierung der letzeren:**
  - wahrscheinliche Gutartigkeit,
  - mögliche oder wahrscheinliche Bösartigkeit.

Die e. e. Aussagen sind präoperativ nur mit Vorbehalt möglich.

Jeder Ovarialtumor ist so lange als maligne anzusehen, bis das Gegenteil bewiesen ist.

Initiale Basisuntersuchungen

- Gynäkologische Untersuchung, auch Kontrolle von Leiste, Axilla und Supraklavikularregion auf tastbare LK.
- Zytologische Untersuchung.
- Sonographie (transvaginal, bei Aszites auch transabdominal).
  Zu untersuchen sind äußere Tumorbegrenzung, Echomuster (homogen, inhomogen; einkammerig, mehrkammerig; zystisch-solide, solide), Echoqualitäten. Die Vaginalsonographie ist, vor allem bei Ovarialtumoren <5 cm, der Palpation weit überlegen. Der Vorteil ist vor allem bei kleinen Tumoren offensichtlich (s. Tab. 7-2). Zur Interpretation s. Tab. 7-3.
  Die sonographische Beurteilung **reiner Zysten** kann leider nicht irrtumsfrei sein: Die einkammerigen glattwandigen Zysten sind prämenopausal zu 0,5% maligne (inkl. LMP), postmenopausal zu fast 10%. Bei den mehrkammerigen glattwandigen Zysten liegen die Zahlen bei 2,6 bzw. 11%! Dies ist zu berücksichtigen.
  Wichtig: Auch **Peritonealkarzinose** sowie **Netzmetastasen** können der Sonographie entgehen.
  Die Doppler-Sonographie hat die Erwartungen z. T. enttäuscht.
- Abrasio bei Blutungssymptomatik, bei Verdacht auf Granulosazelltumor.
- Ggf. Schwangerschaftstest bei Jüngeren.
- BSG; CA-125, TPA, CEA und weitere Marker (s. S. 161).
- Ggf. Laparoskopie bei differentialdiagnostischen Unklarheiten, sofern eine Bösartigkeit des Befundes unwahrscheinlich ist.

Hinweise zur Differentialdiagnostik

Die **»entzündlichen Tumoren«** lassen sich zumeist durch eine sorgsame Anamnese (rezidivierende Schmerzzustände seit einer früheren Adnexentzündung) sowie durch ihr palpatorisches Erscheinungsbild abgrenzen. Bei einer Frau über 35–40 Jahren wird man bei Adnexprozessen mit der Annahme einer entzündlichen Genese etwas zurückhaltend sein müssen, da typische Aszensionen mit zunehmendem Alter immer seltener werden.

Tab. 7-2 Entdeckungsraten pathologischer Adnexbefunde durch bimanuelle Palpation und Vaginosonographie unter Berücksichtigung der präoperativen Größenschätzungen (Popp u. Gätje, 1994).

Präoperative Größenschätzung (Durchmesser)	Entdeckungsraten für Adnexbefunde	
	Bimanuelle Palpation	Vaginosonographie
kleiner als 3 cm	15,4%	97,4%
3–5 cm	37,3%	96,2%
größer als 5 cm	50,9%	94,3%

Tab. 7-3 Schema zur sonographischen Dignitätsbeurteilung bei Ovarialtumoren (Terinde, 1986).

Sonographische Beschreibung	Dignitätsprognose
– gut abgegrenzt zystisch	– benigne (1–3% maligne)
– gut abgegrenzt homogen solide	– benigne (1–3% maligne)
– unscharf begrenzt, nicht homogen	– entzündlich (15% maligne)
– inhomogen zystisch-solide, gekammert	– 50% maligne
– völlig inhomogen, bizarr	– wahrscheinlich maligne

Manche Ovarialkarzinome imponieren wegen der z. T. ausgedehnten Zerfallsprozesse im Karzinom mitunter irrtümlich als »entzündlicher Prozeß« (BSG +++, Fieberschübe, Leukozyten ++).

Falls eine Pleuritis oder konkret eine Tbc angegeben wird, muß auch an eine **Genitaltuberkulose** gedacht werden. Ggf. sind spezielle Untersuchungen angezeigt. Für die **endometriotischen Tumoren** sind die Anamnese sowie die Schmerzhaftigkeit und Zyklusabhängigkeit charakteristisch. Eventuell kann auch ein Therapieversuch aufschlußreich sein, der aber nur bei gewichtigen Hinweisen auf eine Endometriose berechtigt ist und bei unklaren Verdachtsfällen auf keinen Fall zum Zeitverlust führen darf.

Die als »funktionell« anzusehenden Befunde (**Retentionszysten**) sind im allgemeinen nicht größer als 5 cm im Durchmesser. Sie sind einkammerig, glattwandig und in der Regel gut beweglich. Ihre Entwicklung geht meist mit diskreten, bis dahin unbekannten Zyklusstörungen einher.

Nach Sicherung eines Tumors ovarieller Lokalisation läßt sich eine **vorläufige Bilanz** ziehen.

Für Gutartigkeit sprechen:
- Einseitigkeit des Prozesses, gute Beweglichkeit, glatte Oberfläche, einheitliche Konsistenz, Douglas-Raum frei. Größe <6–8 (8–12) cm ∅. Kein Aszites. Irrtumsmöglichkeit! Speziell bei postmenopausalen Frauen sind ca. 10% dieser Befunde maligne.
- Sonographisch nachgewiesene Einkammerigkeit, Homogenität, Glattwandigkeit mit scharfer Be-

grenzung. Typische Dermoidbefunde. Irrtumswahrscheinlichkeit sehr gering (s. Tab. 7-4).

Verdacht auf Bösartigkeit:
- Doppelseitigkeit und/oder auch Resistenzen im Douglas-Raum. Eingeschränkte Beweglichkeit. Derbe, unregelmäßige Konsistenz. Höckerige Oberfläche.
- Sonographisch nachgewiesene Mehrkammerigkeit, Dichteschwankungen, unscharfe Begrenzung. Inhomogenität solider Partien mit bizarren Mustern. Man beachte die unterschiedliche Bedeutung bei prä- und postmenopausalen Frauen! (s. Tab. 7-4)
- Untypische Blutungsanomalien.
- Aszites.
- Pathologische Markerwerte.

Bei diesem Kollektiv sind weitere Explorationen nötig: **Zuweisung der Patientin an ein spezialisiertes onkologisches Zentrum,** das alle Voraussetzungen für weitere Maßnahmen inkl. der individuellen Operation und Nachbehandlung bietet.

Tab. 7-4 Bedeutung sonographischer Befunde in Prä-/Postmenopause. Maligne Befunde in % (Osmers).

Einkammerige Zysten	0,8/9,6%
Mehrkammerige Zysten	2,6/11%
Zystisch-solide Befunde	17/66%
Solide Tumoren	10/74%

Ergänzende Untersuchungen beim primären Verdacht auf Malignität

Je nach Fall:

- Nur bei spezieller Fragestellung CT bzw. MRT (Abb. 7-1): Ausdehnung der Veränderung, feinere Strukturhinweise (Dignität)? Leber? Zugleich Suche nach LK-Befall im pelvinen und paraaortalen Bereich. LK-Vergrößerungen über 1,5 cm sind zwar erfaßbar, nicht aber die Dignität beweisend. Vorbehalt nötig, vor allem hinsichtlich eines Ausschlusses positiver LK.
- **Laparoskopie** umstritten. Sie erscheint nur dann berechtigt, wenn es um differentialdiagnostische Fragen geht, Malignität nicht wahrscheinlich ist oder im Fall einer solchen in der gleichen Sitzung laparotomiert werden kann.
- **Gezielte Punktionen?** Eine Punktion suspekter Resistenzen zum Zwecke der Zytodiagnostik ist gefährlich (Tumorzellaussaat), unsicher (Mehrkammerigkeit, Uneinheitlichkeit u. a. m.) und muß unterbleiben.
- **Aszitespunktion.** Nur bei fraglicher Op.-Indikation! Zytologische Untersuchung des Punktats, um eine maligne Genese vom Demous-Meigs-Syndrom (Ergüsse bei Ovarialfibromen) abgrenzen zu können.
- **Suche nach evtl. Metastasen** (oder Primärtumoren bei metastatischem Ovarialkarzinom): Röntgen-Thorax. Bei nachgewiesenem Pleuraerguß ist präoperativ zu punktieren und der zytologische Befund abzuwarten.

Sonographie der Leber.
Knochenszintigraphie bei Symptomen (!) bzw. suspekten Laborbefunden (alkalische Phosphatase).

- **Harnweguntersuchung** (Sonographie, ggf. i.v. Urographie), Zystoskopie.
- **Rektoskopie,** bes. bei pos. Hämokkulttest oder Symptomen.
- **Kolondiagnostik.**
- **Brustuntersuchung,** ggf. Mammographie u. a. m.
- Allgemein-**internistische Durchuntersuchung** (allgemeine Operabilität?) einschließlich
- **Blutuntersuchungen.** Ggf. Korrektur von Anämie und Albuminmangel (vor allem bei Aszites zu erwarten!).
Markeruntersuchungen (s. S. 159), sofern noch ausstehend.

Operatives Vorgehen bei unverdächtigen Befunden und Grenzfällen

(s. S. 70)

Bei folgenden Konstellationen kann die Op.-Indikation zweifelhaft sein und u. U. ein expektatives Vorgehen erwogen werden:

- **Geringgradig vergrößertes Ovar,**
- **Vermutlich funktionelle, rein zystische »Tumoren«.**

Vergrößertes Ovar

Hier muß man die altersentsprechende Normalgröße zum Maßstab machen. Bei der prämenopausalen Frau sind die Ovarien 3,5–4 cm groß, bei der alten Frau jedoch deutlich kleiner. Wenn also bei Älteren Ovariengrößen von 4–5 cm bei unauffälliger Sonographie und negativem CA 125 von manchen Onkologen toleriert und nur weiter kontrolliert werden, so kann dies ein Risiko beinhalten. Man bedenke auch die geringe Relevanz von negativem CA 125 bei kleinen Befunden! Hier ist große Vorsicht geboten.

Vermutlich funktionelle, rein zystische Tumoren

Wenn diese bei Symptomlosigkeit, unverdächtiger Sonographie (s. Tab. 7-2 u. 3) und negativem CA 125 prämenopausal bzw. in den ersten 2–3 postmenopau-

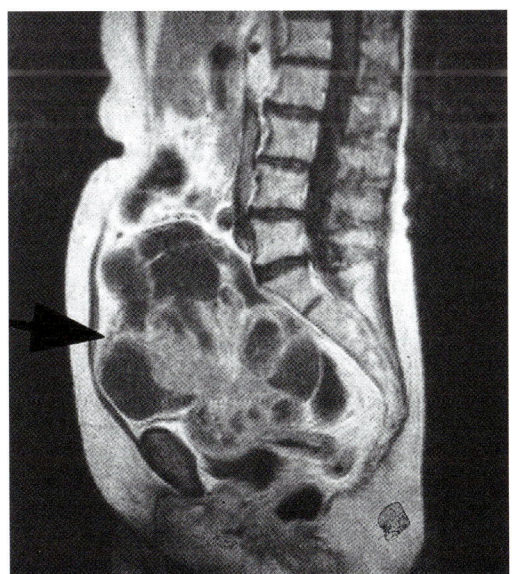

Abb. 7-1 MRT eines großen, multizystischen Kystoms.

salen Jahren nicht mehr als 6 (8–12) cm ∅ aufweisen (umstrittene Grenzwerte!), kann 2–3 Monate abgewartet werden. In ca. 80–90% der Fälle ist mit spontaner Rückbildung zu rechnen. Weitere Kontrollen sind obligat. Falls die o. e. Befunde nach 3 Monaten noch unverändert oder gar größer sind, ist operatives Vorgehen geboten (Laparoskopie, s. u.). Letzteres nicht zuletzt deshalb, weil selbst bei den bei allen Untersuchungsmethoden als »unverdächtig« eingeschätzten zystischen Befunden pauschal bei 1–3% mit Malignität und bei weiteren 3,5% mit LMP-Tumoren gerechnet werden muß.

Vorgehen bei vermutlich gutartigen Tumoren

Die eben genannten Veränderungen müssen im Fall der Persistenz ebenso wie alle sonstigen, als gutartig eingeordneten ovariellen Befunde (s. Tab. 7-1 u. 3) auch bei Symptomlosigkeit operativ abgeklärt und meistens auch im Sinne der Ovariektomie bzw. Adnexektomie beseitigt werden. Dies nicht zuletzt wegen der potentiellen Gefahren auch gutartiger Ovarialtumoren (Stieldrehung; maligne Entartung).

Als diagnostische und therapeutische Methode zugleich setzt sich zunehmend die **Laparoskopie** durch. Gegen diese Entwicklung ist nichts einzuwenden, wenn eine solide Vordiagnostik für Gutartigkeit spricht und der Operateur einschlägige Erfahrungen aufweist. Dennoch sind Risiken gegeben: Bei der Verletzung des Tumors wird bei *Dermoiden* eine Reiz-Peritonitis induziert, bei *muzinösen Blastomen* ein Pseudomyxoma peritonei und bei irrtümlich als gutartig angesehenen *Malignomen* eine peritoneale Karzinose mit Implantaten im Stichkanal. Bei einer solchen irrtümlichen Einschätzung eines Tumors als »gutartig« kann man das Folgerisiko (Ausbreitungsbegünstigung u. a.) minimieren, wenn bei Vorlage des histologischen Befundes »Malignität« ohne Zeitverlust laparotomiert und der bisherige Eingriff angemessen ergänzt wird (s. S. 76). Auch die Stichkanäle der Laparoskopie müssen exzidiert werden.

Therapie der auf Malignität verdächtigen Tumoren

Derartige Befunde bedürfen der umgehenden operativen Abklärung und Therapie. Operation bedeutet Laparotomie!

Das Ausmaß des Eingriffs hängt von der intra operationem ermittelten **Dignität** und dem Ergebnis des **Staging** ab (s. u.). Obwohl noch darüber gestritten wird, ob die o. e. diagnostische und therapeutische **Laparoskopie** bei Malignomverdacht zulässig sei, besteht kein Zweifel, daß die Mehrheit der Onkologen – welche der Sicherheit Priorität gibt – das laparoskopische Vorgehen bei jedem ernsthaften Verdacht auf Malignität ablehnt.

Präoperative Aufklärung

Bei der präoperativen Aufklärung (s. S. 193) ist einerseits der noch ungewissen Konstellation Rechnung zu tragen (keine Festlegung auf ein bestimmtes Vorgehen) und andererseits das noch unsichere Ausmaß des Eingriffs und seine mögliche Ausweitung anzusprechen und auf die erhöhte Komplikationsrate beim Ovarialkarzinom hinzuweisen (bis 30%).

Schnittführung

Die Notwendigkeit, bei der Operation den Stand der Ausbreitung subtil zu erfassen (Staging) sowie der Umfang der zumeist notwendigen operativ-therapeutischen Maßnahmen machen den **Längsschnitt** zwingend, den man je nach Sachlage nach oben um den Nabel herum verlängern kann.

Staging

Die initale, subtile Ermittlung des individuellen Status ist entscheidend für das weitere Vorgehen.

Generell müssen folgende Fragen beantwortet bzw. Maßnahmen getroffen werden:
- Lokalbefund? Einseitig, doppelseitig?
- Beschaffenheit der Tumoroberfläche? Kapsel intakt oder durchbrochen? In letzterem Fall
- Gewebsentnahme(n) aus dem Tumor zur Schnellschnittdiagnostik (mit Vorbehalten hinsichtlich der Zuverlässigkeit belastet).
- Tumorbeweglichkeit? Adhärenz, Übergang auf Nachbarstrukturen?
- Makroskopischer Befall anderer Organe bzw. Strukturen (insbesondere Zwerchfell, Leber)?
- Subtile Kontrolle des Intestinaltraktes und der Mesenterien. Ist die Wegsamkeit des Intestinaltraktes erhalten? Droht ein Ileus? AP? Primärtumor?
- Inspektion der unzugänglichen Winkel (Oberbauch) mittels des Laparoskops (Winkeloptik).
- Netzbeschaffenheit?
- Makroskopischer Peritonealbefall? Gezielte Biopsien.

- LK-Beschaffenheit pelvin/paraaortal? (Palpation/Zytologie/Histologie)
- Falls Aszites: Zytologie! Tumorzellen?
- Exakte Beschreibung aller vom Tumor befallenen Bereiche.

Beim Fehlen einer makroskopisch offensichtlichen intraabdominellen Streuung weitere Ermittlungen:

- Suche nach einer evtl. okkulten Tumorzellkontamination des freien Abdomens. Lavage des Douglas-Raumes, der parakolischen Rinnen, subphrenisch. Rückgewinnung der Spülflüssigkeit (ca. 200 ml) und zytologische Untersuchung durch Spezialisten. Ungeachtet makroskopisch anscheinend fehlender intraperitonealer Ausbreitung finden sich bei der Peritoneallavage bei mehr als 30% zytologisch Tumorzellen, was die Bedeutung dieser Methode und die Unzuverlässigkeit der »klinischen« Stadieneinteilung erweist.
- Ermittlung, ob Peritoneum bzw. Abdominalorgane okkult befallen sind. Auch bei makroskopisch völlig »normalem« Aspekt Biopsien vom Blasenperitoneum, Douglas-Peritoneum, Lig. sacrouterinum,

Tab. 7-5 Stadieneinteilung. Die intraoperative Einteilung wird erst dann klinisch verbindlich, wenn die Ergebnisse der zytohistologischen Untersuchungen vorliegen und einbezogen werden können (pT). Bei zytoreduktiver Operation muß noch der Status p.op. exakt definiert werden (s. Tab. 7-6).

UICC	FIGO		Kriterien
T1	I	=	Begrenzt auf Ovar(ien)
T1a	I a	=	Einseitig: Kapsel intakt, Oberfläche frei
T1b	I b	=	Beidseitig: Kapsel intakt, Oberfläche frei
T1c	I c	=	Kapselruptur: Tumor an Oberfläche; Aszites bzw. Peritoneallavage positiv
T2	II	=	Ausbreitung im kleinen Becken
T2a	II a	=	Beteiligung von Uterus und/oder Tube(n)
T2b	II b	=	Weitere Lokalisationen im kleinen Becken
T2c	II c	=	Zusätzlich maligne Zellen im Aszites bzw. in einer Peritoneallavage
T3	III	=	Ausbreitung über Beckengrenzen hinaus
T3a	III a	=	Mikroskopische Peritonealmetastasen, auch Metastasen auf der Leberkapsel
T3b	III b	=	Makroskopische Peritonealmetastasen ≤ 2 cm, auch Metastasen auf der Leberkapsel
T3c	III c	=	Peritonealmetastase(n) >2 cm und/oder LK-Befall*
M1	IV	=	Fernmetastasen (ausgenommen Peritonealmetastasen); Leberparenchymbefall
		Sondergruppe: Nicht abgeklärte, für Ovarialkarzinome gehaltene Fälle.	
Ergänzende UICC-Merkmale			
N		=	Regionäre Lymphknoten
NX		=	Regionäre Lymphknoten nicht beurteilbar
N0		=	Regionäre Lymphknoten nicht befallen
N1		=	Regionäre Lymphknoten befallen
M		=	Fernmetastasen
M0		=	Fernmetastasen nicht vorhanden
M1		=	Fernmetastasen vorhanden
pTpNpM		=	Histopathologisch bewiesene Aussage

* Die Einordnung jedes LK-positiven Falles als Stadium »III« kann, z.B. bei örtlich noch günstigen Konstellationen, leicht einen unberechtigten und therapeutisch irreführenden Pessimismus auslösen. Cave!

Peritoneum der parakolischen Rinnen, vom Netz (falls dies nicht ohnehin abgesetzt wird), vom Peritoneum der vorderen Bauchwand (Nabelgegend). Ferner Biopsien von Leber, Diaphragma. Bei Unzugänglichkeit gegebenenfalls zytologische Abstriche von Zwerchfell und kranialer Leberoberfläche. Beim vermeintlichen Stadium I a/b findet sich bei ca. 10% der Fälle ein Befall des Diaphragmas, im vermeintlichen Stadium II a/b bis zu 20%!

- Möglichst Schnellschnittbefunde relevanter Art.

Alle Ermittlungen sind genau im Operationsbericht zu fixieren. Ggf. Zeichnung des Befundes anfertigen mit

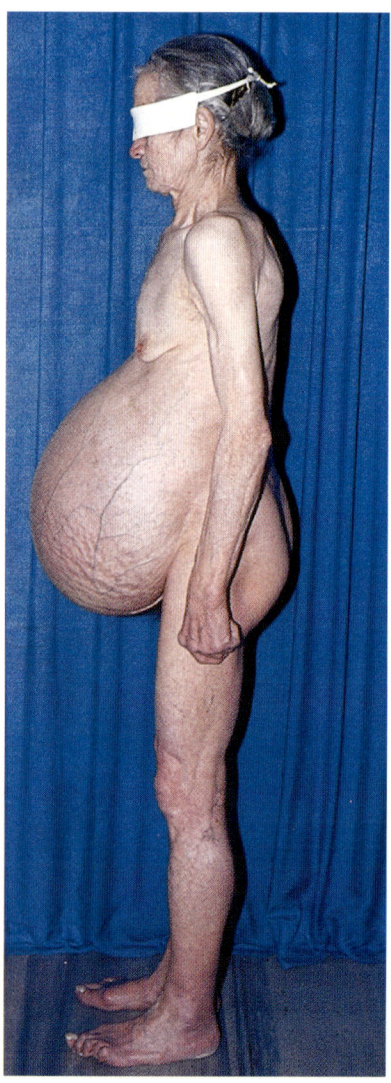

Abb. 7-2a Patientin mit verschlepptem riesigen Ovarialtumor. Gelegentlich Herzsensationen wie beim Vena-cava-Syndrom.

Angaben über Lage und Größe von Restbefunden. Intraoperativ evtl. Clips setzen.

Die genannten Ermittlungen und deren Ergebnisse (ggf. erste histologische Befunde) erlauben zumeist die **Malignitätsdiagnose** und die **vorläufige Stadieneinteilung** (s. Tab. 7-5). Das Nachfolgende gilt für die auf Malignität verdächtigen bzw. die eindeutig malignen Fälle. Die beim Staging ermittelten Konstellationen bestimmen das weitere, differenzierte Vorgehen.

Operable Tumoren ohne Malignitätsbeweis

Wenn, **abgesehen vom Ovarialtumor, sonst kein krankhafter Befund vorliegt:**

- **Behutsame Exstirpation des Tumors** (s. Abb. 7-2).

Eine Oberflächenverletzung oder ein Platzen des Blastoms ist zu vermeiden. Schnellschnitt vom Operationspräparat. Falls nicht möglich oder nicht eindeutig maligne, Eingriff abbrechen. Weiter je nach dem endgültigen Ergebnis der histologischen und zytologischen Befunde. **Falls nötig, baldmögliche Ergänzung des Eingriffs** (s. u.).

Dieses abwartende Vorgehen ist vor allem bei jüngeren Frauen ratsam, da es sich evtl. doch um Gutartigkeit oder einen LMP-Tumor handelt, bei dem die ausgiebige Radikalität z. T. vermeidbar ist (s. u.).

Operable Tumoren mit erwiesener Malignität (Stadium I a–c [II a])

(Ausnahme: Endodermaler Sinustumor)

Ziel der Operation, Sonderfälle (s. u.) ausgenommen:

- **Extrafasziale Totalexstirpation des Uterus** (bei 13% karzinomatös befallen) unter
- **Mitnahme beider Adnexe,** auch bei anscheinend unauffälligem Zweitovar (Ausnahme s. u.): Bei der Hälfte der Fälle sind beide Ovarien in den Krankheitsprozeß einbezogen. Der Eingriff sollte mit der *hohen* Abtrennung (!) der Ligg. suspensoria ovarica (Ligg. infundibula pelvica), also der Mobilisierung der tumorösen Adnexe beginnen.

Es muß mit allen Mitteln verhindert werden, daß Tumoren platzen und ihren Inhalt in die Bauchhöhle ergießen.

Man kann selbst sehr große Tumoren schonend entfernen, wenn sie beweglich sind und man eine spezielle Technik anwendet (s. Abb. 7-2). Sollte man einen wenig beweglichen, großen Tumor durch Punktion verkleinern müssen, so ist die Umgebung sorgsam abzudecken und die Punktionsstelle durch Tabaksbeutelnaht zu sichern. Falls beim Stadium I ab (II a) ein Tumor platzt, kann die an sich günstige Heilungswahrscheinlichkeit gefährdet werden!

- **Omentektomie?** Diese wird z.T. routinemäßig ausgeführt, da sich im Omentum häufig Streuherde befinden, die weder sichtbar noch vorher bei der Sonographie erkennbar sein müssen, besonders bei **Stadium Ic** (II a). Nach anderer Auffassung ist die Omentektomie bei den (anscheinenden) **Stadien Ia und Ib** nicht erforderlich. Falls möglich, richte man sich nach dem Ergebnis der Schnellschnitte (high risk, low risk).
- **Lymphonodektomie** (pelvin, ggf. auch paraaortal).

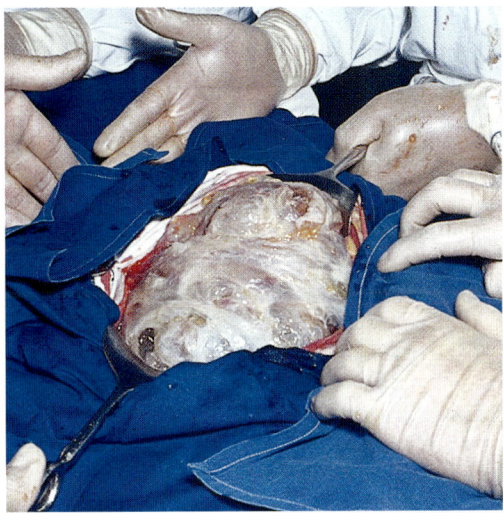

Abb. 7-2 b Operationssitus. Die Hände markieren den palpablen Rand des multizystisch-soliden Tumors.

Lange Zeit wurde angenommen, Ovarialkarzinome würden nur in die **paraaortalen LK** streuen, die **pelvinen LK** seien also ohne Bedeutung. Es hat sich aber gezeigt, daß die pelvinen LK häufiger und früher befallen sind. In individueller Abhängigkeit vom Grading sind schon im Stadium I bei >15% der Fälle positive pelvine LK zu erwarten. Befallen sind vornehmlich die LK über den Vasa iliaca externa et communes. Mit zunehmender Karzinomausbreitung geht auch eine Zunahme des pelvinen LK-Befalls einher. Im Stadium III kann letzterer 40% erreichen.

Die Möglichkeit eines Befalls **paraaortaler LK** ist lange bekannt. Bei ungünstigem Grading ist bereits im Stadium I/II bei 20–50% mit einem paraaortalen LK-Befall zu rechnen. Er kann aber nicht nur primär, direkt zustandekommen, wie früher angenommen, sondern auch sekundär über die pelvinen LK. In Fällen, in denen lediglich die in Höhe des Nierenhilus liegenden, kranialen paraaortalen LK befallen sind, wird man eine primär paraaortale Streuung ohne obligatorischen Befall der pelvinen LK annehmen dürfen, während ein tieferer Befall eigentlich nur via pelvine LK zustande gekommen sein kann, also auch deren Befall erwarten läßt.

Der **diagnostische Nutzen** einer Lymphonodektomie steht außer Zweifel, da nur so ein optimales Staging möglich ist, welches allein ein individuelles Therapiekonzept erlaubt.

Ein **therapeutischer Nutzen** wäre evident, wenn die Lymphonodektomie eine beginnende Streuung erfas-

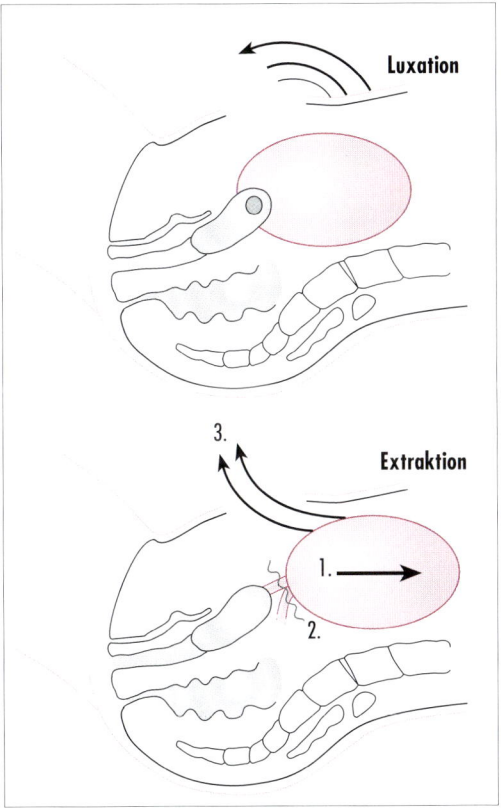

Abb. 7-2 c Technik der operativen Entwicklung bei großem, beweglichem Ovarialtumor. Oben: Häufiges Vorgehen, verbunden mit der Gefahr der Ruptur des Ovarialtumors. Unten: Schonende Entwicklung: 1. Hochschieben des Tumors; 2. Absetzen des Tumors; 3. Hervorziehen (nicht luxieren).

sen und deren Fortschreiten unterbinden würde. Man hat auch betont, daß belassene karzinomatöse LK im Falle einer notwendigen Chemotherapie nicht oder nur vermindert reagieren.

Da man sich, wenn auch bisher nur spekulativ, vor allem bei den günstigen Fällen (mit einer allerdings nur seltenen LK-Beteiligung) einen Nutzen von der Lymphonodektomie versprach, wurde letztere in den letzten Jahren bei den Stadien I und II (III) empfohlen: Primär die **pelvine Lymphonodektomie** und im Falle evidenten Befalls oder bei Verdächtigkeit paraaortaler LK anschließend auch die **paraaortale,** wenn dieser Eingriff der Patientin zumutbar erscheint. Er kann – wenn überhaupt – nur dann von Nutzen sein, **wenn zuvor intraabdominell operativ eine makroskopische Tumorfreiheit erzielt werden konnte,** was beim Stadium I gegeben ist. Der wirkliche Nutzen einer routinemäßigen iliakalen und paraaortalen Lymphonodektomie muß noch in randomisierten Studien bewiesen und mit Indikationskriterien verknüpft werden.

- **Individualisierte postoperative Zusatztherapie**
Diese hängt vom Staging, der Eingriffseffizienz und den p.op. anfallenden subtilen Befunden ab (s. S. 80).

Partiell organerhaltende Operation in Sonderfällen beim Stadium I a

Wenn sich bei einer jungen Frau (<35 J.) mit dringendem Kinderwunsch ein offenbar einseitiger Ovarialtumor findet, der absolut freibeweglich ist und dem Stadium I a zu entsprechen scheint(!), stellt sich die Frage nach einer fertilitätserhaltenden Therapie, d.h. nach der Zulässigkeit, ein Ovar und den Uterus zu erhalten.

Diesem Wunsch kommt die Tatsache entgegen, daß bei jungen Frauen, besonders unter 20–25 Jahren, Low-risk-Tumoren dominieren, speziell solche, die vornehmlich einseitig aufzutreten pflegen (Ausnahme: Dysgerminom).

Operatives Vorgehen

- **Abrasio** (möglichst zuvor).
- Durchführung aller zum **Staging** gehörenden Maßnahmen (s.o.).

Falls der Ovarialtumor frei von Adhäsionen ist und keine Kapseldurchbrüche zeigt:

- **Hohes Absetzen der befallenen Adnexe.**
- **Keilexzision aus dem anderen Ovar.**
- Möglichst Schnellschnitte der entnommenen Gewebe.

Falls Malignität unzweifelhaft ist (Schnellschnittaussage kann problematisch sein!):
- **Evtl. Absetzen des großen Netzes.**
- **Pelvine Lymphonodektomie** auf der betroffenen Seite oder, besser, beidseitig. Ggf. paraaortale Lymphonodektomie bzw. Sampling anstreben.

Die eingeschränkte Operation muß nachträglich gerechtfertigt werden. Folgende Forderungen müssen erfüllt sein:
- Histologisch gesicherte Einseitigkeit der Erkrankung, d.h. alle Gewebsentnahmen aus dem anderen Ovar o.B.
- Abradat unauffällig.
- Tumor mit Sicherheit vollständig entfernt.
- Histologisch gesichertes Stadium pT Ia, d.h. Kapsel o.B., Umgebung o.B., Peritoneallavage o.B., Omentum majus o.B. sowie Biopsien und Abstriche o.B. (s. Staging).
- Keine Tumoreinbrüche in Lymph- oder Blutgefäße.
- Lymphonodektomie: LK negativ.
- Günstiger Tumortyp:
  – Gesicherte LMP-Tumoren
  – Hochdifferenzierte Karzinome (G I):
    – muzinöse,
    – endometrioide oder
    – Clear-cell-Karzinome (mit Vorbehalt)
  ferner
  – Kleines, reines Dysgerminom (Cave! Doppelseitigkeit und LK-Befall).
  – Unreife Teratome.
  – Granulosazelltumor (unberechenbare klinische Malignität).
  – Endodermaler Sinustumor (Dottersacktumor).

Die paradox anmutende Einbeziehung der Letzteren rechtfertigt sich aus der Tatsache, daß diese an sich hochgradig aggressiven Tumoren unabhängig von der operativen Radikalität mittels Chemotherapie geheilt werden können.

Entscheidend für die Wertung ist der am stärksten atypische Befund bei multiplen Gewebsproben. Eine gewisse prospektive Malignitätsaussage bei LMP-Tumoren ist mittels DNA-Zytophotometrie möglich.

Beim richtig indizierten und praktizierten organerhaltenden Vorgehen muß man etwa mit 5–7% **Rezidiven** rechnen. Die **Patientin** muß selbstverständlich über dieses potentielle Restrisiko informiert sein und sich mit ihm einverstanden erklären.

> Eine sehr enge und ausgiebige **Nachsorge** mit Einbeziehung aller möglichen Methoden (s. S. 183) ist obligatorisch! Nach Erfüllung des Kinderwunsches sollte das zurückgelassene Ovar sicherheitshalber entfernt werden. Bei diesem Anlaß nochmalige subtile Exploration in der Bauchhöhle.

Lassen die postoperativ anfallenden histo-/zytologischen Befunde erkennen, daß die o.e. Einschätzungen des Falles falsch und die **Voraussetzungen nicht erfüllt** waren, muß eine

- **Relaparotomie mit Ergänzung der Operation** im Sinne der vollen Radikalität vorgenommen werden, auch bei aneuploiden LMP-Tumoren.

Fortgeschrittene, noch operable Fälle

(Stadium II b, II c, z. T. III)

Sofern AZ und sonstige Gegebenheiten einen größeren Eingriff zulassen und eine radikale Entfernung technisch – wenn auch aufwendig – so doch möglich erscheint, wird wie folgt vorgegangen:

- **Operation wie oben als typisch beschrieben (inkl. Omentektomie),** dabei
- **Herauslösen evtl. Tumoranteile aus den Pararäumen** (Ureterdarstellung), **Resezieren der vom Tumor befallenen Teile der Nachbarorgane** (Blase, Sigma, Rektum). Ggf. muß das Rektum auch en bloc entfernt werden.
- **Obligatorische Lymphonodektomie** (genereller therapeutischer Nutzen umstritten).
- **Entfernung des befallenen parietalen Peritoneums.**
- **Evtl. Appendektomie** im Falle suspekten Aussehens, bei muzinösen Karzinomen bzw. bei Adhärenz am Tumor.

Die histopathologisch günstigeren Fälle sind, bei gleicher Ausbreitung wie die ungünstigen, besser operabel als die Letzteren. Je mehr mittleres und oberes Abdomen in den Krankheitsprozeß einbezogen sind, um so weniger sind größere Eingriffe im Sinne einer partiellen Exenteration (s. S. 45) berechtigt und um so mehr ist der u. e. Operationsmodus vorzuziehen.

- **Individualisierte postoperative Zusatztherapie** Diese hängt vom Staging, der Eingriffseffizienz und den p.op. anfallenden subtilen Befunden ab (s. S. 80).

Radikal inoperable Fälle

(Breit mit der Nachbarschaft verbackene Tumoren, multipler Befall des Abdomens parietal oder viszeral)

Hier ist es geboten,

- **die Tumormasse energisch und soweit wie irgend möglich zu verkleinern (Debulking).**

Die bisher übliche prognoserelevante Grenzziehung bei 2 cm ist nach neueren Ergebnissen nicht optimal. Das zytoreduktive Vorgehen muß vielmehr eine Befundreduzierung bis zu <1 cm anstreben.

Optimal wäre es, wenn alle Einzelprozesse auf Größen von jeweils <0,5 cm reduziert werden können. Dies würde die Effizienz der postoperativen Maßnahmen (s. u.) erheblich verbessern – vor allem die der Zytostatika (Remission 50–80%) – und sogar Heilungen denkbar machen. Zum Erreichen dieses Zieles sind auch bei 20–35% Darmresektionen zu rechtfertigen, was bei schon vorhandenen funktionellen Störungen einfacher zu entscheiden ist. Es hat sich gezeigt, daß eine solch optimale zytoreduktive Therapie mit zunehmender Erfahrung immer häufiger gelingt, im Stadium III bei >50%. Das Risiko eines postoperativen Ileus/Subileus beträgt 8–10%.

Ist die Operation wie e. e. praktikabel, kann dann u. U., bei karzinomfreiem Oberbauch (!), noch die

- **pelvine und auch paraaortale Lymphonodektomie** kritisch erwogen werden, wenn man die schlechte Beeinflußbarkeit von LK-Metastasen durch zytostatische Folgetherapien als erwiesen betrachtet. Eindeutige, differenzierende Studienergebnisse eines Nutzens stehen noch aus.

Ergänzend ist noch

- der Restbefund exakt zu dokumentieren (s. Tab. 7-6),
- die Durchgängigkeit des Intestinaltraktes zu prüfen (Ileusgefahr?) und,
- im Falle eines Zurücklassens des Uterus, zu abradieren (Beteiligung?).
- **Individualisierte postoperative Zusatztherapie** Diese hängt vom Staging, der Eingriffseffizienz und den p.op. anfallenden subtilen Befunden ab (s. S. 80).

Der e. e., mit Risiken verbundene große Eingriff sowie die Lymphonodektomien sind nicht mehr berechtigt, wenn

- nur geringe Volumenanteile des Karzinoms entfernt werden können (Resttumoren >2 cm) und/oder

Tab. 7-6 Einteilungskriterien des postoperativen Resttumors (Chirurgisch-gynäkologische Arbeitsgemeinschaft der EORTC, 1984).

1.	Kein Hinweis auf Tumor (Biopsien und Zytologie negativ).	
2.	Ausschließlich retroperitoneale Ausbreitung (Lymphknoten, histologisch gesichert, Zahl und Lokalisation)	
3.	I.	Minimal (ausschließlich histologisch festgestellt)
	II.	Begrenzt: isolierte Knoten mit freiem Zwischenraum (nicht mehr als 10)
		a) kein Knoten >5 mm $\varnothing$
		b) kein Knoten >20 mm $\varnothing$
		c) Knoten über 20 mm $\varnothing$
	III.	Diffus: ohne freien Zwischenraum und/oder über 10 Knoten
		a) kein Knoten >5 mm $\varnothing$
		b) kein Knoten >20 mm $\varnothing$
		c) Knoten über 20 mm $\varnothing$
	Histologisch gesicherte, retroperitoneale Lymphknotenmetastasen müssen zusätzlich angegeben werden.	
4.	Tiefe Lebermetastase/Abdominalwandmetastase/extraabdominale Metastasierung	

- verbackene bzw. nichtentfernbare Karzinomabsied-lungen im Oberbauch vorhanden sind (Diaphrag-ma, Leber, Querkolon) und/oder
- große Anteile des Intestinaltraktes bzw. des Mesen-teriums befallen sind.

Sonderfall: Multifokale, extraovarielle »Ovarial«-Karzinome

(s. S. 68)

Das beste Vorgehen bei einer seltenen Sondergruppe, bei der man einen ausgeprägten peritonealen/intestinalen Befall bei fehlendem oder unverhältnismäßig geringem Befund an den Ovarien findet, ist noch unklar. Es handelt sich hier – sofern man ein primäres Intestinalkarzinom ausschließen kann – vermutlich um ein aus dem Perito-neum multizentrisch entstandenes Malignom, das adenomatöse Strukturen und sogar Psammomkörper bilden kann (»extraovarielles Ovarialkarzinom«; primär papilläre peritoneale Neoplasie). Die gynäkologisch orientierte Operation ist hier offenbar sinnlos. Es bleibt die **zytoreduktive Operation** als solche.

Auswertung postoperativ anfallender Befunde

Hier sind vor allem zu nennen die
- **Histopathologischen Ermittlungen.**

Diese sollten von möglichst vielen Tumorarealen stammen, mit einer exakten **Typisierung** ver-bunden sein sowie einer Ermittlung des histo-logischen und zytologischen **Gradings**, mit Schwergewicht auf der Differenzierungs- und Polymorphiebeurteilung (s. a. S. 89). Die Über-lebensrate von mehr als 2 Jahren liegt bei hoch-differenzierten Karzinomen bei 50–55% (im Sta-dium I/II sogar bei ≥85%), bei mittlerer und nie-driger Differenzierung bei 13–20% (im Stadium I/II bei <60%).

Das histologische Grading wurde kürzlich geändert bzw. erweitert:
GX: keine Beurteilung möglich. GB: Borderline-Malignität. G1: gut differenziert. G2: mäßig und G3/4 (!) schlecht- bzw. undifferenziert.

Ebenso wichtig sind die Ergebnisse der LK-Untersuchun-gen und der zahlreichen extratumoralen Biopsien anläß-lich des Stagings. Ergänzt werden diese Befunde durch
- **zytologische Befunde der Abstriche und der Lavage.**

Die genannten Ergebnisse erlauben die definitive und für das postoperative Procedere entscheidende Stadi-eneinteilung pT und pN. Weiterhin sind von begrenz-terem Interesse:
- **Nachweise der Wachstumsfaktor-Rezeptoren** (EGF).
  Ein positiver Befund spricht für Chemosensibi-lität, aber zugleich auch für eine schlechte Prognose.
- **Östrogen- und Progesteron-Rezeptor-Werte.**

Bei etlichen Ovarialmalignomen läßt sich immunhistochemisch eine Überexpression von

- **HER2/neu**

nachweisen, was z.T. als Zeichen einer schlechten Prognose gewertet wird. Zugleich ist damit aber auch ein Ansatzpunkt für eine Therapie mit Herceptin gegeben (s. S. 236).

Bei der abschließenden Bilanz ist schließlich auch das postoperative Verhalten der

- **Tumormarker** (s. S. 159)

von Bedeutung: Eine »*individuell-empirische Spezifität«*, die den entsprechenden Marker für die Verlaufskontrolle qualifiziert, ist nur dann ohne Vorbehalt anzunehmen, wenn ein vor der Therapie hochpositiver Markerwert nach der Therapie abfällt. Selbst dann können Irrtümer möglich sein, indem ein Rezidiv von Zellpopulationen ausgeht, die nicht mit dem kollektiven Markerverhalten zur Therapiezeit übereinstimmen.

Postoperative allgemeine Maßnahmen

Bei der hohen Gefahr thromboembolischer Komplikationen ist eine Heparinprophylaxe obligatorisch (s. S. 199). Die postoperativen Infusionsmaßnahmen sollten eine volle Deckung des Kalorienbedarfs anstreben und auch das meist vorhandene Eiweißdefizit berücksichtigen.

Karzinomspezifische Maßnahmen

Mit dem operativen Eingriff ist die Therapie nur bei den seltenen Frühfällen als abgeschlossen anzusehen. Von der Mehrzahl der sonstigen, ungünstigeren Fälle benötigen die noch radikal operablen Patientinnen eine ergänzende

- **adjuvante Therapie,**
  um das operativ Erreichte zu stabilisieren. Die nur tumorreduzierend operierten (Debulking) sowie die inoperablen Frauen müssen eine
- **eigenständige, vollwertige kurative/palliative Tumortherapie**
  erhalten, um evtl. doch noch eine Rückbildung der zurückgelassenen Tumoren bzw. der Tumorreste zu bewirken.

Die Wahl der postoperativen Folgetherapie ist außerordentlich problematisch. Dies liegt vornehmlich an der ungewöhnlichen Heterogenität der Fälle hinsichtlich der Ausbreitung sowie an der Vielartigkeit der tumorösen Zellpopulationen hinsichtlich ihrer malignen Potenz. Selbst im Einzelfall sind die Tumoren uneinheitlich aufgebaut, also multiklonal.

Die heutigen Kriterien für die Therapiewahl sind die **individuellen intra- und postoperativ ermittelten, objektiven Prognose- bzw. Risikomerkmale** (s. Tab. 7-5–7), also

- präoperative, histologisch gesicherte Ausbreitung (pT),
- Karzinomtyp, Proliferationsaktivität, Grading, Ploidie, S-Phase,
- postoperativer Status (pT), ggf. Tumorrestgröße u.a., und
- vermutliche Sensibilität gegenüber Chemo- bzw. Strahlentherapie.
- Patientinnenalter und -belastbarkeit.

Methodenspektrum

Als Methoden bieten sich zur individuellen Anpassung an:

- Chemotherapie:
  – Systemisch.
  – Intraperitoneal (Spülungen; Instillationen; ggf. über Port).
- Strahlentherapie:
  – Intraperitoneale Instillation von Radionukliden.
  – Großfelder-Perkutanbestrahlung.
  – Räumlich begrenzte, direkte Tumor-(Rest-)Bestrahlung.
- Hormone und Antihormone.
- Immuntherapien (s. S. 256).

Chemotherapie (adjuvant, kurativ, palliativ)

Hinsichtlich der allgemeinen Problematik der Chemotherapie s. S. 207 (notwendige Voraussetzungen), S. 220 (Komplikationen), S. 224 (praktische Durchführung), S. 208 (Wirkungsdynamik).
Sofern überhaupt Alternativen bestehen, wird man den Einsatz der Chemotherapie von der vermutlichen **Sensibilität** des Tumors abhängig machen. Diese ist u.a. von der Tumorgröße abhängig: Bei kleinen Befunden liegt eine hohe Zahl teilungsaktiver, also empfindlicher Zellen vor. Bei zunehmender Größe nimmt die relative Teilungsrate ab und damit auch die Chemosensibilität. Ferner: Je größer der Tumor ist, um so schlechter ist die Vaskularisierung. Hypoxien und Nekrosen nehmen zu. Insgesamt folgt daraus eine

Verminderung der chemotherapeutischen Erreichbarkeit.

Zusätzlich zum e.E. reagieren am sensibelsten auf Zytostatika zumeist die endodermalen Sinustumoren sowie die undifferenzierten, aneuploiden Karzinome mit einer S-Phase >7,5%. Seröse Adenokarzinome sprechen besser an als muzinöse (ausgenommen die Psammomkörperchen-reichen). Bei diploiden Tumoren ist die CT-Sensibilität reduziert.

Da die **Überlebenszeit** unter Chemotherapie beim Ovarialkarzinom offenbar nur durch Vollremissionen (CR) günstig beeinflußt werden kann, ist deren Häufigkeit von Interesse: Bezogen auf den postoperativen Tumorrest ergeben sich folgende Werte: 90% CR bei nur mikroskopisch nachweisbaren Resten, 30–40% bei Tumorresten von jeweils unter 2 cm und nur 10% bei größerem Tumorrest. Für eine Chemotherapie stehen zahlreiche Präparate zur Verfügung (s. Anhang). Deren **Auswahl** hängt von der jeweils gegebenen Ausgangslage (Stadium; Risikofaktoren, s. Tab. 7-6) und damit von dem jeweiligen **Therapie-»Bedarf«** ab (adjuvante, kurative oder palliative Therapie).

Bei der **adjuvanten Chemotherapie** beschränkt man sich oft auf 3 Therapiezyklen (s. S. 232), während bei der **kurativen Chemotherapie** 6 Zyklen das Normale sind. Einzelheiten zur Therapieauswahl und Durchführung sind im Anhang dargestellt (s. S. 233). Die Empfehlungen unterliegen bei immer neuen Präparaten einem **ständigen Wechsel,** die diesbezüglichen aktuellen Publikationen sollten beachtet werden.

Für die **adjuvante Chemotherapie** haben sich, in Anpassung an die jeweiligen Konstellationen und Risiken, die
- Alkylantien (Cyclophosphamid, Ifosfamid, Treosulfan)

sowie
- Cisplatin/Carboplatin

als
- Monotherapie wie auch in der
- Kombination miteinander

bewährt, besonders Carboplatin-Cyclophosphamid.

Für **kurativ/palliative** Zwecke sind die erprobten
- Cisplatin/Carboplatin-Alkylantien-Kombinationen

inzwischen durch die noch wirksameren

Tab. 7-7 Klinische Prognosemerkmale – Risikofaktoren.

Klinisch low risk	Klinisch high risk
Stadium pT 1 ab (2a?)	Stadium III–IV (Stadium pT 1c, 2c)
pN- (pN+ pelvin)	pN+ (paraaortal/pelvin + paraaortal)
Keine Verwachsungen	Verwachsungen
Diploidie, S-Phase <7,5%	Aneuploidie/EGF-Rezeptor+, S-Phase >7,5%
Niedriger Mitoseindex	Hoher Mitoseindex
normale HER2/neu-Expression	Hohe Überexpression von HER2/neu
LMP-Tumoren Stadium I–II	Undifferenzierte Karzinome, hellzellige Karzinome
Epithelialisierte Karzinome G I	Epithelialisierte Karzinome G III (G 3–4)
Granulosazelltumoren; Androblastome G I–II	Granulosazelltumor Stadium III; bei Ruptur
Reine Dysgerminome <5–7 cm pN-	Gemischte Dysgerminome ≥10 cm; bei Ruptur
Maligne Teratome G I	Maligne Teratome G II–III, endodermaler Sinustumor (Dottersacktumor), embryonale Karzinome, Chorionkarzinome
	Tumoren mit sarkomatösem Anteil, Sarkome
Planmäßig radikale Operation	Inkomplette Operation (z. B. ohne Lymphonodektomie)
Kein Tumorrest	Tumorrest >1–2 cm
Schneller Abfall von CA 125 (nach 1–2 Chemotherapiezyklen)	Langsamer Abfall von CA 125 bzw. keine Normalisierung

- Taxane (Paclitaxel, Docetaxel)

als Monotherapie wie auch in der Kombination mit Cisplatin/Carboplatin ergänzt worden.

Bei **Folgetherapien** kommen u. a.
- Etoposid- bzw.
- Topotecan-Monotherapien

sowie Kombinationen wie
- Etoposid-Paclitaxel oder
- Etoposid-Ifosfamid

zum Einsatz.

Schließlich wird weiter in Studien geprüft, ob die Stammzellen-gestützten **HD-Chemotherapien** in bestimmten Fällen Vorteile bringen, die ihre höhere Belastung rechtfertigen. Bisher hat man damit weitaus bessere Verläufe erzielt (5-Jahres-Überlebenszeit etwa 70% gegenüber 30% bei der üblichen Chemotherapie). Voraussetzung für diese Therapie sind optimaler Organzustand sowie ein Alter <60 J.

In Fällen **geringer Belastbarkeit** der Patientinnen (Alter, Organschäden usw.) bieten sich an:
- Trofosfamid-FU-Kombination,
- Carboplatin-Monotherapie sowie
- Gemcitabin.

Da in manchen Ovarialmalignomen eine Überexpression von HER2/neu nachweisbar ist (s. S. 80), stellt sich die Frage, ob man auch das
- Trastuzumab (Herceptin)

in die Therapie miteinbezieht (s. S. 236).

Man beachte Nebenwirkungen und Kontraindikationen (s. S. 216)!

Die **Remissionserwartung** beträgt bei Cisplatin-Taxol CR 54% PR 23%. Bei Carboplatin-Taxol scheinen die Ergebnisse noch günstiger zu liegen. Die **progressionsfreien Intervalle** betragen bei Cisplatin-Taxol: 18 Monate. Die mittlere **Gesamtüberlebenszeit** erreicht 24 bzw. 38 Monate. Man darf besonders dann mit einer deutlich verlängerten Überlebenszeit rechnen, wenn ein primär erhöhter CA-125-Wert bereits nach 3 Chemotherapien normal wird.

Strahlentherapie

Strahlentherapeutische Maßnahmen finden beim Ovarialkarzinom nur gelegentlich optimale Wirkungsmöglichkeiten: Dies ist bedingt durch den bei ungünstigen Fällen räumlich ausgedehnten Befund, der zur Einbeziehung des gesamten Abdomens zwingt und damit bei der **Perkutantherapie** zu einer kurativ evtl. nachteiligen Dosisreduzierung. Die früher gebräuchliche Bestrahlung nur des kleinen Beckens (bei »lokalisierter Ausbreitung«) wird zunehmend verlassen und nur noch selten als indiziert angesehen.

Die Anwendung von **Radionukliden** (Radioyttrium, Radiophosphor) hat nur Aussicht auf Erfolg, wenn die karzinomatösen Herde ausschließlich an Oberflächen sitzen und nicht dicker als 1–1,5 mm sind. Diese Maßnahme kann u. U. erhebliche Verwachsungen auslösen (Abb. 7-3). In Sonderfällen kann auch eine **intratumorale Strahlentherapie** per Afterloading mit operativen Eingriffen kombiniert werden.

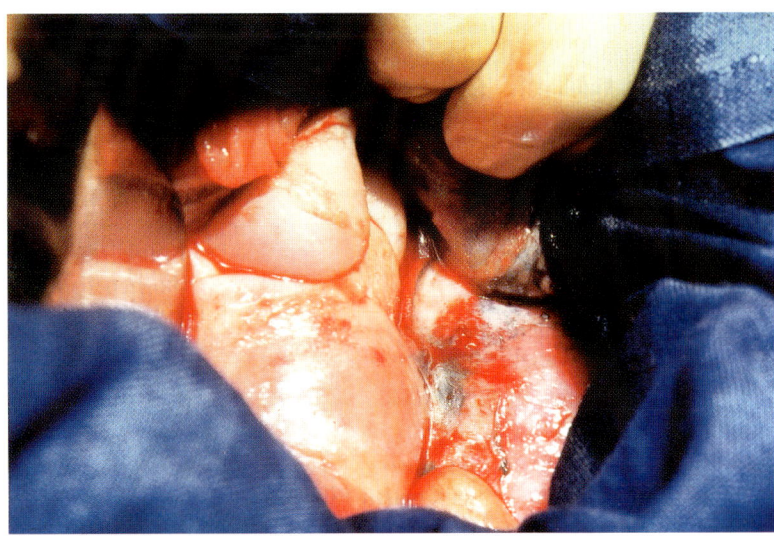

Abb. 7-3 Zustand nach hoch-(zu hoch-)dosierter intraperitonealer Instillation radioaktiver Isotope. Reaktiv verbackene Darmschlingen.

Hormone und Antihormone

Nach früheren, mehr spekulativen Therapieversuchen mit Androgenen hat man nach der Erkenntnis des z. T. reichen Östrogen- und Progesteronrezeptorbestandes der Ovarialmalignome hier gezielt zu therapieren versucht. Eingesetzt wurden GNRH-Analoga, Tamoxifen und HD-Gestagene. Im Falle der HD-Gestagene machte man sich auch deren unspezifisch-metabolische »Nebeneffekte« zu Nutze.

Mit allen genannten Therapien konnten nur etwa 5–10–15% Remissionen bzw. No-change-Effekte erzielt werden. Es ist bisher nicht gelungen, eine individuelle, selektive Indikation für die Hormontherapie oder gar für deren Art herauszufinden, weder auf Basis der Rezeptoranalyse noch der histologischen Typisierung (Ausnahme: Granulosazelltumoren [hier: Tamoxifen indiziert]). Die Indikation wird sich lediglich aus dem Aspekt der »Ultima ratio« ergeben oder aus der Unzumutbarkeit anderer wirksamerer Maßnahmen (s. u.).

Individualisierte Therapieauswahlempfehlungen

Nachfolgend werden einige typische Konstellationen herausgegriffen und an ihnen die Grundsätze denkbaren Vorgehens dargestellt (Abb. 7-4). Falls radiotherapeutische und zytostatische Therapien alternativ beschrieben werden, muß man im Einzelfall die jeweilige Sensibilität bedenken: z.B. die hohe Zytostatikasensibilität der Dottersacktumoren sowie der aneuploiden G-III-Karzinome bzw. die hohe Strahlensensibilität der Dysgerminome.

A) **Karzinom auf Ovar (Ovarien) beschränkt. Oberfläche intakt. Kein Aszites. Spülflüssigkeit o. B. (Stadium I a/b).**
Typisch:
 • Operation wie o. e.
Bei G-I- bzw. G-II-Fällen:
 • Keine weiteren Maßnahmen.
Bei G-III-Fällen:
 • Adjuvante Therapie wie bei Tatbestand B beschrieben.
Atypisch, im Falle endodermaler Sinustumoren:
 • Im Falle von Einseitigkeit nur betroffenes Ovar entfernen. Chemotherapie unter AFP-Kontrolle (s. S. 78 u. 239).

B) **Karzinom an Oberfläche vorgedrungen oder Tumor rupturiert oder Lavagen positiv (Stadium I c) oder Befall Uterus/Tuben (Stadium II a).**

Evtl. Verwachsungen zwischen Tumor und Umgebung.
 • Operation wie o. e.
 • Adjuvante Maßnahmen notwendig.

Die Ergänzungstherapie soll eine Vernichtung eventueller klinisch okkulter Karzinomkontaminationen bzw. okkulter peritonealer Streuherde bewirken. In Frage kommen, mit einer offenbar gleichwertigen Effizienz:
 • **Chemotherapie** mit platinhaltigen Zytostatika bzw. Kombinationen (3–4 Zyklen, s. S. 224), oder
 • **intraperitoneale Applikation** von Nukliden (Radiophosphor, Radioytrium) oder
 • **Großfelderbestrahlung** (alleinige pelvine Perkutanbestrahlung nicht ausreichend).

Für die Wahl einer der erwähnten Therapien sind die individuellen Konstellationen von Bedeutung. So verbieten Verwachsungen eine intraperitoneale Radionuklid- (oder Zytostatika-)Applikation. Bei Aneuploidie und/oder G-III-Adenokarzinomen ist mit besonders günstigem Ansprechen auf Chemotherapie zu rechnen.

C) **Grundsätzlich wie Kollektiv A, aber Befall der pelvinen Lymphknoten. Je nach Ausmaß des Befalls sowie operativer Radikalität:**
 • **Adjuvante Polychemotherapie** wie o. e. (besonders bei G-III-Tumoren sowie endodermalen Sinustumoren), oder
 • **Großfelderbestrahlung** (besonders bei Dysgerminom zu favorisieren). Ggf. besondere Berücksichtigung der paraaortalen LK-Felder, je nach Staging und Operationsausmaß.

D) **Inoperabilität oder nur zytoreduktive Operation oder, bei Operabilität des Primärtumors, Absiedlungen im Abdomen (Stadium III b/c).**
Methode der Wahl ist die
 • **Chemotherapie** mit Cisplatin- bzw. Carboplatin-Paclitaxel/Docetaxel-Kombinationen (s. Anhang).

Die Effizienz der Therapie hängt sowohl von der Sensibilität des jeweiligen Tumors als auch von der Größe des Tumors bzw. der Tumorreste ab. Remissionen, die auch zu einer Verlängerung der Überlebenszeit führen, sind nur bei kleinem Tumorrest (<2 cm) und dann in 35% (CR) bzw. >50% (PR) zu erwarten.

Zur Beurteilbarkeit des Therapieeffektes sind in 4- bis 8wöchigen Intervallen die für den Einzelfall relevanten Marker (s. S. 161 und 183) zu prüfen, sofern die Werte prätherapeutisch signifikant erhöht waren. Auch immunszintigraphische Untersuchungen können bei gegebenen Voraussetzungen relevant sein. Der Wert sonographischer Kontrollen hängt von der Tumorrestgröße bzw. der Größe disseminierter Herde ab sowie, vor allem, von deren Lokalisation (s. Klinik der Frauenheilkunde und Geburtshilfe, Bd 10, 3. u. 4. Aufl., s. Literaturverzeichnis). Gegebenenfalls: CT oder MRT.

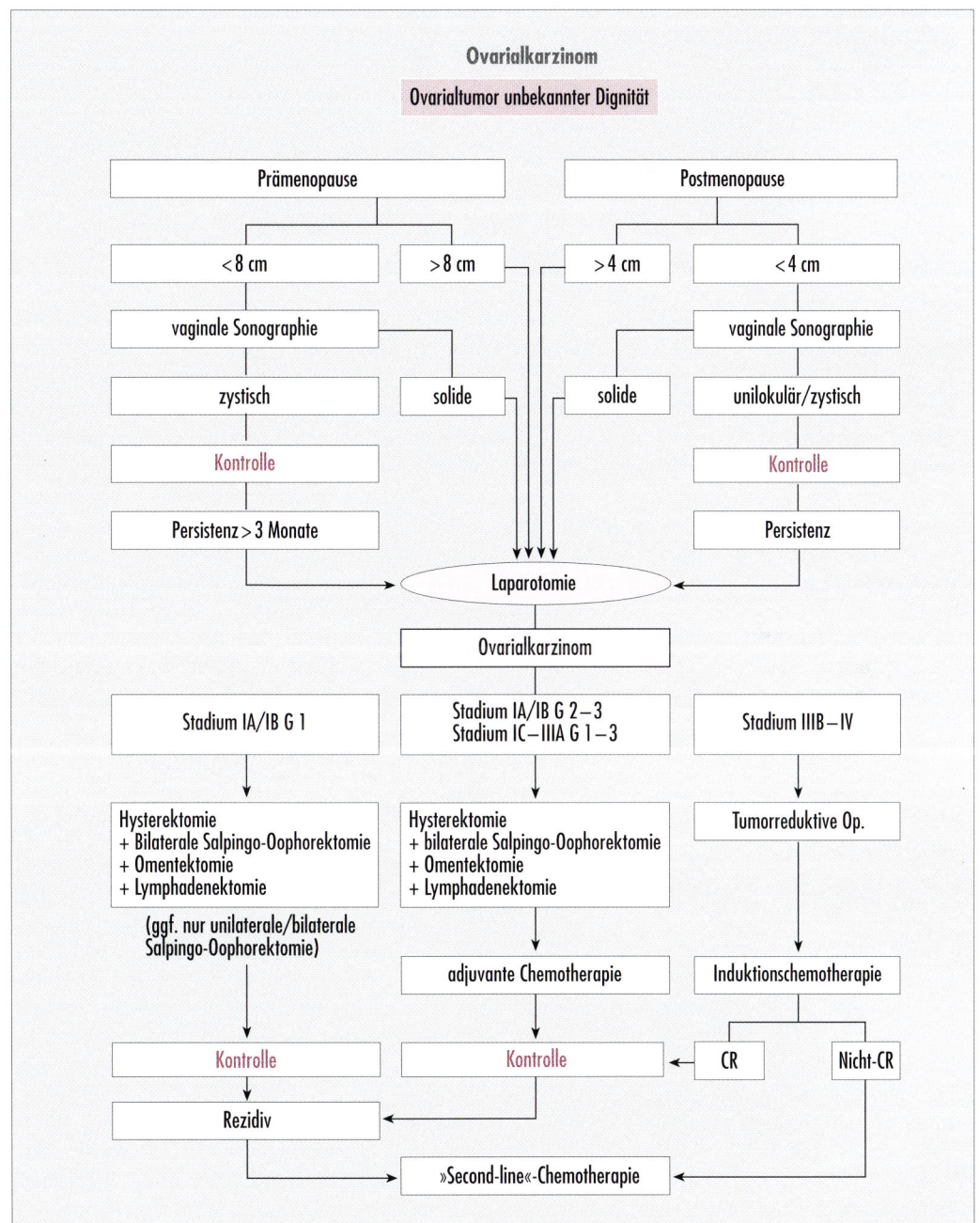

Abb. 7-4   Schematische Darstellung des therapeutischen Vorgehens bei Ovarialtumoren. (Aus Der Onkologe 1998; 4, 12:1094.)

Ist nach 3 Therapiekursen noch keine Remission nachweisbar (palpatorisch, US, CT; Marker, Immunszintigraphie), hat eine Fortsetzung der Initialtherapie keinen Sinn. Therapiewechsel nötig.

In Abhängigkeit von der individuellen Konstellation ist zu erwägen, ob *zusätzlich* bzw. nach der systemischen Chemotherapie eine

- **intraperitoneale Chemotherapie** über einen Port (s. S. 236)

sinnvoll ist, z.B. bei kleinen Tumorresten. Ist eine Chemotherapie wie o.e. nicht praktikabel, oder handelt es sich um ein progredientes Dysgerminom (von hoher Strahlensensibilität), kann eine

- **Großfelderbestrahlung des Abdomens** (Openfield-Technik)

hilfreich sein. Hier sind aber erhebliche Vorbehalte nötig. Es müssen folgende Voraussetzungen erfüllt sein, um die Methode überhaupt rechtfertigen zu können (Effizienz in vernünftiger Relation zu den Gefahren):
- Keine myelotoxische Langzeit-Vorbehandlung,
- Karzinombefunde überwiegend auf das kleine Becken beschränkt,
- kleiner Tumorrest nach zytoreduktiver Operation (<2 cm ⌀).

Bei *größeren Tumorvolumen,* besonders auch in Mittel- bzw. Oberbauch, kommt diese Therapie nicht mehr in Frage. Es ist lediglich eine Ausnahme denkbar, die

- **palliative Bestrahlung eines Tumor-Teilbereichs,**

der z.B. besondere Bedeutung für die aktuelle Symptomatik hat oder in Kürze, bei Therapia nulla, Folgekomplikationen erwarten läßt.

Primäre Ineffizienz der Therapie bzw. erneute Progression nach anfänglicher Remission

Sofern die Patientin bisher noch nicht mit

- **Ciplatin/Carboplatin + Paclitaxel/Docetaxel**

behandelt worden ist, sind nunmehr, falls irgend zulässig, diese Kombinationen indiziert (s. S. 233). Ist diese Therapieform bereits abgeschlossen oder war sie primär ineffizient, so sind versuchsweise (!)

- **Etoposid-haltige Kombinationen** (s. S. 234),
- **Topotecan (Hycamtin)** (s. S. 235)**,**

ggf. auch

- **Herceptin** (s. S. 236)

einzusetzen. Hier sind noch etwa 20% Remissionen zu erwarten.

Schließlich kann auch eine stammzellgeschützte
- **Hochdosis-Chemotherapie**

kritisch erwogen werden (s. auch S. 231). Vor einem routinemäßigen Einsatz müssen jedoch erst noch die Ergebnisse weiterer Studien abgewartet werden.

Als Ultima ratio kann ein Versuch mit
- Antiöstrogenen (Tamoxifen),
- Gestagenen und
- GnRH-Analoga gemacht werden (s. S. 250).
Remissionserwartung von <10%.

Schließlich ist zu prüfen, ob die z.Zt. in der Diskussion befindlichen Wirkstoffe wie
- Interleukine, Interferone, Makrophagenstimulationsfaktor und Tumornekrosefaktor (s. S. 256)
noch eine hilfreiche Wirkung haben.

Für eine sekundäre
- **Strahlentherapie**

gelten die o.e. Vorbehalte bzw. Voraussetzungen. Beim Dysgerminom sowie Granulosazelltumoren ist die Strahlentherapie als Second-line-Therapie durchaus geeignet.

Insgesamt muß man sich darüber klar sein, daß die Sekundärtherapien meist, wenn überhaupt, nur kurze Remissionen bringen. Man muß den Benefit mit der individuellen Belastung in Relation setzen und die Indikation auch von menschlichen Aspekten abhängig machen. Das »Machbare« ist nicht immer richtig und menschlich (s. S. 169).

Begrenzte Therapiefähigkeit der Patientinnen

Bei diesem Kollektiv zumeist älterer oder sonst wegen Vorkrankheiten nur wenig belastbarer Frauen bleiben bei gegebener Indikation zur Folgetherapie relativ wenig Möglichkeiten, um einen zumindest *palliativen* Effekt zu erzielen. Neben der Reduzierung der Präparatpalette spielt dabei auch noch die mitunter notwendige Verminderung der Standarddosis eine nachteilige Rolle.

Diskutabel sind
- moderate Chemotherapien: z.B. Cyclophosphamid, Epirubicin, Trofosfamid-Fluorouracil, Treosulfan, Gemcitabin (s. S. 236)
oder auch, und nicht nur bei positiven Rezeptorbefunden,

- HD-Gestagene (s. S. 252),
- Tamoxifen (s. S. 251) oder
- GNRH-Agonisten (s. S. 250),

die aber nur innerhalb enger Grenzen Remissionen oder No change erwarten lassen.

In Sonderfällen nur umschriebener Krankheitsherde und palliativ:
- Begrenzte Strahlentherapie.

Im Falle von Aszites (s. u.) kann man im Anschluß an die bedarfsgerechte Aszitespunktion
- Tumor-Nekrose-Faktor (TNF) (s. S. 256) oder Mitoxantron

in die Peritonealhöhle instillieren und die Nachbildung damit verzögern. Es handelt sich also um eine rein symptomatische, palliative Maßnahme.

Metastatische Malignome

Sofern es sich bei dem malignen »Ovarialtumor« um ein metastatisches Geschehen von einem primär »ortsfremden« Neoplasma handelt, stellt sich zunächst die Frage nach dessen Natur und der Notwendigkeit bzw. Möglichkeit einer spezifischen Therapie des Primärtumors in symptomatischer, palliativer, oder, selten, kurativer Hinsicht. Hinzuziehung des einschlägigen Spezialisten. Falls Aktivitäten gynäkologischerseits akzeptabel sind, muß die o. e. Ergänzungstherapie bei den verschiedenen Konstellationen ggf. an die besondere Sensibilität des Primärtumors gegenüber Chemotherapie, Radiatio oder Hormonen angepaßt werden, ansonsten Vorgehen wie o. e.

Second-look-Operation

Sofern bei primär inoperablen oder nur partiell operierten, dann wie o. e. nachbehandelten Fällen die weiteren Kontrollen (Palpation; Sonographie; Marker; CT, MRT, Immunszintigraphie) **eine anscheinend komplette Remission** erkennen lassen, ist beim Fehlen von Fernmetastasen eine »Second-look-Operation« als offene Laparoskopie oder Laparotomie vertretbar, aber nicht obligatorisch und zunehmend umstritten. Kleine, noch therapiebedürftige Restbefunde wären mit keiner anderen Methode erfaßbar, auch nicht mittels Marker!
Es ist ratsam, den Eingriff nach 4 (–6) Therapiekursen vorzunehmen. Dann wird die volle Wirksamkeit der Therapie manifest sein. Im Idealfall findet sich keinerlei Hinweis auf die frühere Erkrankung mehr (Vollremission). Falls man diesen Eindruck auch zytologisch

und histologisch absichern kann (= ned, **no evidence of disease**), dann
- keine weitere Therapie mehr oder sicherheitshalber noch ergänzende Therapie mit 2–4 Zyklen Interferon-alpha/Interleukin II low dose über einen implantierten Port. Sorgfältige Kontrollen sind zwingend, denn bei etwa 25–50% ist der negative Befund **irreführend!**

Falls man bei der Subtiluntersuchung nur noch **mikroskopisch kleine Reste** nachgewiesen hat (»minimal disease«), oder an den Oberflächen (und nur dort) winzige Herdchen von weniger als 1,5 mm Dicke findet, ist eine
- intraperitoneale Instillation von Radionukliden oder eine intraperitoneale Zytostatikatherapie über einen Port-Katheter zu erwägen

oder, je nach Vorbelastung und Lokalisation der Restbefunde, auch eine
- perkutane Strahlentherapie (open field)

diskutabel.

Das Vorgehen beim **Auffinden von makroskopischen Tumorresten bei der Second-look-Operation** ist different. Zumeist wird eine (nochmalige) operative Tumorreduktion (debulking) als sinnlos betrachtet und davon abgesehen. Andere glauben einen Nutzen zu erkennen, wenn man bei Tumoren, die primär auf eine initiale Therapie angesprochen hatten, die über 5 mm großen Residuen entfernt. Größere Interventionen am Darm sind nicht zu rechtfertigen. Einzige Ausnahme wäre die Operation bei drohendem Ileus.
Hat die bisherige Therapie **nur geringfügige Rückbildungen** erbracht und sind noch immer größere Tumormassen nachweisbar, ist keine Indikation für eine Second-look-Operation gegeben. Man muß stattdessen so vorgehen, wie es oben bei »Primäre Ineffizienz der Therapie« beschrieben wurde.
Eine Relaparotomie ist auch dann nicht mehr indiziert, wenn trotz einer Chemotherapie frühe und schnelle **Progressionen von Resttumoren** einsetzen. Sekundäre, zytoreduktive Operationen sind nur berechtigt, wenn bei einer Erstoperation keine optimal-mögliche Therapie erfolgte (Op.-Abbruch o. ä.). Sie sollten nach 2–3 Chemotherapiezyklen als **»Intervall-Operation«** erfolgen.

Therapie von Aszites

Tritt im Verlauf der Ovarialkarzinomerkrankung ein Aszites auf (>20%), sollte dieser zusätzlich zu der symptomatischen Punktion entweder mit Nuklidinstillationen oder durch Instillation von Tumor-Nekrose-Faktor oder Cisplatin + Interferon (s. S. 243) behandelt werden (Remission 90%). Bei Ineffizienz oder Erschöpfung evtl. Mitoxantron. Da in der Regel eine Erniedrigung des Gesamteiweißgehaltes im Serum besteht, sollten auch Albuminlösungen infundiert werden. Bei zunächst schnellem Nachlaufen: Intraperitonealtherapie über einen implantierten Port.

Rezidive

Rezidive, d.h. die nach einer vermeintlich radikalen Operation und größerem Intervall neu auftretenden Befunde, können je nach Sachlage operativ, medikamentös oder strahlentherapeutisch angegangen werden. Vorausgeschickt werden muß eine subtile Diagnostik (Sonographie, CT, MRT), welche Lokalisation und Ausdehnung definieren läßt.

Ein **operatives Vorgehen** ist dann berechtigt, wenn es sich um ein nicht zu großes, gut abgrenzbares und möglichst solitäres Spätrezidiv handelt. Das Intervall nach der Primärtherapie bzw. dem Abschluß einer adjuvanten Chemotherapie sollte mehr als 6 Monate betragen. Der Eingriff sollte so radikal wie möglich erfolgen, auch Darmresektionen sind u. U. in Kauf zu nehmen. Postoperativ ist bei einem eindeutig lokalisierten und im kleinen Becken liegenden Befund eine **Strahlentherapie** anzuschließen, sonst eine **Chemotherapie** mit Cisplatin oder Carboplatin sowie Taxanen, sofern diese nicht bereits adjuvant eingesetzt waren.

Erweist sich das Rezidiv bei der Probelaparotomie als nicht komplett resektabel, so entspricht das weitere Vorgehen, falls möglich, dem auf S. 79 beschriebenen (»debulking«) oder man beschränkt sich auf eine alleinige **Chemotherapie,** deren Auswahl (s. S. 233) von den individuellen Gegebenheiten, dem Intervall und der Art der vorausgegangenen adjuvanten Zytostatikatherapie abhängt. Dies gilt auch für jene Fälle, bei denen bei disseminierten oder ausgedehnten Rezidiven jede operative Therapie a priori gar nicht erst in Erwägung gezogen werden kann.

Vorgehen bei seltenen Sonderformen maligner Ovarialtumoren

Granulosa- und Thekazelltumoren

Diese äußerst seltenen Tumoren sind meist hormonaktiv und bilden Östrogene. Die »klinische Malignität« läßt sich morphologisch nicht vorhersagen, deshalb subtile Überwachung. Bei primär ungünstigem Staging bzw. bei ersten Verdachtszeichen eines Rezidivs Chemotherapie. Bei Undurchführbarkeit Versuch mit Tamoxifen.

Androblastome; Sertoli-Leydig-Zelltumoren

Diese als Rarität zu bezeichnenden, vornehmlich bei Jüngeren auftretenden Tumoren sehr unterschiedlicher Differenzierung produzieren Testosteron und bewirken Virilisierungserscheinungen. Zumeist günstige Prognose. Ist eine Radikaloperation nicht möglich, sollte eine Therapie mit dem PAC-Schema begonnen werden (s. Anhang). Zusätzlich sollte das Antiandrogen Cyproteronacetat in einer Dosierung von 100 mg/tgl. ($2 \times$ 1 Tablette Androcur) gegeben werden. Für die Malignitätsbewertung der bisher genannten Tumoren sind weniger Typ, Reifegrad und Ploidiestatus kennzeichnend (40% sind aneuploid ungeachtet guter Prognose) als vielmehr Mitoseindex und Wachstumsfraktion.

Maligne Keimzelltumoren

3–5% der Keimzelltumoren sind maligne und nahezu ausschließlich auf das Kindes- und Adoleszentenalter begrenzt.

Bei den häufigsten der malignen Keimzelltumoren, den **Dysgerminomen,** wird im Stadium Ia eine Tumor- bzw. Adnexektomie durchgeführt. Beim Stadium Ia und II b wird eine perkutane Strahlentherapie angeschlossen (30 Gy). Eine adjuvante oder eigenständige Chemotherapie (s. S. 236) ist bei ovarübergreifenden peritoneal-metastasierenden Fällen angezeigt.

Der **endodermale Sinustumor** tritt meist bei jungen Frauen auf, wobei meist nur eine Adnexseite, überwiegend die rechte Seite, befallen ist. Die Mehrzahl der Autoren rät von einer Radikaloperation im Sinne einer bilateralen Adnexektomie mit Hysterektomie und Omentektomie ab. Man beschränkt sich nach einer subtilen **Exploration des Abdomens** (s. S. 74) mit negativem Ergebnis auf die Entfernung der befallenen Adnexe; eine diagnostische, pelvine Lymphonodektomie wird noch erörtert. Weiterführende Operationen werden nur soweit ausgeführt, wie ein makroskopischer Befall erkennbar ist. Das Schwergewicht liegt auf der generell-obligatorischen **Cisplatinhaltigen Chemotherapie** (s. S. 233). Der Erfolg der Therapie wird von dem Verlauf des **Tumormarkers** α-Fetoprotein (AFP) und des β-HCG beurteilt. Ähnlich wie beim Chorionkarzinom sollte die Therapie noch dreimal über das Negativwerden des AFP-Serumspiegels hinaus fortgesetzt werden. Über mindestens 12 Monate sollte der AFP-Spiegel in 6- bis 8wöchigen Intervallen überprüft werden.

In etwa 80% der Fälle gelingt es, zu echten Heilungen zu kommen. Bei umschriebenen intraabdominellen Rezidiven können gezielte bzw. CT-gesteuerte Bestrahlungen eingesetzt werden.

Die **Chemotherapie** von embryonalen Karzinomen des Ovars, von Dysgerminomen, von malignen Teratomen bzw. gemischten Keimzelltumoren erfolgt – wie beim endodermalen Sinustumor – in Anpassung an das Staging, Grading und die operative Radikalität. Beim Dysgerminom ist ggf. auch die hohe Strahlensensibilität zu beachten.

Heilungserwartung

Insgesamt ist die 5-Jahres-Überlebensrate beim Gesamtkollektiv der Ovarialkarzinome gering, was durch den dominierenden Anteil von Stadium-III-Fällen erklärbar ist. Es ist aber zu berücksichtigen, daß das Kollektiv außerordentlich heterogen und die Vergleichbarkeit von Statistiken fragwürdig ist. Bei der Prognosekalkulation darf man natürlich **nicht einzelne Kriterien isoliert betrachten,** wie dies in Tabellen der Fall ist, sondern muß **alle Hinweise auswerten** und gemeinsam interpretieren. Die nachfolgenden Hinweise geben also nur eine Partialinformation!

Stadienbezogen

5-Jahres-Überlebensrate (und Häufigkeit) der jeweiligen Stadien (Annual Report 1994):

LMP-Tumoren	93%	
Stadium I a	83,5%	
Stadium I b	79%	(27,7%)
Stadium I c	73%	
Stadium II a	64%	
Stadium II b,c	58%	(11,0%)
Stadium III	23%	**(44,7%!)**
Stadium IV	14%	(16,6%)

Pauschal liegt die 5-Jahres-Überlebensrate <40%.

Histo-/Zytomorphologische Merkmale

Tumortyp

Es ist folgende Reihenfolge steigender Malignität anzunehmen:

LMP-Tumoren (Borderline-Tumoren),
< muzinöse Adenokarzinome,
  < Clear-cell-Karzinome,
    < endometrioide Karzinome,
      < seröse Adenokarzinome,
        < undifferenzierte Karzinome.

Grading; Ploidie und S-Phase

Wichtiger als die Berücksichtigung der in sich heterogenen »Typen« ist die des Gradings (G I–III/G 1–4); des Ploidiegrades (Diploidie – Aneuploidie) und der S-Phase ($\pm 7,5\%$).

Hier ist aber zu beachten, daß diese Merkmale vornehmlich bei den an sich günstigen Stadien prognoserelevant sind, während mit zunehmendem Stadium dieses selbst zum entscheidenden Prognosefaktor wird.

Die G-I-Karzinome haben eine etwa doppelt so hohe 3-Jahres-Rezidivfreiheit wie die G-II- bzw. G-III-Tumoren. Das Vorkommen von Psammomkörpern wird, vor allem bei Kombination mit serösem Adenokarzinomtyp, als prognostisch günstig eingeschätzt (aber reduzierte Chemotherapiesensibilität). Von den zytologischen Kriterien sind hohe Polymorphie sowie Aneuploidie die ungünstigsten. Nekrosen im Tumor sind ebenfalls als ungünstiges Prognosemerkmal zu werten.

Operative Radikalität (Tumorrest)

Bei den Palliativeingriffen ergaben sich Korrelationen zwischen der Größe von postoperativ verbliebenen Tumorresten und der Überlebenszeit:
2-Jahres-Überlebensrate:

Tumorrest <1 cm Dicke oder Durchmesser	70%
1–2 cm	50%
3–6 cm	25%
7–9 cm	15%

Altersabhängigkeit

Auch das Alter scheint u.a. bedeutsam zu sein: Die Prognose für die 20- bis 30jährigen ist ca. 25% besser als die der 30- bis 40jährigen und ca. viermal besser als die der Patientinnen über 70 Jahre.

Platzen von Tumoren

Das Platzen eines Tumors vom Stadium I während der Operation hat eine Reduktion der Heilungswahrscheinlichkeit um 5–30% zur Folge. Es wird angenommen, daß diese Zahlen nicht generell zutreffen, sondern die o.e. Folge nur für die undifferenzierten und – weniger – die mäßig differenzierten Karzinome gilt. Da man dies primär aber intra operationem nicht weiß, muß man in jedem Fall ein Platzen von möglicherweise malignen Ovarialtumoren zu vermeiden suchen.

Nachsorge

(s. S. 183)

Behandlung von Finalstadien

Im Finalstadium ist beim Ovarialkarzinom der Tod in der Urämie ein für die Patientin noch relativ gnädiges Ende, da die Vergiftung schleichend einsetzt, und die Patientin im Regelfall ruhig und schmerzfrei verstirbt. Demgegenüber ist der häufigere Fall nach Erschöpfung operativer bzw. palliativer Möglichkeiten der Tod im allmählichen Ileus. Dieser ist überaus quälend und tritt bei vollem Bewußtsein ein, wenn keine maximale symptomatische Therapie betrieben wird. Die Patientin muß zum kontinuierlichen Absaugen des Darminhaltes eine Duodenalsonde erhalten. Ferner werden hochdosierte Dauerinfusionen mit Morphinderivaten bzw. Opiaten und eine reichliche parenterale Zufuhr von physiologischer Kochsalzlösung notwendig. Nach Absprache mit der Patientin bzw. den Angehörigen sollten auch Antidepressiva, wie z.B. Ludiomil und Anafranil, oder bei Erregungszuständen das Neuroleptikum Dehydrobenzperidol gegeben werden. Unbehandelt erbricht die Patientin permanent, leidet unter quälendem Durst, ist sehr unruhig, klagt über ein sehr schmerzhaft gespanntes Abdomen und wegen des Zwerchfellhochstandes über Atemnot. Von einem Ausgleich des Kaliumverlustes wie auch von einer parenteralen Ernährung oder der Gabe von Antibiotika und Herz-Kreislauf-Medikamenten wird man ggf. absehen, um das Leiden nicht zu verlängern. Es sei aber besonders betont, daß alle Medikamente auf keinen Fall den persönlichen Zuspruch bzw. die psychische Führung der Patientin durch das Pflegepersonal und den behandelnden Arzt ersetzen können.

Hinweise für die Praxis

- Neu auftretende Zyklusauffälligkeiten müssen u.a. auch an einen Ovarialtumor denken lassen.
- Jeder unklare Befund in der Umgebung des Uterus bedarf der sorgsamen Abklärung. Es könnte u.a. auch ein Ovarialtumor sein. Sofern nur der geringste Zweifel an der Natur der Veränderung besteht, sind Untersuchungen in Narkose, Ultraschalluntersuchung, Laparoskopie oder Laparotomie erfoderlich.
- Die Annahme »Skybala« oder »Intestinalanteil« wird oft berechtigt sein, entlastet aber nur bedingt von weiterer Verantwortung, d.h. man bestelle die Patientin in einigen Tagen wieder zur Kontrolle (nach gründlichem Abführen).
- Manche Adnextumoren werden fälschlich unter der Diagnose »Uterus myomatosus« geführt, bis der Verlauf zeigt, daß es sich um einen dem Uterus eng anliegenden Ovarialtumor gehandelt hat.
- Ein als »Retentionszyste« angesprochener Tumor bis zu 5 cm Durchmesser sollte in etwa 2 Monaten geschwunden sein; ansonsten aktive Diagnostik nötig.
- Patientinnen mit Ovarialtumoren sollten nur in Kliniken eingewiesen werden, in denen die weiteren präoperativ notwendigen Ermittlungen durchführbar sowie die operativen Maximalmöglichkeiten gegeben sind.
- Keine Punktion von Ovarialtumoren! Bei sicherem Karzinom, speziell bei fortgeschrittenen Fällen, ist auch eine Laparoskopie nicht mehr indiziert, sondern die Laparotomie geboten.

Literatur

AGO: Leitlinien zur laparoskopischen Operation von Ovarialtumoren. Frauenarzt 1998; 39: 1055.

Baltzer J et al. Praxis der gynäkologischen Onkologie. Stuttgart: Thieme 1998.

Baum RP. Positronen-Emissionstomographie und Immunszintigraphie. In: Bender HG et al. Allgemeine gynäkologische Onkologie. Bd. 10. Klinik der Frauenheilkunde und Geburtshilfe. 4. Aufl. München: Urban & Schwarzenberg 1999.

Bender HG. Diagnostik und Nachsorge des Ovarialkarzinoms. Gynäkologie 1986; 19: Heft 3.

Bender HG. Gynäkologische Onkologie. 2. Aufl. Stuttgart: Thieme 1991.

Decker DG et al. A Treatment Program for Stage III and IV Ovarian Cancer – Cyclophosphamide versus Cyclophosphamide and Cis-Platinum. Gynecol Oncol 1980; 10: 368.

Dietel M et al. Borderline-Tumoren des Ovars. Neue Aspekte zur morphologischen Prognosebestimmung. Geburtshilfe und Frauenheilkunde 1985; 45: 213.

Fuith FC et al. Second look operation in women with ovarian cancer. Tumordiagnose und Therapie 1990; 11: 147.

Greiner RH. Radiotherapeutische Möglichkeiten beim Ovarialkarzinom. Onkologe 1998; 4: 1147.

Greten H, Klapdor R. Neue tumorassoziierte Antigene. Stuttgart, New York: Thieme 1985.

Hötzinger H. MRI in der Gynäkologie und Geburtshilfe. Springer 1994.

Jacobs AJ et al. Treatment of recurrent germ cell tumors with cisplatin, vinblastine and bleomycin. Obstet Gynecol 1982; 59: 129–32.

Kaiser WA. Aussagemöglichkeiten und Einsatz von Computertomographie und Magnetresonanztomographie. In: Allgemeine gynäkologische Onkologie. Bender HG et al. Bd 10. Klinik der Frauenheilkunde und Geburtshilfe. 4. Aufl. München: Urban & Schwarzenberg 1999.

Keckstein J, Hucke J. Endoskopische Operationen in der Gynäkologie. München: Urban & Schwarzenberg 1998.

Kolstad P. Erhaltung der Ovarialfunktion in der Behandlung der malignen Ovarialtumoren. Geburtshilfe und Frauenheilkunde 1987; 47: 683.

Kucera H et al. Zur postoperativen Strahlentherapie der epithelialen Ovarialkarzinome. Geburtshilfe und Frauenheilkunde 1985; 45: 848.

Kühn W et al. Chemotherapie beim fortgeschrittenen Ovarialkarzinom in Abhängigkeit vom relativen DNS-Gehalt und histologischen Kriterien. Tumordiagnose und Therapie 1985; 9: 201.

Kurman RJ (Hrsg). Blaustein's Pathology of the Female Genital Tract. 4. Aufl. New York, Heidelberg, Berlin: Springer 1994.

Maleika-Rabe A et al. Komplikationen bei gynäkologisch-endoskopischen Operationen. Frauenarzt 1998; 39: 1105.

Merz E. Sonographische Diagnostik in Gynäkologie und Geburtshilfe. Stuttgart: Thieme 1997.

Morris HHB et al. Endodermal Sinus Tumor and Embryonal Calcinoma of the Ovary in Children. Gynecol Oncol 1985; 21: 7–17.

Osmers GW. Diagnostische Maßnahmen inkl. Laparoskopie bei Ovarialtumoren. Onkologe 1998; 4: 1114.

Rempen A. Sonographie. In: Allgemeine gynäkologische Onkologie. Bender HG. Bd. 10. Klinik der Frauenheilkunde und Geburtshilfe. 4. Aufl. München: Urban & Schwarzenberg 1999.

Sanfilippo JS, Levine RL. Operative Gynecologic Endoskopie. Springer 1996.

Sawada M et al. Cisplatin, Vinblastine and Bleomycin Therapy of Yolk Sac (Endodermal Sinus) Tumor of the Ovary. Gynecol Oncol 1985; 20: 162–9.

Schmidt-Matthiesen A, Schmidt-Matthiesen H. Differenzierung zwischen gynäkologischer und chirurgischer Genese bei pathologischen Unterbauchresistenzen. Geburtshilfe und Frauenheilkunde 1993; 53: 369.

Schmidt-Matthiesen H. Allgemeine gynäkologische Onkologie. Klinik der Frauenheilkunde und Geburtshilfe. Bd. 10. 3. Aufl. München: Urban & Schwarzenberg 1991.

Seeber S. Therapiekonzepte Onkologie. 3. Aufl. Heidelberg: Springer 1998.

Sohn C, Bastert G. Dreidimensionale US-Diagnostik. Heidelberg: Springer 1994.

Stegner HE. Der ungewöhnliche Ovarialtumor. Frauenarzt 1998; 39: 432.

Terinde R. Aussagemöglichkeiten der bildgebenden Verfahren bei Adnextumoren. Gynäkologe 1986; 19: 151–8.

Thomas C. Histopathologie. 12. Aufl. Stuttgart: Schattauer 1998.

Williams S et al. Response of malignant ovarian germ cell tumors to cisplatinum, vinblastine and bleomycin (PVB). Proc Amer Soc Clin Oncol 1981; 22: 463.

8

Tubenkarzinom

Primäre Tubenkarzinome sind seltene Tumoren und werden meist zufällig oder erst in einem metastasierenden Stadium entdeckt. Im ersteren Falle ist bei vermutlich noch begrenzter Ausbreitung der **Uterus mit den Adnexen zu exstirpieren.** Spülung des Douglas-Raumes und zytologische Untersuchung der Spülflüssigkeit auf Tumorzellen. Falls positiv, weiteres Vorgehen in Anlehnung an das Ovarialkarzinom Stadium Ic. Falls Verdacht auf direkten Übergang auf Nachbarschaft und Peritoneum **postoperative Homogenbestrahlung** des kleinen Beckens.

Bei einer nachweislichen Metastasierung in entferntere Bereiche (Abdomen, Fernmetastasen) stehen **systemische Therapien** im Vordergrund. Da die Tubenschleimhaut, von der die Karzinome ihren Ausgang nehmen, in vielen Dingen mit dem Endometrium Gemeinsamkeiten aufweist, ist eine Steroidhormonrezeptoranalyse angezeigt bzw. empfehlenswert. Vor allem die Suche nach einem positiven Progesteronrezeptor ist von Interesse, da in diesen Fällen eine hochdosierte **Gestagentherapie** (s. Anhang) oder eine **Tamoxifen**behandlung therapeutisch erfolgversprechend erscheint.

Als **Chemotherapie** (adjuvant bzw. im Falle von Metastasierung) ist die Kombination von Cisplatin/Carboplatin mit Epirubicin (s. S. 237) zweckmäßig. Als Verlaufsparameter sind CA-125 und CEA geeignet. 5-Jahres-Überlebensrate 15%.

Literatur

Beaufort F, Schünemann H. Malignomtherapie. München, Bern: Zukschwerdt 1987.

Bender HG. Gynäkologische Onkologie für die Praxis. 2. Aufl. Stuttgart: Thieme 1990.

Gladisch R. Praxis der abdominellen Ultraschalldiagnostik. 2. Aufl. Stuttgart: Schattauer 1992.

Meerpohl HG et al. Das Ovarialkarzinom (1/2). Berlin, Heidelberg, New York: Springer 1992/1993.

Merz E. Sonographische Diagnostik in Gynäkologie und Geburtshilfe. Stuttgart: Thieme 1988.

Osmers R, Kuhn W. Diagnostik und Therapie bei Ovarialtumoren. Frauenarzt 1995; 36: 925.

Pfleiderer A. Möglichkeiten des Tumorscreenings. Frauenarzt 1995; 36: 893.

Pfleiderer A. Ovarialmalignome. In: Spezielle gynäkologische Onkologie II. Bd 12. Klinik der Frauenheilkunde und Geburtshilfe. 3. Aufl. Bastert G (Hrsg.). München: Urban & Schwarzenberg 1996.

Popp LW, Gätje R. Sonographie bei Ovarialtumoren. Frauenarzt 1994; 35: 7.

Rath W. Laparoskopie oder Laparotomie bei Ovarialtumoren. Frauenarzt 1996; 37: 1472.

Schmoll HJ, Peters HG, Fink U. Kompendium der Internistischen Onkologie. Bd I und II. Berlin, Heidelberg: Springer 1986 und 1987.

Tilgen W, Kaufmann R: Malignes Melanom. Forum DKG 1995; 10: 310.

9

Destruierende Blasenmole und Chorionkarzinome

Allgemeines

Die *Blasenmole* entsteht durch eine defekte Keimanlage mit Verlust des Zellkerns der Eizelle, damit des gesamten genetischen Materials der Mutter und Verdopplung des in den Zelleib der Eizelle eingedrungenen väterlichen Chromosomensatzes.

Bei der *destruierenden* Blasenmole wächst Trophoblastgewebe in das Myometrium ein, durchdringt dies und erreicht ggf. auch Gewebe außerhalb des Uterus.

Bei dem *Chorionkarzinom* kommt es darüber hinaus zu einer malignen Transformation des proliferierenden Trophoblastgewebes mit z.T. hoher Metastasierungstendenz. Das Chorionkarzinom ist ein in Europa im Gegensatz zu Asien seltener, von der Placenta bzw. dem Trophoblasten ausgehender Tumor. Das Chorionkarzinom ist ein stark hormonaktiver Tumor und produziert HCG (human chorionic gonadotropin), so daß der **Schwangerschaftstest hochpositiv** ausfällt. Es bricht gerne in die Blutbahn ein und metastasiert vornehmlich in die Lunge und in die Leber sowie, meist jedoch erst im Finalstadium, in das Gehirn.

Chorionkarzinom sowie destruierende Blasenmole zeigen naturgemäß, ersteres aber nicht ausschließlich, evidente **Zusammenhänge mit Schwangerschaftsvorgängen.** Anamnestisch lassen sich im Falle des *Chorionkarzinoms* zu 50% vorausgegangene Molenschwangerschaften ermitteln, im übrigen Aborte, Extrauteringraviditäten sowie ganz unauffällige Schwangerschaften und Geburten. Die Erscheinungen einer *destruierenden Blasenmole* korrespondieren demgegenüber stets mit einer Blasenmolenschwangerschaft. Je frühzeitiger nach einer Molenschwangerschaft die Symptome eines Trophoblasttumors auftreten, um so wahrscheinlicher handelt es sich um eine destruierende Blasenmole; größere Latenzzeiten von 4–6 Monaten und mehr, ja von mehr als 3 Jahren sind typisch für das Chorionkarzinom. Die Länge der **Latenzzeit** wird z.T. auch in Beziehung zur Malignität und einer schlechten Prognose gesetzt.

Symptome

Der vermutlich größere Teil der Fälle macht sich durch uterine **Blutungen,** durch weiche **Vergrößerung des Uterus** oder, bei unmittelbarem zeitlichen Zusammenhang mit einer Blasenmolenausstoßung, durch Störungen der Rückbildung und anhaltende Blutungen bemerkbar. In anderen Fällen werden die Symptome von den **Metastasen** bestimmt, sind also je nach deren Sitz unterschiedlich. Stets ist die HCG-Ausscheidung hochpathologisch erhöht.

Diagnose

Wenn bei anstehender **»Gravidität«** Verdacht auf Blasenmole auftaucht, so läßt sich diese wie folgt wahrscheinlich machen:

- Ungewöhnlich hohe Absolutwerte von HCG (unsicher).
- Persistenz sehr hoher HCG-Werte über die 12. bis 14. Woche hinaus oder gar weiterer Anstieg zu dieser Zeit, verbunden mit
- ungewöhnlich geringen und absinkenden HPL-Werten. Ferner im
- US-Bild: »Schneegestöber«.

Falls man es mit einer **noch in situ befindlichen vermutlichen Blasenmole** zu tun hat, wird zunächst, nach einem zervikalen »softening« mittels Prostaglandingel, die Spontanausstoßung der Mole durch

Prostaglandin und/oder Oxytocin-Infusion herbeigeführt bzw. bei laufender Oxytocin-Infusion eine Saug-
kürettage vorgenommen (cave! Perforation, Blutung;
Konserven bereithalten).

Außerhalb einer »Schwangerschaft« kommen als
diagnostische Methoden in Frage:

- Gynäkologische Untersuchung, evtl. in Narkose.
- Kürettage (cave!).
- **HCG im Serum.**
- HCG im Liquor, falls Verdachtsmomente auf ZNS-
  Beteiligung vorliegen (das Verhältnis zwischen Se-
  rum- und Liquor-HCG beträgt normalerweise 70:1,
  eine Reduzierung der Relation deutet auf eine ZNS-
  Metastasierung hin).
- Ultraschalluntersuchung (Uterus, Becken, Abdo-
  men, Leber).
- Hysterographie, Hysteroskopie.
- Beckenangiographie.
- Laparoskopie (Becken, Leber).
- CT bzw. MRT des Abdomens.
- Lungenübersichtsaufnahme.
- MRT des Schädels, falls Verdacht auf Hirnmetasta-
  sen.
- Knochenszintigraphie.

Sofern **bei »leerem« Uterus** Blutungen die Symptomatik bestimmen, wird die erste diagnostische Methode zumeist die Abrasio sein. Sofern auch nur der ent-
fernte Verdacht auf einen Trophoblasttumor auftaucht
(zurückliegende Schwangerschaft, weiche Uteruskon-
sistenz), sollte man präoperativ HCG-Bestimmungen
vornehmen und, bei suspekten Werten, eine Saug-
kürettage benutzen, äußerst behutsam vorgehen und
Blutkonserven sowie eine Oxytocin-Infusion in Bereitschaft halten. Neben der **histologischen Diagnostik** ist die laufende Bestimmung des HCG-Titers der
wichtigste Parameter für die Einschätzung des Falles.
Sofern man nur mit den Metastasen konfrontiert wird
(die uterine Histodiagnostik ist oft unergiebig), ist der
hohe HCG-Wert der einzige Hinweis auf einen Trophoblasttumor.
Zur **HCG-Bestimmung** sind einige Kommentare erforderlich:

- Die modernen quantitativen HCG-Bestimmungen
  an **Blutproben** arbeiten mit Kits auf mkAK-Basis.
  Sie liefern auch im niedrigen HCG-Bereich exakte
  Ergebnisse. Irrtum durch Miterfassung von LH ist
  nicht mehr möglich!
- Die üblichen Routinetestsysteme zur Schwanger-
  schaftsbestimmung aus dem **Urin** sind auf eine
  Empfindlichkeit von 1500–5000 IE/l eingestellt.

Wenn sie »negativ« werden, heißt dies nicht, daß
kein HCG mehr gebildet wird; Letzteres könnte unter der Nachweisgrenze liegen.
Also:

- **Bei auf Null absinkenden »HCG«-Werten im
  Urin muß man auf eine HCG-Bestimmung im
  Serum übergehen.**

Befunddifferenzierung

Manche Autoren messen der **histomorphologischen
Einordnung** des Trophoblasttumors eine wesentliche
Bedeutung bei und orientieren sich auch klinisch an
den Begriffen *destruierende Blasenmole* sowie *Chorionkarzinom.* Andere beziehen sich auf die Erfahrung, daß die histologische Beurteilung problematisch
und auch in Expertenkreisen nur zu 30% übereinstim-
mend ist; sie orientieren sich vornehmlich an den **klinischen Fakten** (s.u.). Dies wird schließlich unver-
meidlich, wenn überhaupt kein Gewebe zur Untersuchung zur Verfügung steht.

Für die **destruierende Blasenmole** sprechen: Unmittelbar vorausgegangene Blasenmolenschwangerschaft; keine Metastasen oder nur im
kleinen Becken bzw. der Lunge; HCG-Titer im Serum unter 1000 IE/l
bei Serum-HPL-Titern von ca. 0,02–0,1 mg/l (zu ca. 65% zutreffend; es
gibt allerdings auch destruierende Blasenmolen mit HCG-Titern bis zu
25000).
Auf ein **Chorionkarzinom** deuten hin: vorausgegangene Schwangerschaft ohne Blasenmolenbildung (Letztere würde aber nicht unbedingt
gegen das Chorionkarzinom sprechen!); Latenzzeiten von mehr als
4 Monaten; Metastasen auch außerhalb von kleinem Becken und Lunge; HCG-Serumtiter von mehr als 25–100000 IE/l bei HPL-Titern von
0–0,025 mg/l.
Auch die Relation von HCG zum schwangerschaftsspezifischen
β_1-Gykoprotein (SP-1) soll aufschlußreich sein: Hohes HCG bei – darauf bezogen – niedrigem SP-1 deutet auf Chorionkarzinom, hohes
SP-1 bei relativ niedrigem HCG auf eine destruierende Blasenmole hin.
Bleibt die Klärung unmöglich, so ist der Fall »als Chorionkarzinom« zu
behandeln.
Die o.e. Differenzierung ist nicht nur von akademischem Interesse. Die
beiden Erscheinungsformen – wie man sie auch histomorphologisch
bezeichnen will – differieren hinsichtlich der **Prognose** und, weitgehend, der **medikamentösen Beeinflußbarkeit.** Bei der destruierenden
Blasenmole ist bei ca. 15% mit einer extrauterinen Ausbreitung zu
rechnen, beim Chorionkarzinom bei 35%. Bei der destruierenden Blasenmole liegt die Rate der Lungenmetastasierung bei ca. 20%, beim
Chorionkarzinom hingegen bei 65%. Die Chorionkarzinome sind
schließlich häufiger resistent gegenüber Methotrexat, was bei der destruierenden Blasenmole selten ist, wenn richtig dosiert wird.

Neben der Unterscheidung von destruierender Blasenmole und Chorionkarzinom ist auch noch innerhalb
der Gruppe der Chorionkarzinome zu differenzieren
und eine Einteilung in **Low-risk-** und **High-risk-Cho-
rionkarzinome** anzustreben. Auch hier bestehen erhebliche Unterschiede hinsichtlich der Prognose an
sich und der therapeutischen Beeinflußbarkeit.

Man kommt damit zu folgender klinischer Unterteilung (wobei naturgemäß keine absolut scharfen Grenzen zu ziehen sind):
- **Destruierende Blasenmole** (ohne oder mit Metastasierung).
- **Nichtmetastasierendes Chorionkarzinom.**
- **Metastasierendes Chorionkarzinom vom Low-risk-Typ.**
- **Metastasierendes Chorionkarzinom vom High-risk-Typ.**

In der genannten Reihe verschlechtert sich die Prognose, vermindert sich die Zytostatikasensibilität und werden Therapeutika zunehmender Aggressivität erforderlich.

Low-risk-Fälle sind durch folgende Merkmale charakterisiert:
- Keine Metastasierung. Oder: Die Metastasen sind auf das kleine Becken und/oder die Lunge beschränkt.
- Das Intervall zwischen der klinischen Manifestation der Krankheit und den zurückliegenden Schwangerschaftsvorgängen ist kleiner als 4 Monate.
- HCG-Ausscheidung im Serum < 100000 IE/24 Std. (von einigen Autoren wird die Bedeutung der HCG-Werte in Zweifel gezogen).

High-risk-Fälle bieten folgende Kennzeichen:
- Die Metastasen sind nicht nur in Becken und/oder Lunge, sondern auch in anderen Körperbereichen nachweisbar (Knochen, Leber, ZNS).
- Das Intervall zwischen dem Auftreten des Chorionkarzinoms und dem vorausgegangenen Schwangerschaftsgeschehen ist größer als 4–6 Monate (hier ist zu prüfen, ob nicht evtl. eine verschleppte Diagnostik ein abnorm langes Intervall vortäuscht).
- HCG-Ausscheidung im Serum > 100000 IE/24 Std.
- Hierher gehören auch Fälle, bei denen nach früherer Therapie ein Rezidiv aufgetreten ist.

Die Einordnung ist um so verbindlicher, je mehr von den genannten Kriterien erfüllt sind.

Therapie

Sowohl bei der destruierenden Blasenmole als auch beim Chorionkarzinom ist die zytostatische Therapie die Behandlung der Wahl. Die früher übliche Exstirpation des Uterus ist keine adäquate Behandlung

und beim Nachweis von Metastasen kontraindiziert. Lediglich bei der chemotherapierefraktären, destruierenden Blasenmole oder bei nicht metastasierenden, zytostatikaresistenten Chorionkarzinomen kann die Hysterektomie gerechtfertigt sein. Die Hysterektomie darf aber niemals am Anfang der Therapie stehen; sie kommt höchstens im Verlauf der zytostatischen Therapie in Frage (s.u.)

Das an sich als Mittel der Wahl anzusehende Methotrexat (s.u.) ist bei Leber- bzw. Nierenschaden kontraindiziert. Dann Ausweichen auf andere Therapie.

Zytostatikatherapie

Es stehen verschiedene Therapieschemata zur Auswahl, die sich teils in der Dosis, teils in der Zusammensetzung, vor allem aber hinsichtlich Aggressivität und Nebenwirkungen unterscheiden. Wie stets soll individuell vorgegangen, d.h. mit einer dem jeweiligen Befund vermutlich adäquaten Therapie begonnen werden.

Je größer das Krankheitsrisiko ist, um so aggressiver muß die Zytostatikatherapie sein, und um so höhere Nebenwirkungen wird man in Kauf nehmen. Der Einzelfall muß also zunächst nach den o.e. Kriterien analysiert und hinsichtlich des vermutlichen Malignitätsgrades eingeschätzt werden.

Destruierende Blasenmole, nichtmetastasierendes sowie metastasierendes, aber Low-risk-Chorionkarzinom
- MTX-Monotherapie (s. S. 240) oder
- Dactinomycin-(Lyovac-Cosmegen-)Monotherapie (s. S. 240)

Bei dieser Monotherapie ist bei 96–100% mit Remissionen zu rechnen.

Bei **Grenzfällen zu erhöhtem Risiko** auch
- HD-MTX-Calciumfolinat-Therapie (s. S. 241)

Bei primärer Chemoresistenz oder sekundärer Wirkungserschöpfung der genannten Therapien Übergang auf die unten angegebenen Kombinationen.

Bei den **High-risk-Fällen** stehen primär folgende Therapien zur Auswahl:
- HD-MTX-Calciumfolinat

sowie – besonders auch als Second-line-Therapie bei Monotherapie-Resistenz oder Wirkungserschöpfung – die Polychemotherapien
- MTX, Dactinomycin, Mercaptopurin (s. S. 241) oder das

- Bagshawe EMA-CO-Schema (Etoposid, MTX, Dactinomycin, mit Cyclophosphamid und Vincristin alternierend, s. S. 241).

Sofern nach den letztgenannten Therapien erneute Progressionen auftreten, kann das
- EMA-CO-Schema
nochmals eingesetzt oder auf
- Cisplatin/Carboplatin-Kombinationen
übergegangen werden (s. S. 235).

Wenn unter der Therapie die β-HCG-Werte negativ geworden sind, werden noch 2–3 Zyklen zur Stabilisierung des Effektes durchgeführt.

Unter der o. e. Chemotherapie sind bei den metastasierenden High-risk-Fällen je nach Fall bei 40–90% Remissionen zu erwarten, mit einer mittleren Remissionsdauer von 21–36 Monaten.

Bei ZNS-Beteiligung kommen in Frage:
- Gezielte Strahlentherapie (50 Gy).
- Methotrexat in ultrahoher Dosis (womit offensichtlich therapiewirksame Liquorspiegel erreichbar sind).
- Methotrexat intrathekal (Anwendung s. S. 241).

Operative Maßnahmen

Wie o. e. ist die früher übliche **Hysterektomie** nur noch in wenigen Fällen zu rechtfertigen. Einerseits bewirkt die Chemotherapie in der Mehrzahl der Fälle eine echte Heilung, so daß sich eine Uterusexstirpation erübrigt, andererseits hat man bei einem Drittel der operierten Uteri histologisch keine tumorösen Herde nachweisen können. Die Metastasen bleiben zudem immer chemotherapiebedürftig, da es illusionär ist, generell auf deren »spontane Rückbildung« zu hoffen, wenn der Uterus entfernt ist. Es gibt nur wenige Indikationen für die **Hysterektomie:**
- Nicht metastasierende, chemotherapieresistente, destruierende Blasenmole.
- Nicht metastasierendes, chemotherapiefraktäres Chorionkarzinom.
- Therapiefraktäre uterine Blutungen bei Uterusbefall.

Prognose

Die Heilungsrate beträgt für die *Blasenmole* (inkl. destruierender Formen) 100%. Beim schwangerschaftsbedingten *Chorionkarzinom* liegt die 5-Jahres-Überlebensrate für nichtmetastasierende Fälle bei 80%, für metastasierende bei 70%.

Kontrollen, Nachsorge

Die entscheidende Kontrolle im Anschluß an die Beendigung der Chemotherapie (d.h. nach bereits 6- bis 8wöchiger HCG-Negativität) besteht in laufender Überprüfung bleibender HCG-Negativität.
Da die Mehrzahl der Rezidive während der ersten 6 therapiefreien Monate auftritt, sollte in dieser Zeit Serum-HCG in 2- bis 3wöchigen Intervallen bestimmt werden. Bleiben die Kontrollen negativ, so kann man dann auf Kontrollintervalle von 4–6 Wochen übergehen. Im 2. Jahr nach Therapieabschluß werden zwei-, drei- oder viermonatige HCG-Prüfungen als ausreichend erachtet.
Die e. e. Intervalle geben nur grobe Richtwerte. Im Einzelfall muß natürlich auch noch der jeweilige Malignitätsgrad berücksichtigt werden (s. S. 97).

Schwangerschaften nach Trophoblasttumor

Nach erfolgreicher Behandlung einer *destruierenden Blasenmole* bestehen nach einem unauffälligen Kontrollverlauf von ca. einem Jahr keine Bedenken gegen eine neue Gravidität.
Hinsichtlich der Zulässigkeit weiterer Schwangerschaften nach Behandlung eines *Chorionkarzinoms* bestehen unterschiedliche Auffassungen. Manche Autoren verbieten weitere Schwangerschaften grundsätzlich, andere – so auch wir – verlangen lediglich eine Rezidivfreiheit von 2–3 Jahren. Typische Mißbildungen, die der vorausgegangenen Chemotherapie anzulasten wären, sind zwar nicht bekannt, eine nachteilige Auswirkung kann aber nicht mit absoluter Sicherheit ausgeschlossen werden.
Zur *Antikonzeption* sollten orale Kontrazeptiva bevorzugt werden.

Literatur

Azab M, Droz JP, Theodore C et al. Cisplatin, Vinblastine and Bleomycin combination in the Treatment of Resistant High-Risk Gestational Trophoblastic Tumors. Cancer 1989; 64: 1829–32.

Bagshawe KD, Dent J, Newlands ES, Begent RHJ, Rustin GJS. The Role of Low-Dose Methotrexate and Folinic Acid in Gestational Trophoblastic Tumors (GTT). Br J Obstet Gynecol 1989; 96: 795–802.

Bastert G. Chorionkarzinom. In: Therapiekonzepte Onkologie. Seeber S, Schütte J. 3. Aufl. Berlin, Heidelberg: Springer 1998.

Bower M, Newlands ES, Holden L, Short D, Rustin GJS, Begent RHJ, Bagshawe KD. EMA/CO for high-risk gestational trophoblastic tumors: Results from a cohort of 272 patients. J Clin Oncol 1997; 15: 2636–43.

Erazo A, Cervates G, Torrecilas L, Robles J. Management of high risk trophoblastic neoplasms: Experience with Etoposide, Methotrexate, A Actinomycin, Cyclophosphamide, Vincristine (EMA-CO). Proc Am Soc Clin Oncol 1994; 13: 265 (A844).

Holzmann K. Trophoblasttumoren. In: Spezielle gynäkologische Onkologie I. Schmidt-Matthiesen H. Klinik der Frauenheilkunde und Geburtshilfe. Bd 11. 3. Aufl. München: Urban & Schwarzenberg 1991.

Loehrer PJ, Einhorn LH, Williams SD. VP-16 Ifosfamide plus Cisplatin as salvage therapy in refractory germ cell cancer. J Clin Oncol 1986; 4: 528–36.

Newlands ES, Bagshawe KD, Begent RHJ et al. Development in chemotherapy for medium- and high-risk patients with gestational trophoblastic tumors (1979–1984). Br J Obstet Gynecol 1986; 93: 63–9.

Soper JT, Evans AC, Clarke-Person DL, Berchuck A, Rodriguez G, Hammond CB. Alternating weekly chemotherapy with Etoposide-Methotrexate-Dactinomycin/Cyclophosphamide-Vincristine for high-risk gestational trophoblastic disease. Obstet Gynecol 1994; 83 (1): 113–7.

10

Sarkome

Zirka 2–3% der bösartigen Erkrankungen der Genitalorgane sind sarkomatös. Hinsichtlich Typenvielfalt und dominierender Lokalisation s. Tab. 10-1. Der größte Anteil (80%) ist dem Uterus zuzuschreiben. Der Altersgipfel liegt im 5.–6. Dezennium.

Die Heterogenität der Sarkome und ihre Seltenheit machen es weitgehend unmöglich, verbindliche oder gar standardisierte Aussagen anzubieten. Nachfolgend können nur vorbehaltliche Hinweise gegeben werden, die der Empirie bzw. der mehrheitlichen Auffassung entsprechen, ohne (!) für den Einzelfall gültig sein zu müssen.

Als allgemeine Prognoseindikatoren kommen in Frage:

- Mitoseindex.
- Grading.
- Nekroseanteil.
- Tumorgröße, Organbegrenzung oder Überschreitung.
- Fehlen oder Vorhandensein von Lebermetastasen.
- p53-Überexpression.
- Ki 67.
- Immunhistochemische Parameter: Keratin, Vimentin, Desmin, Myoglobin, Faktor VIII, Leu 7, 013 Antigen.
- Lebensalter (jüngeres günstiger als älteres).
- AZ.

Der Marker CA 125 kann bei metastasierenden Müller-Mischtumoren aufschlußreich sein.

Uterine Sarkome

Hier lassen sich unterscheiden

- Leiomyosarkome im Myometrium bzw. in Myomen.
- Mesodermale Müller-Mischtumoren.

- Adenosarkome.
- Endometriale Stromasarkome.
- Sonstige, seltene Typen.

Das Corpus uteri ist mehr als zehnmal häufiger als die Zervix betroffen. Der Anteil der Sarkome an den uterinen Malignomen beträgt maximal 4,5%.

Leiomyosarkome

Myome entarten in etwa 0,1–0,5% sarkomatös. Eine von primärer Myomentwicklung unabhängige maligne Entartung der Myozyten scheint häufiger und deren Prognose wesentlich schlechter zu sein.

Die Abgrenzung der Myosarkome von den zellreichen gutartigen Leiomyomen basiert z.T. auf der Ermittlung der Mitoserate und dem Nachweis zellulärer Atypien. Sinngemäß lassen sich *potentiell maligne Tumoren* sowie solche von *»low grade-«* und *»high grade-malignancy«* differenzieren. Damit wird zugleich die Prognose angesprochen. LK-Metastasen finden sich in 3–10%.

Maligne mesodermale Mischtumoren

(maligne Müller-Mischtumoren)

Diese Tumoren repräsentieren z. Zt. etwa 30–60% aller uterinen Sarkome. Der Begriff »Mischtumor« resultiert aus dem Auftreten von karzinomatösen und sarkomatösen Komponenten im gleichen Tumor (endometriale, adenokarzinomatöse, seröse, muzinöse, adenosquamöse Veränderungen, Clear-cell-Karzinome/endometriales Stromasarkom; Chondroblastom, Rhabdomyosarkom, Osteosarkom). Das Vorkommen chondro-, rhabdomyo- bzw. osteosarkomatöser Anteile (sog. heterologe Sarkome) spricht für eine extrem hohe Malignität und schlechte Prognose.

Endometriale Stromasarkome

Hier glaubt man ebenfalls eine gewisse Malignitäts-skala aufstellen zu können:
endometriales Stroma nodule
< endolymphatische maligne Stromatose (low grade)
< endometriales Stromasarkom (high grade).

Sonderfälle

Als solche werden maligne Gefäßtumoren (Hämangioendotheliome und -perizytome sowie Lymphangiosarkome) und Lympho- und Retikulosarkome geführt.

Ovarialsarkome

Unter den malignen Ovarialtumoren finden sich 0,1–3% primäre Sarkome, deren histologische Klassifikation äußerst problematisch ist. **Teratosarkome** und **Müller-Mischtumoren** überwiegen.

Vaginalsarkome

Hier ist vor allem das für das Kleinkindalter typische **embryonale Rhabdomyosarkom** erwähnenswert,

Tab. 10-1 Arten und Vorkommen sarkomatöser Neoplasien im Bereich von Vulva, Vagina und Uterus.

Tumorart	Vorkommen		
	Vulva	Vagina	Uterus
Dermatofibrosarcoma protuberans	+		
Leiomyosarkome			
– diffus (meist) oder in Myomen	+	+	+
Embryonale Rhabdomyosarkome	+	+	+
Endometriale Stromasarkome			+
– endometrial stromal nodule			
– low-grade malignant type			
– high-grade malignant type			
Mesodermale Mischtumoren			+
– Adenosarkome		(+)	+
– Müller-Mischtumoren			
– homologe (Karzinosarkome)			
– heterologe			
Maligne Fibrohistiozytome	+		
Kaposi-Sarkome	+		

dessen traubenartiges Wachstum mit Nekrosen und Blutungen einhergeht. Blutungen bei Kleinkindern müssen stets an diesen Tumor denken lassen.

Klinik der Sarkome

Symptome und Diagnostik

Früherscheinungen gibt es nicht. Selbst die Blutung ist kein Frühsymptom, da sie erst nach dem Durchwachsen des Epithels manifest wird. Im Falle von Kürettagen gelingt es nur bei weniger als 50%, ein vorhandenes Uterussarkom nachzuweisen. Zumeist ist die Diagnose eine Zufallsdiagnose bei Operationen anderer Indikation oder wird nur bei schon voluminösen Tumoren und auch dann nur differenzialdiagnostisch erwogen. Wir haben deshalb in praxi zwei Konstellationen vor uns: Fälle, deren Natur erst postoperativ bekannt wird, und solche, bei denen schon vor oder während der Operation die Sarkomdiagnose gesichert werden kann und entsprechende Konsequenzen unmittelbar gezogen werden können.

Sollte die Diagnose präoperativ bekannt sein, wird man alle diagnostischen Methoden einsetzen, um eine schon erfolgte Fernmetastasierung erfassen oder ausschließen zu können. Dieses Wissen könnte das Prozedere beeinflussen. Die farbcodierte Dopplersonographie liefert Informationen über die morphologische Beschaffenheit des Sarkoms (Einblutungen, Kapseldurchbruch usw.), CT und MRT können die Beziehung zur Umgebung klären.

Therapie

Uterussarkom

Hier ist das **operative Vorgehen** ähnlich demjenigen beim Ovarialkarzinom: TE mit Adnexen, pelvine Lymphonodektomie evtl. auch paraaortal, Netzbiopsien bzw. Omentektomie, subtiles intraabdominelles Staging; die genannte Ovariektomie ist damit zu rechtfertigen, daß man bei bis zu 30% einen sarkomatösen Befall nachgewiesen hat. Ein nur zytoreduktives Vorgehen bei organüberschreitenden Sarkomen ist wegen der schlechten Ergebnisse nicht zu empfehlen, abgesehen von Indikationen, die eine Symptomreduzierung betreffen.

Wird die Sarkomdiagnose erst p.op. festgestellt (meist nach TE bei »Uterus myomatosus« bzw. Deszensus), ist bei diffus entstandener oder ausgedehnter sarko-matöser Veränderung im Uterus der o.e. Operations-umfang sekundär zu komplettieren. Lediglich bei Jüngeren und einer begrenzten sarkomatösen Entartung in einem Myom kann ggf. auf die Ovariektomie ver-zichtet werden, ohne daß dies die Prognose belasten würde.

Ob man bei anscheinend begrenzten, radikal operier-ten Fällen und negativem Ergebnis des intraperitonea-len Stagings **nachbestrahlen** und/oder eine **adjuvante Chemotherapie** anschließen soll, ist umstritten, wird aber überwiegend befürwortet, zumindest für die High-grade-Fälle.

Eine **alleinige Strahlentherapie** bringt bei endome-trialen Stromasarkomen eine um 20% verbesserte 2-Jahres-Überlebenszeit. Leiomyosarkome und Misch-tumoren scheinen demgegenüber kaum beeinfluß-bar.

Für den Fall, daß der Operationsbefund eine **Strah-lentherapie** diskutabel erscheinen läßt, ist zu beach-ten, daß die Leiomyosarkome sowie die malignen me-sodermalen Mischtumoren als weitgehend strahlenre-sistent anzusehen sind.

Die **Chemotherapie** sollte bereits am 2. oder 3. Tage p.op. begonnen werden. Ggf. ist dann die Nachbe-strahlung anzuschließen und nach deren Abschluß, zu gegebener Zeit, die Chemotherapie fortzusetzen. Für den progredienten, speziell den schon fernmetastasier-ten Fall ist der Versuch einer aggressiven Chemothera-pie berechtigt:

Hier sind als bewährt zu nennen:
- Doxorubicin- (bzw. Epirubicin-) sowie
- Ifosfamid-Monotherapien,

mit einem 40–70%igen Ansprechen,
ferner die Polychemotherapien
- Cyclophosphamid-Vincristin-Epirubicin-Dacarba-cin (s. S. 242)

sowie die besser verträgliche, vor allem bei Leiomyo-sarkomen ebenso wirksame Kombination
- Epirubicin-Ifosfamid mit Calciumfolinat (s. S. 242).

Als Second-line-Therapie können
- Cisplatin-haltige Kombinationen versucht werden (bevorzugt bei Mischtumoren).

Bei der erstgenannten Polychemotherapie ist je nach Kollektiv bei 15–50% mit Remissionen und einer mittleren Remissionsdauer von 7–10 Monaten zu rechnen. Die Überlebenszeit der Responder wird mit 15–18 Monaten angegeben, gegenüber 6 Monaten bei den Nonrespondern.

In Studien wurden HD-Monotherapien mit Ifosfamid, Doxorubicin sowie Epirubicin geprüft, ohne daß sich Überlebensvorteile zeigten. Wirksamer scheinen HD-Kombinationen von Ifosfamid + Carboplatin oder Ifosfamid + Doxorubicin zu sein. Solche Therapien sollten bis auf weiteres auf Studien beschränkt blei-ben, da noch manches genauer differenziert werden muß.

Bei den endometrialen Stromasarkomen und den ma-lignen Mischtumoren mit hohem adenokarzinomatö-sem Anteil kann noch der Versuch einer hochdosierten **Gestagentherapie** (MPA) gemacht werden (s. Kap. 17.6).

Die Rezidiv-Wahrscheinlichkeit der uterinen Leio-myosarkome liegt bei etwa 70%, die der Mischtumo-ren bei ca. 50%.

Sarkome der Vagina

Hier wird, im Gegensatz zu den Karzinomen, das ope-rative Vorgehen – ggf. mit Radiatio kombiniert – dem primär radiologischen vorgezogen. Die Präferenz zur Operation gilt besonders für die Rhabdomyosarkome.

Sarkome der Vulva sowie der Ovarien

Diese werden wie die ensprechenden Karzinome sta-diengerecht operiert und, je nach Sachlage, radiolo-gisch oder chemotherapeutisch nachbehandelt.

Die erheblichen Widersprüche, die hinsichtlich der Therapiewahl zu finden sind – besonders die Radiatio betreffend – sind durch die große Heterogenität der Kasuistik bedingt. Die Therapieplanung sollte deshalb individuelle Aspekte in den Vordergrund stellen (Alter, Befund, Grading, Patientinnenentscheidung) und im interdisziplinären Konsilium festgelegt wer-den.

Sarkome der Mamma

Mammasarkome sind sehr selten. Man wird überhaupt nur bei dem klinisch auffallenden, in >30% maligne entarteten *Cystosarcoma phylloides* an ein Sarkom denken. In anderen Fällen wird die sarkomatöse Natur eines Tumors erst bei der histopathologischen Auf-arbeitung aufgedeckt.

Die Therapie der Sarkome entspricht derjenigen der Karzinome. Beim *Hämangiosarkom,* dem bösartig-sten, sehr frühzeitig hämatogen metastasierenden Tumor der Mamma mit einer meist infausten Pro-gnose ist eine adjuvante Chemotherapie gebräuchlich (s. S. 242).

Prognose

Die Prognose richtet sich nach der **Mitoserate** bzw. dem histologischen **Grading** sowie dem Stadium. Im Falle der *Uterussarkome* hat es sich gezeigt, daß die aktuelle Ausbreitung (d. h. das Ergebnis des Staging) der klinisch beste Prognoseparameter ist: Im Stadium I ist mit einer 5-Jahres-Überlebenszeit von 50–55% zu rechnen, im Stadium II–IV nur noch mit 7–12%. Bei ausschließlichem Bezug auf das Grading hat man für Leiomyosarkome vom Grad I eine 5-Jahres-Überlebensrate von 72% ermittelt, gegenüber einer Quote von 20% beim Grad III. Bei postmenopausalen Patientinnen soll die Prognose generell schlechter sein.

Literatur

Borden EC, Amato DA, Rosenbaum C et al. Randomized comparison of three adriamycin regimens for metastatic soft tissue sarcomas. J Clin Oncol 1987; 5: 840–50.

Gottlieb JA, Baker LH, O'Bryan RM et al. Adriamycin (NSC-123127) used alone and in combination for soft tissue and bony sarcomas. Cancer Chemother Rep 1975; 6: 271–82.

Leppien G, Schmidt-Matthiesen H. Sarkome der weiblichen Genitalorgane. In: Spezielle gynäkologische Onkologie I. Schmidt-Matthiesen H. Klinik für Frauenheilkunde und Geburtshilfe. Bd 11. 3. Aufl. München: Urban & Schwarzenberg 1991 (umfangreiche Literaturzusammenstellung).

Lerner H, Amato D, Stevens C et al. Leiomyosarcoma: The Eastern Cooperative Oncology Group experience with 222 patients. Proc Am Assoc Cancer Res 1983; 24: 142.

Pinedo HM, Bramwell VHC, Mouridsen HT et al. Cyvadic in advanced soft tissue sarcoma: a randomized study comparing two schedules. Cancer 1984; 53: 1825–32.

Santoro A, Tursz T, Mouridsen H et al. Doxorubicin versus CYVADIC versus doxorubicin plus ifosfamide in first-line treatment of advanced soft tissue sarcomas: A randomized study of the European Organization for Research and Treatment of Cancer Soft Tissue and Bone Sarcoma Group. J Clin Oncol 1995; 13: 1537–45.

Schlicht E. Uterine Sarkome. Frauenarzt 1999; 40: 826.

Schütte J, Mouridsen HAT, Stewart W, et al. Ifosfamide plus adriamycin in previously untreated patients with advanced soft tissue sarcoma. Eur J Cancer 1990; 26: 558–61.

Steward W, Verweij J, Somers R, et al. Granulocyte-macrophage colony-stimulating factor allows safe escalation of dose-intensity of chemotherapy in metastatic adult soft tissue sarcomas: A study of the European Organization for Research and Treatment of Cancer Soft Tissue and Bone Sarcoma Group. J Clin Oncol 1993; 11: 15–21.

Tursz T, Verweij J, Judson I, et al. Is high-dose chemotherapy of interest in advanced soft tissue sarcomas? An EORTC randomized phase III trial. Proc Am Soc Clin Oncol 1996; 15: 337.

11

Mammakarzinome

Allgemeines

Häufigkeit

Das Mammakarziom gehört in den westlichen Ländern zu den häufigsten Malignomen der Frau (19–26%), in gleicher Größenordnung wie die Kolorektaltumoren. Das **Erkrankungsrisiko** beträgt z.Zt. 9–10%. In Deutschland erkranken jährlich etwa 43 000 Frauen. Der **Altersgipfel** bewegt sich zwischen 50 und 60 Jahren. 18% der an Malignomen Sterbenden hatten ein Mammakarzinom, dies entspricht ca. 4% aller Todesfälle. In der Altersgruppe von 35–45 Jahren führt der Brustkrebs die Todesursachenstatistik an. Die Erkrankungshäufigkeit scheint in der westlichen Welt zuzunehmen.

Disposition

Hier sind zunächst das **Alter** (>60 Jahre) und die **familiäre Disposition** zu nennen, die sich anamnestisch ergibt (Mutter, Schwester) oder durch Genmutationen evident ist (s. Tab. 11-4). Bei Mutation der Tumorsuppressor-Gene BRCA 1 und 2 liegt das Erkrankungsrisiko bei 50–85%, also 6- bis 8mal höher als sonst und manifestiert sich häufig schon in der Prämenopause. Die Karzinome sind häufig Rezeptor-negativ und von ungünstigem Grading. Weitere genetische Risikomerkmale sind: TP53, ATM-Gen, PTEN, TSG101 u. a.

Die familiäre Belastung betrifft etwa 10–15% im Gesamterkrankungskollektiv und 25–40% bei den Jüngeren. Befürchtungen sind berechtigt, wenn Mutter oder Schwester bereits prämenopausal erkrankten und der BRCA-Gentest auffällig ist.

Eine vorsorgliche BRCA-Untersuchung ist ungeachtet der hohen Kosten bei folgenden Fällen angezeigt:
- in der engeren Familie 2 Erkrankungsfälle (Mamma- und/oder Ovarialkarzinom), dabei einmal unter 50 Jahre oder
- ein Mammakarzinom unter 30 Jahre oder
- ein doppelseitiges Mammakarzinom unter 40 Jahre oder
- ein Ovarialkarzinom und Mammakarzinom unter 40 Jahre.

BRCA1-Genmutationen finden sich beim Mammakarzinom häufiger als BRCA2.

Neben der genetischen Disposition spielen, in deutlicher Abhängigkeit von der Geographie, **zivilisatorische Faktoren** eine Rolle: Bewegungsarmut, Gewichtszunahme, vor allem während einer frühen Menarche, zwischen Menarche und dem 30. Lebensjahr, bei Graviditäten und während der Perimenopause. Übergewicht im Alter. Ferner Diabetes, fettreiche und ballaststoff- sowie gemüsearme Ernährung. Auch Selenmangel scheint bedeutsam zu sein. **Rauchen** erhöht das Erkrankungsrisiko, sofern die Patientin ein genetisches Defizit der N-Acetyltransferase 2 aufweist (40–50% in westlichen Ländern). Auch starker **Alkoholkonsum** ist von Bedeutung. Eine **Strahlenbelastung von Jugendlichen** steigert das spätere Risiko einer Erkrankung um bis zu 30%. Schließlich sollen postmenopausale Frauen mit einer radiologisch ermittelten **hohen Knochendichte** mit erhöhtem Risiko rechnen müssen. **Frühmenarche** und **Spätmenopause** sollen disponierend sein.

Ein »**Pillen**«-bedingtes erhöhtes Risiko ist lediglich bei jenen Frauen zu bedenken, die schon sehr früh (etwa vor dem 18. bis 20. Lebensjahr) mit der regelmäßigen Einnahme begonnen haben. Im Falle auftretender Mammakarzinome sind diese häufiger vom Low-risk-Typus (Grading, N0).

Ein erhöhtes Risiko ist auch dann gegeben, wenn im Klimakterium mehr als 5 Jahre lang **Östrogene** substituiert werden. Diesem Risiko ist aber entgegenzuhalten, daß durch die Substitution die Rate von Herzinfarkten, Apoplexien, osteoporotischen Frakturen und M. Alzheimer sinkt, also ein vielfältiger Nutzen resultiert. Die unter Substitutionstherapie entstehenden Mammakarzinome scheinen zudem eine relativ günstige Prognose zu haben. Nur bei den Hochrisikogruppen sollte man mit der Östrogengabe zurückhaltend sein. Ein hemmender Einfluß zusätzlicher Gestagene scheint nur dann relevant zu sein, wenn diese kontinuierlich und nicht nur zyklisch gegeben werden.

Risikominderung, Prophylaxe

Eine **Mutterschaft** vor dem 20. Lebensjahr soll hemmend wirken. Häufiges **Stillen** schützt nur vor einer Erkrankung in jüngeren Jahren.

Alle genannten Angaben sind nicht absolut gesichert; multifaktorielle Zusammenhänge sind denkbar.

Einerseits kann die Vermeidung der als Risiko definierten Lebensweisen nützlich sein (Ernährung, Bewegung u. a.). Andererseits kann eine **präventive Langzeitgabe von TAM** das Risiko einer Mammakarzinomerkrankung offensichtlich deutlich reduzieren; zugleich steigert sich aber die Wahrscheinlichkeit eines Endometriumkarzinoms um ein Mehrfaches, auch kardiovaskuläre und thromboembolische Nebenwirkungen werden beschrieben. Bei Abwägung der verschiedenen Risiken kommt die TAM-Prävention also nur für Frauen mit genetisch erhöhtem Mammakarzinom-Risiko in Frage (BRCA1/2-Mutationen).

Das Endometriumkarzinom-Risiko ist bei den Nachfolgepräparaten, den Östrogenmodulatoren (SERM) nicht mehr gegeben (Toremifen [Fareston], Raloxifen [Evista], Droloxifen). Diese Präparate schützen auch vor Osteoporose. Vor einer breiteren Anwendung sind noch weitere Studienergebnisse abzuwarten.

Schließlich gibt es Hinweise, daß eine **kontinuierliche kombinierte Östrogen-Gestagen-Gabe** präventive Wirkungen haben kann. Auch eine optimale **Selen-Zufuhr** mit der Nahrung scheint das Risiko einer Mammakarzinomerkrankung zu hemmen.

Bedeutung

Die **Heilungsrate** des Mammakarzinoms liegt global zur Zeit immer noch bei nur 35–45% (5-Jahres-Überlebensraten ca. 50%, 10-Jahres-Überlebensraten ca. 30%). Eine Erhöhung ist bei realistischer Betrachtungsweise zur Zeit nur durch eine **Verbesserung der**

Früherkennung, d. h. durch eine Erkennung von Karzinomen unter einer Größe von 1 cm ∅, erreichbar, da die Prognose meist eng mit der Primärtumorgröße in Zusammenhang steht. Diese korreliert in der Regel mit der Zahl histologisch positiver Axillarlymphknoten und letztlich mit der Wahrscheinlichkeit einer zum Zeitpunkt der Primärtherapie schon vorhandenen, wenn auch noch **okkulten Fernmetastasierung.** Meist stirbt eine Mammakarzinompatientin an ihren Metastasen, und nur im Ausnahmefall an ihrem Primärtumor. Lediglich ca. 25% der an einem Brustkrebs sterbenden Patientinnen erleiden nach der Primärtherapie im weiteren Erkankungsverlauf ein lokales Rezidiv.

> Das Mammakarzinom ist als Systemkrankheit anzusehen. Es wird durch den mehr oder minder radikalen operativen Primäreingriff mit oder ohne Nachbestrahlung in der Mehrzahl der Fälle zwar lokal »geheilt«, die Generalisierung der Erkrankung ist aber z. T. schon unbemerkt vor der Operation eingetreten. Daraus ergibt sich die Bedeutung und Notwendigkeit zusätzlicher und sehr differenzierter Maßnahmen.

Präinvasive Veränderungen

Das **Carcinoma ductale in situ (CDIS/DCIS)** ist eine *vor der Invasion stehende* Veränderung, während das **Carcinoma lobulare in situ (CLIS/LCIS)** als eine *Präkanzerose* gilt.

Die genannten präinvasiven Veränderungen stellen 15–20% der nichtbenignen Mamma-»Tumoren«. Der gebräuchliche Begriff *»präinvasiv«* oder *»noninvasiv«* ist, vor allem bei Veränderungen von >2,5 cm Ausdehnung, in praxi mit gewissen Vorbehalten belastet. Die Aussage wäre eigentlich nur dann zu rechtfertigen, wenn das Gewebe in Serienschnitten durchuntersucht ist, was – im Hinblick auf die mögliche Multizentrizität der Veränderungen, nicht praktikabel ist.

DCIS

Man unterschied beim DCIS (Altersdurchschnitt 51–59 Jahre) bisher einen Komedotyp und einen Nichtkomedotyp. Jetzt hat man eine prognostisch bessere 3er-Klassifikation eingeführt, die sich an der Differenzierung und am Nekroseanteil orientiert und steigendes Risiko signalisiert:

1. Nonkomedokarzinom (u. a. G 1,6 im Mittel).
2. Intermediärtyp mit Nekrosen (u. a. G 1,9 im Mittel).
3. Komedokarzinom mit Nekrosen (u. a. G 3).

Zahlreiche DCIS zeigen eine Überexpression von HER/2neu (c-erb B2), was Aneuploidie und ungünstiges Grading erwarten läßt.
Ca. 50–60% der DCIS werden z. Zt. durch Mammographie diagnostiziert, wobei zu 70–95% gruppierte, strahlenförmige und unregelmäßig begrenzte Mikroverkalkungen pathognomonisch sind. Klinisch feststellbare Knoten fehlen meist; eine einseitige, blutige Galaktorrhoe ist möglich. In 10–20% werden bei subtiler histopathologischer Aufarbeitung Mikroinvasionen oder millimetergroße invasive Anteile gefunden (s. Abb. 11-1). Eine axilläre LK-Metastasierung ist die Ausnahme (2%).
Bei DCIS von <2,5 cm Größe sind sowohl Multizentrizität als auch Mikroinvasionen nicht zu erwarten. Andererseits ist bei Größen von >5 cm bis zu 60% mit invasiven Bereichen zu rechnen. Bleiben bei brusterhaltender Operation DCIS-Herde zurück, behalten sie etwa zur Hälfte diesen Charakter, zur Hälfte werden sie invasiv.

Therapie

Die Therapie des DCIS orientiert sich an den im Van-Nuys-Index oder den in Tab. 11-1 erfaßten Merkmalen. Bei einem Prognoseindex 3–4 genügt eine Tumorexstirpation im Gesunden. Bei einem Index 5–7 sollte brusterhaltend operiert und postoperativ wie bei einem Mammakarzinom nachbestrahlt werden. Beim Index 8–9 wird eine Ablatio simplex bzw. eine Entfernung des Drüsenkörpers (subkutane Mastektomie) empfohlen.
Ist das DCIS größer als 4–5 cm, ist eine axilläre Lymphonodektomie Level I bzw. eine Sentinel-Lymphonodektomie zu diskutieren. Die Überlebenswahrscheinlichkeit beim DCIS beträgt bei adäquater Therapie 94–96%.

LCIS

Das LCIS entsteht in den Lobuli und führt zur Auftreibung der Azini, ist aber zumeist klinisch und mammographisch »stumm« und wird häufig nur zufällig in Exzisaten gefunden, die aus anderen Gründen erfolgten. Im Gegensatz zum DCIS sind die Zellen (wie auch die Zellkerne) immer klein und uniform. Das *multizentrische* Auftreten ist häufiger als beim DCIS und wird mit 60 (–80)% angegeben. Auch die kontralaterale Brust ist in 18–69% (im Mittel 30%) der Fälle betroffen. Nach einer Latenzzeit von 10–15 Jah-

Tab. 11-1 Prognostischer Index DCIS (Silverstein et al., 1996).

Score	1	2	3
Größe (mm)	≤15	16–40	≥41
Distanz Resektionsgrad (mm)	≥10	1–9	<1
Pathologische Klassifikation	Non-high-grade ohne Nekrosen	Non-high-grade mit Nekrosen	High-grade ohne/mit Nekrosen

VNPI = Scorewert (Größe + Resektionsrand + pathologische Klassifikation)

ren gehen ipsilateral zu 15–25% in invasive Karzinome über, kontralateral zu 9–20%.

Therapie

Sofern solche Veränderungen bei der Diagnostik überhaupt erfaßt und durch Stanz-/Drill- oder Vakuum-

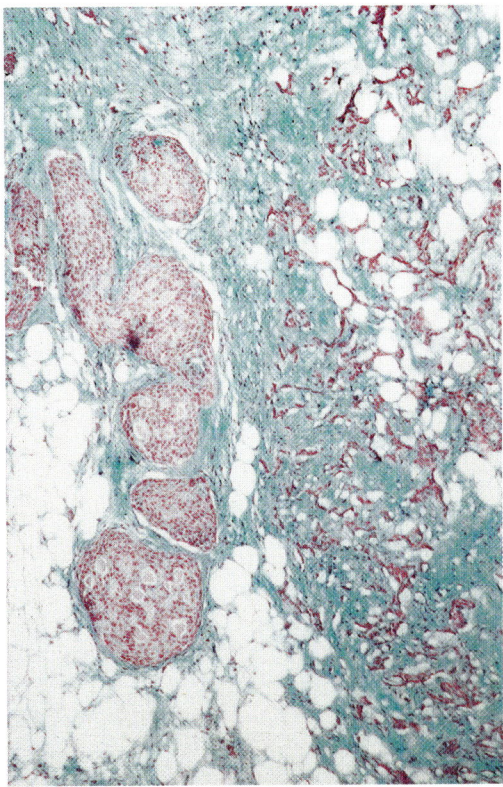

Abb. 11-1 Links: Kribriformes DCIS mit Rosetten. Rechts: Davon ausgehendes feingliedrig-netzförmig infiltrierendes Karzinom.

Biopsie wahrscheinlich gemacht worden sind, gilt als Standardempfehlung die Exzision im Gesunden. Diese ist bei der Multizentrizität aber etwas problematisch. Bei sehr unsicheren, schwer abgrenzbaren oder ausgedehnten Befunden und/oder familiärem Risiko kann u. U. sogar eine subkutane Mastektomie notwendig werden. Man beachte auch die häufige Doppelseitigkeit. Wegen des multifokalen Vorkommens sind nach Eingriffen mit geringer Radikalität halbjährliche Kontrollen anzuraten (US, MRT).

M. Paget – Paget-Karzinom

Beim M. Paget handelt es sich um eine **ekzematös** aussehende Veränderung von Mamille und Areole, die von großen Zellen durchsetzt ist (»Paget-Zellen«) und die zumeist mit einem in der Mamille oder unter der

Tab. 11-2 Derzeitige histologische Klassifikation (WHO 1992). Es ist zu beachten, daß es sich real bei 30–50% um Mischtypen handelt. Deshalb ist das Grading aussagefähiger.

Nichtinvasive Karzinome

Intraduktale Karzinome
Paget-Karzinom
Lobuläres Carcinoma in situ

Invasive Karzinome

Invasives duktales Karzinom (50–70%)
Invasives duktales Karzinom mit prädominierender intraduktaler Komponente (1:4)
Invasives lobuläres Karzinom (6–15%)
Invasives papilläres Karzinom (2–7%)
Invasives kribriformes Karzinom
Medulläres Karzinom
Muzinöses Karzinom (1,5%)
Tubuläres Karzinom (1–15%)
Adenoid-zystisches Karzinom
Sekretorisches Karzinom
Zystisch-hypersekretorisches Karzinom
Apokrines Karzinom
Plattenepithelkarzinom
Metaplastisches Karzinom
Karzinosarkom
Adenosquamöses Karzinom
Mukoepidermoides Karzinom
Siegelringzellkarzinom
Karzinom mit osteoklastenartigen Riesenzellen
Karzinom mit endokriner Differenzierung
Glykogenreiches Klarzellenkarzinom
Lipidreiches (-bildendes) Karzinom

Areole lokalisierten **DCIS** (2/3) oder **duktalen Karzinom** verbunden ist. Die präinvasiven/invasiven Befunde sind nur z. T. tastbar.

Karzinome

Histologie

»Das« Mammakarzinom gibt es nicht. Wir haben es mit einem formal und prognostisch **vielartigen Spektrum** zu tun. Von der morphologischen Systematik her sind die in Tab. 11-2 aufgeführten Typen zu unterscheiden, die ihrerseits noch *individuelle Variationen* aufweisen (Grading, Steroidrezeptoren usw.).

Aus den verschiedenen Merkmalen lassen sich Hinweise auf das vermutliche klinische Verhalten ableiten (z. B. Ausbreitungsart, Metastasierungstendenz; s. Tab. 11-6, 7, 9 u. 10). Darauf wird nachfolgend im jeweiligen Zusammenhang eingegangen (Abklärung, Therapie usw.). Im Vergleich zur Häufigkeit der *Karzinome* spielen *Sarkome* in der Praxis kaum eine Rolle (s. S. 103).

Lokalisation, Ausbreitung

Das Mammakarzinom findet sich am häufigsten im oberen, seitlichen Quadranten (ca. 40–60%). Es folgen, mit etwa gleicher Häufigkeit (12–18%), der obere innere Quadrant sowie das Mamillenzentrum. Am seltensten (5–10%) sind die Karzinome in den unteren Quadranten. Die zentral und in den mittleren Quadranten liegenden Karzinome neigen im Vergleich mit den lateral liegenden Tumoren zu einer höheren Metastasierungsrate und Mortalität.

Ein ganz besonders gewichtiger Tatbestand ist die häufige **Multifokalität** und **Multizentrizität** des Mammakarzinoms.

Von Multifokalität spricht man bei mehreren Karzinomherden *innerhalb* des betroffenen Quadranten, die meist nicht mehr als 2 cm vom größten Primärherd entfernt sind, von Multizentrizität bei Karzinomherden, die auch *außerhalb* des Quadranten, meist mehr als 2 cm voneinander entfernt, liegen.

Die Multiplizität basiert teils auf **primär disseminierter Entstehung,** teils auf intramammärer kontinuierlicher oder diskontinuierlicher **Ausbreitung.** Tumoren bis zu 1 cm Durchmesser sind in ca. 20% mit Carcinomata in situ und in ca. 5–10% mit einem weiteren, kleineren Karzinom vergesellschaftet. Die Multizentrizität hängt nicht nur vom Durchmesser des Tumors ab, sondern auch von seinem Typus (muzinöse und medulläre Karzinome pflegen solitär aufzutreten) und dem Grading.

Die o.e. zusätzlichen Herde entziehen sich zumeist der präoperativen Diagnostik. In Ablatiopräparaten, die, vom »Solitärtumor« abgesehen, mammographisch unauffällig waren, fand man bei 13% Zweitkarzinome, die mehr als 5 cm von dem erkannten und bekannten Karzinom entfernt waren.

Die Multizentrizität betrifft nicht nur die klinisch erkrankte Brust, sondern auch die andere Seite. Hier findet man bei subtiler Untersuchung simultan bei etwa 12% Carcinomata in situ sowie 5–12% Karzinome, vor allem dann, wenn kontralateral ein invasives Carcinoma lobulare bestand.

Dieser Tatbestand beleuchtet eine ganz besondere Eigenart des Mammakarzinoms: Die genannten Zahlen lassen eine hohe Frequenz doppelseitig manifester Karzinome erwarten. Tatsächlich beträgt die Frequenz der Karzinome an der kontralateralen Mamma aber nur ca. 3–4% bei duktalen und 10% bei lobulären Karzinomen. Man muß also davon ausgehen, daß das Wachstum der meisten multizentrischen Herde höchstens in Schüben erfolgt und Phasen des Stillstandes dominieren; man könnte von latenten Karzinomen sprechen. Dies findet eine Parallele bei dem Verhalten mancher okkulter Streuherde, die erst nach 10–20 Jahren auswachsen. Die *histologisch* erfaßte Multizentrizität ist also offenbar nicht identisch mit einer Vielzahl tatsächlich zu erwartender *klinischer* Karzinome. Man wird sie aber als eine große, im Einzelfall nicht abschätzbare **potentielle Gefahr** werten müssen.

In Abhängigkeit von der histomorphologischen und biochemischen Charakteristik sowie der Größe (s. Risikomerkmale Tab. 11-7) metastasieren die Mammakarzinome unterschiedlich früh in die einschlägigen Lymphknoten; insgesamt ist mit einer hohen Streuungsrate zu rechnen (s. Tab. 11-3), die schon beim invasiven »minimal cancer« (∅<5 mm) einsetzen kann.

Bei lateral-kranialem Sitz der Tumoren ist die Axilla bevorzugt, aber keineswegs ausschließlich befallen. Es ist auch eine Streuung in die retrosternalen LK, in die andere Brust oder Axilla oder direkt in die Blutbahn möglich. Die medial liegenden Tumoren können neben den nahen retrosternalen LK auch die axillären, ferneren LK befallen.

Mittelwerte des **LK-Befalls:** Level 1: 56%, Level 1 und 2: 20%, Level 1, 2 und 3: 20%.

Der karzinomatöse Befall mehrerer regionärer LK ist sehr häufig mit einer generalisierten, meist allerdings noch klinisch okkulten Streuung verbunden. Letztere kann aber auch bei pN0 vorhanden sein!

Die für das Überleben vor allem entscheidende **Fernmetastasierung** betrifft in fallender Häufigkeit Knochen (77%), Lunge und Pleura (55%), Thoraxwand, Leber (35%) und ZNS. Der viszerale Befall ist prognostisch besonders schlecht, da nicht so gut beeinflußbar wie z.B. die Knochenmetastasen (s. S. 139).

Früherkennung und Vorsorgeuntersuchung

Die anläßlich einer Vorsorgeuntersuchung inkl. Mammographie entdeckten Karzinome sind zu etwa 50% im günstigen Stadium I, was nur für 30% der **von den Frauen selbst entdeckten Tumoren** gilt. Dem entsprechen auch der sehr unterschiedliche LK-Befall (25–40% gegen 45–60%) sowie die Rate von Fernmetastasen (1,4% gegen 8,2%). **Die Prognose der in der Vorsorge entdeckten Karzinome ist also wesentlich besser.**

Die **praktische Durchführung** der Vorsorgeuntersuchung ist inkl. der anstehenden Methoden im Kapitel 2 beschrieben. Bei der Methodenwahl ist neben den Befunden (s.u.) auch das individuelle Erkrankungsrisiko zu berücksichtigen (s. Tab. 11-4). Die Verdachtshinweise sowie die Bedeutung der mammaspezifischen diagnostischen Methoden werden nachfolgend erläutert.

Verdachtshinweise

Die erste und zutreffende Verdachtsäußerung erfolgt zu 60–70% seitens der Patientinnen selbst, bei (30% durch den Arzt und bei 8% ausschließlich durch Mammographiescreening (vornehmlich postmenopausal).

Tab. 11-3 Tumordurchmesser (ohne sonstige Kriterien), axilläre Metastasierung und Multizentrizität.

Tumordurchmesser in mm	Axillärer LK-Befall in %	Multizentrizität intramammär in %
bis 5	0; bis 15% Mikrometastasen (<2 mm ∅)	5–10
6–10	10–30	
11–15	20–35	15–25 (–40)
16–20	40–60	
>20	≥60	

Symptome

- Zirkumskripter Schmerz, »Ameisenlaufen«, »Kribbeln«.

Ganz unspezifische Symptome. Häufig dominieren und irritieren die

- Schmerzsymptome

der korrespondierenden mastopathischen Veränderungen.

> **Rein karzinomatöse Prozesse sind nur bei ca. 5%, maximal 15% schmerzhaft.** Gerade hier besteht aber die Gefahr, daß man den Befund deshalb als unverdächtig, als mastopathisch oder entzündlich ansieht. Indikation zur Mammographie!

- **Einseitige, vor allem blutige Mamillenabsonderung** als reproduzierbarer Befund (Papillom oder duktales Karzinom?).

Sichtbare Veränderungen

- **Neu aufgetretene Größendifferenz der Brüste, neue Formdifferenzen, Deformierung.**

- **Unterschiedliches Verhalten der beiden Brüste beim Heben der Arme.**
- **Einseitige Einziehung einer Mamille, »neu« oder in Zunahme.**
- **Einziehung oder Vorwölbung der Haut.**
- **Auftreten einer »Apfelsinenhaut« in einem abgrenzbaren Areal.**
- **Ekzematöse Veränderungen von Mamille oder Areole (Paget-Karzinom?).**
- **Mastitis-ähnliche Rötung.**
- **Dissoziierte Fleckigkeit der Haut** (s. Abb. 11-2).
- **Ulzera (aufgebrochenes Karzinom)** (s. Abb. 11-9).
- **Einseitige Armschwellung (Ödem).**

Alles ist bereits Ausdruck einer erheblichen Ausdehnung des Karzinoms und kein Frühzeichen.

Tastbare Veränderungen

- **Umschriebene, evtl. auch nur fragliche Induration.**
- **Knoten in der Brust, vor allem Solitärknoten.**
- **Größen- oder Konsistenzänderung eines »bekannten« Knotens.**

Tab. 11-4   Risikogruppen bzw. Risikofaktoren für die Entstehung eines Mammakarzinoms bzw. für eine Diagnoseerschwerung und Verkennung.

Risikogruppen/-faktoren	Risikoerhöhung gegenüber Normalkollektiv (Faktor)
Erkrankungsrisiko gesteigert	
Patientin mit Mamma-Ca. in der eigenen Anamnese	5–10, z.T. mehr
Patientin mit Mamma-Ca. in der Familienanamnese	1,5–9
(Verwandte I. und II. Grades)	
prämenopausales MaCa. in der Anamnese	3 (bei bilat. Ca: 9)
postmenopausales MaCa. in der Anamnese	1,5 (bei bilat. Ca: 5–6)
Mutation der Tumorsuppressor-Gene BRCA1/2	6–8
Mastopathia cystica fibrosa	
ohne Epithelproliferation	–
mit Epithelproliferation aber ohne Zellatypien	2
mit Epithelproliferation und mit Zellatypien (Prechtel-Grad III)	8
Menarche vor dem 12. Lebensjahr	2
Menopause nach dem 52. Lebensjahr	2
Alter >60 Jahre	
Nulliparität, späte Erstparität (>30 Jahre)	2–2,42
Adipositas (postmenopausal), Diabetes	3
Oligomenorrhoe	2
Risiko aus Diagnoseerschwerung	
Makromastie	Erschwerte Frühdiagnostik,
Knotige Brust	Befundverkennung
Schmerzhafte Brust	
Derbe Brust	

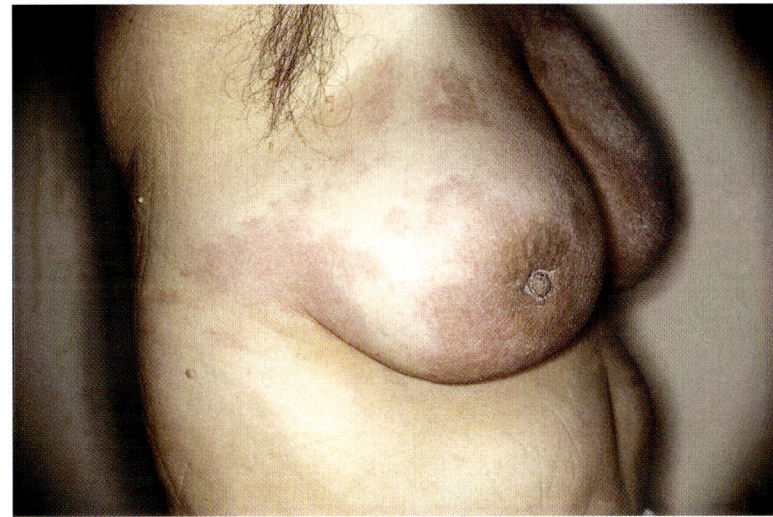

Abb. 11-2 Ausgedehntes Mammakarzinom mit ausgedehnter feiner Ausbreitung in der Haut von Mamma und Rücken.

- **Geringe Verschieblichkeit des Knotens innerhalb der Brust.**
- **Fixierung unter der Haut (»Plateauphänomen«) oder auf der Unterlage.**
- **Knoten in der Axilla oder supraklavikulär.**

Die genannten Methoden der Inspektion und Palpation sind nur begrenzt zuverlässig. Ihnen entgehen ca. 20% der mit anderen Methoden faßbaren Tumoren, speziell natürlich die kleinen und die tiefliegenden Karzinome (klinisch »okkulte« Karzinome), besonders bei weicher Konsistenz. Die Anwendung des Begriffes »unverdächtig« ist sowohl bei den als fibroadenomatös anzusprechenden Knoten als auch bei mastopathischen Veränderungen oft sehr dubiös.

Bei den genannten Auffälligkeiten ist im Rahmen **weiterer Abklärung** zunächst die Mammographie und ggf. die Sonographie indiziert.

Mammographie- und Galaktographiebefunde

Bei der **Mammographie,** die bei prämenopausalen Frauen in der 1. Zyklushälfte erfolgen sollte, sind folgende Befunde verdächtig:
- Suspekte Verdichtungen oder unscharf begrenzte Rundherde, besonders mit strahligen, radiären Ausläufern (s. Abb. 11-3).
- Neu aufgetretene, einseitige, an sich nicht suspekte Verdichtungen.
- Karzinomsuspekte Mikroverkalkungen: Mehr als 5 Körnchen, sternförmig zentriert, strahlendicht

auch bei kleinster Korngröße, girlanden- und straßenartig (»im Gänsemarsch«), astförmig verzweigt, oder in Gruppe.

Von den ausschließlich dank Mammographie entdeckten Neoplasien (~8%) waren 13% pTis und 80% pT1 (bei palpatorischer Entdeckung nur 65%).

Die Mammographie liefert **ca. 5–15% falsch negative Befunde.** Die Irrtumsquote ist bei jungen Frauen (<35

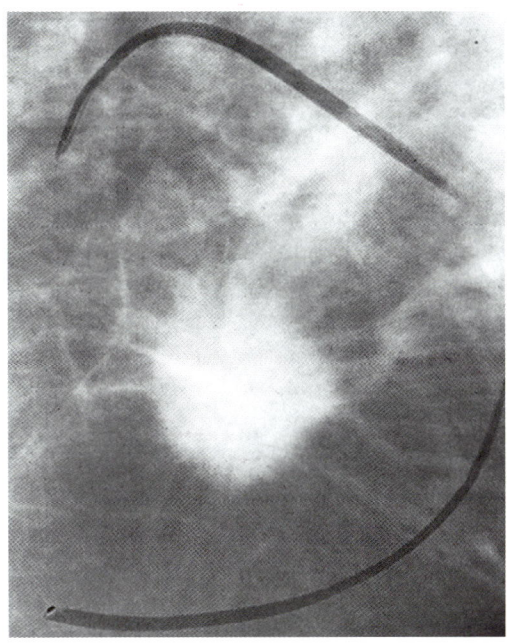

Abb. 11-3 Mammographie eines strahligen Mammakarzinoms.

Jahre) größer. Wichtig ist, daß einige dieser Fälle durchaus klinisch suspekt sind. Es ist also nicht angängig, daß man bewußt auf eine Palpation verzichtet, »weil gerade mammographiert worden ist...«.

Bei einseitiger Mamillenabsonderung ist eine **Galaktographie** indiziert. Dies ist eine Mammographie nach vorheriger Instillation von Kontrastmittel in den sezernierenden Milchgang. Hier sind verdächtig:

- Jähe Abbrüche der Milchgänge bei der wegen einseitiger Mamillenabsonderung indizierten Galaktographie (bei 40% Papillome, 25–30% Karzinome).

MR-(Kernspin-)Mammographie

Je nach untersuchter Schichtdicke können Mammakarzinome von <5 mm Größe aufgedeckt werden, auch in *dichten* Brüsten.

Multizentrizität ist erkennbar, auch die Differenzierung fibröser und tumoröser Verdichtungen möglich (Tumorangiogenese). Schließlich besteht keine Strahlenbelastung. Mikroverkalkungen als solche sind leider nicht darstellbar. Die MRT ist vor allem bei prämenopausalen Frauen indiziert, wenn es sich um sehr dichte Mammae handelt. Ferner bei unklaren Mikroverkalkungen, nach früherer Ca.-Therapie, plastischen Operationen oder nach Protheseneinlage. Schließlich bei Verdachtsmomenten in der Gravidität sowie vor

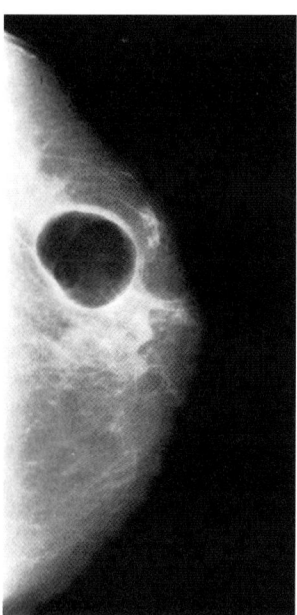

Abb. 11-4   Punktion einer großen Zyste der Mamma. Zyste entleert, Luftfüllung (Pneumozystographie). (Aus Schöndorf H. Die Aspirationszytologie der Brustdrüse. Stuttgart, New York: Schattauer 1977.)

Biopsien, wenn die Mammographie nicht ausreicht. Bevorzugter Einsatz auch bei den Hochrisikopatientinnen (BRCA-Genbefund).

Sonographie

Die Sonographie erlaubt an erster Stelle die

- Unterscheidung solider und zystischer »Knoten«,

ohne die Malignität als solche aufzudecken. Neue, mit farbkodierter Doppler-Einrichtung ausgerüstete Geräte sind aber auch dazu fähig, wenn die Knoten >7–10 mm groß sind. Verdachtskriterien: Randkontur, Echo-Struktur, -Densität, -Auslöschphänomene; Durchblutungsmuster (Wirrheit der Gefäßmuster und ihrer Durchblutung); Unterbrechung der normalen Textur des Brustaufbaus usw. Mikrokalzifikationen werden sonographisch nur selten erfaßt.

Bei vergleichenden Untersuchungen liegt die Sonographietrefferrate bei Karzinomen noch unter derjenigen der Mammographie, die falsch positive Rate darüber.

Sekretuntersuchung

Sofern bei palpatorisch und mammographisch negativem Befund eine einseitige Mamillensekretabsonderung besteht, sind neben der Galakto-(Dukto-)Graphie (s.o.) auch zytologische Sekretuntersuchungen notwendig.

Die Aussage

- **Sekretzytologie »positiv«**

ist, als Karzinomhinweis, leider nur sehr selten zu erwarten. Der negative Befund ist also kein Ausschlußkriterium!

Punktionsdiagnostik

Bleiben nach den bisherigen Untersuchungen noch differentialdiagnostische Unklarheiten, z.B. hinsichtlich zystischer oder solider Natur eines Befundes, gutartiger oder maligner Beschaffenheit eines an sich uncharakteristischen Knotens, dann kann vor der histologischen, endgültigen Abklärung noch die Punktionszytologie eingesetzt werden. Sie ist auch dann indiziert, wenn offensichtliche Zysten therapeutisch entleert und die Inhalte zytologisch kontrolliert werden sollen. Technik s. Spezialliteratur.

- **»Tumorzellen« im Ausstrich,**

sei es bei solidem Befund oder aus Zysteninhalt, sind bei hinreichender Menge und qualifizierter Untersuchung nahezu beweisend für Malignität. Bei richtiger Indikationsstellung (exakt lokalisierter Solitärbefund) und Durchführung hat die Punktionszytologie eine

Quote richtiger Vorhersagen von 89–97%. Die Rate falsch positiver Fälle liegt bei 0,04–4,4%. Lediglich bei szirrhösen Karzinomen ist mit falsch negativen Ergebnissen zu rechnen, da die »Zell-Ausbeute« u. U. sehr schlecht ist. **Der »negative« Befund befreit also nicht von weiteren Ermittlungen bzw. Kontrollen.** Wird bei der Punktion eines »Knotens« Flüssigkeit gewonnen, handelt es sich also um eine Zyste, kann ggf. an die Leerpunktion eine Luftfüllung und eine **Pneumozystographie** (Mammographie) angeschlossen werden (Abb. 11-4), die u. U. Zysteninnenwandunschärfen als Hinweis auf dortige Proliferationen aufdeckt.

Relevanz der Untersuchungsmethoden

Bei der Wichtigkeit der anfallenden Befundbeurteilungen ist von entscheidender Bedeutung, daß sowohl die Geräte als auch die Untersucher den gebotenen Ansprüchen genügen. Es gibt nicht nur methodische Fehlerquoten, sondern auch, je nach Qualifikation, ganz erhebliche Unterschiede seitens der Untersucher.

Operative Abklärung eines verdächtigen Befundes

Indikationsstellung, Zielsetzung

Ergibt **auch nur eine** der präklinisch eingesetzten diagnostischen Methoden einen tatsächlich **verdächtigen Befund,** also auch die alleinige Palpation, so ist umgehend eine zuverlässige **Abklärung** erforderlich. Auch bei offenbar **fibroadenomatösen Knoten** rät man zur Exstirpation, wenn die Knoten größer als 1–1,5 cm sind, bei farbkodierten Doppler-Untersuchungen des Blutflusses Unregelmäßigkeiten gefunden werden oder es sich, generell, um ältere Frauen handelt.
Der **»mastopathische« Knoten** sollte ebenfalls exstirpiert werden, wenn er isoliert palpabel ist, solide Anteile aufweist und sich nicht durch die einschlägige Therapie der Mastopathie beeinflussen läßt, sondern ungeachtet zyklischer Vorgänge bei prämenopausalen Frauen in konstanter Größe persistiert oder gar größer wird.

Bei den genannten Entscheidungen zum aktiven Vorgehen ist noch der individuelle Risikostatus (s. Tab. 11-5 u. 6) sowie die Einstellung der Patientin zu berücksichtigen. Auch die **Angst** kann eine eindeutige Indikation zur Exstirpation abgeben. **Im Zweifelsfalle sollte besser einmal zu viel als zu wenig operativ aktiv vorgegangen werden.** Die reaktiven Veränderungen im späteren Mammographiebild sind kein Grund zu einer evtl. gefährlichen Zurückhaltung.
Beweis für ein karzinomatöses Wachstum bzw. Ausschluß des letzteren können nur durch Gewebsentnahme und qualifizierte **histologische Untersuchung** erbracht werden. Auch die diff.-diagnostische Abgrenzung gegen ein Sarkom ist wichtig. Es ist in der Regel nicht zulässig, Mammographiebefunde oder zytologische Befunde als Legitimation für primär ablative oder radiologische Maßnahmen zu betrachten.

Die **Gewebsentnahme** soll, soweit von der Größe her möglich, von vornherein die vollständige Entfernung des suspekten Gewebes einschließlich einer gewissen Gewebsmanschette unverdächtigen Gewebes anstreben. (Ausnahme: Histologische Diagnosesicherung vor neoadjuvanter Chemotherapie.)

Präoperative Vorbereitung

Der Eingriff sollte so vorbereitet werden, daß nach der Bestätigung des Karzinomverdachts durch Schnellschnitt ggf. ohne Zeitverlust weiter operiert werden kann.

Präoperativ sind erforderlich:
- **Aufklärung der Patientin** über das Vorgehen und eine evtl. Ausweitung des Eingriffs, ggf. Diskussion von Alternativen, Wiederaufbauplastiken. Information und Zustimmung (bzw. Vorbehalte) aktenkundig machen (s. S. 193)!
- Untersuchungen, die aus anästhesiologisch-internistischer Sicht generell und individuell erforderlich sind, einschließlich einer Röntgenkontrolle des Thorax.
- Bei vermutlich ausgedehnten Tumoren sowie bei erst kurzfristig aufgetretenen »neuralgiformen Beschwerden« im Skelettbereich ist eine präoperative Knochenszintigraphie ratsam.
- Lebersonographie sowie Bestimmung von alkalischer Phosphatase, Kalzium im Serum, Transaminasen, γ-GT.
- Gerinnungsstatus. Blutentnahme und Bereitstellung für Markeruntersuchungen (s. S. 126), die erst nach Sicherung der Malignität zu veranlassen sind.

Eine eventuelle Fernmetastasierung sollte schon präoperativ aufgedeckt werden, da ihr Vorhandensein das Ausmaß des operativen Eingriffes und der systemischen Therapie beeinflußt.

Gewebsentnahme

Programmierung der Gewebsentnahme

Je nach Sachlage wird man sich zunächst ausschließlich auf eine Gewebsentnahme einrichten oder schon primär einen größeren Zweiteingriff programmieren, der bei entsprechendem Schnellschnittresultat umgehend angeschlossen wird.

Man wird sich **auf die Gewebsentnahme beschränken,**

- wenn keine Möglichkeit zur Schnellschnittdiagnostik gegeben ist,
- wenn die Schnellschnittuntersuchung in speziellen Fällen keine absolut sichere diagnostische Aussage liefert,
- wenn es sich um ausschließlich mammographisch suspekte Veränderungen handelt, deren Analyse eine aufwendige Serienschnittuntersuchung zur Voraussetzung hat,
- wenn die Indikation und die Art eines zusätzlichen, therapeutischen Eingriffs vom Ergebnis subtiler histopathologischer Untersuchungen abhängen, die über die Möglichkeiten der Schnellschnittuntersuchungen hinausgehen,
- wenn eine typische operative Primärtherapie nicht möglich ist (z.B. beim inflammatorischen Karzinom) und nur die Diagnosesicherung ansteht (vor Radiatio oder Chemotherapie).
- Schließlich kann eine Patientin von sich aus ihre Zustimmung zu weiteren Maßnahmen von Detailinformationen abhängig machen.

Die Sorge, der Zeitverlust zwischen Gewebsentnahme und endgültiger Operation bei Verzicht auf Schnellschnittdiagnostik könne die Prognose verschlechtern, ist in der Regel wohl unberechtigt, wenn der Tumor selbst nicht anoperiert, sondern im Gesunden, wie unten erwähnt, entfernt wird (s. Abb. 11-6).
Sofern die primäre Befundausdehnung eine diagnostische Gewebsgewinnung »im Gesunden« unmöglich macht, ist die **Stanz-/Drill-/Vakuum-Biopsie** vorzuziehen, vor allem dann, wenn eine neoadjuvante Chemotherapie (zum »down staging«) geplant ist.

Schnittführung

Alle kleineren Befunde werden von einem Zirkulärschnitt bzw. Bogenschnitt und nicht von einem Radiärschnitt aus exstirpiert.

Lediglich bei den seltenen länglich-ovalen Prozessen ist dann, wenn sie radiär ausgerichtet sind, eine radiäre Schnittführung vorzunehmen. Letztere ist u.U. auch im peripheren Bereich des unteren-inneren Quadranten zulässig.

Die Schnittführung muß immer direkt über dem zur Exzision anstehenden Befund liegen. Oberstes Gebot ist das Benutzen des kürzesten, direkten Zugangs zum Karzinom.

Diese Forderung ist aus mehrfachen Gründen gerechtfertigt:

- Die Sicherheit, einen Tumor im Gesunden zu entfernen, steigt an mit der Direktheit seiner operativen Zugänglichkeit (keine Tunnelbildung).
- Die Sicherheit der histopathologischen Beurteilung der Schnittränder auf Tumorfreiheit steigt bei blockartiger Exzision.
- Sollten Nachresektionen notwendig sein (»Befund nicht im Gesunden entfernt«), kann sich der Operateur am vorhandenen Schnitt sehr gut orientieren.
- Die Booster-Bestrahlung bzw. deren Planung wird für den Radiologen außerordentlich erleichtert, wenn er den ursprünglichen Tumorsitz direkt unter der Schnittführung zu vermuten hat.

Falls der Tumor Beziehungen zur Haut ausweist (Einziehung, Orangenhaut, Fixierung), muß dieses über ihm liegende Areal spindelförmig mitreseziert werden. Kosmetische Gründe dürfen niemals Priorität gegenüber der absoluten Sicherheit einer kompletten, optimalen Exstirpation im Sinne der Abb. 11-6 gewinnen.

Vorgehen bei ausschließlich mammographisch verdächtigem Befund

Seit der Erweiterung der Frühdiagnostik werden vermehrt ausschließlich mammographisch suspekte Befunde bei normalem Tastbefund oder bei unklarem Tastbefund ohne entsprechenden Solitärknoten beobachtet. Die Gewebsentnahme muß primär die **vollständige Entfernung des verdächtigen Bezirkes** anstreben. Dies ist nicht immer einfach. Bei der Mammographie kommt es mitunter zu einer erheblichen **Dislokation des Herdes,** die Koordinaten der Mammographie sind also unzuverlässig. Man muß deshalb entweder zuvor eine mammographisch oder sonographisch gesteuerte **Drahtmarkierung** vornehmen oder von vornherein großzügig hinsichtlich des Entnahmevolumens vorgehen und dies der Patientin vorher verständlich machen. Die Irrtumsmöglichkeit hinsichtlich der Topographie der Veränderungen ist am geringsten beim Sitz in der Vertikalen oder Horizontalen. Man bemüht sich z. Zt. um stereotaktische Hilfsmethoden zur zuverlässigeren präoperativen Lokalisation. Um die **topographische Zuordnung** der histologischen Befunde zu optimieren, sollte das entnommene Gewebe an 2, besser an 3 Stellen mit definierten Fäden markiert werden. Ebenfalls sollte zur besseren Erkennung der Resektionsränder die gesamte **Oberfläche** des entnommenen Gewebes mit Tusche, strahlendurchlässigen Pigmenten, gefärbter Gelatine, Latex o. ä. markiert werden. Im Bedarfsfall (z. B. Rand nicht tumorfrei) kann dann gezielt nachreseziert werden.

Die Wunde darf erst geschlossen werden, wenn radiologisch die Entfernung des inkriminierten Gewebes (Mikrokalk) gesichert ist (Präparatradiographie).

Ausschließlich mammographisch verdächtige Befunde lassen eine kurzfristige histologische Abklärung durch Schnellschnittdiagnostik oft nicht zu, sondern erfordern eine sorgfältige histologische Durchuntersuchung des gesamten entfernten Gewebes. Eine röntgenologische Vorselektion bestimmter Gewebsscheiben und Vernachlässigung der Nachbargebiete ist nach neuen Erkenntnissen unzulässig.

Vorgehen bei tastbarem kleineren Solitärbefund

Bei der wie auch immer indizierten Entfernung eines »Knotens« ist folgendes zu berücksichtigen:
- **Suspekte Knoten müssen als Ganzes inkl. eines Mantels von Umgebungsgewebe (≥0,5 cm Dicke) entfernt werden.** Also keine Teil-(»Probe«-)Exzision, sondern eine komplette Exzisionsbiopsie (s. Abb. 11-5). Ist nach Sachlage im Falle der Bösartigkeit eine brusterhaltende Therapie vorgesehen bzw. denkbar, muß ganz besonders auf einen breiten Randsaum und die zentrale Lage des Tumors in dem entnommenem Gewebe geachtet werden. Zumeist setzt dies eine Segmentresektion voraus (s. S. 118 ff.).
- Während dieser Exstirpation sollte der Tumor selbst möglichst nicht mit einer Zange oder Klemme gefaßt, sondern durch die Fingerkuppe des Operateurs oder durch Fassen des umgebenden Gewebsmantels (X) dirigiert werden (s. Abb. 11-6).
- Liegt der suspekte Knoten knapp unter der Haut oder ist er dort fixiert, muß dieses Hautareal mitreseziert werden.

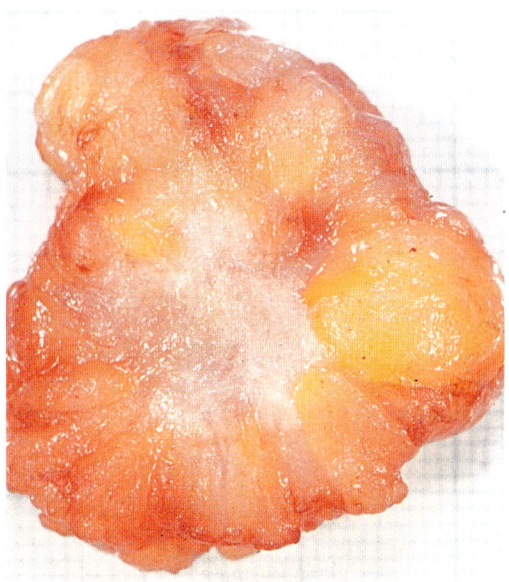

Abb. 11-5 Exstirpation eines strahligen Karzinoms von etwa 1,5 cm Größe. Tumorfreier Randsaum von >0,5 cm.

- Bei tiefliegendem Knoten muß die darunterliegende Pektoralisfaszie mitreseziert weden.
- Nur bei **offensichtlich gutartigen Knoten** (Palpation, Mammographie, Punktionszytologie) kann am Rande des Tumors präpariert und auf die mechanische Schonung verzichtet werden.

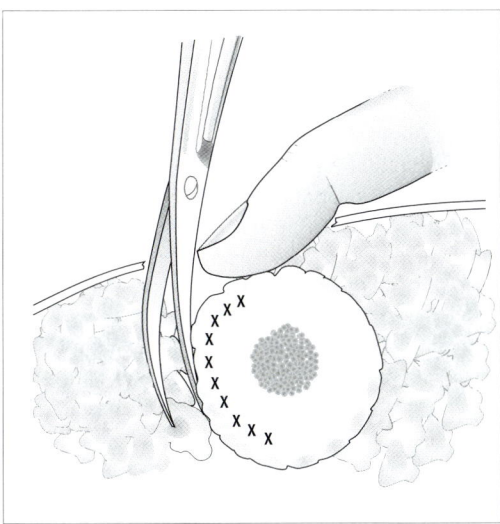

Abb. 11-6 Schonende Exstirpation eines suspekten Knotens.

- Man sollte keine Situationsnähte in die Wundhöhle legen, sondern die Hautwunde nach subtiler Blutstillung und Einlage einer Redon-Drainage (möglichst ohne Sog) direkt durch Intrakutannähte verschließen.
- Markierung des exstirpierten Befundes wie auf S. 115 beschrieben.

Erweist sich der Rand als nicht tumorfrei, so muß bei vorgesehener Brusterhaltung nachreseziert werden. Ungeachtet der in diesen Fällen ohnehin anstehenden Nachbestrahlung ist sonst in 10(–18)% mit einem Lokalrezidiv zu rechnen. Auch dann, wenn der tumorfreie Rand kleiner als 3 mm ist, scheint die Lokalrezidivrate erhöht zu sein.

Vorgehen bei großen, fraglich verdächtigen Befunden

Bei großen Befunden, insbesondere bei nur fraglichem Malignitätsverdacht, ist es besser, nur eine Stanz-/Drill- oder Vakuumbiopsie vorzunehmen als mit einer vielleicht retrospektiv nicht zwingenden Quadrantenresektion Brustdeformierungen in Kauf zu nehmen. Die eigentliche Tumorentfernung im Gesunden wäre bei erwiesener Malignität dann Sache der definitiven Operation.

Subkutane Mastektomie

Unter bestimmten Voraussetzungen kann auch die ein- oder doppelseitige s.c. Mastektomie mit prä- oder subpektoraler Inlayeinlage oder Eigengewebsaufbau (TRAM-Lappen) **präventiv, diagnostisch** oder **therapeutisch** indiziert sein. Hier ist ein sehr strenger Maßstab anzulegen.
Eine **Indikation** für die *einseitige* s.c. Mastektomie kann beim Riesenfibroadenom und Cystosarcoma phylloides gegeben sein. Bei Zustand nach Mammakarzinomerkrankung der anderen Seite kann schon eine schlecht kontrollierbare Brust (auch mammographisch) eine Indikation abgeben.
Der *doppelseitige* Eingriff ist diskutabel beim Carcinoma lobulare in situ, bei schwerer Mastopathie Prechtel III (proliferierende Mastopathie mit Atypien) mit strahlig-radiären Narben, bei diagnostischen Schwierigkeiten, z.B. vielfältiger Vernarbung nach früheren Eingriffen und multiplen Auffälligkeiten. Ferner z.T. beim DCIS (s. S. 106) und generalisierter Papillomatose. Dazu kommen einige frag-

lich echte Indikationen wie schwerste hereditäre Belastung, Mastodynie und Karzinophobie.
Zur Therapie bekannter klinischer Karzinome wird die genannte Operation aus Gründen der Sicherheit von den meisten abgelehnt.

Knoten in der Axilla bei unauffälliger Brust

Mitunter sind blastomatös veränderte axilläre Lymphknoten das erste und einzige Anzeichen einer malignen Erkrankung. Es stellt sich dann die Frage des diagnostisch-therapeutischen Vorgehens. Da bei dieser klinischen Konstellation die Mamma dennoch bei 50–75% Ausgangspunkt der Streuung ist, subtile Untersuchung mittels aller möglichen Methoden, ggf. auch MRT. Bieten sich keine Auffälligkeiten, dann Überprüfung von Schilddrüse, HNO-Bereich, Lunge, Magen-Darm-Trakt. Bei weiterer Ergebnislosigkeit zunächst
- **Exstirpation des Lymphknotens.**
Mitunter erlaubt die histologische und immunhistologische Untersuchung – im Falle von Malignität – Organzuweisungen oder die lymphoretikuläre Zuordnung. Bei wenig differenzierten Metastasen ist dies jedoch kaum möglich. Schließlich ist auch zu berücksichtigen, daß die strukturellen Besonderheiten einer Metastase oft nicht mit dem Primärtumor übereinstimmen, was den Wert der pathologischen Aussage weiter einschränkt. Neuerdings helfen immunhistochemische Untersuchungen mit monoklonalen Antikörpern gegen mehr oder minder spezifische Antigene unterschiedlicher Tumorarten in der Erkennung des unbekannten Primärtumors weiter.

Weitere therapeutische Maßnahmen:

Falls der Primärtumor gefunden wird, dann
- tumorspezifisches Vorgehen.

Falls der Primärtumor nicht gefunden wird, ein Karzinom aber sicher ist:
- Exzision des Processus axillaris und axilläre Lymphonodektomie.

Schließlich gilt für alle derartigen Fälle, die nicht endgültig geklärt werden und keinen Primärtumor aufdecken:
- sehr kurzfristige Kontrollen.

Die Klärung der besprochenen Problematik setzt eine intensive interdisziplinäre Zusammenarbeit voraus.

Vorgehen beim M. Paget (Paget-Karzinom)

Klinisch ist der typische Aspekt eigentlich unverkennbar, wenn man nur an den M. Paget denkt. Das damit assoziierte DCIS oder Karzinom selbst ist nur bei ca. 50% der Fälle tastbar!

Die **Diagnose** ist z.T. schon zytologisch wahrscheinlich zu machen, da die oberflächlichen Zellen sehr charakteristisch sind. Natürlich reicht der Abstrich nicht aus, der endgültige Beweis und die nähere Differenzierung müssen histomorphologisch erfolgen. Sofern kein Tumor palpabel ist, muß die **Gewebsentnahme** den subareolären Bereich großzügig miterfassen; bei tastbaren Resistenzen müssen diese natürlich in toto, inkl. einer entsprechenden Umgebungsmanschette, exstirpiert werden (**»zentrale Segmentresektion«**). Histopathologisch finden sich in 38,5% nichtinvasive, intraduktale Karzinome und in 61,5% ausgedehnte, duktale invasive Karzinome. Therapie nach Diagnosesicherung s. S. 123 ff.

Vorgehen beim Cystosarcoma phylloides

Dabei handelt es sich um einen in der Regel großen, solitären, gelappten Tumor, der die Haut der Mamma dehnt und strafft. $\frac{1}{2}$–$\frac{2}{3}$ dieser auf der Schnittfläche fleischig-glasigen, teils nekrotischen Tumoren sind benigne. Bei diesen genügt die Umschneidung im Gesunden (falls Reste zurückbleiben, schnelles Nachwachsen). Bei erwiesener Malignität (hämatogene Metastasierung 10–20%) Therapie wie beim Mammakarzinom (s. ds.), auf die axilläre Lymphonodektomie kann jedoch verzichtet werden. Die Malignität läßt sich mitunter erst an Hand *mehrerer* Biopsien bzw. am Operationspräparat erkennen.

Vorgehen beim inflammatorischen Mammakarzinom

1–2% der Mammakarzinome sind *inflammatorisch,* wobei diese Bezeichnung zumeist keine histologische, sondern eine klinische ist (Rötung, Schwellung, Überwärmung). Histopathologisch findet sich eine kutane lymphogene Infiltration durch Tumorzellen. Die Diagnosesicherung wird durch Stanz-/Drill-/Vakuum-Biopsie vorgenommen. Therapie s. S. 122.

Vorgehen beim Mammakarzinom während Schwangerschaft oder Stillphase

(s. S. 156)

Operative Behandlung

An die operativ-histologische Abklärung sollte bei erwiesener Malignität die endgültige operative Therapie einzeitig oder kurzfristig zweizeitig angeschlossen werden. Die Zuverlässigkeit der **Schnellschnittdiagnose** hängt naturgemäß vom Karzinomtyp, vom Zustand des entnommenen Gewebes und der Qualifikation des Untersuchers ab. Im günstigen Regelfall ist mit etwa 0,5–1% falsch negativen Befunden zu rechnen. Bei 1,5–5% kann keine definitiv verbindliche Diagnose gestellt werden.

Die **operative Therapie** muß individuell und nach dem Grundsatz erfolgen: So viel wie nötig, so wenig wie möglich. Bezugsbasis ist der jeweilige **Befund** inkl. der verschiedenen, individuellen **Risikofaktoren** (s. Tab. 11-5 u. 6). Die Grenze des »so wenig wie möglich« ist dann erreicht, wenn die Heilungschance gefährdet werden könnte.

In Grenzen sind auch spezielle **Wünsche der Patientinnen** zu berücksichtigen. Diese sind, sofern sie vom ärztlichen Vorschlag wesentlich abweichen, mit dem Inhalt der stattgehabten Aufklärung aktenkundig zu machen, besonders dann, wenn eine Patientin gegen ärztlichen Rat auf einer eingeschränkten operativen Behandlung besteht.

Beim Mammakarzinom ist die Heilung nicht nur von der **lokoregionären Sanierung** abhängig, sondern vor allem davon, ob zum Operationszeitpunkt bereits eine **zukunftsrelevante Streuung** im Körper vorliegt. Diese würde sich auch mit ultraradikalen Operationsmethoden nicht beeinflussen lassen: Bei den am Mammakarzinom Sterbenden finden sich bei 70–75% ausschließlich Fernmetastasen, ohne daß es jemals zum Lokalrezidiv gekommen wäre! »Blinde« Radikalität ist also kaum prognosebestimmend.

Der Empfehlung, die Operation eines Mammakarzinoms bei prämenopausalen Frauen nur in der 2. Zyklushälfte durchzuführen, fehlt noch der verbindliche Beweis der Relevanz. Dennoch spricht nichts dagegen, den *evtl.* vorhandenen Vorteil zu nutzen.

Das operative Ziel, die malignen Veränderungen zu entfernen, läßt sich in Abhängigkeit von den jeweiligen Gegebenheiten (von Sonderfällen abgesehen; s. S. 121) in verschiedener, zunehmend radikaler Weise erreichen:

Brusterhaltend:
- **Tumorektomie:** Tumorentfernung ohne spezielle Ausweitung der Resektionsränder.

- **Segmentresektion:** Tumorentfernung inkl. eines tumorfreien Randes von >1 cm Breite (wide excision).
- **Quadrantektomie:** Sehr großzügige Entfernung entsprechend eines Brustquadranten.

Als Mastektomie:
- **Subkutane Mastektomie.**
- **Scin-sparing-Mastektomie:** Entfernung des Drüsenkörpers und der Mamille bei Schonung des Hautmantels für Sofortrekonstruktion.
- **Modifiziert radikale Mastektomie.**
- **Radikale Mastektomie.**

Diese Eingriffe werden in der Regel mit einer
- Lymphonodektomie

verbunden.

Hinsichtlich der **operativen Technik** sei auf die spezielle Fachliteratur verwiesen.

Die sowohl im mammären Operationsbereich als auch in der Axilla notwendige **Drainage** sollte ohne Sog angelegt werden. Sie ist frühestens zu entfernen, wenn der Blut-/Serom-Abgang unter 50 ml/24 h gesunken ist.

Brusterhaltendes Vorgehen

Die brusterhaltende operative Therapie (BET) ist heute in all jenen Fällen als Standardoperation anzusehen, bei denen die u. e. Voraussetzungen erfüllt sind. Akzeptanz und sachliche Rechtfertigung nehmen zu. Erstere beträgt z. Zt. etwa 65–70%. Dies liegt einerseits an dem **größeren Anteil kleiner Karzinome** und der inzwischen gesicherten Erkenntnis, daß, bei richtiger Selektion und Durchführung, die brusterhaltende Therapie **gleiche Ergebnisse** liefert wie die radikale. Soweit also akzeptabel und legitim. Andererseits verführt die scheinbare Einfachheit und die **Erwartungshaltung der Patientinnen** (die in USA bereits rückläufig ist) zu einer unkritischen Entscheidung für diese Technik.

Die derzeit definierbaren **Selektionskriterien** (s. u.) müssen berücksichtigt werden. Man darf sich nicht unkritisch vom ästhetisch Erwünschten leiten lassen, sondern **muß der Sicherheit Priorität** einräumen. Und diese Abwägung setzt spezielle Erfahrung und optimale Kooperation mit einem speziell in dieser Frage qualifizierten Pathologen und Radiologen voraus.

Die Frage der brusterhaltenden Operation ist nicht nur eine solche der **Zulässigkeit.** Ebenso muß man das vermutliche **plastisch-kosmetische Ergebnis** im Auge haben und gegen das einer sekundären Augmentation abwägen. – In einer Studie beurteilte man das

Ergebnis bei 35% als sehr gut und bei 15–30% nur befriedigend bzw. schlecht. Eine ausgesprochene Strahlenfibrose der Mamma wurde bei ca. 6% registriert. Schließlich wird dem »Sicherheitsbedürfnis« ängstlicher Frauen mit der Mastektomie mitunter besser Rechnung getragen. Also kein Automatismus.

Der **Befall der axillären LK** ist bei logischer Betrachtung keine Kontraindikation zur eingeschränkten Operation: Er signalisiert lediglich ein erhöhtes Fernmetastasierungsrisiko oder eine schon manifeste, okkulte Fernmetastasierung. Und dieser letzteren kann man auch mit einer Ablatio nicht mehr nachträglich entgegenwirken. Es ist aber zu bedenken, daß bei axillär streuenden Fällen auch die intramammäre Multizentrizität und der submamilläre Befall häufiger sind. **Die intramammäre Rezidivrate ist bei den N+-Fällen größer!**

Bei brusterhaltender Therapie müssen folgende **Voraussetzungen** erfüllt sein:
- Die **Grenzen des Tumors** müssen eindeutig erkennbar sein.
- **Tumorgröße:** Nicht die absolute Tumorgröße inkl. nichtinvasiver Anteile stellt die obere Grenze für brusterhaltende Therapie dar, sondern die Garantie einer **zuverlässigen Tumorresektion im Gesunden** und die im Hinblick auf das kosmetische Endergebnis »vernünftige« Relation Tumorgröße zur **Brustgröße.** Primär »zu große« Primärbefunde lassen sich durch **präoperative neoadjuvante Chemotherapie** u. U. soweit verkleinern, daß eine brusterhaltende Operation zulässig und möglich wird (s. S. 132, 225).
- Abstand Tumorrand/Mamille >2 cm (sonst ist evtl. eine Scin-sparing-Mastektomie zu erwägen).
- Das Brustdrüsengewebe außerhalb des klinisch diagnostizierten Knotens sollte palpatorisch und mammographisch unauffällig, **Multizentrizität** also **klinisch ausgeschlossen** sein (also auch Mikrokalzifikationen).
- Der spezielle Tumor muß auch vom Typ und der Struktur her eine **potentielle Multizentrizität unwahrscheinlich** machen (z. B. besonders medulläre und muzinöse Karzinome). Wegen der hohen Neigung zur Multizentrizität zwingen zur **Zurückhaltung:**
  – Lobuläre Karzinome.
  – Komedokarzinome mit überwiegendem (>75%) intraduktalen Anteil bzw. diffuses DCIS von ≥2,5 cm Durchmesser. Die Zahl intramammärer Rezidive ist trotz postoperativer Bestrahlung in diesem Kollektiv besonders hoch!

– G-III-Karzinome (zumindest bei Tumoren von >1,5 cm Durchmesser) sowie inflammatorische Karzinome.

● **Der Tumor muß primär sicher in toto und, zentral gelegen, inkl. einer Umgebungsmanschette von allseitig ≥0,5 cm Dicke exstirpiert worden sein** (histologisch bewiesen). Bei oberflächlicher Lage des Tumors oder bei Karzinomen mit Hauteinziehung muß generell die darüberliegende **Haut** mitreseziert worden und histologisch frei sein.

● Ausschluß einer bis zum Schnittrand reichenden **Lymphangiosis.**

● Es muß eine effiziente **Nachbestrahlung** der Mamma (nicht der Axilla!) möglich sein. Damit scheiden Bestrahlungsverweigerer für ein eingeschränktes Verfahren aus.

● Eine postoperative **Adjuvanstherapie** ist im Rahmen der generellen Empfehlungen geboten (s. Tab. 11-6 u. 9).

● Es müssen optimale Voraussetzungen für eine intensive **Kooperation** zwischen Operateur, Strahlentherapeut und Histopathologen gegeben sein. Die Genannten sollten einschlägige Erfahrungen haben.

● Es muß eine langfristige **Nachsorge** garantiert werden können, um bei den ersten Anzeichen eines Lokalrezidivs ohne Zeitverlust eingreifen zu können.

● Die Patientin muß sich nach entsprechender, neutraler **Aufklärung** für die eingeschränkte Operation entschieden haben. Sie muß Nachbestrahlung und Nachsorge akzeptieren. Das Rezidivrisiko ist bei jüngeren Frauen erhöht.

Praktisches Vorgehen:

● Handelt es sich um einen kleinen Tumor, so wird der örtliche Eingriff auf eine komplette Exstirpation des Tumors inkl. eines zirkulären Mantels gesunden Gewebes beschränkt. Dieser Eingriff ist meist bereits anläßlich der Gewebsdiagnostik erfolgt (s. S. 115, Abb. 11-7).

● Ist der Tumor groß und hat man für den Fall erwiesener Malignität dennoch ein brusterhaltendes Vorgehen im Sinne der **Quadrantenresektion** geplant, so kann es vorteilhaft sein, wenn die Karzinomdiagnose schon *vor* der Operation gesichert ist: dies könnte durch eine Stanz-/Drill- oder Vakuum-Biopsie oder, notfalls und mit Vorbehalt, eine Punktionsdiagnostik geschehen. Es scheint bedenklich, schon zur *Diagnostik* eines großen Knotens eine Quadrantenresektion vorzunehmen: Falls sich der Karzinomverdacht nicht bestätigen würde, hätte man

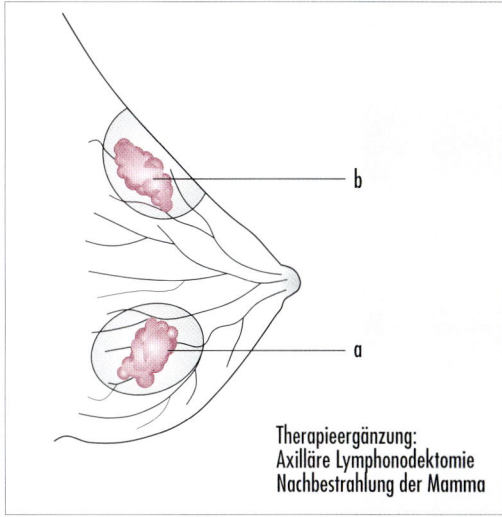

Abb. 11-7 Kleines Low-risk-Mammakarzinom. Brusterhaltende Therapie
a bei tiefliegendem Befund,
b bei subkutan gelegenem Befund.

ohne Zwang eine durchaus vermeidbare Deformierung der Brust herbeigeführt. Bei erwiesener Malignität und einer Entscheidung für eine brusterhaltende Operation (Vorbehalte s.o.) wird dann die eigentliche Operation mit einer Quadrantenresektion begonnen oder ggf. noch eine neoadjuvante Chemotherapie vorausgeschickt.

● Rechtfertigt der histopathologische Befund zwar das brusterhaltende Vorgehen, zeigt sich aber ein partiell nur geringer Sicherheitsabstand (z.B. exzentrische Lage des Tumors im Exzisat), muß man in dem Wundgebiet der Gewebsentnahme die Ränder der Wundhöhle **nachresezieren** und histopathologisch überprüfen lassen.

● Bei gesicherter Diagnose Karzinom wird – einzeitig oder zweizeitig – in der Regel von einem axillären Schnitt aus die typische **axilläre Lymphonodektomie** angeschlossen (s. S. 120).

● Sollte die ausgiebige postoperative Aufarbeitung des Operationsmaterials Befunde ergeben, die ein eingeschränktes Vorgehen unzulässig erscheinen lassen (s.o. »Voraussetzungen«), muß ggf. die modifizierte Mastektomie nachgeholt werden.

● Sofern es beim eingeschränkten Vorgehen bleiben kann, muß (!) die qualifizierte, speziell definierte **Bestrahlung** der operierten Brust angeschlossen werden (s. S. 129). Bei Verzicht auf Nachbestrahlung resultiert eine deutlich erhöhte Lokalrezidiv-

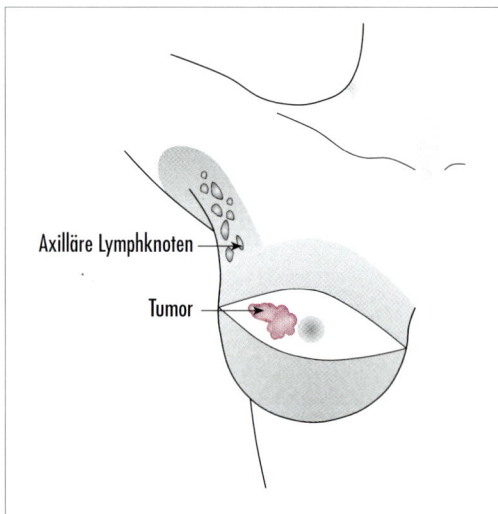

Abb. 11-8 Größeres Mammakarzinom. Modifiziert radikale Mastektomie mit Ausräumung der axillären Lymphknoten (Level I und II). Möglichst horizontale Hautumschneidung, falls Tumorlage dies zuläßt. Grau = Ausdehnung der s.c. Ausräumung.

quote (dermal; intramammär bis zu 40% anstelle von 5–10%).
• Ggf. **adjuvante Maßnahmen** (s. S. 129).

Die 10-Jahres-Überlebensrate nach brusterhaltender Therapie liegt bei T1-Fällen bei 75–87%, bei T2 bei ca. 65%.

Modifiziert radikale Mastektomie

Diese frühere Standardtherapie wird heute nur noch dann durchgeführt, **wenn die Voraussetzungen für die brusterhaltende Therapie (s. S. 118) nicht gegeben sind** und der vorliegende Befund diese Operation möglich macht.
Sofern vom Befund her praktikabel, sollte man die betroffenen Patientinnen auf die Möglichkeiten einer primären oder sekundären **Augmentationsoperation** (Inlayeinlage) hinweisen (s. S. 149).

Die **Therapie** umfaßt:
• Mastektomie unter Einschluß der Pektoralisfaszie und Belassung der Pektoralismuskeln.
• Axilläre Lymphonodektomie.
• Meist noch adjuvante medikamentöse Maßnahmen.

Die **Schnittführung** (s. Abb. 11-8) war früher weitgehend vertikal angelegt. Statt dessen bevorzugt man heute eine mehr horizontal orientierte, spindelförmige

Umschneidung. Geht man davon aus, daß der Tumor bei der Schnittführung in der Mittelachse der Umschneidung liegen sollte, dann ist evident, daß man bei sehr exzentrisch liegenden Tumoren, vor allem im oberen oder unteren Bereich, mitunter auch andere kosmetisch ungünstigere Schnittführungen in Kauf nehmen muß.
Die **Brustdrüse** wird aus ihren Umgebungsstrukturen herausgelöst und die radikale En-bloc-Ausräumung der **Axilla** angeschlossen. Die **Pectoralisfaszie** mitzunehmen ist um so dringlicher, je tiefer der Tumor liegt und je größer er ist.

Radikale Mastektomie

• Die in diesem Falle zusätzliche totale oder partielle Entfernung des M. pectoralis major ist dann obligatorisch, wenn das Karzinom dem Muskel unverschieblich aufsitzt, unmittelbar an ihn heranreicht oder die subpektoralen Lymphknoten metastatisch befallen sind. Im letzteren Fall ist auch der M. pectoralis minor abzusetzen.

In Zweifelsfällen ist in Kooperation mit dem Histopathologen noch während des Eingriffes zu prüfen, wo die Untergrenze des Karzinoms liegt.

Axilläre Lymphonodektomie

Abgesehen von Karzinomen von <5 mm Größe sowie einigen Sonderfällen (s. u.) wird der Eingriff an der Mamma mit einer axillären Lymphonodektomie verbunden. Diese wird bei dem brusterhaltenden Vorgehen von einem eigenen, axillären Schnitt aus vorgenommen, bei den ablativen Methoden jedoch im Sinne einer En-bloc-Resektion von Brustdrüse und axillärem Lymphknotenfettgewebe. Im Normalfall wird man lediglich die LK der unteren und mittleren Axilla entfernen **(Level I und II).** Nur dann, wenn schon bei dem Eingriff der tumoröse Befall der Axilla im Level II evident ist, sind auch die LK des obersten **Levels III** zu entfernen.
Ob diese erweiterte Ausräumung von wesentlicher Bedeutung ist, scheint fraglich. Sind diese LK befallen, wird ihre Ausräumung am Schicksal der Betroffenen wohl kaum etwas ändern. Zur Information über den LK-Status der Axilla an sich ist die zentrale LK-Gruppe am ergiebigsten, die man auch ohne Absetzen des M. pectoralis minor erreichen und ausräumen kann.
Die **Lymphonodektomie** soll nur bis zum Unterrand der Vena axillaris reichen und nicht noch um diese herum nach kranial fortgesetzt werden. Die Adventitia ist zu schonen! Durch diese Beschränkung läßt sich,

selbst bei nachfolgender Strahlentherapie, die Frequenz späterer Armödeme auf wenige Prozente senken.

Eine prognostisch relevante **Aussage** über den axillären Befall ist nur dann möglich, wenn aus dem Level I≥6 LK bzw. aus den Leveln I–III>10 LK entfernt und histologisch untersucht worden sind.

Derzeit wird in Studien ermittelt, ob eine partielle, **»selektive« Lymphonodektomie** zu rechtfertigen ist. Dies erscheint problematisch, da der LK-Befall nur z.T. palpatorisch zu ermitteln ist. Selbst bei der Schnellschnittuntersuchung werden bis zu 25% der befallenen LK nicht als solche erkannt.

Eine weitere noch durch Verlaufsstudien zu rechtfertigende Änderung des konventionellen Konzeptes ist der **Verzicht auf die Lymphonodektomie** bei Frauen über 65 Jahre, sofern die Axilla palpatorisch »frei« ist und keine histomorphologischen Risikomerkmale einen noch okkulten LK-Befall wahrscheinlich machen.

Schließlich wird in Studien erprobt, ob es sinnvoll ist, nach einer lymphatischen Markierung zunächst nur den ersten Abfluß-LK (»Wächter-LK«), der zumeist im Level I liegt, zu exstirpieren und bei dessen Tumorfreiheit auf eine weitere Lymphonodektomie zu verzichten **(Sentinel-Lymphonodektomie).** Das Risiko liegt bei den sog. Skip-Metastasen im Level II und III (bis 5%) und der o.e. hohen Fehleranfälligkeit einer LK-Schnellschnittbeurteilung.

Eine weitere Methodenmodifikation besteht darin, zunächst das Fettgewebe der Axilla anzusaugen und dann die Lymphknoten **endoskopisch** zu exstirpieren. Auch hier sind erst einmal relevante Ergebnisse abzuwarten!

Vorgehen bei stark exzentrisch liegendem Tumor

Mitunter hat man es mit einem Karzinom akzessorischen Drüsengewebes zu tun oder, sinngemäß, mit Karzinomen, die in den peripheren Ausläufern der Mamma liegen, medial, kranial oder kaudal.

Sofern der Drüsenkörper selbst (bzw. der dominierende restliche Bereich) palpatorisch und mammographisch absolut unauffällig ist, kann man ggf. so vorgehen, wie oben für das kleine Mammakarzinom beschrieben, also den Tumor mit freiem Randsaum exstirpieren. Die **Nachbestrahlung** des Operationsgebietes ist unumgänglich, weil man bei diesen im flachen Brustrand oder seitlich auf der Thoraxwand sitzenden Tumoren niemals zur Tiefe hin »weit im Gesunden« operieren kann.

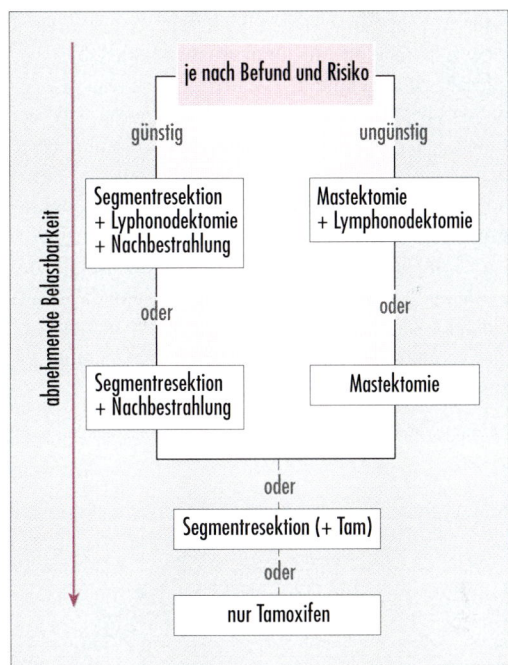

Abb. 11-9 Individualisierte Therapiealternativen bei alten Patientinnen.

Eingeschränkte Behandlung bei alten Frauen mit erhöhtem Operationsrisiko und geringer Lebenserwartung

Bei alten Frauen mit hohem Operationsrisiko und geringer Lebenserwartung ist im Einzelfall ein **eingeschränktes operatives Verfahren** mit oder ohne Mastektomie unter Verzicht auf die Lymphonodektomie zu verantworten (s. Abb. 11-9).

Dabei sind die **Risiken** einer eingeschränkten Behandlung gegenüber dem erhöhten Operationsrisiko abzuwägen und diese Überlegungen zu protokollieren. Man berücksichtige ferner, daß man auch bei völligem Verzicht auf operative Maßnahmen unter alleiniger Tamoxifengabe in hohem Umfang Rückbildungen und stationäre Zustände erreichen könnte. Dies wäre eine Ultima ratio.

Eingeschränkte Therapie bei sehr progressiven Fällen

Bei sehr fortgeschrittenen Primärtumoren (s. Abb. 11-10a) wird man nur eine **Mastektomie** oder einen **pal-**

liativen Eingriff anstreben. Unter anderem soll damit eine Exulzeration mit ihren Auswirkungen beseitigt oder ihr zuvorgekommen werden. Bei schwer beweglichen und/oder sehr voluminösen Tumoren wird der Eingriff oft durch eine **Vorbestrahlung** oder durch eine präoperative, **neoadjuvante Chemotherapie** erleichtert oder überhaupt erst möglich. Die **Lymphonodektomie** ist in solchen Fällen nicht sinnvoll. Ebenso wird die Lymphonodektomie bei massivem Befall der axillären Lymphknoten, insbesondere wenn diese miteinander verbacken sind, oder bei einem Übergang auf die Thoraxwand oder den Gefäß-Nerven-Strang, oft sinnlos oder nicht mehr praktikabel sein.

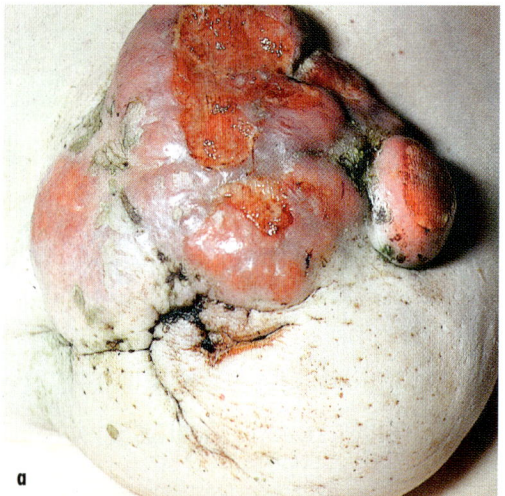

a

Als Ergänzungstherapie bietet sich dann die axilläre Bestrahlung oder, wegen der meist korrespondierenden Fernstreuung logischer, die Chemotherapie bzw. endokrine Therapie an (s. u.). In einigen Fällen gibt es keine Möglichkeiten mehr für operative Aktivitäten (s. Abb. 11-10b).

Vorgehen beim inflammatorischen Mammakarzinom

Das inflammatorische Mammakarzinom weist zahlreiche High-risk-Merkmale auf. Bei etwa 80% findet sich eine lymphangische Karzinose, 90% sind N+. Fernmetastasen sind bei etwa 45% nachweisbar. ER/PrR zumeist negativ.
Nach histologischer Sicherung durch Stanz-/Drill- oder Vakuum-Biopsie, die auch die veränderte Haut einbeziehen sollte, ist eine primäre, **neoadjuvante, hochdosierte Chemotherapie** indiziert (z.B. EC-Schema, s. S. 225), von der, je nach Ansprechbarkeit, 2–4 Zyklen absolviert werden. Dann folgt zumeist die modifiziert radikale **Mastektomie** mit axillärer Dissektion (s. S. 120). Die Therapie wird komplettiert durch eine Weiterführung der HD-EC-Therapie, sofern sie bisher erfolgreich war. Auch Wechsel auf CMF diskutabel. Ggf. ist auch eine Bestrahlung der Thoraxwand und der Abflußwege zu planen, z.B. bei LK-Kapseldurchbruch oder Befall von Level III. Die Prognose ist schlecht: Bei optimalem Vorgehen 5-Jahres-Überlebensrate von max. 35%. Bei inadäquater Therapie nur ca. 5%. Die zeitweilig übliche präoperative Radiatio ist als überholt anzusehen.

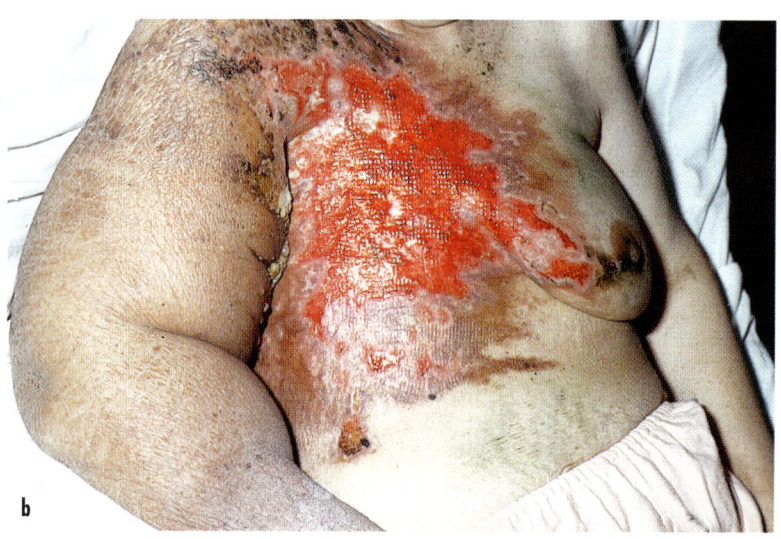

b

Abb. 11-10
a Verschlepptes Mammakarzinom. Orangenhaut, schrumpfende Einziehung und massiver Durchbruch durch die Haut.
b Verschlepptes, bisher nicht behandeltes Mammakarzinom mit extremem Lymphstau des Armes. Karzinomatöse Mamma bereits abgestoßen. Keine Op.-Indikation.

Vorgehen bei erwiesenem Paget-Karzinom

Bei tastbarem Tumor entspricht die Behandlung derjenigen der üblichen Mammakarzinome. Man muß hier mit einer hohen LK-Beteiligung rechnen, besonders parasternal. Aber auch beim M. Paget ohne tastbaren Befund neigt man zur **Radikaloperation** und nicht zur eingeschränkten Exstirpation, da die Ausdehnung der intraduktalen Veränderung nicht vorhersehbar ist. Bei *gewünschter* **Brusterhaltung** ist wegen des zentralen Sitzes des Karzinoms ein »zentrales Segment« unter Einschluß der gesamten Areola der Mamille zu entfernen, ferner eine axilläre Lymphonodektomie auszuführen. Der Pathologe muß die Tumorfreiheit der Schnittränder bestätigen.

Postoperative Befundergänzung

Nach der Operation gilt es, die **klinische Einschätzung** (z.B. Staging, s. Tab. 11-5a) durch die erst postoperativ anfallenden objektiven Befunde zu sichern bzw. zu korrigieren. Es geht dabei um pT und pN sowie die zahlreichen sonstigen **Risikomerkmale** (s. Tab. 11-6). Erst die Gesamtheit aller Fakten erlaubt es, die bisherige Therapie auf ihre individuelle Richtigkeit und Vollständigkeit zu prüfen und ggf. die Notwendigkeit und Art ergänzender Maßnahmen zu beurteilen.

Histologische Befunde (definitives Staging)

Die Fragen an den Histopathologen, die entweder am primären Resektat oder nach einer Ablatio und Lymphonodektomie Beantwortung verlangen, lauten:
- Größe des Primärtumors.
- Ggf. Größe der nichtinvasiven Komponente (s. Tab. 11-5).
- Histologische Typisierung (WHO, s. Tab. 11-2).
- Grading (s. u.).
- Zentrale Nekrosen: ja/nein.
- Umgebungsreaktion (lympho-/leukozytär: ja/nein).
- Begrenzung des Tumors (scharf/unscharf).
- Bei brusterhaltender Operation: Randsaum tumorfrei? Breite des tumorfreien Randsaums?
- Umgebungsbeziehung zu Haut und Pektoralisfaszie.

- Multizentrizität: ja/nein (auch In-situ-Veränderungen!).
- Befall der Mamillenregion: ja/nein.
- Tumorzelleinbruch in Blutgefäße bzw. Lymphspalten: ja/nein.
- Zahl der untersuchten Lymphknoten, getrennt nach Level (I–III).
- Zahl der metastatisch befallenen Lymphknoten, getrennt nach Level (I–III).
- Unterteilung in Makro- (>2 mm ⌀) und Mikrometastasen (<2 mm ⌀).
- Kapseldurchbruch: ja/nein.
- Immunhistochemische Rezeptoranalyse.
- Immunhistochemische HER/2neu-(c-erbB2-)Analyse.

Bei Heterogenität des Tumors ist der ungünstigste Teil für die Risikodefinition heranzuziehen.
Die neue Staging-Klassifikation beinhaltet einige Irrtumsgefahren: So wird z.B. bei einem kleinen Karzinom (pT1a, b) bei der Klassifikation nicht erkennbar, wenn es evtl. mit einem großen DCIS verbunden ist.
Eine Einbeziehung der Haut in ein nahes Tumorgeschehen wird nur z.T. mit der Klassifikation T4b erfaßt.
Bei multiplen Tumoren wird das Ausmaß des Größten registriert. Die Multiplizität wird durch ein dahintergesetztes »m« gekennzeichnet.

Grading

Neben dem pTNM-Status ist das Grading das wichtigste Prognosemerkmal. Man unterscheidet folgende Tumortypen:
G1 Gut differenziert (17–28%).
G2 Mäßig differenziert (34–55%).
G3 Schlecht differenziert (30–47%).
G4 Undifferenziert (neue Klassifikation).
GX Nicht differenzierbar.
Die derzeitigen Therapieempfehlungen sind noch auf die alte Dreiteilung bezogen, also auch die Risikotabelle 11-6a der Consensus-Conference 1998.

Rezeptorbestimmung

Bei einem großen Teil der Operierten wird man eine adjuvante medikamentöse Therapie anschließen wollen (s. u.). Bei einem anderen Teil ergibt sich später, im Zusammenhang mit einem lokoregionären Rezidiv oder einer Fernmetastasierung, die Notwendigkeit zusätzlicher therapeutischer Maßnahmen. Um diese Maßnahmen individuell und damit effektiver gestalten zu können, ist die Feststellung des Gehaltes an **Östro-**

gen- und **Progesteronrezeptoren** zu fordern (s.u.). Mittels moderner immunhistochemischer Techniken unter Verwendung monoklonaler AK ist es auch im Falle nur geringer Gewebsmenge möglich, z.B. bei Stanz-, Drill- oder Vakuum-Biopsien, die Rezeptoren am Schnittpräparat nachzuweisen.

Prämenopausale Patientinnen weisen zu etwa 50–60% Östrogenrezeptoren auf, postmenopausale zu 70–80%, wobei der mittlere Rezeptorgehalt bei den letzteren mehr als 3mal so hoch ist. Progesteronrezeptoren finden sich bei etwa 40%. *Beide* sind bei etwa 30–35% positiv. Man spricht von **Rezeptorpositivität,** wenn bei biochemischer Technik (RIA) das lösliche Cytosolprotein >20 fmol/mg beträgt. Ferner bei immunhistochemischer Untersuchung bei einem Score von >2. G-1-Karzinome sind zu 85% Rz-positiv, papilläre, lo-

buläre und tubuläre ebenfalls. Medulläre und Komedokarzinome sind ebenso wie G-3-Karzinome überwiegend negativ (75–95%).

Die Untersuchung des Primärtumors und möglichst auch die eines karzinomatösen Lymphknotens auf Rezeptoren ist bereits standardisiert und relativ leicht durchführbar. Die analytische Aussage gilt nicht nur für die Gegenwart, sondern ist z.T. auch noch nach Jahren für den dann evtl. auftretenden metastatischen Prozeß relevant. Wurde der Primärtumor untersucht, so besteht in 75% eine Korrelation zwischen dem Rezeptorgehalt des untersuchten Primärtumors und seiner später klinisch manifest werdenden Metastasen. Wurde primär ein karzinomatöser Lymphknoten oder anderweitiger metastatischer Prozeß analysiert, so ist die Korrelation besser. In Metastasen sind die Rezep-

Tab. 11-5 TNM-Klassifikation des Mammakarzinoms. Beim Staging können ggf. noch folgende Zusätze erfolgen: y = Status nach primärer Chemotherapie; r = Rezidiv-Status.
a Klinische prätherapeutische Klassifikation des Mammakarzinoms – TNM.

T – Primärtumor		
TX	Primärtumor kann nicht beurteilt werden	
T0	Kein Tumor nachweisbar	
TIS	Carcinoma in situ: intraduktales Karzinom oder lobuläres Carcinoma in situ oder Morbus Paget ohne Tumor	
T1	Tumor bis 2 cm (größter Durchmesser)	
	T1a	Tumor bis 0,5 cm
	T1b	Tumor 0,5–1 cm
	T1c	Tumor 1,1–2 cm
T2	Tumor 2,1–5 cm	
T3	Tumor größer als 5 cm	
T4	Tumor jeder Größe mit Ausdehnung auf Brustwand oder Brusthaut	
	T4a	mit Ausdehnung auf Brustwand
	T4b	mit Ödem (inkl. Apfelsinenhaut), Ulzeration der Brusthaut oder Satellitenmetastasen in der Haut der gleichen Brust
	T4c	T4a + T4b
	T4d	inflammatorisches Karzinom
N – Regionäre Lymphknoten		
NX	Regionäre Lymphknoten können nicht beurteilt werden	
N0	Keine regionären Lymphknotenmetastasen	
N1	Metastasen in beweglichen ipsilateralen axillären Lymphknoten	
N2	Metastasen in ipsilateralen axillären Lymphknoten, untereinander oder an andere Strukturen fixiert	
N3	Metastasen in ipsilateralen Lymphknoten an der Mammaria interna	
M – Fernmetastasen		
MX	Vorhandensein von Fernmetastasen kann nicht beurteilt werden	
M0	Keine Fernmetastasen	
M1	Fernmetastasen (einschließlich supraklavikuläre Lymphknoten)	

b Postoperative histopathologische Klassifikation des Mammakarzinoms – pTNM. Den pTNM-Klassifikationen kann je nach Sachlage noch ein Buchstabe vorangesetzt werden: y = Befunde während oder nach der Operation erhoben; r = Rezidivtumor nach freiem Intervall; a = Klassifikation bei Autopsie; m = multiple Primärtumoren. Der Zusatz C4 (C = certainty) bedeutet Beurteilung nach definitiver operativer Therapie und anschließender histomorphologischer Befundkontrolle. pTX, pNX, pMX = keine Beurteilung möglich.

pT – Primärtumor

Die pT-Kategorien entsprechen den T-Kategorien.
Neu ist pT1 mic: Max. Ausdehnung 0,1 cm.

pN – Regionäre Lymphknoten

Die pathologische Klassifikation erfordert die Resektion und Untersuchung der Lymphknoten. Level 1 ist nur bei Vorliegen von 6 LK zu beurteilen, Level 1–3 bei ≥10 LK.

Die pN-Kategorien entsprechen den N-Kategorien. Lediglich pN1 wird weiter unterteilt:

pN1a	Nur Mikrometastasen (keine größer als 0,2 cm)
pN1b	Metastasen im Lymphknoten, zumindest eine größer als 0,2 cm
i	Metastasen in 1–3 Lymphknoten, eine größer als 0,2 cm, aber alle kleiner als 2 cm
ii	Metastasen in 4 oder mehr Lymphknoten, eine größer als 0,2 cm, aber alle kleiner als 2 cm
iii	Ausdehnung der Metastasen über die Lymphknotenkapsel hinaus (alle kleiner als 2 cm)
iiii	Metastasen im Lymphknoten 2cm oder mehr in größter Ausdehnung

pM – Fernmetastasen

Die pM-Kategorien entsprechen den M-Kategorien. (Bei pM1 ist der histologische Nachweis von Fernmetastasen nötig.)

---

toren etwa 10–15% seltener als in den Primärtumoren anzutreffen, der Befund ist also günstiger für die Wahl einer Metastasentherapie.

Das Ergebnis ist in zweifacher Weise informativ:

- Rezeptorpositive Fälle werden bisher prognostisch günstiger eingeschätzt (low-risk) als die negativen (high-risk). Dies scheint besonders für die Progesteron-rezeptorpositiven zu gelten.
- Bei den rezeptorpositiven Fällen haben endokrine Maßnahmen Aussicht auf Erfolg. Die Remission wird am besten bei jenen Fällen sein, die sowohl Östrogen- als auch Progesteronrezeptoren aufweisen (s.u.). Die Effizienz der endokrinen Therapie hängt aber auch von der absoluten Rezeptormenge ab. Bei Östrogenrezeptorwerten von >100 fmol steigt z.B. die Remission von etwa 45% auf ca. 80%. Es ist also zu beachten, daß 30–40% der Frauen bei geringen Werten trotz »positivem« Rz-Status gegen Antiöstrogene resistent sind.

Onkogenbestimmung HER2/neu (c-erb B2)

Die immunhistochemisch, selbst an Paraffinschnitten bestimmbare Überexpression von HER2/neu (c-erb B2), die sich bei ca. 25% der Patientinnen findet, hat in jüngster Zeit enorm an Bedeutung gewonnen, da hiermit sowohl ein prognostischer als auch prädiktiver Faktor ermittelbar ist. Die Überexpression bedeutet eine relevante Aneuploidie und eine schlechte Prognose mit erhöhter und zeitlich kurzfristiger Metastasierungswahrscheinlichkeit. Prädiktiv wird ein schlechtes Ansprechen auf eine CMF-Chemotherapie und Tamoxifen signalisiert. Gleichzeitig wird aber eine therapeutische Option mit dem monoklonalen Antikörper Trastuzumab (Herceptin) signalisiert, wobei die Kombination mit Taxanen besonders erfolgversprechend erscheint. Die Kombination mit Doxorubicin (Adriamycin) wird wegen der erhöhten Gefahr einer myokardialen Dysfunktion abgelehnt, die Kombination mit Epirubicin scheint aber praktikabel.

Ploidie, S-Phase (Proliferationsmarker)

Die **Ploidie** eines Tumors und der Anteil der Zellen in der S-Phase können mittels Durchflußzytometrie gemessen werden. Aneuploidie weist auf einen prognostisch ungünstigen, entdifferenzierten Tumor hin, ebenso Polyploidie.

S-Phasenwerte unter 5% signalisieren langsam proliferierende Tumoren, 5–10% mittelschnelle und >10%

schnellwachsende, evtl. chemotherapiesensible Tumoren. Leider ist die *Zellverlustrate* nicht bestimmbar, so daß die S-Phasenwerte nur etwas über die Proliferation aussagen, nicht aber über die definitive Bilanz, die Tumorverdoppelungszeit.

EGF-R-Bestimmung, Kathepsin-D, P 53

Die Bestimmung des EGF-Rezeptors (Wachstumsfaktor), von Kathepsin-D (Faktor für invasives Wachstum) sowie P 53 (ungünstige Prognose, auch bei N0-Fällen) ist im Regelfall ohne direkte klinische Bedeutung, jedoch für **Studien** wichtig.

uPA, PAi-1

Der Plasminogenaktivator vom Urokinasetyp (uPA) und der zugehörige Inhibitor (PAi-1) befähigen Tumorzellen durch Auflösung des Tumorstromas bzw. von Basalmenbranen zur schnelleren Invasion und Metastasierung. Die Wirkstoffe können im Tumorgewebsextrakt bzw. immunhistochemisch bestimmt werden. Vor allem bei pN0-Fällen konnte gezeigt werden, daß es sich um unabhängige, **ungünstige Prognosefaktoren** und um eine Indikation zur adjuvanten Chemotherapie handelt. Der prognostische Stellenwert soll dem des LK-Status entsprechen.

Marker-Untersuchungen

Die Marker haben keinen hohen Stellenwert für die **Primärdiagnostik,** schon gar nicht bei kleinen Tumoren. Ihre Bedeutung liegt bei der **Verlaufskontrolle** nach der Therapie. An dem vor der Operation entnommenen Blut sind folgende Marker zu untersuchen: Üblicherweise CA 15-3 und CEA. Ferner u. U. auch noch TPS[MT], MCA, CA 27-29, TPA. Primär erhöhte Marker sollten nach der Primärtherapie *abfallen*, dies würde auch ihre Fall-Gültigkeit belegen. Ein späteres **Rezidiv** wird zu 50–85% durch den *Anstieg* des gültigen Markers erkennbar. Aus der Anstiegshöhe lassen sich zumeist Schlüsse auf das Tumorvolumen ziehen.

Nachweis von Tumorzellen im Knochenmark

Der Nachweis von Tumoreinzelzellen oder kleinsten Zellverbänden im Knochenmark mittels immunhistochemischer Färbung von Knochenmarkaspiraten hat interessante prognostische und therapeutische Fragestellungen entstehen lassen, deren Beantwortung

von Ergebnissen noch laufender Studien abhängt. Im zeitlichen Zusammenhang mit der Primäroperation eines Mammakarzinoms werden mit Hilfe monoklonaler Antikörper, die gegen epitheliale Zelloberflächenantigene oder gegen Mammakarzinom-spezifische Antigene gerichtet sind, bei rund 20% aller Fälle Tumorzellen im Knochenmark gefunden (Untersuchungen der Arbeitsgruppe Coombes und eigene Untersuchungen). Überraschenderweise gilt dies gleichermaßen für nodalnegative wie nodalpositive Fälle. Der positive Befund deutet auf eine schlechte Prognose! Fernmetastasen und hier vor allem (aber nicht nur!) Knochenmetastasen werden signifikant früher nachweisbar als in dem tumorzellnegativen Kollektiv. Die adjuvante Gabe von Bisphosphonaten (z.B. Ostac®, Aredia®, s. S. 206) vermindert anscheinend die frühe Entstehung von manifesten Knochenmetastasen. Zumindest belegen Studien, die in der Schweiz bzw. in Finnland durchgeführt wurden, daß Bisphosphonate einen günstigen, d.h. additiven Effekt bei der Therapie von manifesten Knochenmetastasen bewirken.

Abschließende Fallanalyse und Risikoeinordnung

Liegen alle klinischen, histologischen und sonstigen Befunde vor, läßt sich – natürlich mit gewissem Vorbehalt – eine **prognostische Aussage** über den Einzelfall machen. Dabei müssen die verschiedenen Gesichtspunkte nicht nur isoliert (s. Tab. 11-3, 7 u. 8), sondern in ihrer Gesamtheit gesehen werden (s. Tab. 11-6). Die in Tab. 11-6 b rechts aufgeführten Merkmale kennzeichnen u. a. auch das vermutliche **Risiko einer Fernmetastasierung.** Sie sind zusätzliche Kriterien für die **Indikationsstellung zur adjuvanten Therapie.**

Strahlentherapie im Rahmen der Primärbehandlung

Präoperative Bestrahlung

Die früher oft geübte präoperative Bestrahlung hat die in sie gesetzten Erwartungen nicht erfüllt. Nur beim inflammatorischen Mammakarzinom wurde sie noch als sinnvoll angesehen. Jedoch scheinen auch hier aggressive neoadjuvante Chemotherapien (z.B. Highdose-EC Schema) effektivere Maßnahmen zu sein.

Tab. 11-6

a Risikogruppeneinteilung Consensus-Conference St. Gallen 1998. Minimalkonsens (z.B. Zahl bei N+ nicht berücksichtigt).

Kriterien	Niedriges Risiko	Mittleres Risiko	Hohes Risiko
	Alle Kriterien müssen erfüllt sein		Nur ein Kriterium muß erfüllt sein
Nodalstatus	N0	(N0 oder N+)	N+
Tumorgröße	≤1 cm	1,1–2 cm	>2 cm
Grading	G 1	G 1–2	G 2–3
Hormonrezeptor	ER+ und/oder PrR+	ER+ und/oder PrR+	ER– und PrR–
Alter	>35 Jahre	>35 Jahre	<35 Jahre

b Weitere im Einzelfall zu berücksichtigende Merkmale.

Kriterien	»Günstig«, low-risk	»Ungünstig«, high-risk
Familiäre Belastung	–	positiver BRCA 1/2-Test; Anamnese
Axill. LK-Status	LK negativ (relativ günstig: 1–3 LK+)	≥4 LK+
Lage der evtl. pos. LK	untere Axilla	obere Axilla; an V. axillaris
LK-Kapsel bei Befall	intakt	durchbrochen
Herdgröße im LK	unter 2 mm	größer
Fernmetastasen	–	+
Histologische Abgrenzung des Tumors	scharf	unscharf
Proliferation (S-Phase), Ploidie	<5%/Diploidie	>5%/Aneuploidie
HER2/neu-Überexpression;		≥5fach
uPA; PAi-1; EGF-Rezept.	–	erhöht; Nachweis
Nekrosen im Tumor	–	+
Randstroma	Stromareaktion ++ – +++	–
Beziehung zu Lymphbahnen	kein Einbruch	Einbruch
Beziehung zu Gefäßen	kein Einbruch	Einbruch
Typus	tubuläre, kribriforme, rein-muzinöse, typisch medulläre und tubulolobuläre Karzinome	»inflammatorisches Karzinom« invasive duktale sowie duktulolobuläre Karzinome
Multizentrizität	kein Anhalt	erwiesen
Mamillenbefall	–	+

Tab. 11-7 Morphologisches Grading und prognostische Gewichtung (Mittelwerte).

Grad	5-Jahres-Überlebensrate generell ca.	Axilläre LK befallen bei	10-Jahres-Überlebensrate bei LK-pos. Fällen
I	80%	38%	50%
II	50%	60%	15%
III	<35%	65%	10%

Tab. 11-8

a Prognose des Mammakarzinoms in Abhängigkeit vom Ausmaß des Lymphknotenbefalls (ohne Berücksichtigung des Rezeptorstatus).

Zahl der befallenen axillären Lymphknoten	10-Jahres-Überlebensrate
0	80–60%
1–3	50–35%
4	33%
5 und mehr	13%

b Prognostischer Index, der im Gegensatz zu den Auflistungen einzelner Merkmale die wesentlichen zusammenzieht (Nottingham-Index).

Tumorgröße in cm:	1, 2....	
Grading:	1, 2, 3	
Lymphknotenstatus		
pN0:	1	
pN+ in Level 1 und 2:	2	
pN+ in Level 2 und 3:	3	
Score-Ergebnis: 0,2 x Größe + Grading + LK-Score		
Wertung:	Prognose gut:	<3,4
	Prognose mäßig:	3,4–5,4
	Prognose schlecht:	>5,4

Eine Vorbestrahlung in typischen operablen Fällen wird **nicht empfohlen.**

Postoperative Bestrahlung

Nach **brusterhaltender Operation** ist bei Karzinomen von >5 mm Größe eine Radiatio der **Restbrust** obligatorisch. Ohne dieselbe ist je nach Tumorart bei bis zu 40% (im Mittel 22%) der Patientinnen mit intramammären Rezidiven zu rechnen. Dies betrifft besonders junge Frauen und schließt auch Fälle mit an sich geringem Risiko mit ein. Trotz dieser adjuvanten Radiatio muß allerdings immer noch mit bis zu 10% Rezidiven gerechnet werden. Im Regelfall wird die Restbrust mit 45–50 Gy und das Tumorbett zusätzlich mit 8–12 Gy bestrahlt (s. Abb. 11-11). Bestrahlungsbeginn etwa 4 Wochen nach der Operation.

Auch bei brusterhaltender Operation von ausgedehnten DCIS ist die Nachbestrahlung ratsam, die Indikation aber noch nicht präzisiert.

Eine **Bestrahlung der Thoraxwand** nach Mastektomie (Operationsgebiet) ist indiziert bzw. ernsthaft zu erwägen:

• Wenn die Operation nicht sicher im Gesunden erfolgte und evtl. Tumoranteile im thorakalen Gebiet zurückgeblieben sind. Hierzu sind auch jene Fälle zu rechnen, bei denen die Pectoralisfaszie beteiligt oder der Musculus pectoralis major vom Karzinom infiltriert war und entfernt werden mußte.

• Wenn bei großen Tumoren (>5 cm) bei kleiner, flacher Brust oder bei extrem exzentrischem Sitz die Sicherheitszone zum gesunden Nachbargewebe relativ klein ist.

Eine **Bestrahlung der retrosternalen Lymphknoten,** die vor allem bei medialem Tumorsitz beteiligt sind, wird zunehmend verlassen; sie soll eine Pleurakarzinose verhindern helfen.

Eine **Bestrahlung der axillären** und **supraklavikulären Lymphwege** ist nur indiziert bzw. zu diskutieren und zu rechtfertigen, wenn

• auf eine Lymphonodektomie verzichtet wurde (→ 10mal soviel Lokalrezidive wie nach typischer Lymphonodektomie!) oder nur wenige LK entfernt wurden,

• wenn bei der Lymphonodektomie karzinomatöse LK in der Axilla zurückbleiben mußten, oder

• wenn die LK-Kapsel vom Karzinom durchbrochen und das umgebende Fettgewebe infiltriert ist (»extrakapsulärer« Befall) bzw. wenn überhaupt ein massiver LK-Befall im höheren Level vorlag.

Eine **supraklavikuläre Radiatio** ist dann diskutabel,

• wenn im Level III positive LK gefunden wurden.

Eine Überlebensverbesserung ist mit dieser Maßnahme nicht zu erwarten, jedoch Prophylaxe einer Plexusummauerung.

Vorbehalte

Auch in den bestrahlten Gebieten entwickeln sich lokoregionäre Rezidive. Die Bestrahlung ist somit nicht imstande, eine *absolute* Sanierung des bestrahlten Gebietes zu garantieren. Auch gegen die zum Zeitpunkt der Operation bereits vorhandene *Fernmetastasierung* ist die Bestrahlung naturgemäß ohne Effekt. Es bedarf also schon präziser Indikationen: Je größer das individuelle Risiko einer schon manifesten weiteren Streuung ist (z.B. beim Befall der oberen LK-Gruppe, bei einer Vielzahl befallener LK), je dringlicher wird die systemische Therapie, d.h. die adjuvante Chemotherapie. Die Radiatio verliert dann ihre

auf lokale Wirkung begrenzte Bedeutung und Rechtfertigung. Hier ist auch zu berücksichtigen, daß die
Bestrahlung dieser Region die Gefahr eines Armödems erhöht, also einer strengen Indikation bedarf.
Man beherzige, daß die Nachteile eines nachlässigen
Operierens nicht durch eine großzügige Indikationsstellung zur Nachbestrahlung ausgeglichen werden
können.

Ausschließliche Strahlenbehandlung

Die Indikation zur ausschließlichen Strahlenbehand-
lung ist heute nur relativ selten gegeben. Manche
Therapeuten bestrahlen ausgedehnte Karzinome (T_4)
bei fehlendem Nachweis manifester Fernmetastasen
primär. In einigen der Fälle ergibt sich dann mitunter
doch noch eine sekundäre Indikation zum palliativen
operativen Vorgehen.

Postoperative adjuvante Therapien

Die ganz überwiegende Mehrzahl der nicht auf Dauer geheilten Mammakarzinomkranken verstirbt nicht
an den **lokoregionären Rezidiven,** sondern an den
Folgen der Fernmetastasierung. Es ist deshalb naheliegend, daß man versucht, die Lokaltherapie
(Operation, Bestrahlung) durch systemische Therapieformen zu ergänzen **(= »adjuvante« Therapie).**
Ziel der adjuvanten Therapie ist die Vernichtung von
möglicherweise schon vorhandenen Mikrometastasen, die sich zum Zeitpunkt der Primärtherapie des
Mammakarzinoms noch der Diagnose entziehen, bei
High-risk-Fällen aber in ca. 80% der Fälle bereits
existieren. Dabei geht man von der Überlegung aus,
daß Mikrometastasen noch optimal mit Blutgefäßen
versorgt sind und einen maximalen Anteil an teilungsaktiven, also sensiblen Karzinomzellen aufweisen.

Der **Nutzen** der adjuvanten Therapie steht nach den
umfassenden Studien von Peto u.a. außer Zweifel.
Durch die adjuvante Therapie wird die Heilungsquote
verbessert bzw. das rezidivfreie Intervall und die
mediane Überlebenszeit signifikant verlängert. Entscheidend für die Effizienz an sich sowie für diejenige
der verschiedenen Therapiemöglichkeiten sind die
individuellen **Konstellationen:** pTNM-Status, Grading, Gehalt an Östrogen- und/oder Progesteronrezeptoren, das Alter (s. Tab. 11-6a) sowie sonstige histolo-

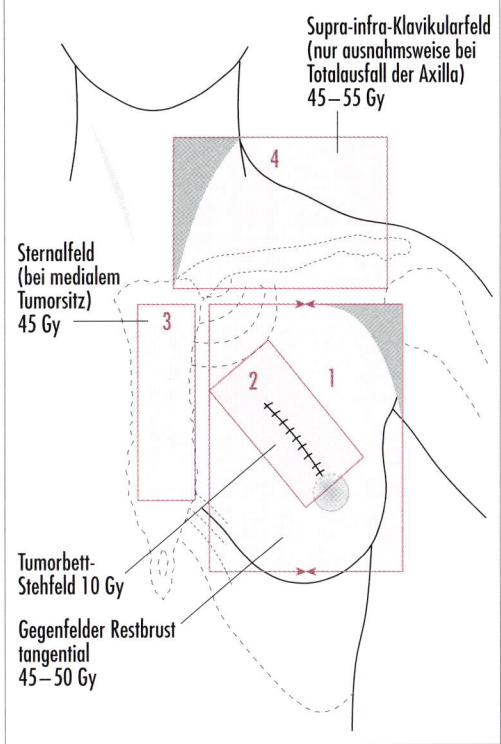

Abb. 11-11 Feldanordnung bei Strahlentherapie nach operiertem
Mammakarzinom. Feld 1: Bestrahlung der Restbrust (bzw. der Thorax-
wand) mit Gegenfeldern. Feld 2: Tumorbettfeld (bei Organerhaltung).
Feld 3: Sternales Feld. Feld 4: Suprainfraklavikuläres Lymphknotenfeld
unter Einschluß der Lymphknotengruppe III der Axilla. Grau = Ausblendung
der zu schützenden Organe. (Nach Kubli F, v. Fournier D, Jungermann
H, Bauer M, Kaufmann M [eds]. Breast Diseases. Berlin, Heidelberg,
New York: Springer 1989.)

gische und andere Risikomerkmale (s. Tab. 11-6b). Es
gibt adjuvante

- **Chemotherapien,**
- **endokrine Therapien** und
- **Immuntherapien.**

Über die allgemeinen Wirkungsprinzipien s. S. 208
und 250.
Mammakarzinome sind *nicht monoklonal* aufgebaut.
Die wechselnde Differenzierung der Tumorzellen bedingt unterschiedliche Zelltypen sowohl hinsichtlich
ihres Hormonrezeptorgehaltes als auch hinsichtlich ihrer Zytostatikasensibilität. So sind die am Gesamttumor ermittelten Pauschalbefunde (z.B. biochemisch
ermittelte Rezeptorpositivität; durch neoadjuvante
Chemotherapie ermittelte Zytostatikasensibilität) nur
für einen Teil der Tumorzellen wirklich repräsentativ,

ohne daß man den quantitativen Anteil ohne Hinzuziehung immunhistochemischer (im Falle der Rezeptorpositivität) oder histologischer (im Falle der Zytostatikasensibilität) Methoden definieren könnte. Die Ausrichtung der Therapie auf die augenscheinlich *momentan dominierenden Merkmale* »des Tumors« wird also maximal für eine Mehrheit der Karzinomzellen, nicht aber für alle Mammakarzinomzellen »richtig« und damit erfolgreich sein.

Die u. e. an den individuellen Risikomerkmalen orientierte Therapie entspricht den Empfehlungen der **Consensus-Conference** St. Gallen von 1998. Da bei diesem Minimalkonsens aber manche, sehr individualspezifische Risikofaktoren unberücksichtigt bleiben, werden zusätzliche **ergänzende Empfehlungen** angefügt.

Im Gegensatz zu früher, wo man sich auf eine Therapieart beschränkte, sich also für Zytostatika *oder* endokrine Methoden entschied, werden zunehmend auch **Kombinationen** von Zytostatika und endokrinen Methoden empfohlen.

Im Schema zur Adjuvanstherapie-Auswahl (s. Tab. 11-9) sind z.T. **Alternativen** aufgeführt (»evtl.«). Eine Entscheidung sollte von dem individuellen, über die »offiziellen« Risikomerkmale hinausgehenden Status bestimmt werden. Auch die Belastbarkeit und evtl. Wünsche der Patientin sind zu berücksichtigen.

Allgemeines zur adjuvanten Chemotherapie

Der **pauschale Nutzeffekt** ist am höchsten bei Jüngeren, bei Medium- und High-risk-Fällen (z.B. G3) sowie bei Rezeptornegativität. Die Älteren werden nur dann bevorzugt zytostatisch behandelt, wenn es sich um Hochrisikofälle handelt, die rezeptornegativ sind und wenn die Frauen eine volldosierte Chemotherapie tolerieren.

Als **Therapieschema** ist vornehmlich das
- CMF-Schema (6 Zyklen) oder das
- EC-Schema (4 Zyklen)
gebräuchlich (s. S. 225). Schließlich wird auch eine
- sequentielle Kombination EC-/CMF-Schema (4+3 Zyklen)
für Extremfälle empfohlen.

In zwei randomisierten Studien hat sich kein signifikanter Überlebensvorteil einer *adjuvanten* HD-Thera-

pie gegenüber der konventionellen Adjuvanztherapie ergeben.

Im Idealfall sollten die Patientinnen in eine kontrollierte Studie (z.B. die GABG-Studie der AGO) eingereiht werden. Ansonsten gelten für die **individuelle Therapiewahl** inkl. der Kombination mit endokrinen Methoden die u. e. Empfehlungen nach der Consensus-Conference 1998 sowie die ergänzenden Hinweise (s. S. 131 , Tab. 11-6a).

Allgemeines zur endokrinen Adjuvanstherapie

Die entscheidende Voraussetzung für eine effektive endokrine Adjuvanstherapie ist das Vorhandensein von **Östrogen- und/oder Progesteronrezeptoren** (ER+/PrR+) in den Karzinomzellen. Der Nachweis kann sowohl in Gewebsextrakten (RIA) als auch immunhistochemisch geführt werden (s. S. 124).

Die Grenzziehung zwischen Östrogenrezeptor-(ER-)Positivität und -Negativität wird in den Studien unterschiedlich gehandhabt. Viele ziehen die Grenze bei 10 fmol/mg Cytosolprotein, andere, sicherlich besser, bei 20 fmol/mg Cytosolprotein. Am besten würde man zwischen den ER-/PR-*armen* (<100 fmol) und den ER-/PR-*reichen* Fällen (>100 fmol) unterscheiden. Bei den Kollektiven ER+/PR- bzw. ER-/PR+ sollte man sich am Progesteronrezeptorgehalt orientieren.

Auch das Alter ist von Bedeutung: Die **prämenopausalen** Frauen haben, umgekehrt wie bei der Chemotherapie, einen geringeren Benefit als die zu **Postmenopause und Senium** Gehörenden. Dies bestimmt neben den individuellen Risikomerkmalen (s. Tab. 11-6a, b) die Wahl der dominierenden Methode und evtl. Kombinationen mit einer Chemotherapie (s. Tab. 11-9).

Methodisch stehen zur endokrinen adjuvanten Therapie grundsätzlich zur Verfügung:
- Ovariektomie.
- GnRH-Analoga: Goserilin (Zoladex), Leukoprorelin (Enantone, Trenantone).
- Antiöstrogene: Tamoxifen (mit Restöstrogenaktivität) oder die Nachfolgepräparate (S. 251) die keine Östrogenwirkung haben, aber auch kein Endometriumkarzinomrisiko aufweisen.

Praktische Durchführung der adjuvanten medikamentösen Therapie

Zur Indikation und Auswahl s. Tab. 11-9. Die **Dosierungen** der verschiedenen Therapiearten, die **Neben-**

wirkungen und **Kontraindikationen** sind für jedes Medikament und jede Kombination im Anhang ausführlich dargestellt (s. S. 211 ff.).

Der **Therapiebeginn** sollte in den ersten 2 Wochen p. op. liegen (je früher, desto besser). Die **Therapiedauer** ist medikamentgebunden: Bei der Chemotherapie sind bei CMF 6 Therapiezyklen gebräuchlich. Bei EC genügen 4 Zyklen. Tamoxifen wird 3–5 Jahre appliziert. Eine Verlängerung ist weder effizient noch wegen der Endometriumkarzinom-Begünstigung ratsam.

Die **Empfehlungen** zur Adjuvanstherapie in Tab. 11-9 orientieren sich nur an wenigen **Standardkriterien** des individuellen Risikos. Dies ist nicht immer ausreichend. Zum Beispiel ist N+ nichts Einheitliches. Von ≤3 positiven LK über ≥4 und schließlich bei ≥10 LK sind **unterschiedliche Risiken und Therapieeffizienzen** gegeben, die man u. U. berücksichtigen muß. Auch Kapseldurchbrüche bei LK-Befall sind bedeutsam, ebenso histologisch erwiesene Tumorzelleinbrüche in Lymph- und Blutbahnen sowie ausgeprägte

Aneuploidie oder das Vorliegen eines inflammatorischen Karzinoms (s. Tab. 11-6 b). Auch andere Merkmale, wie der HER/2neu-Befund, sind zu berücksichtigen.

Bei den **zusätzlichen Risiken in der »High-risk-Gruppe«** kann es sinnvoll sein, die Chemotherapie zu modifizieren. Also z. B.
- bei der Chemotherapie grundsätzlich das EC-Schema vorziehen bzw. die o. e.
- Kombination von EC mit CMF oder auch FEC wählen.

Bei einem Befall von ≥ 10 LK ist evtl., in Abhängigkeit von positiven Studienergebnissen, eine
- High-dose-Chemotherapie (s. S. 231) zu erwägen, kombiniert mit Zytokinen und Blutstammzellersatz bzw. einer autologen Knochenmarktransplantation.

Bei einer Überexpression von HER2/neu (≥5fach) ist CMF ungeeignet. Hier ist stets
- EC

zu bevorzugen.

Tab. 11-9 Indikation und Auswahl der risikoadaptierten Adjuvanstherapie. Die Entscheidung bei Zusatzangeboten (»evtl.«) hängt von besonderen individuellen Merkmalen des Risikostatus ab (s. Tab. 11-6 b). Gleiches gilt für die Wahl bei der Chemotherapie (ChT) zwischen CMF und EC. Bei der Indikation zur adjuvanten Therapie der N0-Fälle ist zu bedenken, daß immerhin 10(–25)% der Patientinnen innerhalb von 10 Jahren an ihrem Karzinom versterben.

Low-risk (Kollektivmerkmale s. Tab. 11-6). Setzt u. a. ER/PrR+ und pN0 voraus.		
Generell	keine Therapie oder evtl. Tam	
Medium-risk (Kollektivmerkmale s. Tab. 11-6). U. a. ER/PrR+. Untergruppen N0/N+.		
	N0	N+
Prämenopausal	Tam, evtl. +ChT. Evtl. GnRH-Agonisten	ChT + Tam oder GnRH-Agonisten bzw. Ovariektomie
Postmenopausal	Tam, evtl. +ChT	Tam, evtl. +ChT
Senium	Tam, evtl. +ChT	Tam, evtl. +ChT**
High-risk (Kollektivmerkmale s. Tab. 11-6). Untergruppen Rez. +/-.		
	Rez. +	Rez. -
Prämenopausal	ChT + Tam evtl. GnRH-Agonisten bzw. Ovariektomie	ChT* evtl. anschließend +Tam
Postmenopausal	Tam, evtl. +ChT	ChT* evtl. anschließend +Tam
Senium	Tam, evtl. +ChT**	ChT** evtl. anschließend +Tam

*   Hier ist evtl. die Kombination 4 EC-Zyklen + 3 CMF-Zyklen angezeigt, z. B. bei Befall von >4 LK.
** ChT nur dann, wenn ohne Dosisreduzierung tolerabel.

Zu der
- Tamoxifengabe

bei an sich »rezeptornegativen« Fällen (s. Schema Tab. 11-9) ist zu sagen, daß die Laboraussage »Rz-negativ« auf eine Grenzziehung bezogen ist und nicht zugleich bedeutet, daß gar keine Rezeptoren vorhanden sind. Zudem haben die Antiöstrogene neben dem rezeptorabhängigen Effekt auch noch rezeptorunabhängige Wirkungen auf den Wachstumshemmer $TGF\beta$ und den epidermal-growth-factor (EGF). Etwa 15% der rezeptornegativen Tumoren reagieren darauf. Diese Tatsache erklärt die gelegentliche Indikationsstellung auch bei »Rz-negativen« Tumoren.

Kombination von adjuvanter Chemotherapie und Bestrahlung

Bei brusterhaltender Therapie des Mammakarzinoms stellt sich häufig das Problem einer simultanen oder sequentiellen Kombination der Bestrahlung der erhaltenden Restbrust und der adjuvanten Chemotherapie. Von den meisten Onkologen wird die **sequentielle Behandlung** bevorzugt, z.B. erst 3 CMF-Zyklen, dann die Radiatio und abschließend weitere 3 CMF-Zyklen. Die wegen erhöhter Fibrosen nachteilige **Simultantherapie** wird nur bei loco-regionären Rezidiven erwogen.

Allgemeines zur adjuvanten Immuntherapie

Die Wirksamkeit einer unspezifischen Immuntherapie ist im Falle des Mammakarzinoms sehr umstritten und für die klinische Praxis z.Zt. zu vernachlässigen. Spezifische Immuntherapien (sog. aktivspezifische Immuntherapie) mit virusmodifizierten Tumorzellen der jeweiligen Patientin sind in Erprobung (s. S. 256).

Präoperative neoadjuvante Chemotherapie

Die neoadjuvante Therapie hat eine gänzlich andere Indikation als die typische postoperative. Es geht hier um eine primäre Verkleinerung großer Primärtumoren (**»down-staging«**). Diese ist z.T. derart, daß z.B. bei 80% der Tumoren von >3 cm Größe noch eine brusterhaltende Operation möglich wird oder bei sonst nur noch palliativ operablen Fällen eine Ablatio. Eine brusterhaltende Therapie nach einem vorausgegangenen »down-staging« muß allerdings später, trotz einer Nachbestrahlung, eine höhere Frequenz von Lokalrezidiven hinnehmen, was sich aber nicht am Gesamtüberleben auswirken soll.

Nach der Diagnostik mittels Stanz-/Drill-/Vakuum-Biopsie werden zunächst 2–4 Zyklen einer aggressiven Chemotherapie appliziert (EC, FEC, AC, E-Taxane [High-dose-EC]), evtl. auch Docetaxel/Paclitaxel (s. S. 225). Die Ansprechrate liegt pauschal bei etwa 79%. In günstigen Fällen (duktale Karzinome reagieren z.B. besser als lobuläre) kommt es zu einem Volumenrückgang bis zu 80%.

Die neoadjuvante Chemotherapie hat noch einen wichtigen Nebeneffekt: Der primäre Down-staging-Effekt gibt gültige Hinweise auf die **Chemosensibilität** des Tumors und damit optimale Informationen für die individuelle Auswahl einer **späteren Therapie** (adjuvante Maßnahmen, Metastasenbehandlung).

Präoperative endokrine Therapie

Wegen des Zieles, in kurzer Zeit ein Down-staging zu erreichen, werden endokrinologische Methoden (s. S. 250) an sich höchstens zusätzlich eingesetzt. In einer Studie wurde bei sehr alten Patientinnen aber ausschließlich der Aromatasehemmer Letrozol (Femara) appliziert. Nach 3 Monaten war es bei nahezu allen zu einer Befundverkleinerung um mehr als 50% gekommen.

Rezidive

Lokoregionäre Rezidive

Trotz korrekter, individualisierter Primärtherapie ist in 5–10% mit der Entwicklung lokoregionärer Rezidive zu rechnen. Dabei handelt es sich nur z.T. um eine isolierte Erscheinung: Bei etwa 80–90% muß man zugleich mit okkulten oder bereits schon faßbaren Fernmetastasen rechnen. Die Ermittlung eines lokoregionären Rezidivs muß also entsprechende Allgemeinkontrollen zur Folge haben. Die kontralaterale Brust ist mittels Mammographie und Sonographie zu überprüfen.

Günstig sind, beim Ausschluß von Metastasen, die
- solitären Rezidive.

Ungünstig sind:
- große, mehrknotige Rezidive,
- inflammatorische Rezidivtumoren,

- diffuse Rezidivinfiltrate der Restbrust sowie eine begleitende
- Lymphangiosis der Haut (s. Abb. 11-2).

Rezidiv nach brusterhaltender Therapie und Nachbestrahlung

Neben den üblichen Untersuchungsmethoden kann besonders eine MRT hilfreich sein und bei der oft indurierten Brust wichtige Informationen liefern (solitärer Prozeß? Abgrenzung? sonstige Auffälligkeiten?).

Ein **kleines Rezidiv** ist großzügig, aber brusterhaltend zu exstirpieren, auch in Fällen mit erwiesener Fernmetastasierung.

Ein vermutetes **großes Rezidiv** wird man mittels Stanz-/Drill-/Vakuum-Biopsie abklären und dann den Befund, je nach Sachlage und Risikomerkmalen, noch mit Sicherheitssaum auszuräumen suchen oder die Ablatio vornehmen. Zu erwägen wäre auch eine präoperative neoadjuvante Chemotherapie, der dann, nach Reduzierung des Befundes, die adäquate Operation folgt. Eine Brachytherapie oder eine zwangsläufig reduzierte perkutane Radiatio scheinen die Überlebenszeit nicht zu verbessern.

Thoraxwandrezidiv nach Mastektomie

Hier muß zunächst durch Röntgen und MRT geklärt werden, ob die Thoraxwand und speziell die Interkostalräume frei sind. Pleura? Therapeutisch bleibt nur die operative Ausräumung und die Nachbestrah-

lung. Postoperative medikamentöse Maßnahmen sind von der individuellen Konstellation abhängig. Manche Autoren verzichten darauf (Ausnahme: »Inflammatorisches« Rezidiv), um sie erst bei einer nachweislichen Fernmetastasierung einzusetzen (s. S. 137 ff.). In manchen ungewöhnlichen Fällen bleibt nur eine palliative Maßnahme (s. Abb. 11-12).

Regionäre axilläre Rezidive

Hier bleibt nur der Versuch einer Ausräumung, dem die Radiatio zu folgen hat.

Therapie des metastasierenden Mammakarzinoms

Bei der Mehrzahl der Mammakarzinompatientinnen sind irgendwann Fernmetastasen zu erwarten. In fallender Häufigkeit sind betroffen: Knochen (WS, Femur, Becken, Rippen, Sternum, Humerus) > Lunge, Pleura > Leber > ZNS. Zumeist handelt es sich um eine multiple Metastasierung. Der Verdacht (Symptome, klinische Befunde) muß durch Röntgen, Sonographie, MRT, CT, Szintigraphie, Bronchoskopie und möglichst Biopsie gesichert und differenziert werden.

Therapiegrundsätze

Mit der Entwicklung von Fernmetastasen ist ein Mammakarzinom **unheilbar** geworden. Therapeutisch bleibt nur noch die Möglichkeit, die metastati-

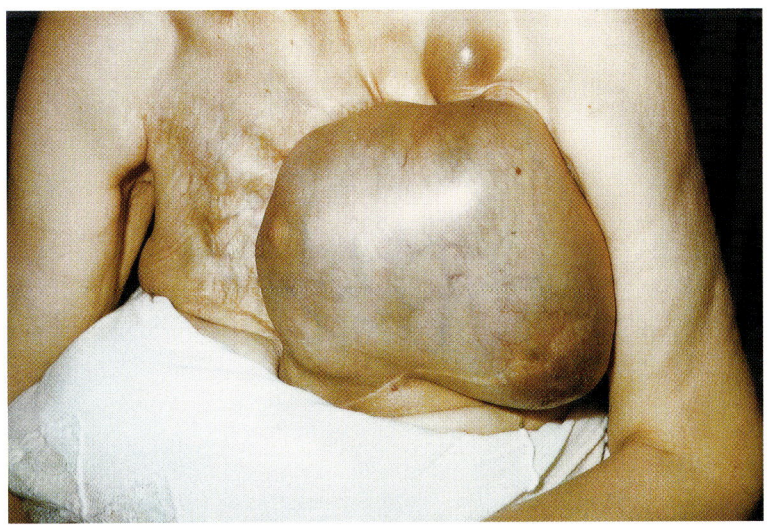

Abb. 11-12 Zustand nach früherer Operation eines doppelseitigen Mammakarzinoms. Jetzt extreme Auftreibung der verbliebenen Restbrust durch muzinös-karzinomatöse Flüssigkeit, nur wenige kompakte Karzinomherde.

schen Befunde zur **Remission** (CR, PR) zu bringen oder zumindest einen **No-change-Status** zu erreichen. Dies führt zu einer **Verlängerung der verbleibenden Überlebenszeit** und zu einer Linderung der von den Metastasen ausgehenden, oft sehr belastenden und qualvollen **Symptome.**

Das Spektrum der effizienten **Therapiemöglichkeiten** ist groß. Je nach Sachlage lassen sich bei 15–90% (!) Remissionen erreichen, deren Dauer allerdings begrenzt ist.

Ein Erfolg setzt aber eine hochgradig **individualisierte Auswahl der Therapieart** voraus. Sie hat sich an den zahlreichen **Merkmalen von Primärtumor** (s. Tab. 11-5 u. 6) und **Metastasen** (s. Tab. 11-12 u. 14) und der **Symptomatik** zu orientieren, zugleich aber auch die **persönlichen Konstellationen** zu berücksichtigen: besonders Alter, Belastbarkeit, Therapiebereitschaft, Lebenswille, Erwartungshaltung u. a. m., d. h. somatische und psychische Gegebenheiten. Es geht also nicht unbedingt um Realisierung des nur die Remission anstrebenden »Machbaren«, sondern um einen individuell abgewogenen, dem »Salus aegroti« verpflichteten **Kompromiß,** der auch die teils erheblichen Belastungen mancher Therapiearten abzuwägen, zu akzeptieren oder zu vermeiden hat. Es könnte sonst sein, daß die **Nebenwirkungen** den positiven psychischen Effekt eines objektiven Erfolges aufheben.

Die im Einzelfall optimale Auswahl setzt neben onkologischen Kenntnissen also auch einfühlsame menschliche Kontakte mit der Kranken voraus (s. S. 169, 193).

Die **aggressiven,** oft mit somatisch und psychisch sehr belastenden Nebenwirkungen verbundenen Therapien werden, pauschal gesagt, heute nur noch in eilbedürftigen, symptomreichen Fällen, bei großen, sehr schnell wachsenden oder therapieresistenten Tumoren bevorzugt. Sonst sucht man unter Wahrung der Lebensqualität mit **moderaten,** gut verträglichen Therapien auszukommen, mit denen sich immerhin bei Bewahrung der Lebensqualität partielle Remissionen oder No-change-Effekte erreichen lassen und somit insgesamt eine lebenswerte Lebensverlängerung resultiert.

Wie erwähnt, verlangt die Therapieauswahl vor allem eine **Berücksichtigung aller tumorbezogenen Risiko- bzw. Prognosemerkmale** (s. Tab. 11-5, 6, 10, 12 u. 14). Soweit letztere nicht bereits bei der Primärtherapie ermittelt wurden, ist die Gewinnung von Tumorgewebe anzustreben (z. B. durch Stanz-, Drill- oder Vakuum-Biopsie). Selbst an kleinen Gewebsstücken lassen sich wesentliche Merkmale erkennen, wie z. B. Grading und Rezeptorgehalt. Eine »blinde« Therapie wäre a priori problematisch.

Tab. 11-10 Prognosekriterien bei manifester Metastasierung.

Kriterien	Relativ »günstiger«	»Ungünstiger«
Freies Intervall	über 2 Jahre	weniger als 2 Jahre
Metastasierungsort	reine Skelettmetastasen homolaterale LK homolaterale Pleura Hautmetastasen	viszerale Metastasen ZNS-Metastasen kombinierte Metastasen
Vorbehandlung	–	adjuvante Chemotherapie
Symptome	ohne klinische Bedeutung	statische Gefährdung Dyspnoe (Lymphangiosis pulmonum) starke Schmerzen
Östrogen-/Progesteron-Rez.	beide positiv	beide negativ
CEA, CA 15-3, CA 27-29 BSG Prolactin HER2/neu	normal normal normal –	stark erhöht stark erhöht stark erhöht ≥5fache Überexpression
Verhalten bei der Therapie	Responder (besonders bei endokriner Therapie)	Non-Responder

Entscheidungsparameter

Alter

Das Alter (prä-, peri-, postmenopausal, Senium) wird bedeutsam, wenn eine **endokrine Therapie** diskutiert wird. Es steht auch in enger Beziehung zu der **Zumutbarkeit** bzw. Verantwortbarkeit mancher Therapieformen. Bei alten Patientinnen, besonders bei Zuständen körperlicher Eingeschränktheit, wird man hinsichtlich einer evtl. gebotenen **aggressiven Zytostatikatherapie** zurückhaltend sein müssen. Eine Therapie mit einer **reduzierten Dosis** belastet meist nur, ohne zu nutzen. Bei solchen Tatbeständen bleibt mitunter nur die Möglichkeit von endokrinen oder rein symptomatischen Maßnahmen.

Rezeptorstatus
(Östrogen-, Progesteron-, Prolaktinrezeptor)

In einem Teil der Mammakarzinome lassen sich Östrogen- und/oder Progesteronrezeptoren nachweisen. Mit zunehmendem Malignitätsgrad – gemessen an dem nukleären und dem histologischen Grading – nimmt dieser Rezeptoranteil graduell ab.

Der Nachweis von **Östrogen-** und **Progesteronrezeptoren** in den Tumorzellen (s. S. 123) spricht demnach für eine relativ günstige Situation, das Fehlen derselben für eine wesentlich schlechtere Prognose, unabhängig von der Therapie. Der Rezeptorbefund ist ferner entscheidend für die Effizienz einer endokrinen Therapie und damit für die Therapieauswahl schlechthin (s. Tab. 11-11).

In manchen Fällen liegen schon von der Primärtherapie her entsprechende **Rezeptorbefunde** vor. Deren Gültigkeit dürfte auch noch nach Jahren mit hoher Wahrscheinlichkeit gegeben sein (ca. 75%). Optimal wäre natürlich eine aktuelle Untersuchung an exstirpierten Metastasen oder Biopsien.

Falls keine Untersuchungen am Primärtumor durchgeführt wurden, und die Metastasen unzugänglich sind, kann man mit Vorbehalt davon ausgehen, daß sich in dem Kollektiv der ausschließlich **ossär metastasierenden Mammakarzinome** speziell beim osteoplastischen Metastasentyp häufiger rezeptorpositive als -negative Karzinome finden. Ferner spricht ein **rezidivfreies Intervall von mehr als 2 Jahren** für einen rezeptorpositiven Tumor, vor allem dann, wenn es sich um eine postmenopausale Patientin handelt.

Schließlich kann man von folgenden **Tumortyp-Korrelationen** ausgehen:
Die Häufigkeit eines positiven Östrogenrezeptorbefundes beträgt bei papillären Karzinomen ca. 100%, bei lobulären Karzinomen 80–90%, bei tubulären Karzinomen 85–90%, bei muzinösen Karzinomen 60–70%, bei invasiven duktalen Karzinomen 55–65% und bei medullären Karzinomen nur 5–25%.
Bei prämenopausalen Frauen sind die Rezeptoren mitunter komplett »besetzt«: Bei der biochemischen Methode wird, im Gegensatz zur immunhistochemischen Methode, z.T. ein »falsch negativer« Befund erhoben.
Im Tumorgewebe von Mammakarzinomen läßt sich in rund 30% der Fälle ein **Prolaktinrezeptor** nachweisen, dessen Vorhandensein weder mit dem Prolaktin-Serumspiegel noch dem Steroidhormonrezeptorstatus korrelieren muß. Der Prolaktinrezeptor findet sich aber häufiger bei ER+-Fällen sowie bei postmenopausalen Frauen. Dieser Befund wird klinisch besonders bedeutsam, wenn gleichzeitig auch eine Hyperprolaktinämie vorliegt (Bromocriptintherapie, s. S. 253).

Tumoraromatase

Der Nachweis von Aromatase im Tumorgewebe, der in rund 40% der Fälle führbar ist, läßt, vor allem wenn zugleich Östrogen- und Progesteronrezeptor positiv sind, ein Ansprechen der Metastasen auf **Aromatasehemmer** (s. S. 251) erwarten. Die genannten Voraussetzungen sind besonders häufig bei ossär metastasierenden Karzinomen postmenopausaler Frauen gegeben.

Zytostatikaresistenz

Die Entdeckung eines **Permeabilitäts-Glykoproteins** (GP 170) an der Zellmembran in primär oder sekundär zytostatikaresistenten Zellen, das für die schnelle Ausschleusung von Zytostatikamolekülen verantwortlich

Tab. 11-11 Rezeptorbefund und Effizienz einer endokrinen Therapie.

Rezeptorstatus	Häufigkeit	Remissionserwartung bei endokriner Therapie
ER+/PgR+	25–35%	71%
ER-/PgR+	6–8%	54%
ER+/PgR-	23–38%	32–50%
ER-/PgR-	24–38%	6%

ER = Östrogenrezeptor, PgR = Progesteronrezeptor.

ist, hat dazu geführt, einen mit Hilfe von monoklonalen Antikörpern oder Gen-Sonden leicht bestimmbaren Parameter für den Nachweis einer Zytostatikaresistenz zu gewinnen. Der Nachweis von GP 170 (Multi-drug-resistance-Protein) ist am Gefrierschnitt besonders leicht, mittlerweile sogar in vielen Fällen am Paraffinschnitt zu führen.

Eine relative, begrenzte Chemotherapieresistenz (CMF) gilt auch für die Fälle, bei denen eine ≥3–5fache **HER2/neu**-Überexpression nachgewiesen ist (s. S. 125).

Erfolgsdringlichkeit

Man hat zwischen den momentan (!) noch bedeutungslosen, **nicht eilbedürftigen Metastasen** (Rippen, Schädel, Haut, Weichteile) und jenen zu unterscheiden, die **wegen aktueller Gefahren erfolgseilbedürftig** sind (Wirbelsäulenbefall mit drohender Kompressionsfraktur und Querschnittslähmung; Zerstörung der langen Röhrenknochen; Lymphangiosis carcinomatosa der Lunge, große oder vielfache Lebermetastasen, ZNS-Metastasen). Bei diesen letztgenannten Gegebenheiten ist eine aggressive, schnell wirksame Therapie nicht nur zulässig, sondern geboten.

Der Effekt **endokriner Maßnahmen** tritt langsamer ein als bei der **Chemotherapie,** hält aber länger an. Bei eilbedürftigen Fällen wird man also, unabhängig von Rz-Befunden, die Chemotherapie bevorzugen, sie aber evtl. primär oder sekundär mit endokrinen Methoden kombinieren, z.B. mit Tamoxifengaben.

Therapiezumutbarkeit und Therapiezulässigkeit

(s. S. 164 u. 169)

Diese Gesichtspunkte lassen sich unter Berücksichtigung des AZ (Karnofsky-Index ≥60%), des Alters, der Erfolgschance bzw. der anderweitig begrenzten Lebenserwartung beurteilen. Ferner sind ggf. vorhandene organisch bedingte Kontraindikationen (Diabetes, Hypertonie, Thromboembolieanamnese u.a.m.) für bestimmte Therapieformen zu beachten. Auch die Einstellung der zuvor optimal über die Erfolgsaussichten und die Nebenwirkungen aufgeklärten Patientin zu den verschiedenen Therapieformen, ihre vermutliche Identifizierung damit, sollte im Rahmen des Möglichen respektiert werden.

Erfolgserwartung und Indikationsstellung

Nach Feststellung multipler Metastasen überleben unbehandelt etwa 50% der Östrogen-rezeptorpositiven Patientinnen die 2-Jahres-Frist, von den rezeptornegativen Frauen sind es nur 25%.

Unter optimaler Ersttherapie wird man bei 10–35% eine komplette **Remission,** in 35–60(–90)% eine Remission schlechthin erwarten (partielle und komplette Remissionen). Die mittlere **Dauer einer Remission** liegt bei ca. 6–10 Monaten bei zytostatischer Therapie, und bei 9–12(–18) Monaten bei endokriner Therapie. Bei den auf die Therapie reagierenden Patientinnen ist mit einer mittleren Überlebenszeit von ca. 1,5–2 Jahren zu rechnen.

Reaktionsdynamik und Response

Mit der an den dominierenden Befunden selektiv-angepaßten Initialtherapie wird man die **Majorität der Tumorzellen** adäquat behandeln. Bei endokriner Therapie werden die rezeptorhaltigen Zellen reagieren – bei der zytostatischen die chemosensiblen Zellen, zumeist Zellen ungünstigen Gradings und hoher Proliferationsneigung.

Je größer der Volumenanteil der reagierenden Zellen am Gesamttumor ist, um so größer wird – bei richtiger Therapie und in den Grenzen der einschlägigen Sensibilität – der klinisch evidente **Responseumfang** sein: **Komplette Remission** (CR) / **partielle Remission** (PR) / **no change.** Ein »No-change«-Verhalten kann so interpretiert werden, daß hier ein Gleichgewicht zwischen der Zerstörung »sensibler« Tumorzellen und der anhaltenden Vermehrung nichtsensibler Tumorzellen besteht. Die Heterogenität der Zellen erklärt auch die Tatsache, daß es irgendwann immer wieder zu einem **neuen Wachstumsschub** kommen wird; nämlich dann, wenn nunmehr nicht diejenigen Zellen dominieren, auf deren Beschaffenheit man die Therapie ausgerichtet hat, sondern jene, die anfangs in der Minderzahl waren. Sie bestimmen die Progredienz. Der letztgenannte Tatbestand schließt aber nun auch die Möglichkeit neuer therapeutischer Effizienz ein: **Die Therapie kann auf das inzwischen vorherrschende Kollektiv umgestellt werden!** Dies ist die Rechtfertigung für die sequentiellen Therapieschemata.

Die Initialtherapie muß also geändert werden, wenn
* sie ihre anfängliche **Wirksamkeit verliert.**

Ebenso, wenn sie im Gegensatz zur Erwartung
* auch nach angemessener Beobachtungszeit (3 bis 4 Monate) **unwirksam** bleibt (z.B. bei einer Zytostatikaresistenz gegenüber dem gewählten Schema) oder
* **primär unverträglich ist.**

Umgekehrt kann auch ein
- **besonders guter Primärerfolg** (CR)

ein Aussetzen der Therapie für 3–6 Monate oder, falls die Primärtherapie eine sehr aggressive war, einen Übergang auf eine moderatere Behandlung rechtfertigen.

Eine wie auch immer bewußt ausgewählte und als »richtig« eingeschätzte Initialtherapie darf also nie blind bzw. »konsequent« fortgesetzt werden, sondern muß ständig auf ihre individuelle Relevanz überprüft werden (klinische Parameter, Marker usw.). Man muß sein Konzept, falls nötig, rechtzeitig ändern, um auf eine evtl. wirksamere Therapie überzugehen. Der Gesamteffekt einer Therapie des metastasierenden Mammakarzinoms ergibt sich aus der Summe der jeweiligen Remissionsdauer aller Therapieschritte in Abhängigkeit von der gleichzeitig erzielten oder erhaltenen Lebensqualität.

Individualisierung der Therapie

In der systemischen Therapie haben die **endokrinen Therapiemaßnahmen** und die **Zytostatika** z.T. unterschiedliche, von der gegebenen Gesamtkonstellation (s. Tab. 11-6, 12 u. 14) abhängige Indikationsbereiche, vor allem bei sehr akzentuiert ausgeprägten günstigen oder ungünstigen Risikomerkmalen.

Eine **Präferenz** für die **endokrin** orientierte Therapie besteht, vereinfacht dargestellt, bei
- klinisch weniger eilbedürftigen Fällen, besonders auch bei
- langem rezidivfreien Intervall (>2 Jahre),
- reduzierter Belastbarkeit bzw. Kontraindikationen zur Chemotherapie,
- rezeptorpositiven Fällen bzw. Tumoren mit günstigem Grading sowie
- überwiegend unilokulärem Metastasierungstyp (ossär oder lokoregionär) mit Ausnahme des viszeralen Typs.

Die **Chemotherapie** hat – ebenfalls vereinfacht dargestellt – Vorrang bei
- klinisch eilbedürftigen, also objektiv bedrohlichen oder subjektiv quälenden Zuständen,
- überwiegend viszeralen Metastasen (hepatisch, pulmonal),
- gemischtem Metastasierungstyp (ossär/viszeral/lokoregionär gleich stark ausgeprägt),
- Tumoren mit sehr ungünstigem Grading.

Ferner wenn
- eine zunächst eingesetzte endokrine Therapie erfolglos ist.

Schließlich bei
- nur geringem rezidivfreien Intervall (<2 Jahre).

Die o.e. Kriterien sind auch zu einem Score zusammengestellt worden, der sowohl die Einordnung low risk bzw. high risk als auch die Therapiepräferenz aus verschiedenen Merkmalen ableiten läßt (s. Tab. 11-12).

Tab. 11-12 Merkmalbewertungsscore für Prognose und Therapiepräferenz (mod. nach Possinger K, u.a., 1995).

	Bewertungsscore	Punktzahl
1	**Metastasenlokalisation**	
	Lunge (einzeln, knotig)	3
	Lunge (diffus oder multiple Filiale)	5
	Lunge (Lymphangiosis carcinomatosa)	6
	Leber	6
	Knochenmarkkarzinose	4
	Knochen	1
	Haut, Weichteile, Lymphknoten, Erguß	1
2	**Rezeptorstatus**	
	positiv	1
	negativ	3
	unbekannt	2
3	**Krankheitsfreies Intervall**	
	≤2 Jahre	3
	>2 Jahre	1
	Gesamturteil	Punktsumme
<7	Low-risk-Gruppe → Hormontherapie	
≥7	High-risk-Gruppe → Chemotherapie	

Die erwiesene Heterogenität im Tumoraufbau legt es an sich nahe, Remissionshäufigkeit und -ausmaß durch die Kombination von Chemotherapie und endokriner Therapie (zumeist Tamoxifengaben) verbessern zu wollen. Remission und Remissionsdauer lassen sich so tatsächlich häufig steigern.

Prinzipiell ist vor jeder systemischen Therapie eingehend zu prüfen und zu überdenken, ob man im Individualfall zunächst nicht auch mit **regionalen Therapiemaßnahmen** zu einem Behandlungserfolg kommen kann.

Therapiedurchführung – Prinzipien der sequentiellen Maßnahmen

Nachfolgend werden bestimmte, charakteristische Konstellationen definiert und die darauf adaptierten systemischen Therapiemaßnahmen aufgeführt. Die Darstellung erfolgt mit dem Vorbehalt, daß im Individualfall Korrekturen der Behandlungsvorschläge nötig werden können.

Günstiges Prämenopausen- bzw. Perimenopausen-Kollektiv

(Abb. 11-13)

> Asymptomatische bzw. symptomarme Metastasen ohne objektive oder subjektive Erfolgseile
> ER+/PrR+, PrR+, ER+
> Rezidivfreies Intervall >2 Jahre
> Morphologische Low-risk-Kriterien
> Weichteil- oder Knochenmetastasen
> Geringe bis mäßige Tumormasse

Während man früher mit einer Ovariektomie (bzw. Strahlenmenolyse) begann, hat man sie inzwischen wegen ihrer psychischen Auswirkungen und der Irreversibilität als Primärtherapie zurückgestellt, da man

eine wirksame reversible Alternative zur Verfügung hat. Man beginnt heute zumeist mit
- **GnRH-Agonisten** (Goserilin [Zoladex], Leuprorelin [Enantone, Trenantone]; s. S. 250).

Die Ovar-suppressive Wirkung läßt sich durch Hormonspiegelkontrolle überprüfen. Unter dieser Therapie darf man bei 30–45% der Behandelten mit Remissionen rechnen (CR+PR).

Als nächster Therapieschritt bei unzureichender Wirksamkeit oder Erschöpfung der bisherigen Behandlung bietet sich als Alternative sekundär doch noch die
- **Ovariektomie bzw. Strahlenmenolyse** an.

Ansonsten Übergang zu
- **Tamoxifen** (bzw. Toremifen, Droloxifen) unter weiterer Gabe von
- **GnRH-Agonisten.**

Die **Remissionserwartung** bei diesen auf Beeinflussung *ovarieller* Hormonwirkungen ausgerichteten Therapien ist *rezeptorabhängig:* Bei ER+/PR+ 70%, bei ER+ 30–60%, bei PR+ 50%, bei Rezeptornegativität nur 6 bis maximal 9%.

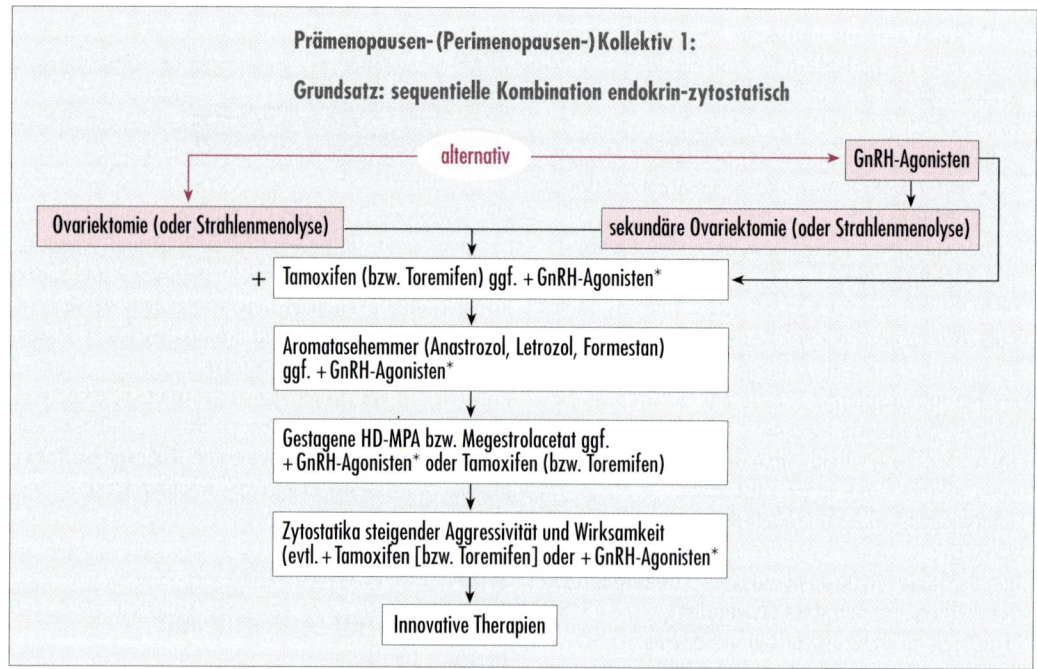

Abb. 11-13   Therapieschritte im Low-risk-Kollektiv prä- bzw. perimenopausaler Frauen bei positivem Rezeptorbefund. * Nur evident, wenn keine Ovariektomie oder Strahlenmenolyse erfolgt ist. HD = hochdosiert; MPA = Medroxyprogesteronacetat. Falls eine Hyperprolaktinämie vorliegt, kann das Therapieschema noch durch Bromocriptin ergänzt werden.

Insgesamt hat ein positiver Progesteronrezeptor höhere Bedeutung als der Östrogenrezeptor.

Bei völliger Ineffektivität der bisherigen Maßnahmen ist zu erwägen, ob man gleich auf die Chemotherapie übergeht (s. u.) oder erst doch die endokrine Therapiepalette fortsetzt. Dann bzw. bei bisher erwiesener Wirksamkeit der endokrinen Methode wird man bei Erschöpfung der Wirkung übergehen auf:
- **Aromatasehemmer:** Anastrozol (Arimidex), Letrozol (Femara), Formestan (Leutazon).

Über die Modalitäten der Aromatasehemmertherapie s. S. 251.
Die **Remissionserwartung** (CR, PR) unter Aromatasehemmern (ggfs. +GnRH-Agonisten) liegt, speziell bei Knochenmetastasen, pauschal bei ca. 20–30%. Bei ER+ liegt der Response bei 50%, im Falle einer vorherigen Remission auf Tamoxifen >50%! Daneben ist mit einem hohen Prozentsatz von »No-change«-Verhalten zu rechnen. Besonders eindrucksvoll ist der **analgetische Effekt** bei schmerzhaften Knochenmetastasen (50–70%). Die Dauer der Remissionen beträgt 7–15 Monate.

Das noch nicht zugelassene, die Aromatase irreversibel blockierende Exemestan (Aromasin) läßt noch bessere Effekte erwarten.
Schwindet die Wirksamkeit des Aromatasehemmers oder ist er primär unwirksam, so erfolgt ein Therapiewechsel auf eine
- **hochdosierte Gestagentherapie** (Medroxyprogesteronacetat [HD-MPA] oder Megestrolacetat) evtl. mit
- **GnRH-Agonisten** kombiniert.

Die Gestagentherapie sollte stets erst nach der Aromatasehemmertherapie eingesetzt werden, da letztere ihre Wirksamkeit bei vorheriger Gestagengabe einbüßt. Als Alternative ist eine sequentielle Kombination von
- **Gestagen + Tamoxifen**
zu erwägen. Damit würde man den Progesteronrezeptorinduzierenden Effekt des Tamoxifens ausnutzen. Dies ist auch eine Hilfe bei schlechter Verträglichkeit des MPA (z. B. Tamoxifen kontinuierlich und zusätzlich alle 3 Wochen 2 Wochen lang MPA oral). Praktische Durchführung und Behandlung, S. 252.
Die hochdosierten Gestagene haben sehr komplexe Wirkungen, die nur z. T. an das Vorhandensein von Östrogen- bzw. Progesteronrezeptoren gebunden sind (s. S. 165 u. 253). Man konnte auch zytotoxische Effekte an rezeptornegativen Tumorzellen nachweisen.

Die MPA- bzw. Megestrol-Therapie ist zumeist gut tolerabel und, speziell bei ossärer Metastasierung, mit langanhaltender Schmerzlinderung, guten Remissionsquoten und langen Remissionszeiten verbunden.
Die gestagenbedingte **Remission** ist vor allem *vor* zytostatischer Behandlung und bei positiven Rezeptoren ausgeprägt. Man kann dann bei etwa 55–60% mit CR/PR sowie weiteren NC-Befunden rechnen. Im nichtselektierten Krankengut liegen die Remissionen einer Second-line-Therapie bei 35%, bei Rezeptornegativität bei 17%. Die **Remissionsdauer** beträgt 7 bis 15 Monate. Voraussetzung für die Effizienz ist das Erreichen eines Blutspiegels von >100 ng/ml bei MPA. Auch das Spektrum nicht-onkologischer **Allgemeineffekte** ist beachtlich (s. S. 165 u. 253).

Bei >30% der metastasierenden Mammakarzinome findet sich eine **Hyperprolaktinämie** (>600 bis 1000 mU/ml), was als prognostisch schlecht anzusehen ist. Letzteres gilt sowohl für den Verlauf an sich wie auch für die Wirksamkeit der Therapien. Man kann in diesen Fällen – speziell bei Ausbleiben eines Erfolges mit den sonst wirksamen Therapieformen – versuchen, den Response durch Zulage des Prolaktinhemmers
- **Bromocriptin**
zu verbessern (s. S. 253).

Die Basis dieser Maßnahme ist die Tatsache, daß man bei >30% der Mammakarzinome Bindungsstellen für Prolaktin gefunden hat. In Zellkulturen von prolaktinrezeptorhaltigen Tumoren konnte eine Wachstumsanregung durch Prolaktin beobachtet werden.
Bei primär erhöhtem Prolaktinspiegel kann dieser als Marker für den weiteren Verlauf gewertet werden, da denkbar ist, daß die Hyperprolaktinämie u.a. auch durch bestimmte Eigenschaften mancher Tumoren induziert wird.

Es ist zu beachten, daß auch schon psychosomatischer Streß zu einer Erhöhung des Prolaktinspiegels führen kann. So kann letzterer im Zusammenhang mit der Primärtherapie für die Dauer von 2–3 Monaten unspezifisch erhöht sein.

Nach Erschöpfung der endokrinen Maßnahmen wird die
- **Zytostatikatherapie,** evtl. mit
- **Tamoxifen** (bzw. Toremifen) kombiniert,
nach den unten aufgeführten **Auswahlkriterien** eingesetzt. Zur praktischen Durchführung s. Anhang, S. 226. Man wird im Rahmen der Möglichkeit (s. Tab. 11-11) mit einer moderaten Therapie auszukommen suchen, auch Monotherapien bieten sich an.

Ungünstiges Prämenopausen- bzw. Perimenopausen-Kollektiv

Versagen der endokrinen Therapie
Hohe Erfolgseile (Symptome, schnelle Progredienz)
Rezeptornegativität
Morphologische und biochemische High-risk-Merk-
male (s. Tab. 11-6, 12 u. 14)
Ungünstige Metastasenart (s. Tab. 11-12)
Kurzes rezidivfreies Intervall
Große Tumormasse

Bei diesem Kollektiv werden primär
* **Zytostatika**
eingesetzt.

Bei der Chemotherapie unterscheidet man:
* **Monotherapien** und
* **Kombinationstherapien.**
Ferner sind zu differenzieren:
* **Moderate Therapien** (I) und
* **zunehmend aggressive Therapien** (II, III) bis zur
  High-dose-Therapie.

Neben den klassischen Zytostatika werden zunehmend auch die äußerst wirksamen
* **Taxane** allein oder in Kombinationen eingesetzt
  (s. S. 226ff.), vor allem auch bei schnell progredienten Fällen und Lebermetastasen.
Schließlich ist eine
* **First-line-Therapie** (die initiale ChT) von den
* **Folgetherapien**
zu unterscheiden, die nach Versagen oder Erschöpfung
des vorausgehenden Schemas zum Einsatz kommen.

Die z.Zt. **gebräuchlichen Chemotherapeutika** sind
in der Tab. 11-13 aufgelistet (Generic name/Präpara-
tenamen). Eine Aufgliederung in Gruppen unter-
schiedlicher **Aggressivität** wie in der genannten
Tabelle ist nur mit Vorbehalten möglich, da etliche
Therapeutika auch in unterschiedlicher Dosierung
eingesetzt werden können und damit ihre Aggressi-
vität schwankt.
Moderate Therapien sind etliche Monotherapien
(S. 226) sowie bei den Polychemotherapien u.a. CMF,
CMFP, C-Mitox-F, C-Mitox-MTX, TRO-MTX. Diese
Therapien lassen im Mittel nur eine **mäßige
Remissionsquote** (15–25–40%) erwarten, aber dar-
über hinaus auch noch bedeutsame No-change-Effekte.
Sie sind nebenwirkungsarm.

Aggressivere Therapien sind u.a. die Doxorubicin-
und Epirubicin-haltigen Kombinationen. Auch Cispla-
tin/Carboplatin und die Taxane (allein oder in Kombination) kann man dazu rechnen, schließlich die High-
dose-Chemotherapie (s. S. 231). Diese belastenderen
Schemata erreichen **Remissionen** von 40–65(–90)%.
Die Remissionsdauer beträgt bei der First-line-Therapie zumeist 8–10 Monate, selten mehr (max. 12 bis
13 Monate). Schnelle und weitgehende Remissionen
sind für die Linderung metastasenbedingter Symptome
bedeutsam, haben aber keinen eindeutigen Einfluß auf
die Überlebenszeit.
Im Rahmen der aggressiveren Therapien ist bei den
HER2/neu-++/+++-Fällen auch das Trastuzumab
(Herceptin™) zu berücksichtigen.
In randomisierten Studien zeigte sich eine wesentlich
bessere Remission, wenn EC bzw. Paclitaxel mit Herceptin kombiniert worden war (Remissionsrate
52/43% bzw. 42/16%). Die rückfallfreie Zeit war
ebenfalls signifikant verlängert.
In der Second-line-Therapie kann Herceptin bisher
nur als Monotherapie eingesetzt werden.

Die **Auswahl des Therapieschemas und der Dosierung** muß, wie schon mehrfach betont, den Schweregrad des Einzelfalles und der individuellen Indikationskriterien beachten (s. Tab. 11-10 u. 12). Auch
Erfolgsbedarf und -eile sind zu berücksichtigen.
Schließlich kann ggf. (z.B. bei einer Second-line-
Therapie) auch die Reaktion der Metastasen auf eine
vorausgehende Chemotherapie oder auch auf eine
frühere neoadjuvante Therapie aufschlußreich sein.

Je ungünstiger die Sachlage ist, um so aggressiver wird
die Therapie sein müssen. Ihr Einsatz hat aber eine
entsprechende Belastbarkeit der Kranken und ihre
Therapiebereitschaft zur Voraussetzung. Die definitive
Indikation resultiert aus der Abwägung von vermutli-
chem Nutzen und möglichem Schaden (s. S. 164).
Bei der großen Varianz der individuellen Gegebenheiten ist eine allgemeingültige Empfehlung von Auswahl und Dosierung problematisch. In der Tab. 11-14
kann nur versucht werden, die wichtigsten kasuisti-
schen Merkmale mit einer Therapie bestimmten
Aggressionsgrades (I–III) systematisch in Beziehung
zu setzen. Bei primär besonders eilbedürftigen Fällen
sowie beim Versagen der üblichen Therapien ist eine
High-dose-(HD-)Chemotherapie zu erwägen.
Die Wirkung der Zytostatika kann z.T. noch durch
eine Kombination mit **Tamoxifen** oder auch **GnRH-
Analoga** (s. S. 250ff.) verbessert werden, wobei die
Indikation nicht absolut vom als »positiv« deklarierten

Tab. 11-13 Aufstellung der gebräuchlichen Chemotherapeutika nach Aggressivität und relativer Wirksamkeit. Dieser Merkmale werden nicht nur vom Medikament bestimmt, sondern auch von unterschiedlicher Dosierung. Die Abgrenzung ist also keine scharfe und absolute.

Moderat ──────────────────────────────────▶		zunehmende Aggressivität
(u.a. auch Dosis-abhängig)		

Monotherapie

Bendamustin (Ribomustin)	Adriamycin (A) (Doxorubicin)	Cisplatin (DDP; CIS)
Cyclophosphamid (C)	(Docetaxel [Taxotere])	(Platinex, Cisplatin, Platiblastin)
(Endoxan, Cyclostin)	Epirubicin (E) (Farmorubicin)	Docetaxel (Taxotere)
Epirubicin (E)	Etoposid (Vepesid)	Trastuzumab (Herceptin™)*
(Farmorubicin)	Gemcitabin (Gemzar)	
Mitoxantron (MITOX; N)	Idarubicin (IDA) (Zavedos)	Vepesid
(Novantron)	Ifosfamid (IFO) (Holoxan)	
Trofosfamid (TRO)	Mitomycin C (MMC)	
(Ixoten)	(Mitomycin, Mito-Medac)	
Methotrexat (M, MTX)	Mitoxantron (MITOX; N)	
(Methotrexat, Farmitrexat)	(Mitoxantron; Novantron)	
Vindesin (VDS) (Eldesine)	Paclitaxel (Taxol)	
	Trastuzumab (Herceptin™)*	
	Vinblastin (VBL) (Velbe)	
	Vincristin (VCR) (Vincristin,	
	Cellcristin)	
	Vindesin (VDS) (Eldesine)	
	Vinorelbin (Navelbine)	

Kombinationen

Bendamustin-FU	Bendamustin-FU	A-/E-Docetaxel
CF, CMF, CMN	C-MITOX	A-/E-Paclitaxel
MMC-Fu (F; FU)	C-E-VDS	E-VCR-C
TRO-FU	EC (AC)	FEC
TRO-MXT	ECF	Trastuzumab-Taxol
VDS-MMC-(P)	E-Gemcitabin	
	E-VDS	Trastuzumab-Cisplatin
	Gemcitabin-Bendamustin	
	IFO-Navelbine	Gemcitabin-Bendamustin
	IFO-Vinorelbine	Gemcitabin-Docetaxel
	MMC-FU	Vepesid-Taxol
	MMC-Vinorelbine	

Ansprechquoten		Stammzellgeschützte High-dose-Therapien
Monotherapie:	15–40%	C-MITOX-ETO
Kombitherapie:	30–70(–90)%	C-Carboplatin-Thiotepa
High-dose-Therapie:	bis 95%	C-CIS-Thiotepa
		C-MITOX-VCR
		E-C
		E-C-Pacitaxel
		E-Docetaxel
		E-VDS-C

* Trastuzumab (Herceptin™) ist ein z.T. speziell indiziertes Immuntherapeutikum, das in der BRD noch nicht zugelassen ist (s. S. 140 u. 236).

Rezeptorbefund abhängig ist. Einzelheiten zu den verschiedenen Therapiearten, zur Indikation, zu den **Voraussetzungen, Nebenwirkungen** und **Dosierungen** sind im Anhang (s. S. 207ff.) näher dargestellt.

Tritt eine komplette **Remission** ein, setzt man die Therapie nach 6 Behandlungszyklen entweder völlig aus, verlängert die Therapiepause oder geht, bei primär aggressiver Therapie, auf eine weniger aggressive Behandlung zurück. Umgekehrt wird man bei **Ausbleiben des Erfolges** oder **Erschöpfung der Wirkung** im Rahmen des Zulässigen ggf. auf eine aggressivere Therapie übergehen müssen.

Bei einer Third-line-Therapie muß man u. U. damit rechnen, daß die Nebenwirkungen der vorangegangenen Therapien eine weitere Steigerung der Aggressivität nicht mehr erlauben, sondern einen Kompromiß erzwingen.

Sind die Wirkungen der möglichen chemotherapeutischen Sequenzen erschöpft, bleibt neben den zu erwartenden

- **innovativen Therapien** (Immuntherapie u. a.)

nur noch die

- **symptomatische Therapie.**

Sonderfälle

Abgesehen von der o. e. pauschalen Wahl zwischen moderat und aggressiv sind einige Sonderfälle zu erörtern:

Bei **Knochenmetastasen** sind neben den Zytostatikakombinationen bei gleichzeitiger Hyperkalziämie (>3 mmol/l bzw. 12 mg%) Bisphosphonate angezeigt; ferner Furesimid und Calcitonin (Spezielles s. S. 205).

Tab. 11-14 Entscheidungskriterien für die Primärwahl oder den Wechsel bei indizierter Chemotherapie (s. auch Tab. 11-6, 9 u. 12). Die Indikation zur High-dose-Therapie bedarf noch weiterer, klärender Studienergebnisse. Die Gültigkeit der Einordnung ist gegeben, wenn in der Spalte »moderat« *alle Kriterien* erfüllt sind, während für »aggressiv« *ein Merkmal* genügt!

Kriterien	Chemotherapie moderat	Chemotherapie mäßig aggressiv	Chemotherapie aggressiv und belastend, hohe Effizienz
Ausgangslage Primärtumor	G1	G1/2	G3
(s. auch Tab. 10-6b u. 12)	LK + <3	LK + 4–9	LK + >10
	Rez. +/+	–	Rez. 0
	–	HER2/neu ++	HER2/neu +++
Aktuell:			
Symptome der Metastasen	0/+	++	+++
Metastasenlokalisation	Knochen, Haut, Weichteile, Erguß	– –	Viszeral (s. Tab. 10-12), hohe Metastasenzahl
Rezidivfreie Zeit	>2 Jahre		
Wachstumsintensität	langsam		<2 Jahre
Tumorvolumen	gering		schnell groß
Bei Second-line-Therapie:			
Orientierung an Effizienz der vorangehenden Therapie	+++ (→ weiter moderat)	+(+) (→ jetzt aggressiver)	(+) (→ aggressiv) [high-dose]
Remissionsdauer der letzten Chemotherapie	>8–10 Monate	4–8 Monate	<3 Monate
Belastbarkeit als Voraussetzung:	+ – +++	++ – +++	+++

Bei drohendem Zusammenbruch ist eine operative Stabilisierung dringlich, um Querschnittslähmungen zu verhinden.

Bei **viszeralen Metastasen,** die zumeist nur Teil einer generellen Metastasierung sind, dominiert die systemische e.e. Therapie. Die Wahl läßt sich aus den Tabellen 11-12 u. 14 ableiten.

Bei der Chemotherapie haben sich EC (AC) sowie NC bewährt. Mitunter wird eine High-dose-Therapie nötig sein. Die intraarterielle Applikation hat die anfänglichen Hoffnungen beim Mammakarzinom nicht erfüllt. Zusätzliche operative Eingriffe, z.B. an der Leber, sind nur dann zu erwägen, wenn es sich um symptomreiche und abgrenzbare, möglichst solitäre oder in Gruppen verdichtete Metastasen handelt. Eine intraarterielle Zytostatikaapplikation bei Lebermetastasen ist im Falle des Mammakarzinoms nicht effizient.

Hirnmetastasen, die sich am besten mit MRT erfassen lassen (>CT), sind bei 80% multipler Art. Hier dominiert die Ganzschädelbestrahlung, kombiniert mit Kortikoidgaben. Chemotherapeutisch hat man u.a. Anthracycline, 5-Fu, Cyclophosphamid, Bleomycin sowie High-dose-EC eingesetzt. Die seltenen Solitärmetastasen werden operiert; anschließend wird nachbestrahlt. Bei dem seltenen Befall der **Meningen** kann eine intrathekale Instillation von **Methotrexat** erwogen werden.

Günstiges Postmenopausen-Kollektiv

Keine besondere Erfolgseile (klinisch low risk).
ER+ und PgR+ oder ER- und PgR+ (oder Rezeptor unbekannt).

Je älter eine Patientin ist, um so häufiger kann man mit dem Vorhandensein von **Östrogen- und/oder Progesteronrezeptoren** rechnen (60–80%). Auch liegt der mittlere ER-Gehalt ca. 3mal höher als bei prämenopausalen Frauen. Die oben beschriebene Konstellation wird also häufig sein. Sie bedeutet eine eindeutige **Präferenz der endokrinen Therapie.** Da im Gegensatz zu den prämenopausalen Kollektiven 1 und 2 Ovariektomie und GnRH-Agonisten entfallen, jedenfalls etwa jenseits des 55. Jahres, kommt dem

• **Tamoxifen**

besondere primäre Bedeutung zu (20 mg tgl.). Seine Wirksamkeit scheint sich mit zunehmendem Alter sowie längeren rezidivfreien Intervallen (>3 Jahre) zu steigern. Remissionen pauschal ca. 40%; bei ER+ ca. 50%, bei PR+ >60%. Lediglich die rein ossär metastasierenden Fälle reagieren oft nicht zufrie-

denstellend, bei Schmerzhaftigkeit deshalb evtl. gleich

• **Aromatasehemmer:** Anastrozol (Arimidase), Letrozol (Femara), Formestan (Lentaron) (s. S. 251).

Danach evtl. noch effektiv:

• **HD-Gestagene** (s. S. 251), evtl. mit Tamoxifen.

Nach Erschöpfung der endokrinen Maßnahmen, die im Falle des Ansprechens lange Remissionen erwarten lassen, kommt noch bei gegebener Zumutbarkeit (Alter, AZ!) die moderat beginnende

• **Zytostatikatherapie** (s. Tab. 11-13, S. 226), evtl. mit
• **Tamoxifen** kombiniert,

zum Einsatz (z.B. CMFP + Tamoxifen). Insgesamt geht man also, von der Ovariektomie bzw. GnRH-Agonistengabe abgesehen, wie beim prämenopausalen Low-risk-Kollektiv vor. Dort sind auch die Einzelheiten über die verschiedenen Therapieschritte nachzulesen.

Die hier praktizierte Sequentialtherapie postmenopausaler Patientinnen ist die hinsichtlich **mittlerer Überlebenszeit** bei Low-risk-Tumoren (43 Monate) wirksamste Therapie. Hinweise zum praktischen Vorgehen s. Kap. 17.6.

Ungünstiges Postmenopausen-Kollektiv

Östrogen- und Progesteronrezeptoren gesichert negativ.
Ferner variante Merkmalmischung:
Keine Erfolgseile *oder* hohe Erfolgsdringlichkeit, klinisch high-risk.
Gute Kondition und Chemotherapiebelastbarkeit *oder* reduzierte Verfassung, begrenzte Belastbarkeit.
Postmenopause *oder* Senium.

An sich steht bei der Rz-Negativität lediglich die **Chemotherapie** an, deren Auswahl sich an den unterschiedlichen Merkmalen orientieren sollte (s. Tab. 11-12, 13 u. 14). Zugleich gilt es aber auch, die **Zumutbarkeit bzw. Zulässigkeit** (Nebenwirkungen) der gewünschten Therapie abzuwägen. Die High-risk-Fälle z.B. bedürfen einer aggressiven Zytostase (s. Tab. 11-13 u. 14). Hohes Alter und/oder **reduzierte Belastbarkeit** zwingen aber – unabhängig von der primären Dringlichkeit – zu einer mehr moderaten Therapie. Zusätzlich kann man sich dann die unspezifischen, rezeptorunabhängigen Teilwirkungen des Tamoxifens zunutze machen:

Also grundsätzlich
- **individualisierte Zytostatikatherapie** (s. Tab. 11-14 u. S. 226 ff.) und ggf. zusätzlich
- **Tamoxifen.**

Bei völlig unzureichendem Ergebnis wird sich dann noch eine
- **rein symptomatische Therapie**

anbieten, also z. B. Analgetika (s. S. 201) bei Schmerzzuständen, Radiatio von umschriebenen Gefahrenbereichen usw.

Erfolgsbeurteilung und Konsequenzen

Die **Änderung** einer individuell ausgewählten Therapie bedarf ernsthafter Überlegung und Rechtfertigung. Sie ist unvermeidbar, wenn
- **Unverträglichkeit** oder
- **fehlende Akzeptanz**

dazu zwingen. Ferner ist offensichtliche
- **Unwirksamkeit**

eine Indikation zur Therapieumstellung. Die Aussage »Unwirksamkeit« sollte man von objektiven Kriterien abhängig machen. Solche sind gegeben, wenn
- die Tumormarker CEA und CA 15-3, die bei rund 80% aller metastasierenden Mammakarzinome erhöht sind (s. S. 126), 6 Wochen nach der ersten, spätestens jedoch 4 Wochen nach der zweiten Chemotherapie keinen Abfall im Vergleich zu dem Kontrollwert vor Beginn der Behandlung zeigen bzw. (beim Fehlen solcher Kriterien)
- im Falle einer konsequent durchgeführten endokrinen Therapie nach 12 Wochen, oder bei Knochenmetastasen nach 4 Monaten, noch kein klinischer Erfolg nachweisbar ist.

Falls man mit einer Therapie einen **stationären Zustand** erreicht, sollte man nicht von Unwirksamkeit sprechen. Dies gilt nur unter Studienbedingungen. Man muß aber aus dem »No-change«-Verhalten schließen, daß man mit der Therapie nur einen Teil der Tumorzellen erreicht.
Bei dem Versuch der **Effektobjektivierung** (Inspektion, Ausmessung, Röntgenkontrollen, CT, Tumormarkerverlauf usw.) muß man sich darüber klar sein, daß Metastasen unterschiedlicher Art (Knochen, Haut, Pulmo usw.) häufig nicht einheitlich auf eine Therapie ansprechen. Bei komplexer Metastasierung ist es also beispielsweise nicht zulässig, das Verhalten einer Hautmetastase als exemplarisch zu betrachten und sich an deren Reaktion zu orientieren. Man muß schon

alle Metastasen kontrollieren, zumindest jene, die von besonderem Krankheitswert sind.

Eine andere, wichtige Frage ist die nach der **Dauer einer erfolgreichen Therapie.** Während man eine endokrine Therapie bei ihrer zumeist guten Verträglichkeit auch nach Erreichen einer Remission fortzusetzen pflegt, stellt sich im Falle der Zytostatika die Frage nach dem
- Aussetzen dieser Therapie oder eines
- Überganges auf eine moderate Kombination.

Es hat sich gezeigt, daß bei Low- und Medium-risk-Fällen das Erreichen einer Vollremission ein **Aussetzen der Therapie** unter kurzfristigen Kontrollen der vorher befallenen Region rechtfertigt. Es wird zwar wieder ein neuer Wachstumsschub kommen, und zwar etwas früher als bei fortgesetzter Therapie (Remissionsdauer im Mittel 20% kürzer), die Überlebenszeiten werden aber offenbar nicht verkürzt.
Auch bei PR wird man u. U. je nach Sachlage das Therapieregime lockern. Die psychische Wirkung ist meist sehr positiv. Bei **Wiederaufnahme der Behandlung** nach längerem Intervall kann noch einmal mit der letzten Therapie begonnen werden.

Therapie der Finalstadien des Mammakarzinoms

In fortgeschrittenen Fällen ist jede Mammakarzinomträgerin ein Individualfall, der je nach Sitz der Metastasen einer individuellen Palliativtherapie bedarf (s. S. 163). Evtl. sind die unspezifischen Effekte von Gestagen nützlich (s. S. 165).

In der Finalphase sollte eine Mammakarzinompatientin nach vorherigem ärztlichen Konsilium und je nach Sachlage erhalten:
- Höchstdosen von Opiaten bei Schmerzen, ggf. als Dauerinfusion oder, bei segmental abgrenzbaren Schmerzen, über einen Periduralkatheter.
- Hohe O_2-Konzentrationen in der Atemluft bei Ateminsuffizienz.
- Bei Todesängsten Antidepressiva (Anafranil, Ludiomil); bei Erregungszuständen Dehydrobenzperidol (s. S. 203).

In diesem Stadium wird man häufig auf lebensverlängernde Maßnahmen, wie z. B. parenterale Ernährung, Herz-Kreislauf-Unterstützung, Antibiotikagaben, Bluttransfusionen etc., verzichten.

Nachsorge

S. Kap. 16, S. 184. Hier sei nur eine Mammakarzinom-spezifische posttherapeutische Komplikation angesprochen.

Armödem

Die **Häufigkeit** des sichtbaren, mit Symptomen verbundenen Armödems betrug bei der radikalen Mastektomie nach Rotter-Halsted bis zu 30%. Durch das heutige eingeschränkte Vorgehen ist die Gefahr auf ca. 3–5% (≥3 cm Umfangsdifferenz) gesunken. Lediglich bei einer simultanen Kombination von Chemotherapie und Radiatio der Axilla sowie bei der Kombination von brusterhaltender Operation und Radiatio ist mit Häufigkeiten von bis zu 10% zu rechnen.

Vorbeugende Maßnahmen

- Sorgsame Wunddrainage.
- Vermeidung einer Wundinfektion.
- Am Operationstag Verbesserung der Fluidität des Blutes. Hk nicht über 35 steigen lassen. Kolloidale Infusionslösungen 500 ml Tag 1, 2 und 3.
- Thromboembolieprophylaxe: Low-dose-Heparin (s. S. 199).
- Krankengymnastische Betreuung.

Bei den Risikopatientinnen (Lymphonodektomie im Level III; postoperative Radiatio im axillären Bereich) wird weiterhin empfohlen:
- Vermeidung von i. v. Injektionen, Infusionen, Blutdruckmessungen am Arm der operierten Seite.
- Vermeidung von Verletzungen (Gartenarbeit!) und Sonnenbrand am betroffenen Arm.
- Umgehende, massive Therapie beim geringsten Verdacht einer sich anbahnenden Infektion (Furunkel, Paronychie, Erysipel).

Ausführliche **Hinweise für Patientinnen** nach einer Brustkrebsbehandlung (Operation, Bestrahlung, Operation und Bestrahlung) mit und ohne Armlymphödem (nach Földi):
Im Beruf und Haushalt:
Verletzungen (Küchenmesser, Nadelstiche), Verbrennungen (bügeln, heiße Töpfe, Backofen usw.), Überanstrengungen (Fensterputzen, Einkaufstaschen, volle Eimer usw.), Stauungen (Armbanduhr, Ringe) vermeiden. Gummihaushaltshandschuhe anziehen.
Bei der Kleidung:
Die Träger des Büstenhalters dürfen nicht einschneiden, weder an der Schulter noch am Brustkorb.
Bei der Schönheits- und Körperpflege:
Bei der Nagelpflege den Nagelfalz nicht schneiden. Vorsicht beim Feilen. Keine reizenden, allergisierenden Kosmetika verwenden. Vorsicht bei Sauna, Sonnenbad, Massage des Armes.

Garten:
Verletzungen vermeiden (Stacheln, Dornen, Geräte).

Bei der Tierhaltung:
Bisse und Kratzer am geschwollenen Arm unbedingt vermeiden.

Beim Sport:
Keine Anstrengung, keine Verletzungen (Schwimmen gehört zu den therapeutischen Maßnahmen).

Während der Nachtruhe:
Den ödematösen Arm hochlegen.
Die Wirkung der zur Therapie des Lymphödems angebotenen Präparate Lymphdiaral (Injektion, Tropfen, Salbe) müßte noch durch Studien gesichert werden.

Kontrazeption nach Mammakarzinom

Die typischen Zweiphasen-Ovulationshemmer sollte man meiden. Bei *rezeptornegativen* Mammakarzinomen können Einphasen-Ovulationshemmer (z.B. Diane 35) eingesetzt werden.
Bei *rezeptorpositiven* Fällen liegt die Anwendung von Gestagenen nahe. Die Gestagen-Minipille bewirkt aber eine Steigerung der Östrogenbildung und ist deshalb ungeeignet. Stattdessen sollte man bei rezeptorpositiven Mammakarzinomen eine höher dosierte **Gestagentherapie** mittels kontinuierlicher Einnahme von z.B. 1–2 Tabl. Orgametril/Tag (= 5–10 mg Lynestrenol) wie bei einer Endometriosetherapie in Erwägung ziehen. Treten Durchbruchsblutungen auf, sollte die Dosis vorübergehend auf 10–15 mg Orgametril/Tag gesteigert werden. Alternativ kann auch die sog. Dreimonatsspritze (Depot-Clinovir) empfohlen werden.
Lehnt eine Patientin die Einnahme von »Pillen« ab, bleibt alternativ nur die **Intrauterinspirale,** die **Tubenligatur** oder die **Vasektomie** beim Partner übrig. IUP oder Tubenligatur sind besonders bei rezeptornegativen Mammakarzinomen zu erwägen, da hier keine Unterdrückung der körpereigenen Östrogenproduktion notwendig ist.

Schwangerschaft nach Mammakarzinomen

Die Annahme, eine Gravidität nach Mammakarzinom sei *immer* kontraindiziert und ggf. Anlaß zum Abbruch, ist nicht mehr haltbar.
Es geht mehr um die individuelle *Prognoseeinschätzung* und die denkbare Auswirkung auf künftige Mutterschaft. Ferner stellt sich die Frage, ob eine evtl. notwendig gewesene Chemotherapie *teratogene Folgen* haben könnte. Dies wird zumeist verneint, wenn 1 Jahr, oder besser 2 Jahre nach Abschluß der

Chemotherapie verstrichen sind. Dann ist damit zu rechnen, daß keine potentiell geschädigten Tertiärfollikel mehr, sondern nur die aus dem Pool der Sekundärfollikel nachgewachsenen sprungbereiten Follikel vorhanden sind.

Da die größte Gefahr von *Rezidiv bzw. Metastasierung* innerhalb der ersten 2–5 Jahre gegeben ist, sollte die voll über die Risiken aufgeklärte Patientin bei Kinderwunsch mindestens 2 oder, falls vom Alter her vertretbar, besser 5 Jahre unter genauer Nachsorge mit einer Konzeption warten. Den Patientinnen mit ausgeprägten High-risk-Merkmalen (gehäuft familiäre Mammakarzinom; pN ≥10; inflammatorisches Karzinom; sehr große, das Karzinom umgebende nichtinvasive Karzinomkomponente) sollte man generell und eindringlich von einer Schwangerschaft abraten.

Hormonsubstitution

Hinsichtlich der Zulässigkeit einer im Bedarfsfalle erwünschten Hormonsubstitution (Ausfallerscheinungen, Osteoporose usw.) galten bisher u.a. folgende Empfehlungen:

* **Rezeptornegativer Fall / N-**
  Östrogene sowie Gestagene ohne Wartefrist zulässig, zweckmäßig monophasische Östrogen-Gestagen-Kombination (z.B. 0,3–0,6 mg natürliche Östrogene plus 10 mg Medroxyprogesteronacetat/tgl.).
* **Rezeptornegativer Fall / N+**
  Präferenz für Gestagene; in dringenden Fällen: monophasische Östrogen-Gestagen-Kombination.
* **Rezeptorpositiver Fall / N-**
  Bei Low-risk-Fällen wie im rezeptornegativen Kollektiv. Bei High-risk-Fällen Tamoxifen als Langzeittherapie. Auch Gestagene zulässig. Nach 5 Jahren ad libitum.
* **Rezeptorpositiver Fall / N+**
  Tamoxifen, ggf. mit Gestagenen.

Nach neueren Ergebnissen scheint es zulässig, ja sogar ratsam, bei postmenopausalen Patientinnen generell kontinuierlich Ö/G-Kombinationen zu geben, statt wie o.e. selektiv vorzugehen. Die Verlaufsprognose soll besser sein.

Sofern eine Osteoporose vorliegt oder a priori verhindert werden soll, ist die langfristige Gabe eines selektiven Östrogenrezeptor-Modulators (»SERM«, z.B. Raloxifen [Evista]) zu erwägen. Hier kombinieren sich positive Einflüsse auf die Osteoporose mit Mammakarzinom-Bremswirkungen, dies sowohl präventiv als auch (bei Rz-positiven Fällen) remissionsfördernd, ohne das Risiko einer Endometriumkarzinomentstehung zu erhöhen.

Subjektive Hormonmangelerscheinungen (Hitzewallungen u.a.) werden allerdings nicht beeinflußt, z.T. verstärkt. Auch ein thromboembolisches Risiko ist geringgradig erhöht.

Heilungserwartung

Im Gegensatz zu manchen anderen Karzinomarten, bei denen man nach einigen Jahren der Rezidivfreiheit durchaus von Heilung sprechen kann, ist dies beim Mammakarzinom nicht möglich. Noch nach 20 Jahren und mehr kann man mit Rezidiven rechnen. Man spricht also nur von Überlebenszeiten (5–10 Jahre) und unterscheidet ferner noch die Fälle ohne und mit Rezidiv innerhalb dieser Zeit.

Die konkrete Heilungserwartung (Tab. 11-7 u. 8) hängt im Einzelfall vom Alter und von den **Risikomerkmalen** ab (s. Tab. 11-5 u. 6), speziell von der Größe des Primärtumors, der Zahl der metastatisch befallen axillären LK (s. Tab. 11-8), dem Grading (s. Tab. 11-7) und dem Rezeptorstatus. Rezeptorpositive Mammakarzinome scheinen später als die rezeptornegativen zu metastasieren, so daß, unter sonst gleichen Bedingungen, die Axilla zum Therapiezeitpunkt weniger häufig befallen ist, was wiederum die Prognose bessert. Eine besonders schlechte Prognose ist zu erwarten, wenn ein kleines Karzinom mit einem ausgedehnten Axillarbefall einhergeht und noch dazu rezeptornegativ ist.

Neue Sammelstatistiken geben eine pauschale 5-Jahres-Überlebensrate von 67–72% (bei Tumoren ≤1 cm 95%) und eine 10-Jahres-Quote von 52% an. Diese Ergebnisse sind günstiger als die früheren Studien, was an einer Zunahme primär günstigerer Stadien liegen kann.

Hinweise für die Praxis

- Eine Verbesserung der schlechten Heilungsergebnisse beim Mammakarzinom kann nur durch eine Verbesserung der **Frühdiagnostik** erreicht werden.
- Der geringste Verdachtshinweis aus Anamnese und Befund muß zur **Ausweitung der diagnostischen Maßnahmen** Veranlassung geben.
- Der Umfang der Untersuchungen ist auch bei unauffälligen **Risikopatientinnen** zu erweitern, ebenso bei bestehender Angst sowie zu Beginn einer langfristigen Vorsorgebetreuung **(Basismammographie).**
- Karzinomatöse Prozesse sind zumeist nicht schmerzhaft; dies darf aber nicht zu der Annahme verleiten, ein **schmerzhafter Knoten** in der Mamma könne kein Karzinom sein. Ein Karzinom kann durchaus mit einem schmerzhaften Mastopathiebefund vergesellschaftet oder selbst schmerzhaft sein.
- Eine kürzlich durchgeführte Mammographie mit »unauffälligem« Befund befreit nicht von der Notwendigkeit einer klinischen Kontrolluntersuchung; man bedenke die ca. 5–15% **falsch negativen Mammographiebefunde.**
- Wenn auch nur eine der Untersuchungsmethoden einen verdächtigen Befund liefert, muß eine **Gewebsentnahme** erfolgen. Punktionen und zytologische Untersuchungen kommen nur bei bestimmten Gegebenheiten in Frage und sollten nur von einem in dieser Technik sehr erfahrenen Arzt vorgenommen werden.
- Es ist wünschenswert, daß die Gewebsentnahme in einer Klinik durchgeführt wird, die auch die weitere Behandlung übernimmt. Der verdächtige Gewebsbereich ist nicht anzuschneiden, sondern – sofern möglich – **primär in toto zu exstirpieren.**
- Falls seitens der primär behandelnden Klinik eine **medikamentöse Therapie** empfohlen wird (z.B. adjuvante oder therapeutische Zytostatikatherapie), sollte diese Medikation nicht selbständig und ohne Rücksprache mit der Klinik abgesetzt werden.
- Das Schicksal der Mammakarzinomkranken wird meist nicht vom lokoregionären Bereich, sondern von **Fernmetastasen** bestimmt. Das heißt, daß bei der Nachsorge auch diesbezügliche Untersuchungen befund- bzw. symptomabhängig integriert werden müssen (Rö-Pulmo, Knochenszintigraphie, US-Leber usw.; s. S. 185).
- **Mammakarzinome können noch nach 10 bis 20 Jahren rezidivieren.** Ebenso besteht eine Wahrscheinlichkeit von ca. 3(–10)%, daß **auch die andere Seite erkrankt.** Man muß dies bei den Nachsorgeuntersuchungen bedenken.

Literatur

Lehrbücher, Handbücher, Verschiedenes

Adzersen KH et al. Stellungnahme zu Umwelt, Ernährung und Brustkrebs. Frauenarzt 1999; 40/10: 1233.

Bässler R. Histopathologie und aktuelle Klassifikationen des Mammakarzinoms. Onkologe 1998; 4: 878.

Bässler R. Pathologie der Brustdrüse. In: Spezielle pathologische Anatomie. Doerr W, Seifert G, Uehlinger E. Bd 11. Berlin, Heidelberg, New York: Springer 1978.

Bastert G. AGO-Empfehlungen zur Therapie des metastasierenden Mammakarzinoms. in Vorbereitung.

Bastert G. Mammakarzinom. In: Spezielle gynäkologische Onkologie II. Schmidt-Matthiesen H. Klinik der Frauenheilkunde und Geburtshilfe. Bd 12. 3. Aufl. München: Urban & Schwarzenberg 1996.

Bastert G, Wallwiener D. Mammakarzinom. Operation und Brustrekonstruktion. Onkologe 1998; 4: 914.

Bender HG. Gynäkologische Onkologie. 2. Aufl. Stuttgart, New York: Thieme 1991.

Herfarth CH, Betzler M. Das Mammakarzinom. Beitr. zur Onkologie. Bd 22. Basel: Karger 1985.

Holinski-Feder E. Genetik des erblichen Mammakarzinoms. DÄBl 1998; 95; 11: 459.

Köchli OR et al. Gynäkologische Onkologie. 2. Aufl. Heidelberg: Springer 1998.

Kreienberg R, Möbus V. Management des Mammakarzinoms. Heidelberg: Springer 1998.

Kuhl H. Hormone und Brustkrebsrisiko. Forum DKG 1997; 12: 572.

Thune I et al. Physical activity and the risk of breast cancer. New Engl J Med 1997; 336: 1269.

Tilling R. Mammakarzinom, nuklearmedizinische und radiologische Diagnostik. Heidelberg: Springer 1998.

Zielinski C, Jakesz R. Mammacarcinom. Wien: Springer 1999.

Morphologie, Zytologie

Bässler R. Histopathologische Kriterien und aktuelle Klassifikation des Mammakarzinoms. Onkologe 1995; 1: 180.

Bässler R. Histopathologie und aktuelle Klassifikation des Mammakarzinoms. Onkologe 1998; 4: 878.

Bässler R. Pathologie der Brustdrüse. In: Spezielle pathologische Anatomie. Doerr W, Seifert G, Uehlinger E (Hrsg.). Berlin, Heidelberg, New York: Springer 1978.

Schmidt-Matthiesen H. Histopathologische Basisinformationen als Voraussetzung für individualisierte gynäkologisch-onkologische Therapie. Pathologe 1988; 9: 251.

Schnürch HG, Bender HG, Beck L. Morphologische Feinkriterien beim Mammakarzinom. Pathologe 1986; 7: 85–93.

Stegner HE. Histopathologie der Mammatumoren. Stuttgart: Enke 1986.

Thomas C. Histopathologie. 12. Aufl. Stuttgart: Schattauer 1998.

Diagnostik

Barth V, Prechtel K. Atlas der Brustdrüse und ihrer Erkrankungen. 2. Aufl. Stuttgart: Enke 1990.

Leucht W et al. Beurteilungskriterien für die Mammasonographie. Geburtshilfe und Frauenheilkunde 1988; 48: 78.

Madjar H. Dopplersonographie in der Differentialdiagnose von Mammatumoren. Stuttgart: Thieme 1995.

Schöndorf H. Die Aspirationszytologie. Frauenarzt 1998; 39: 1581.

Sohn C, Blohmer J. Mammasonographie. Stuttgart: Thieme 1996.

Tabár L. Lehratlas der Mammographie. Stuttgart: Thieme 1985.

Tilling R. Mammakarzinom. Nuklearmedizin und radiologische Diagnostik. Heidelberg: Springer 1998.

Umbach GE et al. Mikrokalzifikationen in der Mammographie: Beziehung zwischen röntgenologischen Kriterien und histologischer Dignität. Tumordiagnostik und Therapie 1989; 10: 202.

Chirurgie

Bastert G. AGO-Empfehlungen zur Therapie des metastasierenden Mammakarzinoms. In Vorbereitung.

Bastert G, Costa SD. Operation des primären Mammakarzinoms. Onkologe 1995; 1: 198.

Bastert G, Wallwiener D. Mammakarzinom. Operation und Brustrekonstruktion. Onkologe 1998; 4: 914.

Bohmert H. Brustkrebs. Stuttgart: Thieme 1989.

Granitzka S, Siebert W. Plastische Operationen an der weiblichen Brust. Marseille, München 1994.

Hellriegel KP et al. Brusterhaltende Therapie beim Mammakarzinom. Ergebnisse der Konsensus-Tagung. Frauenarzt 1990; 31:549.

Heywang-Köbrunner S. Mammotome Vacuumbiopsie. Synopsis (Stuttgart: Schattauer) 1998; 2: 17–8.

Hirsch HA, Käser O, Iklé FA. Atlas der gynäkologischen Operationen. 5. Aufl. Stuttgart: Thieme 1994.

Maass H et al. Empfehlungen der Dtsch. Krebsgesellschaft: Standards der operativen Primärtherapie des Mammakarzinoms. Forum DKG 1994; 9: 22.

Strömbeck JO, Rosato FE. Mammachirurgie. Stuttgart, New York: Thieme 1987.

Strahlentherapie

Sauer R, Strnad V. Strahlentherapie beim operablen Mammakarzinom. Forum DKG 1994; 19: 28.

Willner J, Flentje M. Adjuvante Strahlentherapie beim operablen Mammakarzinom. Onkologe 1998; 4: 923.

Endokrine und zytostatische Therapie

Banting AST et al. Tamoxifen therapy in premenopausal women with metastatic breast cancer. Cancer Treatment Rep 1985; 69: 363.

Bastert G, Michel RT. Hochdosierte Gestagentherapie (MPA) beim metastasierenden Mammakarzinom. Med. Welt 1983; 34: 378.

Bastert G et al. Neue Therapiekonzepte mit dem Depot-GnRH-Agonisten Zoladex beim Mammakarzinom. München: Zuckschwerdt 1991.

Baum M et al. Controlled trial of Tamoxifen as single adjuvant agent in management of early breast cancer. Lancet 1985; I: 836–40.

Becher R. Die Systemtherapie des Mammakarzinoms. Wehr: Ciba-Geigy 1995.

Bezwoda WR. Randomised controlled trial of high dose chemotherapy versus standard chemotherapy for high-risk surgically treated primary breast cancer. Proceedings of ASCO 1999; 18: 4.

Duda VF, Kluck H, Rode G. Veränderungen des Endometriums postmenopausaler Patientinnen unter Tamoxifen. Frauenarzt 1993; 34: 745.

Gregory EJ et al. Megestrolacetate therapy for advanced breast cancer. J Clinic Oncology 1985; 3: 155.

Jonat W et al. Interdisziplinäre Therapie des metastasierenden Mammakarzinoms. Onkologe 1998; 4: 945.

Kaiser R, Schulz H, Maass H. Behandlung von Genital- und Mammatumoren der Frau. 3. Aufl. Stuttgart, New York: Thieme 1990.

Maass H et al. Hormonsubstitution in der Postmenopause nach Mammakarzinom. Mitt Dtsch Krebsgesellsch 1989; 4: 8.

Mitze M. Proliferationsrate und Überexpression des HER2/neu-Onkoproteins als Prognosefaktor des Mammakarzinoms. Med welt 1998; 49: 411.

Montzka P et al. Stellungnahme zur Behandlung des Mammakarzinoms mit den humanisierten Anti-HER2 Antikörper Herceptin. Frauenarzt 1999; 40, 2: 199.

Nickelsen T, Harlfinger W. Selektive Östrogenrezeptor-Modulatoren. Frauenarzt 1999; 40: 802.

Possinger K. Fortschritte in der Therapie und Betreuung von Brustkrebspatientinnen. Wehr: Ciba-Geigy 1993.

Possinger K et al. Systemische Therapie des primär operablen Mammakarzinoms und Chemoprävention. Onkologe 1995; 214.

Possinger K, Grosse Y. Präoperative und postoperative adjuvante Behandlung des primären Mammakarzinoms. Onkologe 1998; 4: 936.

Robustelli Della Cuna G, Nagel GA. High dose MPA in advanced breast cancer. Aktuelle Onkologie. Bd 14. München: Zuckschwerdt 1984.

Salfelder A. Kontroversen in der Systemtherapie des metastasierenden Mammakarzinoms. Forum DKG 14 (Beilage) 1999.

Schlegel G, Lüthgens M, Schoen HD. Das hyperprolaktinämische Mammakarzinom in der Nachsorge. Tumor Diagn Ther 1986; 7: 28.

Schmid P et al. Adjuvante HD-Chemotherapie beim Mammakarzinom. InFoOnkologie 1999; 2: 113.

Schmidt CG, Schmidt-Matthiesen H. MPA in der Onkologie. Stuttgart: Schattauer 1985.

Schmidt-Matthiesen H, Schnürch HG. Individualisierte systemische Tumortherapie in der Gynäkologie. Gynäkologe 1988; 21: 319.

Schmoll HJ et al. Kompendium Internistische Onkologie. Heidelberg: Springer 1986.

Schnürch HG et al. Lebensqualität in der gynäkologischen Onkologie. Gynäkologe 1988; 21: 323.

Senn HJ et al. Adjuvant Therapy of Primary Breast Cancer. Heidelberg: Springer 1998.

Tumormarker, Immuntherapie

Berger M, Schmähl D. Alternative Therapieformen. In: Allgemeine gynäkologische Onkologie. 3. Aufl. Schmidt-Matthiesen H. Klinik der Frauenheilkunde und Geburtshilfe. Bd 10. München: Urban & Schwarzenberg 1992.

Köhler G, Bässler R. Östrogenrezeptorstatus in Mammakarzinomen. DMW 1986; 111: 1954.

Schenck U et al. Zytomorphologisches Grading und Hormonrezeptorstatus beim Mammakarzinom. DMW 1986; 111: 1949.

12

Mamma-Rekonstruktionsoperationen

Allgemeines

Mit der Zunahme der brusterhaltenden Operations-methoden ist naturgemäß die Zahl der sich anbietenden Indikationen für Brustrekonstruktionsverfahren zurückgegangen. Sofern aber die Kontraindikationen für das brusterhaltende Operieren beim Mammakarzinom sorgsam beachtet werden (s. Tab. 12-1), verbleiben noch reichlich Fälle für einen Wiederaufbau. Unabhängig von den Kontraindikationen für eine Brusterhaltung gibt es zudem noch weitere Konstellationen (ungünstiger Tumorsitz, kleine Mamma u.a.m.), bei denen der Operateur sich die Frage vorlegen sollte, welches operative Verfahren bei gleicher Sicherheit das bessere **ästhetische Endergebnis** liefert: Die »Brusterhaltung« um jeden Preis oder die Kombination des größeren Eingriffs mit einer plastischen Brustrekonstruktion (s. Abb. 12-1). Wir wissen aus den Erfahrungen der letzten Jahre, daß ein Operateur, der sowohl die brusterhaltenden Operationsverfahren, als auch die rekonstruktiven Eingriffe beherrscht, nicht selten eine andere operative Entscheidung trifft als der Operateur, dem nur eine Operationsart geläufig ist.

Die Korrekturoperation einer ästhetisch mißlungenen Brusterhaltung ist oft schwieriger als eine primäre Brustrekonstruktion, da üblicherweise bei Brusterhaltung eine Nachbestrahlung erfolgt und bei bestrahltem Gewebe ein Brustwiederaufbau meist nur unter Verwendung von Lappenplastik gelingt.

Insgesamt ist der Anteil der Frauen, bei denen ein Brustwiederaufbau vorgenommen wird, nicht groß. Dabei sind immer noch Unwissen, Ängste und **Fehlinformationen** bei Ärzten und Patientinnen (wie z.B. die irrtümliche Annahme einer schlechteren Überwachungsmöglichkeit), z.T. auch generell fehlende Kenntnisse über rekonstruierende Operationsverfahren ursächlich bedeutsam. **Häufig werden die Patientinnen gar nicht über die Möglichkeiten eines Aufbaus informiert.** Dies z.T. in der Annahme, eine formalideale Wiederherstellung sei ja doch nicht möglich. Wer aber die positiven Reaktionen von Frauen nach Brustrekonstruktion erlebt hat, ihre neue Sicherheit durch die wiedergewonnene körperliche Integrität, wird nicht umhin können, die Wiederherstellung der weiblichen Brust aus der Perspektive der Betroffenen zu sehen und sie zu befürworten. Er wird die Information über die operativen Möglichkeiten schon vor der Ablatio mammae mit den Patientinnen besprechen. Es ist erstaunlich, wie durch derartige Aspekte der psychische Schock einer bevorstehenden Mastektomie vermindert werden kann.

Tab. 12-1 Kontraindikationen für das brusterhaltende Operieren beim Mammakarzinom (s. auch S. 118).

Absolute Kontraindikationen	Relative Kontraindikationen
1. Multizentrisches Karzinom einschl. ausgedehnter multifokaler Herde.	1. Ausgedehntes intraduktales Karzinom in und um den Primärtumor.
2. Diffuse Mikrokalzifikationen.	2. Ausgedehnte Lymphangiosis carcinomatosa.
3. Schlechtes kosmetisches Ergebnis zu erwarten.	3. Frauen der Altersgruppe <35–39 Jahre.
4. Strahlentherapie der Restbrust wird von der Patientin abgelehnt.	

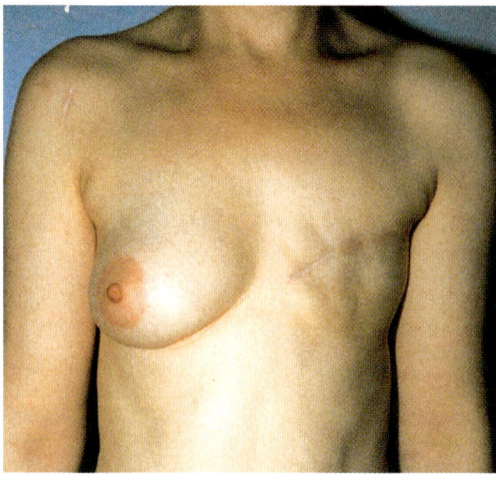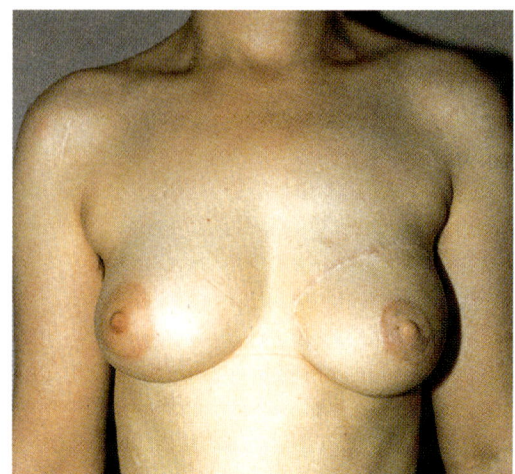

Abb. 12-1
a Zustand nach Ablatio sowie
b nach einem Wiederaufbau der Brust. (Aus Granitzka S, Siebert W. Plastische Operationen an der weiblichen Brust. München: Marseille 1994.)

Die Information über die Möglichkeit des Wiederaufbaus sollte deshalb obligatorischer Bestandteil der präoperativen Aufklärung sein, wenn eine Brusterhaltung nicht möglich ist.

Indikation

Die Indikation zur Rekonstruktion der Brust wird weitgehend vom Willen der Frau bestimmt, den Wiederaufbau vornehmen zu lassen und evtl. Komplikationen in Kauf zu nehmen. Wir raten dringend davon ab, wenig interessierten Patientinnen die Operation zu empfehlen oder sie gar dazu zu drängen. Die Information über die Möglichkeit des Wiederaufbaus sollte ausführlich sein. Die interessierten Patientinnen werden dann von sich aus weiterfragen.

Höheres Alter, ungünstiger postoperativer Zustand, vorausgegangene Strahlentherapie oder eine nur mäßige Tumorprognose sind keine Faktoren, die einen grundsätzlichen Ausschluß der Brustrekonstruktion rechtfertigen würden.

Aufklärung

Wie bei allen nicht lebensnotwendigen oder sonst dringlichen Operationen werden auch beim Wiederaufbau der Brust hohe Anforderungen an eine ausführliche präoperative Aufklärung gestellt. Das im konkre-

ten Einzelfall zu erwartende Ergebnis sollte der Patientin positiv, aber zurückhaltend geschildert werden. Eine totale Gleichseitigkeit ist oft nicht zu erreichen, sie besteht auch häufig bei gesunden Frauen nicht. Zu hohe Erwartungen sollten gedämpft werden. Man kann die Information durch Demonstration von operierten Patientinnen oder Fotos verdeutlichen und dabei die Reaktion der Patientin beobachten und werten (Interesse, Akzeption, Skepsis, Bedenken). Selbstverständlich sollte bei der Aufklärung auch die Technik in ihren Grundzügen sowie das Spektrum der Komplikationsmöglichkeiten (s. u.) erschöpfend erörtert werden. Eine ausführliche Aufklärung sollte sich auch auf die Implantate beziehen, über die besonders in der Laienpresse oft wenig differenziert berichtet wird (s. Abschnitt »Komplikationen«).

Kosten

Die Kosten für die Operation und evtl. Nachoperationen werden als **Rehabilitationsmaßnahmen** im allgemeinen von den Krankenkassen getragen. Die Bestätigung sollte jedoch sicherheitshalber vor dem Eingriff eingeholt werden. In vielen Fällen ist der Wiederaufbau für die Krankenversicherung nicht teurer als die Finanzierung ständig erneuerungsbedürftiger externer Prothesen oder therapeutischer Maßnahmen bei Fehlhaltung der Wirbelsäule infolge einer zu großen kontralateralen Brust.

Zeitpunkt

Über den Zeitpunkt zum Wiederaufbau der Brust bestehen keine kontroversen Ansichten mehr. In vielen Fällen ist eine **primäre Rekonstruktion** im Anschluß an die Mastektomie möglich. Die **sekundäre Wiederherstellung** der Brust kann nach vollständiger Abheilung der Mastektomienarbe erfolgen (ab dem 3. Monat post operationem). Für spätere Rekonstruktionen, selbst wenn die Mastektomie mehrere Jahrzehnte zurückliegt, gibt es keine Vorbehalte. Ist bereits zum Zeitpunkt der primären Karzinomoperation klar, daß **nachbestrahlt** werden muß, dann sollte die Brustrekonstruktion auf einen Zeitpunkt verschoben werden, der einen deutlichen Abstand zur Bestrahlung hat (wir operieren dann gewöhnlich nicht vor Ende eines Jahres post radiationem).

Techniken

Der Brustwiederaufbau nach Mastektomie bedeutet in den meisten Fällen einen Volumenersatz durch ein Silikonimplantat mit brustähnlicher Konsistenz oder durch Eigengewebe und evtl. mit einer Prothese, die Herstellung der Inframammarfalte und die Wiederherstellung des Areola-Mamillen-Komplexes.

Implantat und Implantation

Mit Silikonimplantaten bestehen seit über 3 Jahrzehnten umfangreiche Erfahrungen. Es werden mit unterschiedlichen Substanzen gefüllte, auffüllbare, ein- sowie doppellumige Prothesen und Hautexpander mit glatter oder »aufgerauhter« (texturierter, mikrostrukturierter) Oberfläche verwendet. Die Volumina sind je nach Fabrikat unterschiedlich. Sie reichen von 60 bis über 600 ml. Auch Profil und Form der Implantate sind unterschiedlich (flaches oder hohes Profil, runde oder Tropfenform).

Die Implantate sind ständig in Entwicklung begriffen. Die Verbesserungen sind unübersehbar, wobei der Übergang zu oberflächenveränderten Implantaten die entscheidende Verbesserung brachte. Durch diese Implantate wurde die Rate an konstriktiven Kapselfibrosen entscheidend gesenkt. Langzeiterfahrungen (über 10 Jahre) liegen von den meisten dieser Implantate noch nicht vor. Die Diskussion über Brustprothesen reißt jedoch trotz der ständigen Verbesserungen nicht ab (s. Abschnitt »Komplikationen«).

Silikonimplantate

Bei der Rekonstruktion der Brust nach Mastektomie wird das Silikonimplantat meistens submuskulär (ggf. auch subkutan) eingebracht, wobei der Zugang von einer lateralen oder einer totalen Eröffnung der Ablationarbe oder von einem inframammären Schnitt erfolgen kann. Je dicker die Weichteildecke über dem Implantat ist, desto geringer ist gewöhnlich die Komplikationsrate (z. B. konstriktive Kapselfibrose). Bei dicker Haut-Weichteil-Schicht kann durch Mobilisation derselben im Mastektomiebereich sowie nach kaudal und präpektoraler Einlage eines Implantates eine befriedigende Rekonstruktion der Brust erreicht werden. Bei dünner Haut-Weichteil-Decke sollte das Silikonimplantat immer submuskulär eingebracht und der Nachteil, also mögliche Beeinträchtigung des kosmetischen Ergebnisses durch Verziehungen an der Hautoberfläche bei Bewegung der Brustmuskulatur sowie evtl. zu flacher Brustkontur, in Kauf genommen werden. Dabei erfolgt oft die Abtrennung der kaudalen Pektoralisansätze.

Expanderprothesen

Wenn nicht genügend Gewebe zur Bildung einer neuen Implantattasche mobilisiert werden kann, besteht die Möglichkeit, temporär oder permanent eine Expanderprothese zu verwenden, die transkutan schrittweise über ein Ventil aufgefüllt wird. Damit kann gewöhnlich ein ausreichend großer Weichteilsack geschaffen werden. Später erfolgt bei den temporären Expandern ein Austausch des Expanders gegen ein typisches Silikonimplantat. Bei Verwendung von permanenten Expandern (z. B. Siltex-Becker) muß nur noch der Auffüllstutzen mit dem Verbindungsschlauch in einem kurzen ambulanten Eingriff entfernt werden. Eine Neugestaltung der Inframammarfalte ist dabei oft erforderlich. Die Ergebnisse sind in den letzten Jahren wesentlich verbessert worden.

Oberbauch-Verschiebeplastiken

Eine Operationsmethode, die wir bei größerem Hautdefizit vornehmen, besteht in der ausgedehnten Mobilisation des Haut-Weichteil-Mantels kaudalwärts von der Mastektomienarbe, z. T. bis in Nabelhöhe, Verschiebung des mobilisierten Bereiches nach kranial und Fixierung im Zwischenrippenraum im Bereich der ehemaligen Inframammarfalte. Dadurch werden neue Narben vermieden und in den meisten Fällen ausreichend große Logen für das Implantat geschaffen. Mittels dieser Technik führen wir die meisten Brustrekonstruktionen durch.

Myokutane Lappenplastiken

Nach radikalen Eingriffen an der Brust (z. B. Rotter-Halstedt), Gewebedefekten, Strahlenschäden und auf Wunsch der Patientin ist eine Wiederherstellung der Brust mit Eigengewebe in Form von myokutanen Lappenplastiken möglich und sinnvoll. Hierzu sind in den letzten Jahren befriedigende Fortschritte erzielt worden, so daß auch bei größeren Defekten und Deformationen eine Rekonstruktion möglich ist. Dabei ist der Brustwiederaufbau mittels eines Latissimus-dorsi-Lappens (evtl. mit einem zusätzlichen Implantat) die etwas einfachere und sicherere Operationsmethode, aber auch die Brustrekonstruktion mit einer gestielten oder freien Rectusabdominis-Lappenplastik (TRAM-Lappen) ist für den geübten Operateur ein kalkulierbares Verfahren.

Mamillen-Areola-Rekonstruktion

Obwohl eine rekonstruierte Brust ohne Brustwarzen-Areola-Komplex unvollständig wirkt, ist es erstaunlich, daß einige Patientinnen nach Wiederaufbau auf eine Wiederherstellung der Brustwarze verzichten. Ein Grund liegt meistens darin, daß diese Frauen bereits mit dem Volumenersatz zufrieden sind und ihre körperliche Integrität als wiederhergestellt empfinden. Mitunter wird auch eine weitere Operation mit dem dazugehörigen Krankenhausaufenthalt gescheut.

Zeitlich sollte die Rekonstruktion der Brustwarze als letzter Schritt frühestens einige Monate nach vollzogener und gelungener Brustrekonstruktion erfolgen. Die dazu entwickelten Operationsmethoden sind vielfältig. Ihre Anwendung ist z. T. abhängig von der Ausgangslage der betreffenden Patientinnen. Dieser Operationsschritt kann in Lokalanästhesie und ambulant erfolgen. Auf zwei Methoden der Brustwarzen-Areola-Rekonstruktion soll kurz eingegangen werden:

Die wichtigste und unkomplizierteste Methode besteht in der Transplantation der halben Brustwarze der gesunden Seite auf die rekonstruierte Brust. Bei ausreichend großer Areola der kontralateralen Seite kann auch ein zirkulärer Anteil vom äußeren Areolabezirk entnommen und auf die Gegenseite transplantiert werden. Bei zu kleinem Areolabezirk kann hierfür Haut aus den Labia minora, der Interkruralregion, der Rima ani oder der Oberschenkelinnenseite Verwendung finden. Ersatzweise kann die Areola auch durch Tätowierung simuliert werden.

Einen ähnlichen Stellenwert hat der Aufbau der Brustwarze durch kleine lokale Hautlappenplastiken (z. B. Skate-Technik, Malteserkreuzmamille u. a.), wobei von uns die Brustwarzenrekonstruktion durch die Skate-Technik meistens bevorzugt wird.

Symmetrieanpassung

Aus Gründen der Symmetrie ist es in den meisten Fällen erforderlich, die kontralaterale Brust durch eine Reduktionsplastik (evtl. Lifting) oder evtl. eine subkutane Mastektomie (falls histologisch begründet) der rekonstruierten Mamma anzugleichen.

Komplikationen

Die häufigste Komplikation trotz unterschiedlicher Implantatmodifikation und Operationsmethoden ist bei Verwendung glattwandiger Implantate die **konstriktive Kapselfibrose** (15–75%), die in günstig erscheinenden Kollektiven bei ca. 10–20% der Patientinnen eine Nachoperation notwendig macht. Bei oberflächenveränderten Implantaten (Texturierung, Mikrostrukturierung) ist die Kapselfibrose selten geworden (2–8%). Aus diesem Grund verwenden wir seit 9 Jahren ausschließlich diese weiterentwickelten Implantate.

Etwas häufiger sehen wir dagegen nach primärer Brustrekonstruktion mit Implantaten im Falle anschließender adjuvanter zytostatischer Therapie **Brustentzündungen,** die sich um das Implantat bilden. In den meisten Fällen muß die Prothese dann explantiert werden.

Bei schwieriger Ausgangssituation oder geringer operativer Erfahrung können ferner folgende postoperative Komplikationen auftreten: **Fehlerhafte Position** des Implantates, **Brustasymmetrie, Mamillenasymmetrie, Faltenbildung** der Brusthaut über dem Implantat, unzutreffendes Volumen der rekonstruierten Brust oder ungenügende Form der neugebildeten Mamma sowie **Haut- und Weichteilnekrosen** mit Expulsion des Implantates, **Auslaufen** der Implantatfüllung und **hypertrophe Narben.**

Insgesamt verlangen Beratung, Operationsplanung und Durchführung Zeit, Talent und spezielle Erfahrung. Wer diese Voraussetzungen nicht erfüllt, sollte sich an eine Klinik wenden, bei der er die nötige Erfahrung sammeln kann oder seine Patientinnen einem erfahrenen Kollegen überweisen.

Aufgrund der lange geführten Diskussionen um Sicherheit und Komplikationsmöglichkeiten von Silikonimplantaten hat die amerikanische Gesundheitsbehörde (FDA) für die USA vorläufig Einschränkungen bei der Verwendung von Silikonimplantaten erlassen. Silikonimplantate stehen zur Zeit in den USA nur für kontrollierte klinische Studien zur Rekonstruktion nach Mastektomie oder bei Fehlbildungen und zum Austausch bereits inliegender Implantate zur Verfügung. Das deutsche Bundesgesundheitsamt hat unter dem Eindruck der Implantatsdiskussion ähnliche Vorgehensweise empfohlen.

Der größte Teil der Vorwürfe, die bei Diskussionen in den USA vor allem von medizinischen Laien erhoben wurden, hat sich aus wissenschaftlicher Sicht jedoch als *nicht* begründet erwiesen. »Es gibt eine beeindruckende Zahl von Dokumenten über die Sicherheit von Implantaten« (Gesundheitsschreiben der Mayo-Klinik 1991). Sowohl ein vermehrtes Auftreten von Rheumatismus als auch anderer immunologischer Erkrankungen konnte bisher nicht nachgewiesen werden. Auch ein Zusammenhang zwischen Brustkrebs und Silikon konnte nicht bestätigt werden.

Trotzdem sollte den Patientinnen eine ausführliche, präoperative Aufklärung geboten werden, für die ausreichend Literatur zur Verfügung steht. Hier sei besonders auf das Buch von Gros zu diesem Thema hingewiesen.

Literatur

Bohmert H (Hrsg.). Plastische und rekonstruktive Chirurgie der Brust. Stuttgart: Thieme 1995.

Bostwick J. Plastic and Reconstructive Breast Surgery. St. Louis: Quality Medical Publishing Inc 1990.

Brunnert K, Kaufmann M, Weitzel, Granitzka S. Heterologe und autologe Brustrekonstruktion – aktueller Stand. Frauenarzt 1991; 32, 7: 761–8.

Goldwyn RM (Ed.). Reduction Mammaplasty. Little, Brown and Company 1990.

Granitzka S. Motivationen zur Brustrekonstruktion. In: Jürgensen O, Richter H (Hrsg.). Psychosomatische Probleme in der Gynäkologie und Geburtshilfe. Berlin: Springer 1995.

Granitzka S, Siebert W (Hrsg.). Plastische Operationen an der weiblichen Brust. München, Marseille: 1994.

Gros R. Silikonimplantate. Stuttgart: Thieme 1996.

Hartkampf CR jr. Breast Reconstruction with Living Tissue. Norfolk VA: Hampton Press 1991.

Herrmann U, Audretsch W. Praxis der Brustoperationen. Berlin: Springer 1995.

Kaufmann M, Engel K, Bastert G. Brusterhaltende Operationsverfahren beim Mammakarzinom. In: Plastische Operationen an der weiblichen Brust. Granitzka S, Siebert W (Hrsg.). München, Marseille: 1994.

Lemperle G, Nievergelt J. Plastische Mammachirurgie. Berlin: Springer 1989.

Little WJ, Spear SL. The Finishing Touches in Nipple-Areolar Reconstruction. Perspect Plastic Surg 1988; 2: 1–22.

Strömbeck JO, Rosato FE (Eds.). Surgery of the Breast. Stuttgart, New York: Thieme 1986.

13

Karzinome und Gravidität

Die Folgen einer Koinzidenz von Karzinom und Schwangerschaft und die sich daraus stellenden Fragen sind einfach zu formulieren:

1. Darf man die Schwangerschaft ggf. erhalten, ohne eine **Verschlechterung des Verlaufs** nach einer ggf. unabhängig von der Schwangerschaft praktizierbaren Therapie fürchten zu müssen?
2. Wird die **gebotene Primärtherapie** nebst evtl. ratsamen Folgetherapien durch eine gleichzeitige Schwangerschaft **behindert** oder unmöglich gemacht?
3. Gibt es einen **Kompromiß** zwischen dem Wunsch, die Gravidität bis zur Lebensreife des Kindes zu erhalten und dennoch keinen Verlust an Heilbarkeit durch die verzögert erfolgende Therapie in Kauf zu nehmen?

Hinsichtlich der Wechselwirkungen zwischen Gravidität und Karzinomwachstum gibt es viele, widersprüchliche Aussagen. Für unsere praktische Fragestellung ist dies nicht bedeutsam, da die Fragen 2 und 3 das Procedere ohnehin bestimmen. Konsequente Therapie vorausgesetzt, ist die Prognose des Zervixkarzinoms nicht verschlechtert, beim Mammakarzinom soll die Prognose der N+-Fälle schlechter sein als ohne Koinzidenz mit Schwangerschaft. Dies kann aber auch dadurch bedingt sein, daß während der Gravidität entdeckte Mammakarzinome häufig verschleppt sind.

Das praktische Vorgehen hängt naturgemäß von der jeweiligen Konstellation ab.

Zervixkarzinom

Bei verdächtigen Zytologiebefunden **(Pap III D, IV)**, die auf eine **CIN I, II oder III** hindeuten (Befunde werden in der Schwangerschaft oft überwertet) bzw. bei **entsprechenden Kolposkopiebefunden** (s. S. 26–31) wird unter ca. 4wöchigen Zytologie- und Kolposkopiekontrollen abgewartet. Bei **Persistenz einer vermutlichen CIN III (Pap IV a)** wird gezielt biopsiert und/oder konisiert und in letzterem Falle – je nach Sachlage – eine Zerklage angeschlossen. Falls eine CIN III nicht im Gesunden entfernt wurde, wird abgewartet und 6 Wochen nach der Geburt evtl. nachkonisiert. Bei einem durch Konisation histologisch gesichertem **Frühkarzinom oder Mikrokarzinom** kann unter sorgfältiger Kontrolle ebenfalls abgewartet werden. Die Frage nach einer radikalen Operation post partum wird man von der Größe des Sicherheitsabstandes und histopathologischen Risikomerkmalen abhängig machen (s. S. 35).

Die Einwände gegen die Konisation in der Schwangerschaft, sie erfolge oft »nicht im Gesunden«, geht nicht zu Lasten der Methode, sondern des Operateurs. Zumeist hat man nicht hoch genug konisiert, was psychologisch verständlich ist (Angst vor der Blasensprengung).

Beim **klinischen Karzinom** ist die Entscheidung schwieriger. Entscheidungskriterien sind Stadium, einschlägig gebotene Therapie und, vor allem, der Zeitpunkt innerhalb des Schwangerschaftsverlaufs.

Bei einer **Diagnosestellung im 1. Trimenon** wird man (im Hinblick auf die unzulässige Therapieverzögerung bis zur Entbindung) den Rat zu einem **Schwangerschaftsabbruch** geben, für den, wenn eine radikale Hysterektomie geplant ist, kein gesonderter Eingriff notwendig ist, oder bei geplanter kombinierter Strahlentherapie nach der Abruptio wie üblich therapieren.

Bei **Diagnosestellung im 3. Trimenon** wird man zu überlegen haben, ob man die 30.–32. Woche und damit den Zeitraum guter Überlebenschancen ohne große Risiken **abwarten** kann. Man wird dann das Kind in einem neonatologisch betreuten **Intensivzentrum** per **sectio** entwickeln und umgehend die stadienspezifische Therapie anschließen. Sollte die Gravidität schon ohnehin weiter fortgeschritten sein, könnte man sogar eine **Spontangeburt** hinnehmen; die Prognose soll dadurch nicht verschlechtert werden. Wir würden darin aber doch Nachteile für die Therapiedurchführung selbst sehen (Infektion, Verzögerung).

Falls eine kombinierte Strahlentherapie vorgesehen ist, wird das Kind durch Sectio entwickelt und anschließend der Uterus hoch suprazervikal abgesetzt. Man kann dann bald mit der Kontakttherapie beginnen, ohne erst die sonst die Therapie hemmende, mit Infektionen verbundene puerperale Uterusrückbildung abwarten zu müssen.

Im **2. Trimenon** ist die Entscheidung problematisch. Man wird zumeist doch den Abbruch erwägen müssen. In Grenzfällen und bei Zugänglichkeit einer **Spezialklinik für Frühgeburten** (mit integrierter Neonatologie) kann man u.U. schon ab der 26. Woche mit der Geburt eines überlebenden Kindes rechnen. Man wird aber stets erwägen müssen, ob man der durch die Karzinomdiagnose schon schwerbelasteten Patientin (mit evtl. reduzierter Lebenserwartung) auch noch die Angst (bzw. die konkrete Belastung) zumuten kann, die mit einer derart extremen Frühgeburt nun einmal verbunden ist. Die psychosozialen Auswirkungen müssen erkannt und berücksichtigt werden.

Mammakarzinom

Im Gegensatz zum Zervixkarzinom besteht hier keine Schwierigkeit, die primäre **Operation ohne Zeitverlust und ohne Beeinträchtigung der Gravidität** vorzunehmen. Falls die Erhaltung der Schwangerschaft angestrebt werden soll, wird man, je weiter man vom Zeitpunkt der frühesten Entbindungsmöglichkeit entfernt ist und je größer der Tumor und die vermutlichen Risiken sind, die Ablatio bevorzugen, weil dann zumindest keine Radiatio erforderlich wird, die mit der Gravidität nicht vereinbar wäre.

Wenn die kompletten p.op. Befunde vorliegen, das Risiko abschätzbar ist und die Frage der **adjuvanten Zusatzmaßnahmen** aktuell wird, steht man nur vor ähnlichen Problemen wie beim Zervixkarzinom: Darf man mit diesen Maßnahmen – z.B. einer adjuvanten Chemotherapie – bis zur Lebensreife des Kindes abwarten oder zwingt die individuelle Konstellation doch zu einer Beendigung der Gravidität. Im 1. Trimenon wird man die Gravidität dann bei zwingender

Indikation ggf. abbrechen, jenseits der 26. Woche nach einer Atemnot-Syndrom-Prophylaxe die Schwangerschaft baldmöglichst beenden. Abstillen! Das Vorgehen im 2. Trimenon läßt sich nicht pauschal entscheiden. Der Arzt muß besonders verantwortungsbewußt zu raten suchen, damit die Schwangere die ihr dargelegten Gefahren nicht verdrängt, obwohl bei nüchterner Betrachtung im Falle einer histologisch positiven Axilla die Langzeitprognose der Patientin ob mit oder ohne adjuvante Chemotherapie dubiös ist. Man sollte als beratender Arzt dafür Sorge tragen, daß die Schwangere ihr Krankheitsproblem genau erkennt und nun in der Lage ist, eine eigene Entscheidung zu fällen, die man, so oder so, voll respektieren sollte. Die Prognose des Mammakarzinoms ist in der Schwangerschaft schlechter, wenn bereits ein LK-Befall vorliegt, was bei 65% (!) der Patientinnen der Fall ist.

Das o.E. entspricht der bisher üblichen Betrachtungsweise der Problematik. Nun sind kürzlich aber Ergebnisse einer prospektiven Studie publiziert worden, die u.U. ein Umdenken notwendig machen, wenn die Angaben durch weitere Studien noch mehr Relevanz gewinnen.

Man hat nach primärer Mammakarzinomoperation oder bei Rezidiven im 2. und 3. Trimester der Schwangerschaft **adjuvante bzw. kurative FAC-Therapien** durchgeführt (meist 4 Zyklen) und keine ungewöhnlichen Komplikationen registriert. Im Mittel wurde in der 22. Woche begonnen. Es wurden keine Geburtsdefekte oder Spätfolgen (innerhalb einer Beobachtungszeit von 4,5 Jahren) ermittelt. Die weiteren Verläufe hinsichtlich des Mammakarzinoms unterschieden sich, bei sonst gleichen Konstellationen, nicht von denen ohne Gravidität.

Zu der Frage: Schwangerschaft *nach* Mammakarzinom s. S. 145.

Ovarialkarzinom

Bei der **Mehrzahl der Ovarialkarzinome** wird infolge der schon vorgegebenen Ausbreitung im Abdomen jede Frage einer Schwangerschaftserhaltung gegenstandslos sein. Die systemische Therapie ist zumeist zwingend, die Prognose für die Mutter ohnehin extrem schlecht.

Es gibt dennoch einige Sonderfälle, bei denen man die Erhaltung der Gravidität ernsthaft erwägen kann: Es sind die auf S. 78 geschilderten **Borderline- und Low-risk-Fälle.** Auch das operative Vorgehen ist dort abgehandelt. Letzteres ist naturgemäß nur im 1. und 2. Trimenon technisch praktikabel. Glaubt man, nach der einseitigen Adnexektomie, Keilexzision der anderen Seite, Schnellschnitt und dem im Rahmen des Möglichen vorgenommenen Staging, die Schwangerschaft weitergehen lassen zu können, so wird man dann natürlich zu dem frühesten pädiatrisch zulässigen Termin die Sectio vornehmen und diese Laparotomie mit einem nunmehr optimalen Staging (s. S. 74) verbinden. Dies entspräche der ansonsten ebenfalls irgendwann notwendigen Second-look-Exploration.

Literatur

(s. auch jeweilige Organkapitel)

Berry DL, et al. Management of breast cancer during pregnancy using a standardized protocol. J Clin Oncol 1999; 17: 855.

14

Tumormarker

In Ergänzung zu den klassischen klinischen Untersuchungsmethoden gewinnen die Tumormarker zunehmend an Interesse und praktischer Bedeutung. Sie sind zwar nicht geeignet,

- ein serologisches Screening auf »Krebskrankheit« schlechthin, oder
- eine Frühdiagnostik eines Organtumors

zu ermöglichen, bewähren sich aber bei

- der **Verlaufskontrolle einer Therapie im Metastasierungsstadium.**

Bei den Tumormarkern handelt es sich um Substanzen (Glykolipide, Glykoproteine, Polypeptide [Hormone] etc.) die von den Tumorzellen in das Plasma exprimiert oder bei deren Untergang freigesetzt werden. Diese Substanzen sind nicht tumorspezifisch, sondern allenfalls bei entsprechend erhöhter Menge im Plasma ein Indiz für eine größere Tumorzellmenge. Demnach ist ein Marker nur dann »tumorspezifisch«, wenn er in Relation zur Tumormasse in einer gewissen Quantität erzeugt wird.

Tumormarker werden in der Regel über Antikörper, meist monoklonale AK, die radioaktiv markiert oder an eine Farbstoffreaktion gekoppelt sind, mit Hilfe von RIAs oder EIAs (Enzymimmunoassay) im Plasma nachgewiesen. Viele tumorassoziierte Antigene können darüber hinaus auch am Gewebeschnitt (Immunperoxydasetechnik) dargestellt werden. Tumorkranke können gegen tumorassoziierte Antigene selbst Antikörper bilden, deren Nachweis möglicherweise die Anwesenheit von Metastasen sensitiver anzeigt als der Nachweis des Antigens.

Tumormarker sind nicht nur in der **In-vitro-Diagnostik** (serologisch, immunhistochemisch) ein nützliches Hilfsmittel, sondern auch in der In-vivo-Diagnostik (**Immunszintigraphie**) einsetzbar. Bei der Immunszintigraphie sind z. Zt. vor allem die Technetium-markierten CEA-, CA-19-9- und CA-125-Antikörper interessant, die eine positive Metastasendarstellung erlauben. Die Entwicklung steht auf diesem Sektor jedoch noch am Anfang.

Aus der großen Gruppe der Tumormarker sind in der Gynäkologie die in Tab. 14-1 besonders wichtig.

Die große Gefahr im Umgang mit Tumormarkern, deren Bestimmung meist kostenintensiv ist, besteht in ihrer **unkritischen** Anwendung. Auf keinen Fall sollte die gesamte Tumormarkerbatterie nach dem »Schrotschußverfahren« bei jeder Nachsorgeuntersuchung bestimmt werden, vielmehr sollte mit Umsicht, je nach Organtumor, verfahren werden. Spätere Markerbefunde sind besonders dann **verbindlich** und ihre Untersuchung gerechtfertigt, wenn der entsprechende Marker vor der Primärtherapie (bzw. Metastasentherapie) eindeutig erhöht war und nach der Therapie in den Normbereich bzw. eindeutig abgefallen war. Ein Wiederanstieg darf dann als Beweis für ein neues Tumorwachstum angesehen werden.

Ist die individuelle Korrelation zwischen Tumormenge und einem bestimmten Marker nicht in der o. e. Weise offensichtlich gemacht worden, kann man negative Markerbefunde bei der Verlaufskontrolle nur bedingt auf »Rezidivfreiheit« beziehen. Eine solche Interpretation wäre ebenso spekulativ fragwürdig wie hinsichtlich der evtl. **unberechtigten »Beruhigung«** gefährlich. Andererseits ist es aber auch praktisch sinnlos, aus **Einzelbestimmungen** von Tumormarkern weitreichende therapeutische bzw. operative Konsequenzen zu ziehen. Schließlich muß nachdrücklichst betont werden, daß ein »Positiv-werden« eines im Einzelfall als relevant erkannten Markers von einer gewissen **Tumormenge** abhängt. Marker sind also keine Indikatoren für eben *beginnende* Rezidivierung oder Streuung. Sie sind aber im Falle der nicht direkt zugänglichen Tumoren (Ovarialkarzinomprogredienz) sowie der Metastasen sensibler als die klinisch apparativen Methoden.

Markerbefunde sind nur dann wirklich relevant, wenn man den

• prätherapeutischen Ausgangsbefund

ermittelt hat, der als Vergleich (+/–) und damit zur Interpretation im Verlauf herangezogen werden kann und der auch die individuelle Relevanz eines Markers erkennen läßt (ein »fallspezifischer« vor der Therapie erhöhter Marker müßte nach der Operation bzw. Radiatio abfallen, als Spiegel der Tumorvolumenreduzierung). Ferner ist nicht der normale bzw. erhöhte *Einzelwert,* sondern nur der

• **Markerbefund-Verlauf bei laufender Kontrolle** aussagekräftig. Es muß schon ein einheitlicher Trend erkennbar sein (=/+/–). Im Hinblick auf die Abhängigkeit eines positiven Markerbefundes von einem gewissen Tumor-Mindestvolumen ist ein

• **negativer Markerbefund**

kein Beweis für Rezidivfreiheit bzw. Fehlen okkulter Restherde. Eine absolute »Beruhigung« durch negative Markerbefunde und eine darauf basierende Vernachlässigung weiterer Kontrollen sind nicht berechtigt.

Die Bedeutung der Marker bei der Verlaufskontrolle – als frühes und oft erstes Warnzeichen eines Rezidivs – ist zurückgegangen, seitdem man die Indikation zu einer kurativ/palliativen Chemotherapie weniger eilfertig von Laborparametern und kurzfristigen sonstigen Spezialuntersuchungen als dem klinischen Gesamtstatus und der Therapiebedürftigkeit abhängig macht. Es ist erwiesen, daß die extrem frühe Aufdeckung und Therapie von Metastasen keine Überlebensvorteile hat.

Vulvakarzinom, Vaginalkarzinom

Für fortgeschrittene bzw. metastasierende Plattenepithelkarzinome der Vulva bzw. Vagina ist der Marker

Tab. 14-1 Übersicht über die in der gynäkologischen Onkologie z. Zt. besonders wichtigen Tumormarker.

	Oberer Normwert	Haupttumorart
Primäre, tumorassoziierte Tumormarker		
Membranständige, sezernierte Antigene		
CEA (karzinoembryonales Antigen)	3–7,9 ng/ml	Mamma-Ca., Ovarial-Ca., Endometrium-Ca.
AFP (Alpha-Fetoprotein)	20 ng/ml	endodermaler Sinustumor
SP1 (schwangerschaftsspezifisches β1-Glykoprotein)	0,3 ng/ml	Blasenmole, Chorion-Ca.
HCG (human chorionic gonadotropin)	1 ng/ml	Blasenmole, Chorion-Ca.
CA 125 (Zölomepithel-spezifisches Glykoprotein)	35 JE/ml	nichtmuzinöses Ovarial-Ca., Tuben-Ca., Endometrium-Ca.
CA 15-3 (Gemisch von 2 Antikörpern)	25–30 U/ml	Mamma-Ca. (Ovarial-Ca., Endometrium-Ca.)
SCC (Squamous cell carcinoma)	2,5 ng/ml	Cervix-Ca., Vulva-Ca., *nur* Plattenepithel-Ca.
MCA (Glykoprotein)	11–15 JE/ml	Mamma-Ca.
Sekundäre, tumorproduzierte Marker		
Proliferationsantigene		
TPA (tissue polypeptide antigen)	80 U/l	unspezifisch
β_2-Mikroglobulin	3,5 µg/ml	unspezifisch
Sekundäre, von der Tumorerkrankung induzierte Marker		
Enzyme		
γ-GT	18 U/l	Lebermetastasen
Sialyltransferase		Mamma-Ca.
Plazentare alkalische Phosphatase	147 U/l	Knochenmetastasen
Immunglobuline		
IgA ⎤ mit Antikörperaktivität		Plasmozytom
IgG ⎬		Immunozytom
IgM ⎦ gegen tumorassoziierte Antigene		Lymphom

- **SCC**

verwendbar. Im übrigen gilt sinngemäß das, was beim Plattenepithel-Ca. der Zervix ausgeführt wird.

Zervixkarzinom

Beim **Plattenepithel-Ca.** kann mit dem Marker
- **SCC**

eine Verlaufsbeobachtung von fortgeschrittenen und/oder High-risk-Fällen erfolgen. Bei diesem Marker soll, was jedoch noch kritisch zu betrachten ist, auch bei rund 60% von Primärfällen eine Markererhöhung gefunden werden, die eine Kontrollmöglichkeit der operativ bzw. strahlentherapeutisch erreichten Tumorreduktion gestatten könnte. Irrtümlich positive Markerbefunde sind bei bestimmten Hauterkrankungen (z.B. Hyperkeratose, Ekzeme, Psoriasis) denkbar.

Fällt der SCC-Marker unerwartet negativ aus, sollte versuchsweise
- **CEA**

überprüft werden, das in 30–50% der Fälle (je nach Stadium) von Zervixkarzinomen erhöht ist.

Bei **Adenokarzinomen der Zervix** kann, zumindest für das fortgeschrittene bzw. metastasierende Stadium, der Marker
- **CA 125**

geprüft werden.

CEA wäre auch hier der Marker der zweiten Wahl, wenn CA 125 im Normbereich liegt.
Falsch positive Markerbefunde sind auch bei Magenkarzinomen, Leber-, Gallen- und Pankreaserkrankungen und, allgemein, bei Entzündungen denkbar.

Endometriumkarzinom, Tubenkarzinom

Der Marker
- **CA 125**

eignet sich auch zum Monitoring des metastasierenden Endometrium- und Tubenkarzinoms. Fällt bei erwiesener Metastasierung CA 125 negativ aus, sollte, mit gewissen Vorbehalten und probeweise, zusätzlich
- **CEA** bzw.
- **CA 15-3**

überprüft werden. Im übrigen gilt das oben bereits Gesagte zur Handhabung von Markern.

Ovarialkarzinom

In der Nachsorge bzw. Therapiekontrolle von *serösen* und *undifferenzierten* Ovarialkarzinomen ist
- **CA 125**

ein sehr guter Marker und spezifischer als alle anderen. Bei muzinösen Adenokarzinomen ist er hingegen ungeeignet, hier aber meist
- **CA 72-4**

verwendbar.

Bei CA 125 handelt es sich um ein an der Zelloberfläche gebildetes Glykoprotein, das vor allem in Zellen, die von dem embryonalen Zölomepithel abstammen, gebildet wird. Dieser Tumormarker ist daher nicht nur für epitheliale Ovarialkarzinome, sondern auch für Karzinome der Tube, des Endometriums und der Endozervix verwendungsfähig. Falsch positive CA-125-Werte im mittleren Bereich (40–100 U/ml) werden häufig bei Endometriosis externa oder Uterus myomatosus gefunden. Sehr häufig wird, zu Unrecht und kritiklos, nur der Marker
- **CEA**

routinemäßig eingesetzt, was heute nicht mehr als gerechtfertigt angesehen wird. CEA ist wesentlich weniger sensitiv (35–40% der Fälle) und sollte zusätzlich nur dann bestimmt werden, wenn CA 125 im Normbereich liegt. Alternativ kann in diesen Fällen versuchsweise auch
- **CA 15-3**

bestimmt werden, da CA 15-3 auch bei Ovarialkarzinomen erhöht sein kann (50% der Fälle). Der Marker kann auch bei gastrointestinalen Tumoren, Leberzirrhose und Niereninsuffizienz positiv ausfallen.

Im Hinblick auf die **Kontrolle** der **Tumorresektion** bzw. des postoperativen **Monitorings der Chemotherapie** gilt für das CA 125 beim Ovarialkarzinom sinngemäß das, was bereits einleitend ausgeführt wurde: Unter einer effektiven Chemotherapie fällt der Marker, entsprechend seiner biologischen Halbwertszeit von 2–5 Tagen, innerhalb von 6 Wochen signifikant ab.

Zunehmend häufiger wird diskutiert, ob der CA-125-Spiegel bei der **Indikation zu Sekundärmaßnahmen** wesentlich ist. Dazu ist z.Zt. folgendes festzustellen:
- Ein **erhöhter** CA-125-Wert beweist ausreichend das Vorhandensein von vitalem Karzinomgewebe.
- Ein in den **Normbereich** abgefallener CA-125-Wert beweist nicht, daß kein vitales Karzinomgewebe mehr vorhanden ist.

Endodermaler Sinustumor

Dieser maligne Keimzelltumor, der sich von extraembryonalen Dottersackstrukturen ableitet, produziert
* **AFP (α-Fetoprotein)**
in teilweise exzessiver Menge. Daher ist dieser Marker, ähnlich gut wie HCG beim Chorionkarzinom, zur Kontrolle des endodermalen Sinustumors geeignet. Da dieser Tumor mittlerweile chemotherapeutisch in einem hohen Prozentsatz heilbar ist, kommt der AFP-Kontrolle eine überragende Bedeutung im Therapiemonitoring zu.

Blasenmole, Chorionkarzinom, Teratom mit chorionkarzinomförmiger Entartung

Für das Monitoring der o.g. Tumorarten sind
* **HCG** und
* **SP1**
hervorragend geeignet, sofern eine normale bzw. ektopische Schwangerschaft sicher ausgeschlossen ist. Dabei sollte vor allem die quantitative HCG-Analyse aus dem Blutplasma bevorzugt werden (s. S. 96 und 98). Selbst kleine Tumorzellzahlen (≥100 000 Zellen) reichen aus, um diesen Marker positiv (>1 bis 3 ng/ml) werden zu lassen. Die Effektivität der Chemotherapie ist am Markerverlauf mit praktisch 100%iger Sicherheit ablesbar.

Mammakarzinom

Bereits vor bzw. während der Primäroperation sollte Blut für die standardmäßige Bestimmung der Tumormarker
* **CA 15-3** und
* **CEA**
asserviert werden. Bei muzinösen Karzinomen kann auch der Marker
* MCA
relevant sein.

Fälle mit bereits präoperativ deutlich erhöhten Markerwerten sind hochgradig verdächtig auf ein primär metastasierendes Stadium, vor allem dann, wenn die erhöhten Werte postoperativ nicht in den Normalbereich abfallen.

Eine sorgfältige Umfelddiagnostik einerseits zur Metastasensuche, andererseits zum Ausschluß einer Zweitneoplasie (im Ovar oder am Endometrium bei erhöhten CA-15-3-Werten; im Intestinalbereich bei erhöhtem CEA-Wert) ist angezeigt.

Postoperativ sollte bei High-risk-Fällen bei jedem **Nachsorgetermin** CA 15-3 *sowie* CEA bestimmt werden.

In der Regel gehen die Markeranstiege der klinisch manifesten Generalisierung einige Monate voraus. Bei metastasierenden Mammakarzinomen ist bei simultaner CA-15-3- und CEA-Bestimmung in 80–85% mit einer Markererhöhung zu rechnen (**Metastasierungshinweis).**

Besonders wichtig ist die Markerkontrolle im Verlauf systemischer Therapie bei bereits erwiesener Metastasierung. **Unter einer effektiven Therapie** wird nach einem passageren Markeranstieg (während des Tumorzellzerfalls) ein kontinuierlicher Markerabfall einsetzen (**Therapiekontrolle).**

Für die Überprüfung des Therapieeffektes ist der Marker
* TPS^{MT}
sensibler als CEA oder CA 15-3.

Ein Marker-Abfall bei effizienter *zytostatischer* Therapie wird 4(–6) Wochen nach dem ersten Behandlungszyklus, spätestens aber 3 Wochen nach dem 2. Therapiezyklus signifikant erkennbar. Im Falle einer *endokrinen* Therapie setzt der Markerabfall verzögert ein und wird erst nach 6–8 Wochen eindeutig erniedrigt sein.

Umgekehrt werden die Tumormarker wieder (oder weiter) ansteigen, wenn eine **sekundäre Therapieresistenz** einsetzt bzw. wenn eine **primäre Ineffektivität** der Behandlung besteht.

Aus den genannten Gründen empfiehlt es sich, im Falle einer (nichtadjuvanten) Chemotherapie bei erhöhten Markerwerten jeweils vor einem Behandlungszyklus bzw. im Falle einer endokrinen Therapie jeweils in 8wöchigem Abstand eine Markerkontrolle vorzunehmen, um frühzeitig darüber informiert zu sein, wie der Therapieeffekt einzuschätzen ist.

Literatur

(s. auch jeweilige Organkapitel)

Kreienberg R et al. Tumormarker. In: Allgemeine gynäkologische Onkologie. Bd 10. Bender HG et al. Klinik der Frauenheilkunde und Geburtshilfe. 4. Aufl. München: Urban & Schwarzenberg 1999.

15

Inkurable Fälle
und Therapieindikationsstellung

Ziele, Therapiemöglichkeiten, Effizienz

Solange noch eine **Heilungschance** gesehen wird (Stadium I–III) oder, im Falle klinisch-manifester Metastasierung, gute Aussichten auf eine mit tolerablen Mitteln erreichbare **längere Remission oder Überlebenszeitverlängerung** bestehen, ist ärztlicherseits der Zwang zu aktivem Handeln selbstverständlich. Die Art der kurativen oder langfristig-palliativen Therapie ist, in Abhängigkeit von Tumorart und -konstellation, zumeist innerhalb gewisser Standardempfehlungen inkl. leistungsadäquater Alternativen vorgegeben.

Die Situation ändert sich grundlegend, wenn eine Therapie bei **lokal extrem fortgeschrittenen Fällen** oder **im Fall von Metastasierung nach Ausschöpfung aller tolerablen Methoden** zur Diskussion steht und nur noch **palliative Maßnahmen** möglich sind.

Diese können z.T. noch
- onkologisch-organbezogen

sein oder aber nur noch in einer ausschließlichen
- unspezifischen Symptombekämpfung

bestehen.

Onkologisch-organbezogene Palliativmaßnahmen

Hier stehen, je nach Sachlage, zur Verfügung:
- Ultraradikale gynäkologische Operationen (s. S. 45).
- Palliative gynäkologische Operationen in Kombination mit Chemotherapie oder Radiatio.
- Organ-Teilresektionen bei Metastasierung (Pulmo, Leber, Knochen u.a.).
- Palliative Bestrahlung allein oder mit Chemotherapie kombiniert.
- Harnableitende Operationen bei Abflußstörungen.
- Vielleicht noch bedingt wirksame medikamentöse Maßnahmen jenseits der bereits verwandten Standardtherapien (evtl. Perfusion der betroffenen Organe).

Die je nach Tumorart und Konstellation in Frage kommenden Therapiemethoden sind in den einzelnen Tumorkapiteln und im Anhang (s. S. 207ff.) abgehandelt.

Allen genannten Maßnahmen ist etwas gemeinsam: Ihr **Erfolg** ist im Einzelfall nicht vorhersehbar, damit auch nicht zu »versprechen«. Die Behandlungsversuche sind z.T. mit nicht unerheblicher eigenständiger Morbidität, ja Mortalität belastet sowie mit **Nebenwirkungen,** die ihrerseits vor dem Hintergrund der definitiv aussichtslosen Situation besonderes Gewicht erhalten.

Dies alles bedeutet, daß die **Lebensqualität** der verbleibenden Lebensfrist durch die wohlgemeinten therapeutischen Bemühungen in ungünstigen Fällen u.U. sogar ohne jeden objektivierbaren Benefit reduziert oder schwer getroffen wird (»Übertherapie«). Dazu tritt ggf. noch der Schock einer Enttäuschung über Mißerfolge, »trotz der Belastungen«.

Die früher im Zusammenhang kaum diskutierte *Lebensqualität,* die im Gegensatz zur *»Remission«* keinen Stellenwert hatte, wird jetzt in die Therapiewahl einbezogen. Obwohl ein sehr subjektiver Zustand, sucht man ihm doch »quantifizierend« näher zu kommen und hat folgende Merkmale definiert: Befindlichkeit, Stimmung, Aktivität, Schmerzintensität, Übelkeit, Appetit, Arbeitsfähigkeit, Sozialengagement, Besorgnisausmaß, Therapieeinschätzung, Effizienzgefühl. Heute wird der Wert einer Methode auch an ihrem Einfluß auf die Lebensqualität gemessen.

Individuelle Entscheidungskriterien

Es stellt sich neben der Frage nach dem überhaupt noch **Machbaren** vor allem die nach dem **»Angemessenen«,** nach der Relation zwischen Aufwand, Risiko und Belastung einerseits und dem Nutzen andererseits.

Nutzen ist in organisch-objektiver und in seelischer Hinsicht denkbar. Ärztlicherseits läßt sich nur der erstere einordnen, wenn z.B. Schmerzen schlimmer sind als die Nebenwirkungen jener Methoden, mit denen man eben diese Schmerzen lindern oder beseitigen will, oder wenn es um die Beseitigung eines quälenden Ileus geht, um eine Fistelbeseitigung oder Harnabflußstörung. Bei letzterer berührt man in Terminalfällen bereits eine sehr komplexe Problematik (s.u.). Demgegenüber entzieht sich die Beurteilung eines durch belastende Therapie erkauften **Sterbeaufschubs** für Schwerkranke der Zuständigkeit der Ärzteschaft. Sie läuft Gefahr, falsche Maßstäbe anzulegen.

Der **Arzt** geht oft vom technisch noch Möglichen aus. Dies bedeutet Anwendung des **»Machbaren«** bis an die Grenzen, oft unter Mißachtung der inneren Befindlichkeit und des subjektiven Miterlebens der Patientin. Der Arzt war lange sogar juristisch zu solchem Tun genötigt, wenn er einer evtl. Klage wegen »unterlassener Hilfeleistung« begegnen wollte. Mitfühlende, individuelle Entscheidung in einer mehr menschlichen Dimension wird erst allmählich legitim. Die **Kranke** wird sich zunehmend als »Opfer« fühlen, als Objekt ehrgeiziger und angstauslösender Aktivität, je belastender die Therapie bei sinkender Heilungsaussicht wird. Sie wird ihre Hilflosigkeit besonders dann spüren und an ihr leiden, wenn sie ihre **inneren Nöte** und ihr Wesen nicht mehr im ärztlichen Tun berücksichtigt glaubt.

Die nach der gebotenen **Aufklärung** (s. ds.) anzustrebende gemeinsame Entscheidung über das weitere Tun muß auf der Basis des noch Möglichen und der zu erwartenden Belastungen an dem *»Salus aegroti«* ausgerichtet werden. Letzteres ist nicht aus der »abstrakt-sachlichen« Perspektive des Arztes, sondern **aus der ganz persönlichen Sicht der Kranken** zu beurteilen, besonders dann, wenn bei therapeutischen Risiken im günstigen Falle nur noch eine knappe Lebenszeitverlängerung in Aussicht steht.

Das Aufspüren des **individuell Adäquaten** kann nur in einer empathischen Beziehung zur Patientin versucht werden. Voraussetzung ist die vorbehaltlose innere Bereitschaft zu Kommunikation, die nur über Geduld, Zuhörenkönnen und behutsame Aussprache erreicht werden kann. Es gilt, die Kranke in ihrer Persönlichkeit, ihren Nöten, Reaktionen, Erwartungen, Hoffnungen und letzten Bedürfnissen zu erkennen. Und das Verhalten des Arztes muß der Patientin deutlich machen, daß sie verstanden wird. Dies ist der Anfang einer Vertrauensbildung, der wichtigsten Basis für eine wirkliche Partnerschaft.

Aber was bedeutet dies **»Salus aegroti«,** dieses verinnerlicht zu suchende »Heil« im Einzelfall? Es drängen sich viele Fragen auf:

- Wozu dient dieser mühsame Aufschub des Sterbens? Wie ist er nutzbar, wie soll er genutzt werden? Mit welchen Inhalten, Zielen, Werten? Wem ist er verpflichtet?
- Unter welchen Bedingungen wird dieser Aufschub erkauft? **Ist das Ziel, ist der persönliche Gewinn dieser Belastung angemessen? Will die aufgeklärte Patientin Lasten und Risiken der »Therapie« auf sich nehmen?**
- Ist die Patientin in einem tragenden Umfeld menschlich geborgen?

Der Arzt wird, für sich, noch eine Zusatzfrage stellen müssen:

- Wie weit läßt sich unter der zu diskutierenden Therapie die originale Persönlichkeit der Patientin erhalten? Wird sie sich fremd werden unter der Last der Maßnahmen? Wann wird der Mensch sich in seiner Würde betroffen fühlen (z.B. bei künstlichen Ableitungen), betäubt und unfähig zu dem, was er sich von der Nutzung seiner letzten Frist versprach?

Bei dieser Einschätzung der Patientin und der Gesamtproblematik hilft weniger medizinisches Wissen als mitmenschliches Begreifen. In bewußt vereinfachter Form sei nachfolgend eine Darstellung zweier, bewußt extrem gezeichneter Konstellationen versucht, von denen jede die möglichen zukünftigen, »machbaren« Maßnahmen in einem eigenen Licht erscheinen läßt.

Im *ersten Kollektiv* kann man die Menschen einordnen, die etwas sie zutiefst Erfüllendes zu Ende bringen wollen: ein Lebenswerk, Fürsorgemaßnahmen für Angehörige o. ä. Oder die etwas innerlich noch zur Reife führen wollen: eine Glaubenskrise, ein menschliches Verhältnis, Vergangenheit. Schließlich kann man auch die Gelassenen, in engen menschlichen oder geistigen Bindungen geborgenen Menschen hierherrechnen sowie diejenigen, die – gleich aus welchen Gründen – »am Leben hängen«, und sei es ein hochgradig belastetes, reduziertes Leben, ein Aufschub. Auch die Angst mag ähnliche Auswirkungen haben können.

Bei diesen skizzierten Menschen wird der Arzt, besonders dann, wenn es sich um früher aktive, selbstbewußte und entscheidungswillige Frauen mit hoher Motivation und klarer Einschätzung der Realitäten handelt, ungeachtet sachlicher Skepsis alles tun wollen, ja müssen. Die Kranke wird dies erwarten und vieles um ihres persönlichen Anliegens willen auf sich nehmen. Zugleich wird sie hoffen, im Geistigen und in der allgemeinen Befindlichkeit soweit ungetrübt zu bleiben, um eben den genannten Bedürfnissen Rechnung tragen zu können. Dies wird man besonders berücksichtigen müssen.

Beginnt man als Außenstehender den letzten Lebensrest eines anderen zu gewichten, muß man sich vor alltäglichen Wertungsparametern hüten. Man darf auch nicht nur die o.e., konkret faßbaren Ziele in den Zeitgewinn projizieren. Manchen Menschen wird in dem Wissen um ihre nahe Endlichkeit und die »Freiheit von Zukunft« eine bis dahin nie zugängliche *Vertiefung* des Daseins und des Lebensgefühls geschenkt, so paradox dies dem Gesunden erscheint. Ein Glück der kleinen Dinge, der menschlichen Nähe und Einheit, empfangen in einem nur noch gegenwartsbezogenen, aber ganz offenen Bewußtsein. Offenbarung und Reife nähern sich. Alles, soweit es die körperliche Verfassung noch zuläßt.

In manchen Fällen kann die künstliche Herauszögerung des Endes allerdings bedeuten, daß die Kranke schließlich mit Leidenssymptomen konfrontiert wird, die ihr erspart geblieben wären, wenn man nichts unternommen hätte (z.B. die Schmerzen bei einem weit fortgeschrittenen Zervixkarzinom, bei dem man ungeachtet des zu erwartenden Verlaufs einen Harnwegverschluß beseitigte und damit das Ende in der Urämie verhinderte).

Bei dem *zweiten Extremkollektiv* ist ärztlicherseits eher Zurückhaltung hinsichtlich aktiv-belastender Maßnahmen geboten. Man denke an Menschen, die schicksalhaft oder durch eigene Veranlagung verlassen sind; an Verlorene im Alter, ohne lebendige Inhalte, müde im weitesten Sinne; von anderen Krankheiten gezeichnet. Menschen, die sich längst aufgegeben haben, die sich – statt zu kämpfen – nach Ruhe, Frieden und Schlaf sehnen, auch nach dem ewigen Schlaf, wenn er sie nur aus der Not und der Leere und vom Leiden befreit. Offenes Bewußtsein und assoziative Regungen sind oft schon längst von körperlicher Pein erdrückt. Hier wäre eine aufgezwungene, gewaltsame und zusätzlich belastende Lebensverlängerung im Sinne des »Machbaren« häufig ein Verstoß gegen die Barmherzigkeit.

Künstliche, begrenzte Lebensverlängerung durch extreme ärztliche Aktivität kann also, je nach individueller Konstellation, Gnade oder Zumutung bedeuten.

Rein symptomatische Therapien

Falls die o.e. palliativen onkologisch-orientierten Maßnahmen im Einzelfall nicht mehr möglich, nicht mehr zu rechtfertigen sind oder abgelehnt werden, bleibt noch die **symptomatische Therapie** als ein zwingendes Muß: Sie lindert die Lasten der Terminalphase und bedarf zumeist keiner problematischen Indikationsstellung.

Hier sind zu nennen:
- Analgetika steigender Wirksamkeit (s. S. 202).
- Psychopharmaka: Antidepressiva (Amitriptylin, Doxeptin, Imipramin, Sertralin, Maprotilin, Fluoxetin), Neuroleptika (Promethazin, Promazin, Thioridazin, Haloperidol, Sulpirid), Psychoanaleptika, Tranquillantia (Benzodiazepine, Lorazepan, Meprobamat u.a.), Johanniskraut (Turineurin u.a.).
- Im Falle von Knochenmetastasen: Schmerzbestrahlungen, Calcitonin, Bisphosphonate u.ä. (s. S. 206).
- Evtl. Erythropoetin-α bei Anämien.
- Hormone: Kortikoide, Gestagene.

Die Gestagene MPA sowie Megestrolacetat haben neben den rezeptorabhängigen onkostatischen Wirkungen auch **Allgemeinwirkungen,** die von Tumorart und Rezeptorstatus weitgehend unabhängig sind und bei Erschöpfung spezifisch-onkologischer Therapiemöglichkeiten genutzt werden können. Sie betreffen Appetitsteigerung, Gewichtszunahme, Befindlichkeitsverbesserung (psychisch, somatisch), Schmerzlinderung und Hoffnungssteigerung, Angstabbau. Außer den genannten Effekten sind auch noch **myeloprotektive Wirkungen** zu erwarten. Die unspezifische Gestagengabe bietet sich demnach auch als Zusatztherapie bei zytostatischer Behandlung von Spätfällen an (s. S. 252).

Dosis: Beim Vergleich der MPA-Dosierungen 500/1000 mg tgl. konnte kein Unterschied bei der Effektbewertung festgestellt werden. Ggf. wäre also auch eine Dosis von 200 mg zu prüfen, die hinsichtlich Verträglichkeit und potentieller Nebenwirkungen Vorteile haben wird. – Die Richtdosis bei Megestrolacetat beträgt 160 mg/Tag. Subjektive und objektive Wirkungen sind nach 4–5 Wochen zu erwarten. Sie sind besonders bei den kachektischen und schmerzgequälten Patientinnen mitunter sehr eindrucksvoll.

Unspezifische Zusatzbehandlung

Besonders in aussichtslosen Situationen erwartet eine Patientin, daß »irgendetwas« geschieht; es droht sonst die Selbstaufgabe mit allen symptomverstärkenden Folgen. In dieser Situation kann u.a. auch auf jene weitgehend unschädlichen Medikamente zurückgegriffen werden, deren Wirksamkeit zwar nicht bewiesen ist, die aber oft gewünscht werden. Werbung, Mund-zu-Mund-Propaganda und grüne Gedankengänge (»Naturprodukte«) tragen dazu bei. Hier bieten sich an:

Pflanzliche Produkte:
- Carnivora VF gtt.
- Mistelextrakte (Amp.): Eurixor, Helixor, Iscador, Lektinol, Vysorel u.a.

Enzympräparate:
- Wobe-Mugos, Tbl., Amp., Klyst.

Sonstiges:
- Faktor AF 2, Tbl., Amp.
- Ney-Tumorin, Amp.
- Polyerga, Amp., Drgs.

Um die oft bedeutsame suggestive, psychische Wirkung nicht zu gefährden, sollte sich der anwendende Arzt einer abwertenden Kritik enthalten.

Maßnahmen im Terminalstadium

Von den o. e. onkologisch-kausalen Palliativmaßnahmen und der symptomatischen Therapie lassen sich jene Methoden abgrenzen, die lediglich noch zur **Erhaltung basaler Lebensfunktionen** beitragen. Dies sind vor allem:
- Infusionen,
- Kardiaka,
- Anämietherapien, Transfusionen,
- Harnableitungen, Dialysen,
- Sauerstoffgaben u. a.

Diese an sich gesetzlich gebotenen ärztlichen Maßnahmen können lebensverlängernd – z.T. aber auch leidensverlängernd – sein, so daß seit kurzem hier gewisse Einschränkungen seitens des Gesetzgebers eingeräumt werden (s. »Sterbehilfe«).

Indikationsgrenzen, Vorbehalte, Sterbehilfe durch Unterlassung

Alle ärztlichen Maßnahmen sind, ganz besonders auch im Falle hoher Belastung und geringer Erfolgserwartung, von der **Zustimmung** der präzise aufgeklärten Patientin abhängig und dürfen ihr nicht aufgezwungen werden, auch dann nicht, wenn u. U. eine gewisse Lebensverlängerung erreichbar wäre. Dies ist nicht neu.
Anders als dies waren die Notmaßnahmen zur Erhaltung der vitalen Organfunktionen für den Arzt bisher zwingend. Jetzt sind **Verzicht** darauf oder **Abbruch** der in Grenzen lebenserhaltenden Maßnahmen dann zulässig, »wenn dies dem zuvor geäußerten oder dem mutmaßlichen Willen« der Patientin entspricht »und ein bewußtes und selbstbewußtes Leben nicht mehr zu erwarten ist« (Oberlandesgericht Frankfurt, 5.7.1998). Es geht also um ein natürliches Sterbenlassen, dem nichts mehr entgegengesetzt werden soll.
Von einer relevanten **»Willensäußerung«** kann u.E. nur gesprochen werden, wenn sie **aktuell** ist und die Patientin ihre derzeitige Situation richtig einschätzt,

also auch über die noch möglichen Maßnahmen und deren Aussichten optimal informiert ist. Letzteres muß gefordert und die Durchführung aktenkundig oder von Zeugen bestätigt sein.
Bei **früheren Äußerungen** (Testament, Verfügungen für Krankheitsfall, Gespräche) bleibt es fragwürdig, ob die einstige, ganz allgemeingehaltene »Entscheidung« wirklich der definitiven, ja gar nicht vorhersehbaren Sachlage adäquat ist. Hier können also z.T. Vorbehalte ärztlicherseits berechtigt sein und eine Aktualisierung der Entscheidung notwendig machen.
Schwierig ist das Vorgehen bei bereits **entscheidungsunfähigen** Patientinnen. Was ist schon »mutmaßlich«? Die Entscheidung durch »Dritte« (Angehörige, Ärzte), in die auch die o. e. Überlegungen zur individuellen Lebenseinstellung und dem **Salus aegrotii** eingehen (s. S. 164), bedarf u. U. einer übergeordneten neutralen Entscheidung durch Bevollmächtigte oder Vormundschaftsrichter. Grundsätzliches dazu s. DÄBl 1998; 95, 39: 1689.
Die Sterbehilfe durch **Unterlassung** betrifft die o. e. onkologischen Eingriffe und, vor allem, die Maßnahmen zur Aufrechterhaltung der vitalen Organfunktionen. Die **palliativen, rein symptomatischen lindernden und sedierenden Maßnahmen** sollten in jedem Fall weiterlaufen. Ebenso hat eine einfühlsame menschliche Zuwendung und Sterbebegleitung selbstverständlich zu sein.
Im Gegensatz zu der Sterbehilfe durch Unterlassung ist die **aktive Sterbehilfe** (z. B. durch Verabreichung letal wirkender Medikamente) auch bei entsprechendem Wunsch der Patientin nicht zulässig.

Hoffnung, Schmerzprägung und therapeutische Aktivität

Im vorliegenden Zusammenhang muß noch etwas zum Thema **Hoffnung** angesprochen werden. Es ist eine gesicherte Erfahrung, daß manche Kranke selbst bei evidenter Widersprüchlichkeit zur Wirklichkeit Hoffnung bewahren, Hoffnung verschiedenster Art. Sie hält den Menschen noch am Leben, erlaubt ihm in Grenzen Teilnahme an der Umwelt. Der Zusammenbruch erfolgt dann mitunter plötzlich und ohne Übergang, dem sanften Erlöschen einer eben noch brennenden Kerze vergleichbar.
Solche an sich unberechtigte, aber hilfreiche Hoffnung sucht, besonders bei verdrängendem Selbstbetrug, nach **Legitimation.** Und diese findet die Kranke **in jedem Therapieangebot,** auch dem nur noch symboli-

schen Tun. Umgekehrt wird jede, auch die durchaus begründbare Inaktivität oder erkennbare Resignation des Arztes zum Signal der Hoffnungslosigkeit; sie wird als Demonstration des Verlassenwerdens empfunden. Es folgt der Absturz in die Verzweiflung, in körperliche Qual und Selbstaufgabe.

Auch der **Schmerz** bedarf im Zusammenhang mit den Indikationen ärztlichen Handelns einer besonderen Erwähnung. Er ist, als persönliches Erlebnis, nur z.T. von *objektiven,* z.B. karzinombedingten Schmerzreizen abhängig. In die definitive *subjektive* Formung gehen assoziative Faktoren mit ein, Gedanken, die sich mit Anlaß und Folge des schmerzhaften Ereignisses beschäftigen. Den ersten oder den zunehmenden Schmerz interpretiert man – z.T. ganz zu Unrecht – als **Ausdruck des Leidensfortschrittes** und der Hoffnungslosigkeit. Tritt jetzt noch das Gefühl des »*Aufgegebenseins*« seitens des Arztes hinzu, folgen sachlich inadäquate Leidenssteigerungen. Umgekehrt können Zuwendung und Vermittlung von Geborgenheit und Zuversicht die emotionalen Schmerzsteigerungsfaktoren ausschalten oder mildern.

Für uns Behandelnde bedeutet das über Hoffnung und Schmerz Gesagte, daß wir unser hilfsbezogenes Bemühen bis zum Ende deutlich machen müssen, unabhängig von der Entscheidung zu aktivem Tun oder kausaler Inaktivität. Im Terminalstadium zählt nicht nur die objektivierbare »Wirksamkeit«, sondern auch (ggf. nur noch) das Mitmenschliche, der Beistand, dem Linderung, Nähe und Trost innewohnen.

Literatur

Aisner J et al. Steigerung des Appetits bei kachektischen Karzinompatienten durch Megestrolazetat. In: Megestrolacetat. Seeber S et al. Aktuelle Onkologie 44. München: Zuckschwerdt 1988.

Bender HG. Gynäkologische Onkologie. 2. Aufl. Stuttgart, New York: Thieme 1991.

Berger MR, Schmähl D. Sog. Alternativmethoden in der Krebstherapie. In: Allgemeine gynäkologische Onkologie. Schmidt-Matthiesen H. Bd 10. Klinik der Frauenheilkunde und Geburtshilfe. 3. Aufl. München: Urban & Schwarzenberg 1991.

Herzig EA. Betreuung Sterbender. 2. Aufl. Basel: Edition Roche 1979.

Hillemanns HG, Kluthe R. Betreuung im Finalstadium. In: Spezielle gynäkologische Onkologie. Schmidt-Matthiesen H. Bd 12. Klinik der Frauenheilkunde und Geburtshilfe. 2. Aufl. München: Urban & Schwarzenberg 1989.

Knuth A, Bernhard H et al. Megestrolacetat bei kachektischen Patienten mit gastrointestinalen Karzinomen. In: Hartenstein R, Tchekmedyian NS. Hormonbehandlung von Anorexie und Kachexie bei malignen Erkrankungen: Megestrolacetat. Aktuelle Onkologie 58. München: Zuckschwerdt 1990.

Ollenschläger G. Anorexie und Mangelernährung bei malignen Erkrankungen. In: Hormonbehandlung von Anorexie und Kachexie bei malignen Erkrankungen: Megestroacetat. Hartenstein R, Tchekmedyian NS. Aktuelle Onkologie 58. München: Zuckschwerdt 1990.

Robustelli della Cuna G, Nagel GA. High Dose Medroxyprogesteronacetat (MPA) in Advanced Breast Cancer. Aktuelle Onkologie 14. München: Zuckschwerdt 1984.

Schmidt CG, Schmidt-Matthiesen H. Medroxyprogesteronacetat (MPA) in der Onkologie. Stuttgart: Schattauer 1985.

Schmidt H, Bastert G. Besondere Probleme bei Tumorprogression und im Terminalstadium. In: Spezielle gynäkologische Onkologie II. Bastert G. Bd 12. Klinik der Frauenheilkunde und Geburtshilfe. 3. Aufl. München: Urban & Schwarzenberg 1996.

Schmidt-Matthiesen H. Umgang mit Krebskranken. In: Allgemeine gynäkologische Onkologie. Schmidt-Matthiesen H. Bd 10. Klinik der Frauenheilkunde und Geburtshilfe. 3. Aufl. München: Urban & Schwarzenberg 1991.

Schuth W, Hillemanns HG. Umgang mit inkurablen Patientinnen und deren Angehörigen. In: Spezielle gynäkologische Onkologie. Schmidt-Matthiesen H. Bd 12. Klinik der Frauenheilkunde und Geburtshilfe. 2. Aufl. München: Urban & Schwarzenberg 1989.

Seeber S et al. Megestrolacetat. Aktuelle Onkologie 44. München: Zuckschwerdt 1988.

Stumpfe KD. Psychosomatische Auswirkungen des Glaubens und der Hoffnung. Dtsch Ärztebl 1981; 78: 1685–9 und 1738–44.

Tchekmedyian NS. Megestrolacetat bei Tumoranorexie und Gewichtsverlust. In: Hormonbehandlung von Anorexie und Kachexie bei malignen Erkrankungen: Megestrolacetat. Hartenstein R, Tchekmedyian NS. Aktuelle Onkologie 58. München: Zuckschwerdt 1990.

Wenderlein JM. Psychologische Führung der Krebskranken. In: Spezielle gynäkologische Onkologie. Schmidt-Matthiesen H. Bd 12. Klinik der Frauenheilkunde und Geburtshilfe. 2. Aufl. München: Urban & Schwarzenberg 1989.

16
Nachsorge

Umgang mit Krebskranken

Die ärztliche Betreuung von Krebskranken verlangt eine besonders **hohe Sachqualifikation.** Die individuellen Tumorkonstellationen müssen korrekt erkannt werden und die für diesen Fall zur Verfügung stehenden therapeutischen Möglichkeiten bekannt sein.

Doch dies genügt nicht. Wenn man die akute oder latente Angst der Krebskranken bedenkt, die körperlichen und psychischen Krankheits- und Therapiefolgen (s.o.), ferner die oft extreme Verunsicherung sowie die häufige Isolation und soziale Bedrängnis, dann wird deutlich, daß die Betreuenden vor allem auch der **Einfühlungsfähigkeit** bedürfen, der Behutsamkeit und des Wissens um die Folgen jedes unbedachten Wortes. Dies alles setzt innere Bereitschaft voraus, Engagement, mitmenschliche Zuwendung. Doch selbst diese Eigenschaften sind nicht immer imstande, optimales Verhalten zu garantieren; auch die Unterschiedlichkeit in Verfassung und Reaktion der Kranken muß bedacht werden. Sie reicht von »nicht wahrhaben« über Zorn, Depression bis hin zu Hinnahme und Bejahung der Realität. Es gibt leider keinen Standard im menschlichen Umgang.

Das Wichtigste ist die Schaffung eines **Vertrauensverhältnisses** zwischen der Patientin und den Betreuenden. Dieses resultiert vor allem aus der Aufrichtigkeit der letzteren und ihrer Bereitschaft, **zuhören** zu können und die Kranke **verstehen** zu wollen. Dies muß bereits bei der ersten Konsultation deutlich werden. Vertrauen setzt auch voraus, daß sich die Patientin jederzeit auf die **ärztliche Hilfe** verlassen kann. Der Satz »ich bin immer für Sie da...« darf keine Floskel sein. Dies gilt ebenso für die Ansprechbarkeit bei Sorgen wie für aktives therapeutisches Handeln.

Ein **schonender Umgang mit der Diagnose** »Malignität« ist oft schwierig. Der Umfang der Information muß soweit gehen, daß die Kranke imstande ist, Notwendigkeit und Ausmaß der ihr vorgeschlagenen Maßnahmen zu verstehen und sich entscheiden zu können.

In Gesprächen ist das Betonen aller vorliegenden **positiven Fakten** besonders wichtig. Dies kann im gegebenen Fall die tatsächliche Heilbarkeit oder zumindest relativ günstige Perspektiven betreffen (Organerhaltung, wenig Nebenwirkungen, Erhaltung der Leistungsfähigkeit usw.).

In **prognostisch ungünstigen Fällen** können, je nach Persönlichkeit der Kranken, Aufrichtigkeit und wahrhaftige Information wegen denkbarer nachteiliger Wirkungen problematisch werden und eine gewisse **Zurückhaltung** rechtfertigen (nicht jedoch die bewußte Fehlinformation; s. S. 195).

Negative Informationen sollten zumindest, wenn irgend möglich, relativiert oder mit gewissen, meist irgendwie vorhandenen Aspekten der Hoffnung oder des Trostes verbunden werden: Dies kann sich auf eine in Aussicht gestellte Symptomdämpfung (z.B. Schmerzmilderung) beziehen oder eine Lebensverlängerung betreffen. Zu sagen, »wir können nichts mehr tun...« mag objektiv und aus onkologischer Sicht richtig sein, menschlich-ärztlich ist es falsch. Mit dem Verzicht auf jegliche weitere Maßnahme würden wir die Kranken demonstrativ aufgeben und ihre **Selbstaufgabe** bewirken, die ihrerseits erfahrungsgemäß eine Symptomenverstärkung zur Folge hat, von der seelischen Not ganz zu schweigen.

Bei einer **Malignomprogredienz** bzw. **Metastasierung** wurde die Therapiewahl längere Zeit ausschließlich von der statistischen Erreichbarkeit objektiver **Remissionen** bestimmt. Dies bedeutete meist die Wahl aggressiver Methoden. Die subjektiven Auswirkungen wurden oft mißachtet. »Salus aegroti« ist aber nicht nur organisch zu verstehen, sondern muß das gesamte **Befinden** umfassen. Heute wird man z.B. einen No-change-Effekt bei zufriedenstellender Lebensqualität u.U. höher einstufen als eine nur unter schweren subjektiven Belastungen erreichte (und ohnehin nur zeitbegrenzte) Remission. Es gilt also sorgsam abzuwägen, ob man der Krebskranken mit moderaten Therapien nicht besser hilft als mit aggressiven Maßnahmen. Auch diese Einschätzung verlangt neben Sachkunde Einfühlung, ein **Begreifen der Lebensinhalte** und der inneren und äußeren Bedürfnisse der Kranken, setzt also menschliche Kontakte und Geduld voraus. Man hüte sich vor konkreten Voraussagen hinsichtlich der zu erwartenden **Überlebenszeit.** Die Irrtumswahrscheinlichkeit ist zu groß.

Ziele der Nachsorge

Die Ziele der Nachsorge, d.h. der Kontrolluntersuchungen und Beratungen nach klinischer Therapie, sind vielfältig:
- Menschliche Betreuung. Induzierung von Zuversicht. Beratung bei psychosexuellen Problemen.
- Laufende Beratung über Rehabilitationshilfen und –maßnahmen.
- Erkennung und Behandlung von Therapie- bzw. Krankheitsfolgen.
- Erkennung und Behandlung von Rezidiven bzw. Progression.
- Vorsorge hinsichtlich anderer Krebskrankheiten.

Dies alles setzt ein erhebliches Engagement des Betreuenden und den Einsatz umfangreicher Untersuchungsmethoden voraus. Schließlich muß seitens der Patientin eine gewisse Regelmäßigkeit der Kontrollen akzeptiert werden.
Die Betreuung muß von Sachkunde und von menschlicher Zuwendung getragen sein (s.o.).

Durchführender Arzt

Wer soll nun diese Untersuchungen vornehmen? Diesbezüglich wird oft vom »Arzt des Vertrauens« gesprochen. So gut dies klingt und bei vordergründiger Betrachtung auch der Patientin angemessen scheint, so wenig ist mit diesem Begriff konkret anzufangen. Es sollte ein Arzt sein, der nicht nur das **Vertrauen** der Patientin genießt, sondern der auch die notwendigen **Fachkenntnisse** und optimale **Untersuchungsmöglichkeiten** hat. Damit scheidet der Arzt für Allgemein-

medizin, der Hausarzt, häufig aus; zumindest müßten Gynäkologe bzw. Klinik hinzugezogen werden. Generell möchte man sagen, daß die Kontrolle der **Low-risk-Fälle** beim niedergelassenen Frauenarzt liegen kann, während die **High-risk-Fälle** von letzterem *und* der Klinik betreut werden sollten, in einer individuell abgesprochenen Weise. Es ist selbstverständlich, daß dabei der Hausarzt nicht ignoriert, sondern durch laufende Sachinformation und evtl. Rücksprachen miteinbezogen werden sollte.

Ärztlicherseits zu erwartende Krankheitsfolgen

Die Krebserkrankung hat naturgemäß einen
- **psychischen Insult**
zur Folge. Dieser ergibt sich zwangsläufig aus dem Bewußtsein der Erkrankung und ihrer Folgen. Dabei sind verschiedene Gesichtspunkte erkennbar, die im Einzelfall verschiedenes Gewicht haben und die für einen Großteil der Kranken zu einer als »schwer« bezeichneten Belastung werden (s. Tab. 16-1). Diese betrifft:

- **Lebensbedrohung**
  Je nach objektivem Schweregrad der Krankheit (oft auch ganz unabhängig und unangemessen), Informationsart und -grad, Alter, Persönlichkeitsstruktur, Einsichtsvermögen und bewußter suggestiver Beeinflussung durch Arzt und Umwelt finden sich alle denkbaren Reaktionen, von völliger Verzweiflung und psychischer Lähmung oder Selbstaufgabe bis zu zuversichtlicher Hoffnung (s. Tab. 16-1).

- **Bewußtsein verminderter Leistungsfähigkeit**
  Die Feststellung einiger Patientinnen, daß ihre Leistungsfähigkeit vorübergehend oder gar für immer eingeschränkt ist bzw. bleibt, führt zwangsläufig zu Rückwirkungen auf die psychische Verfassung. Ein Teil depressiver Verstimmungen ist so zu erklären, besonders bei Müttern mit jüngeren Kindern sowie Erwerbstätigen, die existentielle Not befürchten.

- **Leiden am Organverlust bzw. Funktionsausfall**
  Das Faktum körperlicher Unversehrtheit im sexuellen Bereich im weitesten Sinne ist von erheblicher Relevanz für die Frau. Als Arzt hat man den mit der Therapie verbundenen Organverlust nicht nur funktionell-biologisch zu sehen, sondern ihn nach dem Ausmaß der von der Patientin empfundenen *existentiellen Beeinträchtigung* zu werten. Diese Wertung ist vom Alter und von der Art des betroffenen Organs abhängig.

Beim **Zervixkarzinom** summieren sich ggf. psychische Auswirkungen des Verlustes des Uterus, die (auch vom Partner geteilte) irrtümliche Angst der Krebsansteckungsgefahr und die lokalen Auswirkungen der Therapie.

Der Organverlust wird vor allem von Jüngeren als äußerst schwerwiegend empfunden. Man muß sich die Bedeutung klarmachen, die dem Uterus von den Frauen (und ihren Partnern) beigemessen wird. Als spezifisch weibliches Erfolgsorgan (Schwangerschaftsempfänger, -träger, Geburtsorgan) ist er wesentlicher Teil des weiblichen Selbstwertgefühls. Er beinhaltet, generativ verstanden, potentielle Unsterblichkeit, indem er die Vergänglichkeit des einzelnen in der Fortpflanzungsfunktion aufzuheben scheint. Der Uterusverlust wird von manchen Frauen als *Verlust ihrer sexuellen Identität* gewertet, als gleichbedeutend mit dem Verlust der sexuellen Erlebnisfähigkeit. In anderen Fällen ist es der Partner, der seine Frau nicht mehr als »sexuell vollwertig« betrachtet und es sie auch fühlen läßt!

Die **Ablatio mammae** hat besonders schwerwiegende Folgen für das weibliche Identitätsbewußtsein, das Gefühl der Unversehrtheit und die sexuelle Unbeschwertheit (als Voraussetzung für eine ungestörte Erlebnisfähigkeit). Man wird dies Problem, wenigstens partiell, durchaus getrennt von der existentiellen Bedrohung durch das Karzinom betrachten müssen. Die Brust wird traditionell und gegenwärtig ganz besonders als Symbol der Weiblichkeit, als Identitätsmerkmal und sexuelles Reizorgan angesehen und der Verlust entsprechend als *Gefährdung erotischer Bindungen*, als *Minderung des Selbstwertgefühls* erlebt, ganz abgesehen von rein ästhetischen Aspekten. Die tägliche Sichtbarkeit des Verlustes (im Gegensatz zur Uterusentfernung) macht die Verarbeitung fast unmöglich.

- **Angst vor Störung der Vita sexualis**

  Das Problem ist sehr komplex und bedarf auf jeden Fall spezieller Berücksichtigung im Gespräch mit der Patientin. Im einzelnen sind zu bedenken:

Ggf.: Objektive Veränderungen an Vulva und Vagina Beim Vulvakarzinom führt die Therapie zumeist zu erheblichen **Deformierungen,** die normale Kohabitationen unmöglich machen können. Diese Tatsache fällt nur selten ins Gewicht, da die Betroffenen meist im 7. bis 9. Lebensjahrzehnt stehen.

Beim Vaginalkarzinom führt die Radiumbehandlung meist zur **Verklebung** des Lumens. Gleiches gilt für das obere Scheidendrittel im Falle einer Radiumtherapie des Zervixkarzinoms. Schließlich führt eine operative Behandlung des letzteren zu einer echten **Verkürzung** der Vagina, die aber meist keine Probleme schafft oder mit der Zeit schwindet (Dehnung!).

Im Zusammenhang mit der Strahlentherapie im Bereich des kleinen Beckens kann eine verminderte Durchfeuchtung von Vulva und Vagina resultieren, die zur **Dyspareunie** führt. Hier ist eine lokale Östrogentherapie oder eine Gel-Verwendung aussichtsreich.

Tab. 16-1 Psychische Belastungsart und Häufigkeit bei Krebskranken mit Ovarialkarzinomen. (Nur Erfassung mittelstarker bzw. starker Ausprägung.) Erwartungen der Patientinnen. Verhalten.

Belastungen	
Angst vor Krebsanzeichen	50%
Angst vor frühem Tod	42%
Angst vor Hilflosigkeit	42%
Anspannung, Nervosität, Depression	63%
Druck durch körperliche Symptome	38%
Sexuelles Interesse ↓	47%
Leistungsfähigkeit ↓	46%
Ausdauer ↓	57%
Schlafstörungen	42%
Grübeln, Niedergeschlagenheit	36%
Partnerprobleme	28%
Isolierung	8–22%

Erwartungen der Frauen	
Ärztliche Betreuung	100%
Körperlich-seelische Stabilisierung	100%
Ablenkung	90%
Information, Aufklärung	87%
Gruppengespräche	82%
Lebensveränderung	82%

Die Bewältigung der Krebs- und -folgeängste wird auf sehr verschiedenen Wegen versucht:
- Ablenkung und Selbstaufbau
- Bagatellisieren und Wunschdenken (Selbsttäuschung)
- Sinnsuche (auch in der Religiosität)
- Aktivität

Dem steht das negative Verhalten gegenüber:
- Depression, Hadern, Teilnahmslosigkeit, Selbstmitleid, Resignation und Selbstaufgabe

Ggf.: Ausfall der Ovarialhormone
Libido und Orgasmusfähigkeit sind keineswegs der Östrogenbildung proportional. Durch den Ausfall der Ovarialhormone muß es also nicht automatisch zur Einschränkung sexueller Erlebnisfähigkeit kommen. Andere Faktoren sind ebenso bedeutsam (s. u.). Der Östrogenmangel kann allerdings zu Trockenheit und Vulnerabilität der Vagina bzw. zur Kolpitisanfälligkeit führen und dadurch eine Dyspareunie bewirken.

Psychosexuelle Auswirkung der Krankheit
Auf die verschiedenen Gesichtspunkte wurde schon hingewiesen. Es sind: Psychosexuelle Hemmung als Teilsymptom einer **allgemeinen Lähmung** der Persönlichkeit und Vitalität, wie man ihr unter dem Eindruck scheinbarer oder wirklicher Lebensbedrohung häufiger begegnet.

Ferner: **Psychosexuelle Hemmungen** als Ausdruck eines Selbstwertverlustes im spezifisch weiblichen Bereich, einer Identitätskrise, wobei eine unzureichende ärztliche Information, Überbewertung oder Fehlinterpretation eines Organverlustes sowie manche Befürchtungen die Hauptrolle spielen: z.B. als Partnerin »uninteressant« bzw. nicht »vollwertig« zu sein. Bedauerlicherweise werden solche Vorstellungen oft erst durch Äußerungen oder unangemessenes Verhalten des Partners induziert.
Schließlich resultiert aus der o. g. Konstellation und dem Wissen um die therapeutische Alteration des Genitalbereiches eine **Erwartungsangst** vor möglichen Störungen der Sexualfunktion und sexuellen Erlebnisfähigkeit.

- **Tatsächliche Auswirkungen im sexuellen Verhalten**
Bei **Zervixkarzinomkranken** läßt sich, soweit sie feste Partnerbeziehungen haben, folgendes ermitteln:
Die **Wiederaufnahme sexueller Beziehungen** erfolgt mit einer ganz unerwarteten Verzögerung: Diese beträgt nur bei ca. 15% bis zu 3 Monaten, bei 40–69% hingegen bis zu 6 Monaten und bei ca. 20% mehr als ein Jahr. Zirka 10% nehmen den Verkehr überhaupt nicht wieder auf (Alter?). Wenn auch die Zahlenangaben verschiedener Autoren z.T. erheblich divergieren, so stimmen sie doch alle im Grundsätzlichen überein: im Tatbestand der ganz erheblichen Verzögerung. Diese wirkt naturgemäß im Sinne eines Circulus vitiosus: Sie begünstigt eine schließlich irreversible Vaginalverkle-

bung nach gynäkologischer Strahlentherapie, Schrumpfungen, Elastizitätsverlust usw. und erhöht vielleicht die Erwartungsangst, die man ohnehin als Hauptmotiv ansehen möchte.
Die **Häufigkeit** sexueller Beziehungen war, nach gewisser Übergangszeit, bei ca. 40% wieder wie früher, bei den übrigen reduziert.
Die **Libido** scheint, bei Ermittlungen nach 2–5 Jahren, bei ca. 50% reduziert zu sein, wobei man natürlich auch das zunehmende Alter mitberücksichtigen muß, das seinerseits eine Reduktion zur Folge haben dürfte. Eine völlig fehlende Libido wird doppelt so häufig wie vor der Therapie registriert. Angaben über einen generell fehlenden **Orgasmus** finden sich 5 Jahre nach Therapie etwa 2- bis 3mal so häufig wie vorher: bei ca. 20%.
Beschwerden beim Verkehr empfinden während der ersten Zeit etwa 40–50% (was z.T. angstbedingt sein könnte), später geht die Häufigkeit auf 8–15% zurück.
Nach **Ablatio** hat man bei 30–70% der Betroffenen eine Reduzierung ihrer sexuellen Erlebnisfähigkeit ermittelt. Diese Folgen sind offenbar schon als Erwartung, ja als fälschliche Überzeugung vorfixiert. Manche Frauen scheinen die Tatsache der bösartigen Erkrankung leichter zu verarbeiten als die Ablatio, was Rückschlüsse auf die Einschätzung des Brustverlustes durch die Betroffenen zuläßt. Es dauert ferner bei einem großen Teil bis zu 9–12 Monate, bevor wieder sexuelle Kontakte gesucht werden. Auch hieraus möchte man schließen, daß Erwartungsängste hinsichtlich des Versagens, des Reizverlustes dominieren und psychosexuelle Hemmungen, nicht aber organische Hindernisse entscheidend sind, wie man dies im Fall der Genitalkarzinome zunächst denken könnte. Alle Untersucher stimmen darin überein, daß die o. g. Störungen vornehmlich bei jenen Frauen auftreten, die schon vor der Erkrankung in einem **gestörten Partnerschaftsverhältnis** lebten oder die hinsichtlich ihrer Persönlichkeit anfällig sind: bei den Selbstunsicheren, Ängstlichen, Depressiven.

- **Verbesserung des Lebensgefühls**
In einigen Fällen (10–20%) resultiert bei »positiv« ausgerichteten Persönlichkeiten eine an sich nicht zu erwartende **Verbesserung des Befindens:** Teils durch eine Vertiefung, eine bewußtere Art des Lebens, teils durch größere Zuwendung seitens Partner, Familie oder Umwelt, mitunter durch neue Sinngebung.

Praktische Durchführung

Anamnese und Beratung in der Nachsorge

Sofern die Patientin nicht bereits in der Klinik ausführlich und so, wie es sein sollte (s. S. 193),
- **Informationen über ihre Erkrankung**

erhalten hat, muß dies zu Beginn einer Nachsorgebetreuung nachgeholt werden.

Einen hohen Stellenwert hat eine sorgfältig erhobene
- **Anamnese.**

Hier stehen **Beschwerden und Symptome** im Vordergrund, vor allem solche, die als individualspezifischer Hinweis auf einen ungünstigen Verlauf zu werten sind (Warnzeichen, s. Kap. 2 und Organkapitel). Hier muß gefragt werden (!), da den Patientinnen die Bedeutung mancher Beobachtungen unklar sein wird und sie diese irrtümlich für unwichtig halten. Auch die nachfolgend angesprochenen Themen sollten Beachtung finden.

- Die **Besprechung der sexuellen Sorgen** der Patientin gehört zur Nachsorgebetreuung hinzu. Es wäre wünschenswert, durch sachgerechte Information gewisse Erwartungsängste von vornherein abzubauen bzw. gar nicht erst entstehen zu lassen. Es ist ratsam, auch den **Partner** zu solchen Gesprächen hinzuzuziehen oder ihn speziell zu beraten. Oft führt erst das Fehlverhalten des Partners die Probleme herbei!
- Die Patientin muß über den Zeitpunkt informiert werden, zu dem sie **sexuellen Kontakt** wieder aufnehmen darf bzw. soll. Dies wird in der Regel etwa 6 Wochen p.op. sein bzw. ca. 4 Wochen nach Abschluß der Strahlentherapie.
- Bei **Dyspareunie** sollte man sorgsam nach möglichen organischen Ursachen oder Teilursachen fahnden. Bei Kolpitiden entsprechende Therapie, bei »Trockenheit« (auch dann, wenn man dies nicht unbedingt objektiviert) Rezeptur von Gleitmitteln.
- Mitunter sind vielfältige Beschwerden erst vor dem Hintergrund einer allgemein **depressiven Stimmungslage** entstanden. Hier können, neben symptomatischen Maßnahmen, Antidepressiva sehr wirksam helfen. Auch Selbsthilfegruppen sind zu berücksichtigen (Adressen s. S. 278 u. 283).

- Bei Mammakarzinomkranken sollte man die Möglichkeiten einer **Aufbauplastik** besprechen. Schon das Wissen um eine solche Möglichkeit hilft der Patientin mitunter über die erste Zeit hinweg.
- Bei Problemfällen sollte man eine **psychotherapeutische oder psychologische Betreuung** vermitteln.

Zu den sonstigen Themen des Gespräches gehören Informationen über die möglichen **Therapiefolgen,** über das Ausmaß der **Berufsbelastbarkeit, Kurmöglichkeiten** (s. S. 187 u. 270), **Warnzeichen** (Karzinome schlechthin; Rezidive), **Bezugsperson** für Sorgen (!) sowie über Sinn, Häufigkeit und Praktik der zukünftigen **Kontrolluntersuchungen.**

Kontrollintervalle

Man hat gegen die regelmäßigen Kontrolluntersuchungen, besonders die in kurzen Intervallen, den Einwand erhoben, sie würden die Patientin nur belasten, ohne ihr zu nutzen. Wenn man ein Rezidiv feststelle, sei es letzten Endes gleichgültig, wie groß es sei; die Maßnahmen seien ohnehin stereotyp. Dazu muß folgendes ausgeführt werden:

Häufige Kontrollen wirken auf jenen Teil der Patientinnen beruhigend, die versichert haben wollen, es sei »alles in Ordnung«. Ein anderer Teil wird mit Herannahen des Termins mehr und mehr verängstigt und belastet. Diese Frauen sehen in der Kurzfristigkeit der Kontrolle geradezu pauschal eine Bestätigung der Hoffnungslosigkeit. Man soll diesem Tatbestand dadurch Rechnung tragen, daß man die Intervalle **individuell** festlegt, in Anpassung an das **tatsächliche potentielle Risiko** sowie das Bedürfnis der Frau.

Ferner:

Das wichtigste Ziel der Nachsorge ist die **frühestmögliche Erkennung lokoregionärer Rezidive.** Diese allein würde die Möglichkeit einer Heilung implizieren. Das bedeutet nun einmal regelmäßige und anfangs, vor allem bei hohem Risiko, kurzfristige Kontrollen!

Beim kleinen **Vulvakarzinomrezidiv** sind fast immer kleine Eingriffe ausreichend, bei guter Prognose. Der verschleppte Fall (Übergang auf Rektum oder Vagina o. ä.) macht kurative Eingriffe oft unmöglich. – Das kleine **Korpuskarzinomrezidiv am Scheidenende** ist sowohl radiologisch als auch operativ therapierbar, das große würde u.U. eine große Operation wie die Exenteration notwendig machen oder unheilbar sein. – Das kleine **Lokalrezidiv des Zervixkarzinoms** ist z.T. heilbar, für das große, verschleppte, kommt vielleicht noch die Exenteration in Frage, wenn man nicht resigniert. – Die Früherkennung dieser Progredienz beim **Ovarialkarzinom** würde eine frühzeitige Therapieumstellung erlauben und u.U. einer weiteren, schließlich desolaten Streuung vorübergehend begegnen können. – Beim brusterhaltend operierten **Mammakarzinom** ist die frühe Erkennung eines **Lokalrezidivs** evident wichtig, um adäquat im Sinne einer »Heilung im 2. Anlauf« reagieren zu können. Dies kann sogar – eine sehr frühe Erkennung vorausgesetzt – eine nochmalige brusterhaltende Operation (mit interstitieller Bestrahlung) bedeuten.

Langfristig gesehen wird die **Wahl der Kontrollintervalle** von der Tatsache bestimmt, daß 70–80% der Rezidive innerhalb der ersten 2 Jahre nach der Primärtherapie auftreten. Danach sinkt das Risiko ganz erheblich. Abgesehen vom Mammakarzinom sind Rezidive bzw. Metastasen jenseits des 5. Jahres unwahrscheinlich.

Die **Kontrollintervalle** sind individuell festzulegen. Das Schema der Tab. 16-2 kann nur das Grundsätzliche andeuten. Eine **Variation der Basisintervalle** hat folgende Faktoren zu berücksichtigen:
- **Verlängerung:**
  - Low-risk-Fälle (Frühfälle bei konventionell-radikaler Therapie, besonders günstige histopathologische Konstellationen).

Tab. 16-2 Basisintervall t (in Monaten) für die Standarduntersuchung in Abhängigkeit vom Jahr nach Therapieabschluß und dem individuellen Risiko. Bei High-risk-Fällen gilt die erste Zahl, bei Frühfällen die dritte. Andere Standardempfehlungen raten sehr pauschal zu 3monatigen Kontrollen in den ersten 3 Jahren und halbjährlichen im 4. und 5. Jahr.

Jahr	Basisintervalle t (in Monaten)
1.	2 – **3** – 4
2.	3 – **4** – 5
3.	4 – **5** – 6
4.	5 – **6** – 7
5.	6* – **9** – (12)
6.–10.	6* – **9** – **12**

* Bei Mammakarzinomen und Vulvakarzinomen werden die Intervalle nach dem 5. Jahr nicht mehr verlängert, sondern bis zum 10. Jahr beibehalten.

- Eine Intervallverlängerung auf Wunsch der Patientin darf nie so weit gehen, daß das Risiko erhöht wird.
- **Verkürzung:**
  - High-risk-Fälle (ungünstige Stadien, histopathologische High-risk-Merkmale s. einschlägige Tabellen).
  - Zustand nach Therapiekomplikationen.
  - Unklare Befunde bei letzter Kontrolle, verdächtige Symptome.
  - Auch: Zustand nach reduzierter Therapie, bei Organerhaltung.
  - Bei besonderem Wunsch einer ängstlichen Patientin.

Ärztliche Fragestellungen

Die Fragestellungen der Nachsorgeuntersuchungen lauten:

Rezidivfreiheit? Rezidivverdacht? Metastasenhinweise?
Therapiefolgen (Operation, Bestrahlung, Zytostatika)?
Ergänzende Diagnostik nötig?
Therapeutische Maßnahmen nötig?
Sonstige Erkrankung (z.B. **Zweitkarzinom**)?
Psychosoziale oder psychosexuelle Probleme?

Untersuchungsstrategie

Das Gesamtkonzept beinhaltet die
- Standarduntersuchungen einfacher Art (s.u.), die regelmäßig in typischen Abständen (t, s. Tab. 16-2) erfolgen
sowie, in Abhängigkeit vom individuellen Risiko bzw. einer eventuellen, verdächtigen Symptomatik,
- ergänzende und meist aufwendige Spezialuntersuchungen (s. Tab. 16-3).

Eine besondere Gründlichkeit bei den Untersuchungen ist nicht nur sachlich notwendig, sondern wird auch die Patientinnen zusätzlich beruhigen.

Standardprogramm

Dieses umfaßt **Anamnese, Beratung, Gewichtskontrolle,** ggf. einfache individualspezifische Laboruntersuchungen sowie **karzinomspezifische klinische Untersuchungen,** soweit diese unter Praxisbedingungen durchführbar sind.

Diese Untersuchungen erlauben es zumeist, verdächtige Befunde bzw. Rezidive **im lokoregionären Bereich** zu erkennen und sie der klinischen Abklärung oder Therapie zuzuführen. Fernmetastasen sind diesen Untersuchungen weitgehend unzugänglich (Ausnahme ist der Pleuraerguß). Die Inhalte der Standarduntersuchung sind, in Abhängigkeit von der jeweiligen Tumorart, in den Tabellen 16-3 bis 16-8 zusammengestellt.

Ergänzungsuntersuchungen

Routinemäßige, aufwendige apparative oder labortechnische Ergänzungsuntersuchungen sind nur dann generell berechtigt, wenn sie die **Aufdeckung lokoregionärer Rezidive bzw. Progressionen** erkennen helfen (z.B. Harnwegkontrolle beim Zervixkarzinom, Sonographie beim Ovarialkarzinom; s. Tab. 16-3 – 8). Der früher übliche Langzeit-Routineeinsatz aufwendiger Methoden zum Zwecke einer **Fernmetastasen-Früherkennung** (Röntgen, Szintigraphie, CT, MRT) wird heute nicht mehr akzeptiert, da der therapeutisch-prognostische Nutzen einer frühzeitigen Erkennung von Metastasen (im Gegensatz zum loko-regionären Rezidiv) nicht evident ist. Die Grundlagenerkenntnis, daß der besondere Aufbau kleiner Krebsformationen (gute Vaskularisierung, hoher Anteil an teilungsaktiven Zellen) besonders günstige Voraussetzungen für eine effiziente Chemotherapie bietet, gilt wohl für die noch okkulten Streuherde – denen man deshalb mit der adjuvanten Chemotherapie zu begegnen sucht –, nicht aber für die mittels der derzeitigen Suchmethoden erfaßten, doch schon relativ großen Metastasen von 1 cm Durchmesser und mehr.

Der Einsatz der apparativen Suchmethoden ist deshalb nur dann indiziert, **wenn verdächtige, abklärungsbedürftige Symptome** auftreten (Knochenschmerzen, Husten usw.). Ihr Einsatz gehört somit zur differenzierten **Rückfalldiagnostik** und nicht mehr zur Nachsorge im engeren Sinne (s. Abschnitte »Rezidiv« in den Organkapiteln 3 bis 10).

Die Relevanz der verschiedenen Methoden für die Aufdeckung metastatischer Befunde muß bekannt sein und bei Indikationsstellung und Interpretation berücksichtigt werden. Dazu einige Basisinformationen:

Lungenmetastasen

Die einschlägige Suchmethode ist die **Röntgenaufnahme** in 2 Ebenen, ggf. ergänzt durch **Schichtauf-nahmen.** Man kann Rundherde, also solide Befunde aufdecken, eine Lymphangiosis carcinomatosa und naturgemäß auch Pleuraergüsse.

> Die Erfassung von **Rundherden** ist nicht a priori gleichbedeutend mit der Diagnose der Metastasierung.

Solitäre Rundherde sind (ohne Vorselektion Krebskranker) bei Frauen unter 50 Jahren nur in 30% maligne, bei den Älteren in bis zu 65%, worunter aber nur ca. 9% metastatischer Natur sind. Man muß also weiter abklären, wobei die **CT** die evtl. Gesamtzahl multipler Herde am zuverlässigsten darstellt und als Voraussetzung für die definitiv-invasive Diagnostik durch gezielte (teils umstrittene) **Punktion** bzw. Exstirpation anzusehen ist. Die Treffsicherheit der Punktion wird mit >90% angegeben.

Das **differentialdiagnostische Spektrum** ist groß. Man muß, in abfallender Häufigkeit, mit folgenden Kausalzusammenhängen rechnen: Bronchialkarzinome > Tbc u.a. entzündliche Erkrankungen > gutartige Tumoren (Hamartome, Adenome u.a.m.) > Verschiedenes > Metastasen.

Bevor man nach der suspekten Röntgendiagnostik weitere Maßnahmen der o.e. Art ergreift, ist eine **Antibiotikagabe** vorauszuschicken, die mitunter ein Schwinden der Veränderung herbeiführt und damit die Beurteilung erleichtert. Die Abklärung persistierender Befunde darf dann nicht aufgeschoben werden.

Pleurabefall

Ein beginnender Pleuraerguß läßt sich frühzeitig **sonographisch** fassen, bei Zunahme natürlich **röntgenologisch** und schließlich auch **perkutorisch** anläßlich einer Standarduntersuchung in der Praxis. Auch die Anamnese kann aufschlußreich sein.

Die Annahme »metastatischer Erguß« (Pleuritis carcinomatosa) muß **zytologisch** oder **bioptisch** gesichert werden, bevor man karzinomspezifische Konsequenzen zieht. Bei zytologisch »negativen« Befunden ist bei einer Patientin mit Mammakarzinom Skepsis angebracht; es muß in kurzen Intervallen weiter kontrolliert werden, besonders bei High-risk-Patientinnen, ferner sollte der Erguß auf CA 15-3 untersucht werden.

Knochenmetastasen

Bei metastasenverdächtigen **Symptomen bzw. Befunden** (ungewohnte, wechselnde »rheumatische« Knochenschmerzen, Hyperkalziämie, unklaren Markeranstiegen oder suspekten Laborwerten), also ad hoc ist eine **Knochenszintigraphie** als Suchmethode indiziert. Auch dann sind gewisse **Vorbehalte** angezeigt: Die Veränderungen können zwar z. T. als nichtkarzinomatös und degenerativ differenziert werden (>50%), es gibt jedoch auch eine Vielzahl von unklaren Konstellationen, besonders bei Älteren. Die Relation der – aus der Sicht der Metastasensuche – »**falsch positiven**« Befunde zu den »**richtig positiven**« wird beim Fehlen zusätzlicher Röntgenaufnahmen bzw. gezielter MRT-Aufnahmen mit 4:5 angegeben.

Für den Verzicht auf ein generelles, nur terminbestimmtes Knochenscreening sind Änderungen der therapeutischen Strategie mitbestimmend: Unter der Überzeugung, daß, von Ausnahmen abgesehen, die früh einsetzende und noch dazu aggressive Therapie keinen Überlebensvorteil bringt, wird die Lebensqualität (zu der auch die Befreiung von belastenden Therapien gehört) zu einem wichtigen Kriterium. So würde man bei verdächtigen Screening-Szintigraphien *symptomloser* Patientinnen zumeist keine unmittelbaren Konsequenzen ziehen.

Bei **auffälligen Szintigraphiebefunden** muß also meist wegen der Unspezifität zusätzlich eine Röntgendiagnostik, eine CT oder Kernspintomographie angeschlossen bzw., falls möglich, die Biopsie angestrebt werden.

Eine ausschließlich falldifferenzierte, symptom- bzw. verdachtsabhängige Indikationsstellung zur Szintigraphie beinhaltet neben der Schonung vieler ungefährdeter Frauen und Wirtschaftlichkeit – also günstigen Aspekten – allerdings ein **Risiko.** Es gibt, wenn auch extrem selten und unvorhersehbar, Einzelfälle mit asymptomatischen, dennoch gefährlichen Metastasen, die sich erst durch eine **Spontanfraktur** bemerkbar machen, und damit in einem therapeutisch nun wirklich desolaten Stadium. Man muß sich aber fragen, ob man diese seltenen Ereignisse als Rechtfertigung dafür benutzen darf (oder muß), eine Vielzahl von Frauen unnötig mit einer aufwendigen Diagnostik zu belasten. Dem Argument, eine »negative« Szintigraphie würde günstige **psychische Auswirkungen** haben – was natürlich stimmt –, muß man die beklemmende Verunsicherung all jener Frauen entgegenhalten, bei denen man einen abnormen, »aber wohl unspezifischen« Befund erhoben hat.

Die **Erfolgskontrolle** während einer Therapie bekannter Metastasen gehört nicht zum Thema der Standardnachsorge.

Lebermetastasen

Suchmethode der ersten Wahl ist die **Sonographie.** Man beachte, daß keineswegs jede fokale Veränderung karzinomatös ist. So findet man bereits im »Normalkollektiv« 5–10% noduläre Befunde, meist Hämangiome. Insgesamt muß man mit folgenden Veränderungen rechnen: Metastasen, Zysten, Hämangiome, Regeneratknoten, alte Abszesse, Adenome, fokalnoduläre Hyperplasien u. a. m. Die Metastasen sind von sehr unterschiedlicher Dichte und ab 1–1,5 cm Durchmesser mit etwa 92% Wahrscheinlichkeit nachweisbar. Zysten sind schon bei geringer Größe identifizierbar.

Wegen der **Unspezifität** des Sonogramms wird man im Zweifelsfall eine **CT** oder **MRT** (mit Kontrastmittelanwendung) oder bei Verdacht auf Hämangiom eine **Doppler-Sonographie** bzw. ein **Erythrozytenszintigramm** anschließen (Erfassungswahrscheinlichkeit 96%) und bei bleibendem Verdacht gezielt punktieren, laparoskopieren (Ergiebigkeit nur ca. 60%) oder laparotomieren.

ZNS-Metastasen

Beim Mammakarzinom sowie bei den Trophoblasttumoren finden sich nicht selten ZNS-Metastasen. Dennoch ist eine Schädel-CT bzw. -MRT nicht im Sinne eines Screenings zu rechtfertigen. In nahezu allen Fällen einer ZNS-Metastasierung lassen sich frühzeitig charakteristische Neusymptome nachweisen, die dann ihrerseits die Indikation zur **MRT** abgeben: Kopfschmerzen, Schwindel, Erbrechen, Halbseitensymptome, epileptischer Anfall, Desorientiertheit u. a. Änderungen der psychoneurologischen Befindlichkeit.

Begleitende Laboruntersuchungen konventioneller Art

In manchen Nachsorgeempfehlungen werden zahllose Untersuchungen aufgeführt. Man sollte dieses Übermaß unter dem Gesichtspunkt der Kosten-Nutzen-Relation kritisch betrachten und reduzieren. Es ist dabei auch folgendes zu bedenken: Die Streuung der Werte ist bei den meisten Laboruntersuchungen a priori groß. Ferner: Selbst starke Abweichungen können ganz unspezifisch sein. Schließlich wirken sich erneute Wachstumsprozesse – wenn überhaupt – erst relativ spät auf die konventionelle Laborpalette inkl. Marker (!) aus.

Abgesehen von besonderen individuellen Fragestellungen (z. B. bei Zytostatikatherapie, eingeschränkter Nierenfunktion, Stoffwechselerkrankungen usw.) sind bei unauffälligem Verlauf und Befund nur wenige

Untersuchungen als empfehlenswert und aufschlußreich anzusehen:

- Blutsenkung (cave: bei Anämie irreführend erhöht).
- Ggf. Marker, falls indiziert und Voraussetzungen erfüllt (s. S. 159).
- Kreatinin, falls progredienter Zustand.
- Alkalische Phosphatase und Serumkalzium, falls Knochenmetastasen denkbar sind.

Bei der Interpretation der BSG-Werte ist zu beachten, daß die Standardwerte bei Verwendung von
Kunststoffröhren höher liegen als bei den Glas-
röhren. Methodisch bedingte, erhöhte Befunde also
nicht überbewerten. Auch das verzögerte Aufziehen des Blutes hat steigernden Einfluß auf das Ergebnis.
Erhöhte Werte der alkalischen Phosphatase können
einerseits auf ausgedehnten Leberbefall hindeuten
(sofern ansonsten kein Anhalt für parenchymatös-
infektiöse Affektionen vorliegt; Anamnese!), andererseits auf die Möglichkeit einer Knochenmetastasie-
rung: Die höchsten Werte findet man bei *osteoplastischen* Metastasen (dabei Serumkalzium normal).
Osteolytische Metastasierungen gehen mehr mit ein-
drucksvoller Erhöhung des Serumkalziums einher,
bei nur gering oder mäßig erhöhter alkalischer Phosphatase.
Die übrigen Laboruntersuchungen sind höchstens
dann berechtigt, wenn sie wegen der bei älteren
Krebskranken häufigen Begleitkrankheiten Berücksichtigung verlangen. Dies hat mit tumorbezogener
Nachsorge aber strenggenommen nichts zu tun.

Tumorspezifische Programme

Die folgende Darstellung der Nachsorgedurchführung
betrifft ausschließlich das Vorgehen beim **rezidivfreien Kontrollfall.** Für alle Patientinnen, die unter
adjuvanter, kurativer oder palliativer Spezialbehand-
lung stehen, gelten spezielle, hier nicht zu berücksichtigende Strategien der Betreuung und Überwachung.
Ebenso läßt sich das Vorgehen bei verdächtigen Fällen
nicht standardisieren.
Die **Untersuchungsintervalle** sind konkret für die
ersten 3 Jahre angegeben. In den Folgejahren sind die
Abstände sinngemäß zu verlängern, sofern die Patientin auch weiterhin rezidivfrei ist (s. Tab. 13-2).
Jene **Untersuchungsmethoden,** die über das routinemäßige Gebotene hinausgehen und nur im Verdachts-
fall zwecks weiterer Abklärung indiziert sind, werden
in den folgenden Tabellen mit * markiert.

Vulvakarzinom

Einteilung in Risikogruppen

Low-risk-Fälle
- Kleine, gut differenzierte Vulvakarzinome, LK-
negativ (pN-), bei typischer, radikaler Therapie.

High-risk-Fälle
- Mittlere und große Karzinome (>3 cm ⌀) sowie
- alle pN+-Fälle.

Im 1.–3. Jahr wie *High-risk-Fälle* einbestellen:
- Eingeschränkt operierte kleine Karzinome und
- alle ausschließlich bestrahlten Fälle (LK-Status
unbekannt!).

Gefährdung – risikospezifische Untersuchungsmethoden und -intervalle

Die vom Vulvakarzinom ausgehende charakteristische
Gefährdung sowie die zur Erkennung der letzteren
geeigneten Untersuchungsmethoden und -intervalle
sind – nach Risiko differenziert – in der Tab. 16-3
zusammengestellt.

Standarduntersuchungsprogramm

- Zwischenanamnese (Symptome, Warnzeichen,
Konflikte, soz. Probleme.
- Gewichtsbestimmung.
- Blutsenkung (Absoluthöhe, Tendenz im Verlauf).
- Ggf. individualspezifische Laboruntersuchungen
(Marker s. S. 159).
- Karzinomspezifische klinische Untersuchung:
Inspektion äußerlich und Spekulum.
Ggf. Zytologie/Kolposkopie/Collins-Test.
Palpation vaginal, rektal, rektovaginal.
Palpation der inguinofemoralen Region.
Differenz der Beinumfänge?

Laufzeit des Nachsorgeprogramms

Da, vor allem bei eingeschränkter Operation (bzw.
Therapie), die Gefährdung der Patientinnen weiterhin
anhält und bei der bekannten Tendenz zur multizentrischen Entstehung auch eine neue Herdentwicklung
denkbar ist, sollten die Patientinnen **nie aus der
Intensivüberwachung entlassen** werden. De facto

Tab. 16-3 Nachsorgeprogramm beim Vulvakarzinom.

Gefährdung	Suchmethode	Intervall t (in Monaten) in den Jahren 1 / 2 / 3	
		high risk	low risk
Vulvovaginalbereich (Hauptrisiko)	Standarduntersuchung	2/3/4...	3/4/5...
Inguinofemoraler LK-Bereich – nach unvollst. Op. – nach reiner Radiatio – bei erwiesenem pN+	Standarduntersuchung ggf. Punktion*	s. o.	s. o.
Pelvine/paraaortale LK – bei positiver Leiste (Risiko dann 12–15%) – bei Ca.-Sitz im Klitorisbereich oder bei Übergang auf Vagina	CT*; MRT*	t × 4	–
Lymphabfluß der unteren Extremität (→Stauung)	Standarduntersuchung	s. o.	s. o.
Sehr selten und ohne praktische Bedeutung Pulmo, Knochen, Leber, ZNS	Rö.*, Szintigraphie*, US*, CT*, MRT*	nur bei einschlägigen Symptomen!	
Präventiv: Mammae	Standarduntersuchung Mammographie	1× jährlich s. S. 4	

* Nur bei spezieller Indikation.

geht diese Kontrolle aber in der typischen Vorsorgeuntersuchung auf, da aufwendige Methoden beim Vulvakarzinom langfristig ohnehin nicht zum Einsatz kommen.

Vaginalneoplasien

Die vornehmlich stadienspezifischen Risiken bestehen vornehmlich im **Lokalrezidiv** und einem evtl. Einwachsen in das **Parakolpium** (s. Kap. 4).

Die Kontrollen entsprechen bei *kranialem* Tumorsitz weitgehend dem Vorgehen beim Zervixkarzinom (Spekulum, Kolposkopie, Zytologie, ggf. transrektale Sonographie). Sorgsame Palpation. Bei *distalen* Tumoren Kontrollen wie beim Vulvakarzinom.

Zervixkarzinom

Einteilung in Risikogruppen

(s. Tab. 5-6)

Low-risk-Fälle
- Frühkarzinome bei konventioneller Therapie.
- Stadium I, pN- oder pN+ bei 1–2 pos. LK.

High-risk-Fälle
- Stadium II, III, IV.
- Alle Fälle mit mehr als 4–5 pos. LK.
Im 1.–3. Jahr wie High-risk-Fälle einbestellen:
- Alle reduziert behandelten Fälle (z.B. nur Konisation, TE; Verzicht auf Lymphonodektomie).
- Alle rein radiologisch behandelten Fälle des Stadiums Ib.

Gefährdung – risikospezifische Untersuchungsmethoden und -intervalle

Die vom Zervixkarzinom ausgehende Gefährdung von Strukturen und Organen sowie die zu deren Erkennung geeigneten Untersuchungsmethoden und -intervalle sind in Abb. 16-1 und in den Tab. 16-4 und 16-5 zusammengestellt.

Standarduntersuchungsprogramm

- Zwischenanamnese (Symptome, Warnzeichen, Konflikte, soz. Probleme).
- Gewichtsbestimmung.

- Blutsenkung (Absoluthöhe, Tendenz im Verlauf?).
- Urinuntersuchung (auch auf okkultes Blut).
- Ggf. individualspezifische Laboruntersuchungen.
- Marker (SSC-Marker bei Plattenepithel-Ca.; CA-125 bei Adeno-Ca.) nur bei gegebener Indikation (High-risk-Fall) und gegebenen Voraussetzungen (Methodenrelevanz, s. S. 159 und 161).
- Karzinomspezifische klinische Untersuchung: Inspektion äußerlich (Differenz Beinumfänge?). Spekulum, Zytologie (t × 2), Kolposkopie (t × 2). Palpation vaginal, rektal, rektovaginal; Virchow-LK.

Besonderheiten

Nach vorausgegangener Strahlentherapie ist auf die häufigen **Vaginalverklebungen** zu achten. Anfangs sind sie noch leicht digital zu sprengen. Sie sollten ggf. nach der Sprengung lokal mit Östrogenen behandelt und kurzfristig kontrolliert werden. Keine sexuelle Abstinenz empfehlen.

Es ist zu beachten, daß **Therapiefolgen** mitunter die gleichen Symptome und Befunde bieten wie **Karzinomrezidive** (s. Abb. 16-1 und Tab. 16-5), z.B. Blutungen. Sobald verdächtige Erscheinungen auftreten, sollte die Patientin deshalb zu der meist aufwendigen Abklärung in ein Schwerpunktkrankenhaus eingewiesen werden, am besten in jene Klinik, in der die Primärtherapie durchgeführt wurde. Eine deutliche Zunahme der **BSG** längere Zeit nach Therapieabschluß läßt auf einen Progreß oder, häufiger, auf eine Stauung in den Harnwegen schließen. Sonographie! Ggf. Infusionsurogramm veranlassen!

Ein deutlicher Anstieg eines vor der Therapie erhöhten und danach zunächst abgesunkenen **Markers** deutet mit

Tab.16-4 Nachsorgeprogramm bei Zervixkarzinomen. Die mit * markierten Methoden gehören nicht mehr zum Standardspektrum der Nachsorge.

Gefährdung	Suchmethode	Intervall t (in Monaten) in den Jahren 1 / 2 / 3	
		high risk	low risk
Vaginalende (n. Operation), Zervix und Vaginalgewölbe (n. Radiatio)	Standarduntersuchung Zytologie und Kolposkopie	2/3/4... t × 2	3/4/5 t × 2
Parametrien und Beckenwand – nach Radiatio – bei Stadium IIb/III – bei pN+ >4–5 LK	Standarduntersuchung ggf. US (transvaginal/ transrektal) CT* Kernspintomographie* Punktion*	s.o. Ende des 1. und 2. Jahres; sofort bei Verdacht nur bei spezieller Indikation, d.h. bei Verdacht	s.o. –
Blase/Rektum/Sigma (Einbruch/Strahlenreaktion)	Endoskopie	bei entspr. Symptomatik bei fortgeschrittenen Stadien	
Pelvine, LK, paraaortale LK	Rö einmalig, falls Lymphogramm vorliegt (Änderung der Speicherung?), CT (MRT)*	im 6.–8. Monat bei spezieller Indikation	
Ableitende Harnwege (Stauung)	US (routinemäßig) falls path.: Urogramm	6/9/12/–	6/12/–
Lunge (1,5% Stadium Ib; bei LK++ → max. 7%)	Rö-Diagnostik*	bei verdächtigen Symptomen und Befunden	
Leber (max. 1–1,5%)	US*	bei verdächtigen Symptomen und Befunden	
Knochen (bei LK++ max. 5%, sonst pauschal max. 2%)	Ganzkörperszintigraphie*	bei verdächtigen Symptomen und Befunden	
Präventiv: Mammae (Ca.-Risiko 3–5%!)	Standarduntersuchung Mammographie	1× jährlich s. S. 4	

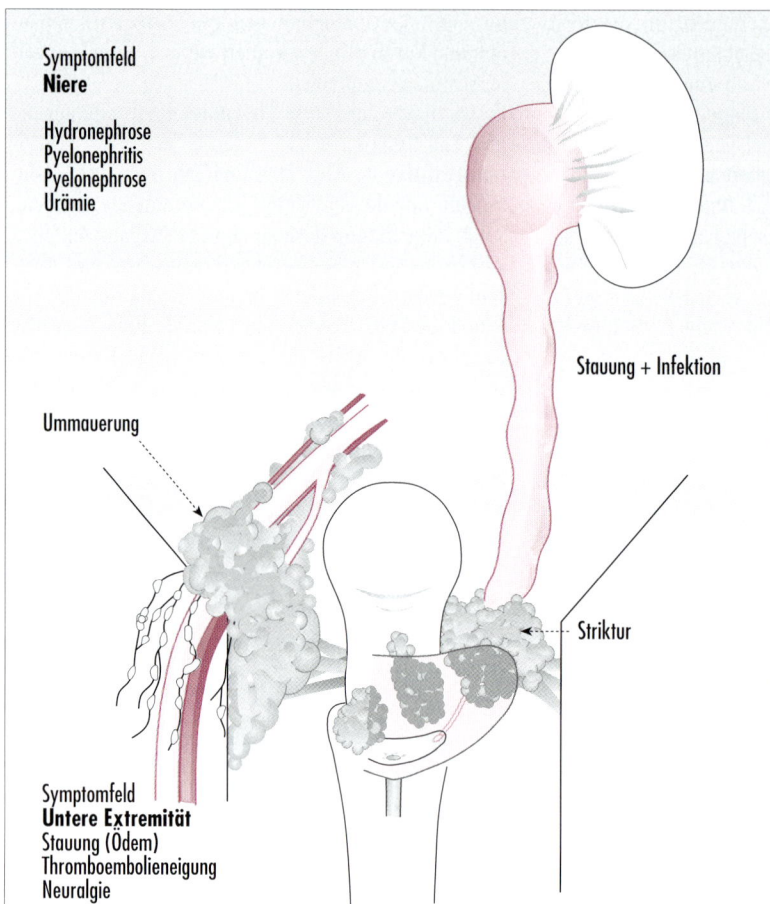

Symptomfeld
Niere

Hydronephrose
Pyelonephritis
Pyelonephrose
Urämie

Stauung + Infektion

Ummauerung

Striktur

Symptomfeld
Untere Extremität
Stauung (Ödem)
Thromboembolieneigung
Neuralgie

Abb. 16-1 Typische Komplikationsbereiche beim Zervixkarzinom (Beckenwand, Ureter) und ihre Symptome. Die Symptome können Ausdruck progredienten Wachstums oder durch die Therapie bedingt sein. (Aus: Schmidt-Matthiesen H. Gynäkologie und Geburtshilfe. 9. Aufl. Stuttgart: Schattauer 1998.)

ca. 90% Wahrscheinlichkeit auf einen Progreß hin. Dieser Hinweis geht der klinisch faßbaren Progredienz um etwa 1–6 Monate voraus. Die Rezidive treten vorwiegend in den ersten 2–3 Jahren nach der Therapie in Erscheinung. Nur 6–10% werden später manifest.

Als **Therapiefolgen** sind – in Abhängigkeit von Methode und Intensität – sehr unterschiedliche funktionelle, wie auch anatomisch manifeste Affektionen an den Harnwegen (Inkontinenz, Reizblase, Entleerungsstörung, Restharn; Abflußbehinderung) sowie, im Falle der Strahlentherapie, auch am Intestinaltrakt zu erwarten. Im gegebenen Fall sollten die entsprechenden Spezialisten eingeschaltet werden.

Ergänzungsuntersuchungen

Die je nach individueller Sachlage, Risiko und evtl. Symptomen anstehenden aufwendigeren Zusatzuntersuchungen sind in Tab. 16-4 aufgeführt.

Die **transvaginale oder transrektale Sonographie** ist geeignet, die Beurteilung suspekter Befunde im Parametrium bzw. an der Beckenwand zu bereichern. In Zweifelsfällen ist – klinisch – die **Punktion** indiziert. Mitunter kann bei individueller Indikationsstellung eine **CT oder MRT** eingesetzt werden. Es sei aber betont, daß diese Methoden im Fall der Parametriendiagnostik der Palpation unterlegen sind! Für die **Kontrolle der ableitenden Harnwege** ist vor allem die Frage der Abflußbehinderung bedeutsam (Therapiefolge/Karzinomwachstum). Als einfachste Methode kommt hier routinemäßig die Sonographie in Frage. Nur bei auffälligem Befund oder speziellen Fragestellungen ist die i. v. Urographie zu rechtfertigen.

Laufzeit des Nachsorgeprogramms

Der Verlauf ist beim Zervixkarzinom relativ gut und früh vorhersehbar. 85–90% der **Rezidive** treten im

Tab. 16-5 Die möglichen Folgen von operativer Therapie, Strahlentherapie und Karzinomprogredienz bzw. -rezidiv. Cave: Die kausal so unterschiedlichen Auswirkungen ähneln einander im Erscheinungsbild.

Operation	Strahlentherapie	Karzinomprogreß/-rezidiv
Vernarbungen, d.h. Verhärtungen im Beckenbindegewebe		
← Mehr diffus →		Zirkumskript, nodulär, fokal
Abflußbehinderung in den ableitenden Harnwegen		
Selten, meist nur passager, rückläufiger Verlauf	Nicht selten (Fibrose). Mit Latenzzeit und progredient.	Neu auftretend und progredient. BSG
Blutabgang aus Blase bzw. Rektum		
Keine	Strahlen-, Früh- oder Spätreaktion, auch noch nach Jahren	Rezidiv mit Einbruch in Blase oder Rektum
Lymphogene Schwellung der unteren Extremität (DD: Thrombose)		
Selten, aber möglich (Lymphonodektomiefolge)	Selten, aber möglich (LK-Fibrose)	Großes Beckenwandrezidiv mit Lymphbahnblockade
Fistelbildung an Harnwegen bzw. Rektum		
Direkt postop., oder nach 1–3 Wochen	Mit erheblicher Latenzzeit (Monate) als unerwünschte Strahlenfolge. Oder unter der Therapie im Falle primärer Mitbetroffenheit der o.e. Organe (Zerfall des Ca. sub rad.)	Jederzeit bei Progredienz unter Miteinbeziehung von Blase, Ureter, Rektum und Tumorzerfall

1. und 2. Jahr auf. Echte Spätrezidive sind extrem selten. Deshalb endet der Einsatz der typischen Nachsorge-Kontrollmethoden (inkl. der aufwendigen Maßnahmen) mit dem 5. Jahr, sofern der Verlauf bis zu dieser Zeit unauffällig war und es sich um einen Standardfall gehandelt hat. Anschließend wird das typische Vorsorgeprogramm wieder aufgenommen.

Endometriumkarzinom

Einteilung in Risikogruppen

(s. Tab. 6-3)

Low-risk-Fälle
- Stadium I und G-I-Typ (bzw. Progesteronrezeptor ++-+++) oder Adenokankroid; Infiltrationstiefe <5 mm bzw. <1/3 Wanddicke.

High-risk-Fälle
- Stadium II < III < IV.

- Infiltrationstiefe >5 mm bzw. >1/3–1/2 der Wanddicke.
- pN+-Fälle.
- Alle G-III-Fälle sowie Clear-cell-carcinomata oder adenosquamöse Karzinome.
- Alle ausschließlich radiologisch behandelten Fälle.

Gefährdung – risikospezifische Untersuchungsmethoden und -intervalle

Die vom Endometriumkarzinom ausgehenden **Gefahren** und die zu deren Erkennung geeigneten **Methoden** sind ebenso wie die empfehlenswerten Untersuchungsintervalle in der Tab. 16-6 zusammengestellt. Die Nachsorge unterscheidet sich nur geringfügig von den beim Zervixkarzinom beschriebenen Maßnahmen. Untersuchungsintervall und Standarduntersu-

Tab. 16-6 Nachsorgeprogramm bei Endometriumkarzinom.

Gefährdung	Suchmethode	Intervall t (in Monaten) in den Jahren 1 / 2 / 3	
		high risk	**low risk**
Typisch: Lokoregionär – Vaginalende (bis zu 30% der Rezidive!) – Urethralwulst (8–10% der Rezidive)	Standarduntersuchung Zusätzlich Zytologie Transvaginale bzw. transrektale Sonographie	2/3/4... t × 2 bei verdächtigem Befund	3/4/6... t × 2 bei verdächtigem Befund
Seltener: Inguinal-LK	Standarduntersuchung	s. o.	s. o.
Kleines Becken LK pelvin/paraaortal	Standarduntersuchung Bei unklarem Befund: – US (transvaginal/rektal) – CT/MRT CT	s. o. ad hoc bei spezieller Indikation bei spezieller Indikation	s. o. ad hoc bei spezieller Indikation bei spezieller Indikation
Harnwege, Stauung?	US (bei Stadium II routinemäßig) Falls path.: Urogramm	6/12/–/–	–
Intrakavitärrezidiv (bei Strahlentherapie) = Blutung, Größenzunahme des Uterus, Hämatometra	Standarduntersuchung US, Abrasio	bei spezieller Indikation	bei spezieller Indikation
Bei High-risk-Fällen: Lunge	Rö-Diagnostik	bei spezieller Indikation	bei spezieller Indikation
Knochen	Ganzkörperszintigraphie Rö-Diagnostik	nur bei Symptomen gezielt bzw. bei auffälligen Laborbefunden	
Leber	Alkalische Phosphatase US	bei path. Befund	
Präventiv: Mammae	Bei Standarduntersuchung Mammographie	– 1× jährlich – s. S. 4	

chungsprogramm sind identisch. Lediglich wird man zumeist auf die **Harnweguntersuchungen** verzichten können, sofern es sich um ein Stadium I handelt, bei dem die Mitnahme einer Scheidenmanschette unterblieb. Das **Fernmetastasenrisiko** von Leber, Lunge, Knochen und ZNS ist größer als beim Zervixkarzinom, speziell bei den High-risk-Fällen (s. Tab. 6-3).

Standarduntersuchungsprogramm

Dieses besteht aus:
- Zwischenanamnese (Symptome, Warnzeichen, Konflikte, soz. Probleme).
- Gewichtsbestimmung.
- Blutsenkung (Absoluthöhe, Tendenz im Verlauf?).
- Urinuntersuchung.
- Ggf. individualspezifische Laboruntersuchungen.
- Marker (CA 125, CEA) nur bei gegebener Indikation (high risk) und gegebenen Voraussetzungen (Relevanz der Methode, s. S. 159 u. 161).
- Karzinomspezifische klinische Untersuchungen: Spekulum; Zytologie (t × 2), Kolposkopie. Palpation inguinal (!), vaginal, rektal, rektovaginal. Lungenauskultation und -perkussion bei High-risk-Fällen.
Ggf. transvaginale/transrektale Sonographie.

Besonderheiten

Wichtig: Sofern **ausschließlich radiologisch behandelt** wurde und der Uterus zurückblieb, sollte nach ca. 3 Monaten abradiert werden. Sofern man noch karzinomatöses Gewebe findet, muß dann doch noch eine sekundäre Operation erwogen werden. Ferner ist auch später besonders auf eine evtl. Größenzunahme des Uterus zu achten: Rezidiv bzw. Hämato- oder Serometra! In diesem Kollektiv bereits bei geringster Auffälligkeit US-Untersuchung veranlassen und ggf. abradieren.

Ergänzungsuntersuchungen

Im Falle verdächtiger Symptome Einsatz einschlägiger Suchmethoden, s. Tab. 16-7.

Hormonale Substitutionstherapie

(s. S. 64)

Laufzeit des Nachsorgeprogramms

Bei der sehr guten Prognose der häufigsten Karzinome (Stadium I, G-I- und G-II-Typen) ist eine Fortsetzung des kompletten Programms nach Ablauf von 5 Jahren kaum zu rechtfertigen, sie würde die Patientinnen unnötig belasten. Statt dessen kommt die typische Vorsorgeuntersuchung wieder zu ihrem Recht. Abweichungen bedürfen einer speziellen Indikation, z.B. Zustand nach Rezidiv, reine Strahlentherapie, pN+-Konstellationen. Hier sind individuelle Programme zu entwickeln.

Ovarialkarzinom

Einteilung in Risikogruppen

(s. Tab. 7-6)

Low-risk-Fälle (mit Vorbehalt)
• Borderline-Tumoren.
• Stadium Ia, Ib bei günstigem Grading.

High-risk-Fälle
• Alle übrigen Fälle, besonders bei ungünstigem Grading.

Im 1.–3. Jahr werden *wie High-risk-Fälle* einbestellt:
• Alle eingeschränkt-organerhaltend operierten Fälle.

Gefährdung – risikospezifische Untersuchungsmethoden und -intervalle

Die vom Ovarialkarzinom ausgehende Gefährdung und die zu deren Erkennung geeigneten Methoden sind ebenso wie die zweckmäßigen individuellen Intervalle in Tab. 16-7 zusammengestellt.

Standarduntersuchungsprogramm

Es umfaßt:
• Zwischenanamnese (Symptome, Warnzeichen, Konflikte, soziale Probleme).
• Gewichtsbestimmung (Cave: Gewichtszunahme: evtl. Aszites!).
• Blutsenkung (Absoluthöhe, Tendenz im Verlauf).
• Urin.
• Ggf. individualspezifische Laboruntersuchungen. Transaminasen.
• Marker (CA 125, CEA) nur bei gegebener Indikation (high risk) und gegebenen Voraussetzungen (Methodenrelevanz, s. S. 159 und 161). Im 1. Jahr bei jeder Standarduntersuchung, im 2. Jahr evtl. nur noch bei jeder zweiten.
• Karzinomspezifische Untersuchungen:
  Inspektion äußerlich (Abdomen aufgetrieben, deformiert?).
  Spekulum (Zytologie t × 2–3).
  Palpation Abdomen (Resistenzen, Aszites?) und Leber.
  Palpation vaginal, rektal, rektovaginal.
  Perkussion Abdomen (Aszites?), Bauchumfang (Zunahme bei Aszites).
  Perkussion Lunge (Erguß?).
  Sonographie obligatorisch!

Die Sonographie des Abdomens sollte zur Routine gehören. Sie erlaubt belastungslos die Erkennung von Aszites (früher als Perkussion), neuen Absiedlungen, Restbefund-Größenzunahme und Lebermetastasen, falls diese größer als 1,5–2 cm Durchmesser sind. Auch die Reaktion auf therapeutische Maßnahmen bei gegebenem Tumorrest ist kontrollierbar.

Ergänzungsuntersuchungen

Bei **verdächtigen klinischen oder sonographischen Befunden** und/oder **zunehmenden Markerwerten** (Vorbehalte s. S. 159) – und nur dann – sind CT, MRT

Tab. 16-7 Nachsorgeprogramm bei Ovarialkarzinom.

Gefährdung	Suchmethode	Intervall t (in Monaten) in den Jahren 1 / 2 / 3	
		high risk	low risk
Progredienz im kleinen Becken	Standarduntersuchung US (routinemäßig)	2/3/3/... 2/3/3	3/4/5/... t × 2
Progredienz in Abdomen	Standarduntersuchung (unsicher!) US (routinemäßig) CT, MRT Immunszintigraphie	s.o. s.o. bei spezieller Indikation bei spezieller Indikation	s.o. s.o. bei spezieller Indikation bei spezieller Indikation
Aszites	Standarduntersuchung (Perkussion, Palpation) US (routinemäßig) ggf. Punktion/Zytologie	s.o. s.o.	s.o. s.o.
Leberbefall	Standarduntersuchung US (routinemäßig) CT	s.o. s.o. bei spezieller Indikation	s.o. s.o. bei spezieller Indikation
Ileus	Klinische Methoden		
Selten: Fernmetastasen Lunge/Pleura	Standarduntersuchung Rö-Diagnostik	bei verdächtigen Symptomen oder Befunden	
Knochen	Alkalische Phosphatase Serumkalzium Skelettszintigraphie (+ Rö-Diagnostik)	bei suspekten Beschwerden bzw. bei auffälligem Laborbefund	
Harnwege (Stau)	US (routinemäßig)	s.o.	s.o.
Präventiv: Mammae	Anläßlich Standarduntersuchung Mammographie	1 × jährlich s. S. 4	

oder Immunszintigraphie hinzuzuziehen, dies um so eher, je ungünstiger Stadium und Ausgangsbefunde gewesen sind.

Extraabdominale Streuungen sind relativ selten. Bei verdächtigen Symptomen oder Befunden entsprechende apparative Zusatzdiagnostik. Verdächtige klinische Hinweise werden nicht durch negative Markerbefunde gegenstandslos: Ein Progreß kann von Zellpopulationen ausgehen, die ein vom Primärtumor abweichendes Markerverhalten zeigen.

Ebenso sind negative CT- bzw. MRT-Befunde kein Beweis für Normalität. Herde werden erst von einer bestimmten Größe an (1–2 cm) erfaßt. Eine weit disseminierte, aber kleinknotige Aussaat kann also unentdeckt bleiben (Peritoneum, Netz). Hier gewinnen u. U. Marker sowie Immunszintigraphie besondere Bedeutung.

Laufzeit des Nachsorgeprogramms

Bei den primär gesichert radikal operierten Fällen und unauffälligem Verlauf endet die relativ aufwendige komplette Überwachung mit dem 5. Jahr. Alle Patientinnen, bei denen erst durch zusätzliche Maßnahmen (Chemotherapie, Radiatio, Nuklide) ein Ned-Zustand erreicht wurde oder die noch unter therapeutischen Maßnahmen stehen, müssen demgegenüber engmaschig nach individuellen Maßgaben weiter kontrolliert werden.

Mammakarzinom

Einteilung in Risikogruppen

(s. Tab. 11-6)

Low-risk-Fälle
- pT1N- (oder N+ bei 1–2 pos. LK) und Rezeptor +/+ bzw. günstiges Grading/günstiger Typ.

High-risk-Fälle
- pT2<3<4.
- Alle Fälle mit 3 und mehr pos. LK und/oder ungünstigem Grading bzw. negativen Rezeptoren bzw. mit Einbruch in Lymph- bzw. Blutgefäße.

In den Jahren 1–3 *wie High-risk-Fälle* zu betreuen:
- Alle eingeschränkt operierten, brusterhaltend operierten und nicht nachbestrahlten Fälle.

Die **Nachsorgebetreuung** kann bei den Fällen mit **günstiger Prognose** durchaus durch die niedergelassenen Fachärzte erfolgen. In diesen Fällen ist eine vollständige und umgehende Information des betreffenden Kollegen durch die Klinik selbstverständliche Voraussetzung für eine sachgerechte Weiterbetreuung. Die externen Fachkollegen sollten ihrerseits die Patientinnen bei den geringsten Verdachtsmomenten wieder der Klinik vorstellen. Alle Fälle mit einer vermutlich **schlechten Prognose** und bei denen eine zytostatische, adjuvante Therapie notwendig erscheint, sollten einer klinischen Nachsorge zugeführt werden.

Gefährdung – risikospezifische Untersuchungsmethoden und -intervalle

Da die Gefährdung ungeachtet der definierbaren Risikomerkmale (s. Tab. 16-8) nur begrenzt kalkulierbar ist, bleiben manche der »Empfehlungen« spekulativ und z.T. fragwürdig. Daraus erklärt sich auch die Uneinheitlichkeit der verschiedenen Konzepte.

Wie bei keinem der anderen, bisher besprochenen Tumoren ist beim Mammakarzinom in hohem Maße mit Fernmetastasen zu rechnen (ca. 50–60%). Damit gewinnen die diesbezüglichen Untersuchungen (s. Tab. 16-8) eine hohe Bedeutung. Dennoch sollte man sie nicht generell und stereotyp einsetzen, sondern nur bei **gegebenen Verdachtsmomenten** (Symptome, Befund) und unter **Berücksichtigung des vermutlichen individuellen Risikos.**

Gefährdet und metastatisch befallen sind in fallender Häufigkeit:
Skelettsystem, bes. Rippen, Becken, LWS, Femur (50%).
> Lunge, Pleura (30%).
> Lokoregionäre Bereiche, bes. Haut, LK.
> Leber (10%).
> Ovarien, ZNS u.a.

Jeder »Kreuzschmerz«, jede »Neuralgie« kann erstes Symptom von Knochenmetastasen sein, jede Dyspnoe, jeder »Husten« auf Lungenmetastasen hindeuten. Jede umschriebene Hautveränderung ist verdächtig. Hinter »entzündlichen«, ekzematösen Befunden verbergen sich oft metastatische Prozesse (Lymphangiosis carcinomatosa).

Standardprogramm

Es beinhaltet:
- Zwischenanamnese (Symptome, Warnzeichen, Konflikte, soziale Probleme).
- Gewichtsbestimmung.
- Blutsenkung (Absoluthöhe, Tendenz im Verlauf?).
- Ggf. – bei Symptomen o.a. Verdachtshinweisen – individualspezifische Laboruntersuchungen.
- Marker (CA 15-3, CEA) nur bei gegebener Indikation (high risk) und gegebenen Voraussetzungen (Methodenrelevanz, s. S. 159).
- Karzinomspezifische klinische Untersuchungen:
  Inspektion Thorax (Hautmetastasen, Lymphangiosis carcinomata?) sowie Mammae bzw. Restmamma und Arme.
  Palpation Thorax, Mammae/Mamma, Axillen, supraklavikuläre LK, Hals.
  Palpation Leber (wenig ergiebig).
  Perkussion Thorax (Pleuraerguß?), Klopfschmerz WS? Messung der Armumfänge.
- Sonographie der Axilla.
  Mittels der Sonographie lassen sich an zurückgelassenen LK mit großer Sicherheit metastatische Veränderungen erkennen. Auch die anschließende Biopsie sollte sonographisch geführt sein.
- Vaginale und transrektale Sonographie des Uterus bei Frauen, die langfristig Tamoxifen einnehmen.
- Mammographie.
  Nach brusterhaltender Operation in den ersten 3 Jahren halbjährlich, dann einjährig. Die kontralaterale Brust sollte einmal jährlich mammographiert werden.

Ergänzungsmethoden

Wegen des hohen Metastasierungsrisikos, speziell bei den High-risk-Fällen, gehörten beim Mammakarzinom **apparative Untersuchungen** bisher zum typischen Nachsorgeprogramm. Heute gilt dies nur noch für die **Mammographie** (s. Tab. 16-8) und, bedingt, für die **Sonographie der Axilla** und die **Marker** bei High-risk-Fällen.

Alle anderen Methoden, die der Aufdeckung von Fernmetastasen dienen (Rö, CT, MRT, Knochenszintigraphie und Laboruntersuchungen) sind nur dann indiziert, wenn **Verdachtshinweise auf Fernmetastasen** (Symptome, Befunde) gegeben sind (Consensus-Meeting 1998). Die Indikation ist allerdings um so eher zu stellen, je größer das prospektive individuelle Risiko ist (s. Tab. 11-6).

Armödem

Bezieht man die symptomfreien, nur durch Messung entdeckten Asymmetrien ein, kommt man zu einer

Häufigkeit von etwa 5–15%. Man unterscheidet je nach Umfangsdifferenz 4 **Grade:**
I: Differenz 1–2 cm
II: Differenz 2–6 cm
III: Differenz 6–10 cm
IV: Differenz mehr als 10 cm.

Der Umfangzunahme kann folgende **Ursache** zugrunde liegen:
- Lymphstau (meistens).
- Venöse Abflußstörung (Thrombose, Narbenfolge).
- Axilläres Rezidiv (!) mit Rückwirkung auf Lymphbahnen und Venen.

Die **Diagnostik** ist meist unergiebig, soweit es die nicht karzinomatöse Schwellung betrifft. Nur die letztere läßt sich durch Ultraschall, ggf. durch Punktion oder durch Eröffnung und Revision der Axilla meist

Tab. 16-8 Nachsorgeprogramm beim Mammakarzinom.

Gefährdung	Suchmethode	Intervall t (in Monaten) in den Jahren 1 / 2 / 3	
		high risk	low risk
Lokoregionär – nach Ablatio – nach brusterhaltender Therapie	Standarduntersuchung zusätzlich Mammographie	2/3/4…* 6/6/12…**	3/4/5…* 6/6/12…**
Axilla	Standarduntersuchung Sonographie bei High-risk- bzw. Fällen mit >3 pos. LK.	2/3/4	3/4/5
Kontralaterale Mamma Risiko 3(–10)%	Standarduntersuchung zusätzlich Mammographie	s.o. jährlich	s.o. jährlich
Armstauung	Standarduntersuchung ggf. Sonographie Axilla	s.o.	s.o.
Knochenbefall	Serumkalzium, alkalische Phosphatase Skelettszintigraphie (evtl. ergänzt durch Rö-Diagnostik)	bei verdächtigen Symptomen und Befunden	
Lunge, Pleura	Standarduntersuchung Rö-Diagnostik	bei verdächtigen Symptomen und Befunden	
Leber	Gamma-GT Alkalische Phosphatase US	bei verdächtigen Symptomen und Befunden	
ZNS	CT, besser: MRT	bei spezieller Indikation	
Präventiv: gyn. Bereich	Vorsorgeuntersuchung	jährlich	jährlich

* Nach Erreichen des 6monatigen Intervalls wird letzteres nicht mehr verlängert, sondern bleibt konstant; ausnahmsweise evtl. 9 Monate.
** Wegen der postoperativen und radiogenen Strukturveränderungen ist ca. 3 Monate nach Therapieabschluß eine »Basismammographie« für zukünftige Vergleichsuntersuchungen indiziert. Danach dann Kontrolle in den erwähnten Abständen.

leicht nachweisen. Mitunter bedarf es der CT, um nicht tastbare Herde zu erkennen.

In seltenen Fällen bringt die Phlebographie, verbunden mit vergleichenden Venendruckmessungen beider Arme (!), einen Hinweis auf mechanische Ursachen (Kompression, Vernarbung nach Operation bzw. Bestrahlung, Thrombose).

Hormonale Substitutionstherapie

(s. S. 146)

Laufzeit des Nachsorgeprogramms

Im Gegensatz zu den anderen Genitalkarzinomen sind **echte Spätrezidive und vor allem Fernmetastasen beim Mammakarzinom häufig.** Dies zwingt zu einer Fortsetzung des Nachsorgeprogramms inkl. der aufwendigen Fernmetastasensuche über das 5. Jahr hinaus, etwa bis zum 10. Jahr. Auch danach wird man bei diskreten Symptomen häufiger als sonst üblich an Metastasen denken und entsprechende Untersuchungen veranlassen müssen. Denn: Spätrezidive können auch noch nach dem 10. Jahr beobachtet werden (immerhin rund 6% der Fälle).

Konsequenzen aus der Nachsorgeuntersuchung

Falls keinerlei Besonderheiten festgestellt werden, wird die Patientin in betont zuversichtlicher Weise informiert, der **nächste Kontrolltermin** besprochen und möglichst auch schriftlich fixiert (Nachsorgepaß). Ergeben sich Auffälligkeiten, sei es karzinombezogen oder anderweitig, so werden die gebotenen Maßnahmen eingeleitet, z.B. zur klinischen **Abklärung verdächtiger Befunde,** für einen Kuraufenthalt, zur Rehabilitation usw.

Wurde die Nachsorgeuntersuchung in einer Klinik vorgenommen, so sollte der Hausarzt über das Ergebnis informiert werden. Umgekehrt wird die primär behandelnde Klinik für eine Nachricht des niedergelassenen Arztes dankbar sein, wenn dort kontrolliert wurde.

Man sollte keinem **Gespräch** ausweichen, in dem die Patientin persönliche Sorgen vorbringt, Zweifel, Fragen usw. Die psychosoziale Befindlichkeit der Kran-

ken kann in hohem Maße von dem Nachsorgearzt bestimmt bzw. beeinflußt werden.

Nachsorgekuren

Seitens der *gesetzlichen Krankenversicherung* wird den Krebskranken nach Abschluß der Erstbehandlung 3mal in jährlichen Abständen eine sog. **Festigungskur** gewährt. Auf Antrag und mit einer befürwortenden Stellungnahme eines Arztes können je nach Sachlage auch noch später weitere Kuren bewilligt werden. Die *Rentenversicherung* bietet ihren Mitgliedern ähnliche Möglichkeiten. *Beamtinnen* können mit einer Beihilfe zu einer Kur rechnen. In Sonderfällen kann bei *Nichtversicherten* der Landeswohlfahrtsverband einspringen.

Auch Kranke mit progredientem Tumorleiden können eine Kur bewilligt erhalten, sofern sie »kurfähig« und allein reisefähig sind.

Bei der **Indikationsstellung** (Antrag) ist zu bedenken, ob die jeweilige Patientin den Aufenthalt in einer krebsspezifischen Kuranstalt (»Nachsorgeklinik«) positiv empfindet (Solidarität, Aussprachen mit Betroffenen) oder nur mit neuen Ängsten konfrontiert wird (Rezidive usw.) und keinen Gewinn von der Kur hat.

Pauschal positiv möchte man einen sich an den Klinikaufenthalt anschließenden Kuraufenthalt im Sinne der **»Anschlußheilbehandlung«** (AHB) beurteilen, da er die Rekonvaleszenz fördert und den Übergang ins Privatleben erleichtert. Hier kann auch noch eine Fortsetzung medikamentöser, physikalischer und krankengymnastischer Therapie erfolgen.

Minderung der Erwerbsfähigkeit, Schwerbehindertenstatus

Falls nach dem Abschluß der Behandlung und der Zeit der Krankschreibung eine **Minderung der Erwerbsfähigkeit** anzunehmen ist, wird das Versorgungsamt für deren Festsetzung eingeschaltet. Falls die Minderung der Erwerbsfähigkeit 50% und mehr beträgt, wird auch der **»Schwerbehindertenstatus«** anerkannt und ein entsprechender Ausweis vom Sozialamt ausgestellt. Schwerbehindertenstatus bedeutet:

- Bevorzugte Arbeitsvermittlung,
- Kündigungsschutz,
- steuerliche Vergünstigung,
- Wohngeld,
- Urlaubsverlängerung,
- Freifahrscheine.

So positiv diese Vergünstigungen auch sind, so muß man doch auch die möglichen **psychisch negativen Auswirkungen** im Auge haben, indem der Kranken ihre Situation auch noch amtlich bescheinigt wird (Schwer-»Behinderter«). Dies sollte man vor allem bei Grenzfällen berücksichtigen.

Rehabilitationsmaßnahmen*

Beratungen über die den Krebskranken zustehenden Rehabilitationsmaßnahmen erteilen Krankenkassen, Arbeitsamt, BfA, LVA, Berufsgenossenschaften, Versorgungsamt, Sozialamt, Hauptfürsorgestellen und Behindertenorganisationen. Die Maßnahmen umfassen medizinische, gesundheitsfördernde Maßnahmen, Berufsförderung und ggf. sinnvolle Umschulung. Während dieser Zeit wird ein Übergangsgeld gezahlt. Von der Rentenversicherung werden Rehabilitationsleistungen erbracht, wenn die formalen Voraussetzungen erfüllt sind, die Betreffende noch nicht 65 Jahre ist und noch im Erwerbsleben steht. Die Behinderungen müssen durch gezielte Maßnahmen (bei denen auch Anschlußheilbehandlungen eingeschlossen sind) positiv beeinflußbar sein, also »mit überwiegender Aussicht auf Erfolg« eine spätere Erwerbsfähigkeit begünstigen.

Die Leistungen werden für die Dauer von einem Jahr angeboten, gerechnet vom Abschluß der operativen oder radiologischen Primärtherapie (weiterlaufende Chemotherapie wird nicht gerechnet). Die Zeit kann auf 2 Jahre verlängert werden, wenn sehr erhebliche krankheits- oder therapiebedingte Funktionsstörungen vorliegen.

Die stationären Leistungen werden in der Regel auf 3 Wochen begrenzt. Die Frist kann bei eindeutigem Bedarf im Sinne des Rehabilitationszieles aber auch verlängert werden.

Patientinnen mit Präkanzerosen bzw. einem Ca. in situ fallen nicht unter das Angebot.

Krankschreibung, Berentung

Nach klinischer Behandlung einer Krebskranken können, in Berücksichtigung der speziellen Gegebenheiten, folgende Maßnahmen erwogen werden:
- Krankschreibung,
- Rente auf Zeit,
- Dauerrente.

Krankschreibung

In der Regel sollte zunächst nur die Krankschreibung erfolgen. Ihre Dauer ist der vorausgegangenen Belastung und dem gegenwärtigen Zustand der Kranken anzupassen. Bei Operierten wird man ca. 6 Wochen, bei bestrahlten Patientinnen bis zu 8–10 Wochen rechtfertigen können. Das Krankengeld beläuft sich auf 80% des bisherigen Bruttoarbeitsentgelts (s. Tab. 16-9).

Krebserkrankung und Berentung*

Es dürfte sehr unzweckmäßig sein, schon bei Therapieabschluß Fragen der Berentung anzuschneiden. Ganz davon abgesehen, daß man diese zur Zeit kaum beurteilen kann, würde man damit indirekt eine Unheilbarkeit suggerieren, also zutiefst schaden.

Zu gegebener Zeit wird man die definitive **individuelle Konstellation** (Alter, Befindlichkeit, Beruf, Umfeld) zu analysieren und auf die offiziellen **Empfehlungen** abzustimmen suchen.

Die heutige Empfehlung geht nicht mehr von der statistisch denkbaren Gefährdung aus, sondern stellt ausschließlich die **Krankheitsauswirkung** auf die körperliche, geistige und seelische Leistungsfähigkeit (im Hinblick auf die Erwerbsfähigkeit) in den Mittelpunkt. Eine Diagnose allein, und sei sie auf längere Sicht von letaler Auswirkung, wird nicht automatisch als Beleg für eine momentane Leistungsminderung angesehen: Es zählt lediglich die **aktuelle, individuelle tatsächliche Leistungsreduzierung** durch

Tab. 16-9   Hilfen, bezogen auf RVO-Paragraphen und abhängig von individueller und versicherungsrechtlicher Konstellation.

- Krankengeld (18 Monate in 3 Jahren)
- Krankenhauspflege
- Stationäre Nachbehandlungen
- Anschlußheilbehandlung (AHB), 2–3 Wochen nach Abschluß stationärer Therapie beginnend
- Häusliche Krankenpflege
- Haushaltshilfe
- Prothetische Versorgung, Hilfsmittel
- Belastungserprobung, Arbeitstherapie
- Erwerbs- und Berufsunfähigkeitsrenten
- Schwerbehindertenhilfen und -vorteile
- Sozialhilfe

---

* Es ist denkbar, daß sich gegenwärtig Änderungen ergeben. Ggf. nachfragen.

krankheits- oder therapiebedingte Funktionseinschränkung.

Die definitive Leistungseinschränkung kann, wie gesagt, Tumor- oder Therapiefolge sein; sie kann sich auch aus dem Zusammenwirken des Geschwulstleidens mit anderen, nicht blastomatösen Krankheiten ergeben, d.h. im Sinne einer Summation.

Die Funktionseinschränkung kann vorübergehender Natur sein (Besserung ist zu erwarten) oder offensichtlich andauern bzw. noch zunehmen (höhere Stadien). Es ist also zu berücksichtigen, ob eine aussichtsreiche kurative Therapie oder nur eine palliative Behandlung erfolgte.

Ungeachtet der nunmehr sehr individuell auszurichtenden Beurteilung lassen sich dennoch einige grundsätzliche Gesichtspunkte andeuten:

> Grundsätzlich geht Rehabilitation vor Rente und Zeitrente vor Dauerrente. Zeitrente ist dann zu diskutieren, wenn eine momentane Leistungsminderung wahrscheinlich (!) in absehbarer Zeit behoben werden kann (nicht: sicher behoben sein wird).

Dazu einige Beispiele:

Eine **Präkanzerose** oder eine **frühinvasive Veränderung** wird sich – eine angemessene, d.h. eingeschränkte Therapie vorausgesetzt – kaum jemals im Sinne einer funktionellen Behinderung auswirken können. Hier würde lediglich eine Fall- und Therapieadaptierte Krankschreibung berechtigt sein. Auch Rehabilitationsmaßnahmen werden nicht zur Diskussion stehen. Auch **typisch operable Karzinomfälle** werden zumeist keine andauernde Funktionsminderung aufweisen.

Demgegenüber wird man bei einer hochdosierten, **ausgedehnten Strahlentherapie,** speziell des Abdomens, oder einer längeren **zytostatischen Anschlußbehandlung** schon eher mit einer gewichtigen Einschränkung der Leistungsfähigkeit rechnen können. Auch diese kann reversibel oder, je nach Krankheitsverlauf, irreversibel sein. Im ersteren Fall kämen Krankschreibung oder Berentung auf Zeit in Frage, im zweiten Fall die Dauerberentung.

Palliative Maßnahmen bei inkurablen Tumoren können ohne momentane Auswirkung auf die Leistungsfähigkeit sein; dann wäre, ungeachtet der schlechten Prognose, wenigstens zunächst eine Krankschreibung zu erwägen. Die Dauerrente bei einer noch leistungsfähigen Frau könnte negative psychologische Auswirkungen haben. Meist wird aber schon das Ausmaß der primären Belastung, dies vor dem Hintergrund der Unheilbarkeit, die Dauerberentung nahelegen.

Rezidive oder **Fernmetastasen** verlangen eine sehr individuelle Berücksichtigung. Eine Solitärmetastase kann u.U. durchaus ohne Leistungsminderung auf Dauer beseitigt und gegenstandslos werden; auch einzelne Hautmetastasen sind ohne Rückwirkung auf das Leistungsvermögen, sofern kleine Therapiemaßnahmen ausreichen (z.B. Exzision, Bestrahlung eines kleinen Feldes).

Leistungsfähigkeit, funktionelle Störung, Behinderung, »Schwäche« – all dies sind Begriffe, die in hohem Maße vom **Bewußtsein der Betroffenen** bestimmt und gewichtet werden. Es wird Patientinnen geben, die aufgrund ihrer Persönlichkeitsstruktur und Lebenssphäre schon geringe organisch-evidente Schäden zur Überzeugung der Arbeitsunfähigkeit transformieren oder die sich, in umgekehrter Weise, ungeachtet schwerer somatischer Krankheits- oder Therapiefolgen als leistungsfähig empfinden und auch so eingeschätzt werden wollen.

Dies alles macht deutlich, daß eine **schematische Einordnung des Einzelfalls nicht richtig** sein kann. Auch wenn man die statistischen 5-Jahres-Überlebenszeiten (früher) durch die individuell objektivierbaren somatischen Krankheitsauswirkungen ersetzt, bleibt ein großer Spielraum unterschiedlichen Betroffenseins bei gleicher somatischer Belastung. Hier ist eine einfühlsame Beurteilung erforderlich.

In Grenzfällen sind Persönlichkeitsstruktur, Bildung, Motivation, Alter und Beruf in positiver wie auch negativer Hinsicht mit zu berücksichtigen. Bei Persönlichkeiten mit starker Bindung an ihre berufliche Tätigkeit dürfte eine Berufsausübung, die dem Dasein einen Inhalt zu geben vermag, eher zur Überwindung des lähmenden Bewußtseins, krebskrank zu sein, beitragen als eine »großzügige« Berentung. Von der Berentung ist es manchmal nur ein kleiner Schritt zur Steigerung des Krankheitsgefühls und zur Selbstaufgabe.

Abgesehen von ganz eindeutigen Grenzfällen sollte man also zunächst krankschreiben und sowohl den Heilungsprozeß als auch die psychische Langzeitreaktion der Patientin, speziell ihre Einstellung zur Zukunft und zur Berufsausübung, beobachten, bevor man Endgültiges veranlaßt.

Formale Gesichtspunkte bei der Berentung

Erwerbsunfähigkeitsrenten stehen nur vor Beendigung des 65. Lebensjahres zur Disposition und sind formal an Anspruchsberechtigung gebunden. Ab 1.1. 2000 werden evtl. folgende Kriterien gelten:

Die Anerkennung einer medizinisch begründeten **vollen Erwerbsunfähigkeit** ist gegeben, wenn die Betroffene dauerhaft und regelmäßig nur bis zu 3 (2) Stunden täglich arbeiten und nur ein geringes Arbeitseinkommen erzielen kann. Die Rente hängt nur von dem **reduzierten Leistungsvermögen,** nicht aber von der Lage auf dem Arbeitsmarkt ab.

Eine **Zeitbegrenzung der Rente** muß von einem Gutachter vorgeschlagen werden. Voraussetzung ist, daß die Erwerbsunfähigkeit mit größter Wahrscheinlichkeit **innerhalb von 3 Jahren behoben** sein wird. Eine dauernde Erwerbsunfähigkeit aus psychologischen Gründen bewußt unrichtig als »zeitbegrenzt« zu deklarieren, z.B. um der Patientin die wirkliche Situation zu verschleiern, ist nicht zulässig.

Eine **halbe Erwerbsminderungsrente** steht an, wenn das Leistungsvermögen auf nicht absehbare Zeit so herabgesetzt ist, daß eine tägliche Tätigkeit auf dem allgemeinen Arbeitsmarkt nur im Umfang von 3–6 Stunden möglich ist.

Die Erwerbsminderungsrenten werden in der Regel als **Zeitrenten** für längstens 3 Jahre gewährt.

Wenn eine Rentenzuweisung vor dem 60. Lebensjahr erfolgt, wird ein Abschlag von 10,8% vorgenommen.

Ernährungsempfehlungen

Grundsätzlich und auch speziell **tumorpräventiv** ist folgende Kost zu empfehlen, wobei Hypothesen unberücksichtigt bleiben:

- Gemüse tgl. 200–300 g, Salate
- Verwendung pflanzlicher Fette, speziell ungesättigte (Keim- und Olivenöl)
- Vollkornkost
- Obst oder Obstsäfte
- Sojaprodukte
- Vitamine A, C, D, E; Folsäure; Karotine; Retinoide
- Kalzium
- Kohlenhydrate (mit Ballaststoffen) sollten etwa 30% der Kalorienzufuhr ausmachen
- Eiweiß mit hohem Glutaminanteil 20%
- Selengaben als Supportivmaßnahme (Cefasel, Selenase, Selenminerase, Selit, Seltrans u.a.). Wirksamkeit über das Immunsystem.

Da unter ständig erhöhtem Seleneinfluß stehende Personen eine erhöhte Melanomhäufigkeit zu haben scheinen, sollte jedoch von *unkontrollierter* Selenzufuhr b.a.W. Abstand genommen werden.

Als **schädlich,** auch im Sinne einer Karzinombegünstigung, sind anzusehen:

- Tierische Fette
- Fleisch
- Alkohol
- Rauchen

Literatur

Baum RP, Lorenz M, Senekowitsch R, Albrecht M, Hör G. Klinische Ergebnisse der Immunszintigraphie und Radioimmuntherapie. Nuklearmedizin 1987; 2: 2.

Biersack H, Kozak B, Winkler C, Hartlapp A. Skelettszintigraphie bei metastasierendem Mammakarzinom. Dtsch Med Wochenschr 1985; 109: 116.

Biersack HJ, Büll U. Bedeutung der Knochenszintigraphie für die Nachsorge. Dtsch Med Wochenschr 1986; 111: 1860.

Binder T, Swobodnik W. Sonographisch geführte Fein- und Grobnadelpunktion im abdominalen und retroperitonealen Raum. Dtsch Med Wochenschr 1988; 113: 43.

Brüggemann A et al. Sonographie der regionären Lymphknoten im Nachsorgeprogramm bei Mammakarzinompatienten. Tumordiagnostik und Therapie 1992; 13: 30.

Creutzig H. Bedeutung der Knochenszintigraphie für die Nachsorge des Mammakarzinoms. Dtsch Med Wochenschr 1986; 111: 1860.

Dellbrück H. Erkennung und Behandlung von Mammakarzinomrezidiven in der Tumornachsorge. Med Welt 1986; 37: 614.

Dimeo F et al. Körperliche Aktivität in der Rehabilitation von onkologischen Patienten. DÄBl 1999; 96: 945.

Fournier D v, Junkermann H. Grundlagen der Tumornachsorge. In: Allgemeine gynäkologische Onkologie I. Schmidt-Matthiesen H (Hrsg.). 3. Aufl. München: Urban & Schwarzenberg 1989.

Granitzka S, Siebert W. Plastische Operationen an der weiblichen Brust. Marseille, München 1994.

Hacker H, Heckemann R, Longwitz D. Methodenwahl bei der extragenitalen Metastasensuche. In: Allgemeine gynäkologische Onkologie. Schmidt-Matthiesen H (Hrsg.). Bd. 10. Klinik der Frauenheilkunde und Geburtshilfe. 3. Aufl. München: Urban & Schwarzenberg 1991.

Hamm B, Wolf KJ, Felix R. Kernspintomographische Diagnostik des Oberbauches. Dtsch Med Wschr 1987; 112: 1630.

Harrison PR et al. Chemopreventive and growth inhibitory effects of selenium. Biomed Environ Sci 1997; 10: 235.

Hölzel D, Thieme CH. Die Skelettszintigraphie in der Nachsorge des Mammakarzinoms. Dtsch Med Wochenschr 1986; 111: 1191.

Jungermann H et al. Rehabilitation und soziale Hilfe. In: Allgemeine gynäkologische Onkologie. Schmidt-Matthiesen H (Hrsg.). Bd. 10. Klinik der Frauenheilkunde und Geburtshilfe. 3. Aufl. München: Urban & Schwarzenberg 1991.

Kertzendorff D. Empfehlungen (der BfA) zur sozialmedizinischen Beurteilung von Versicherten mit bösartigen Geschwulstkrankheiten u.a. Dtsch Rentenversicherung 1982; 8/82.

Kleeberg UR. Nachsorge Krebskranker. InFoOnkologie 1999; 2: 81.

Koch U, Weis J. Krankheitsbewältigung bei Krebs. Stuttgart: Schattauer 1998.

Kruck P. Allgemeine Leitlinie der DKG zur onkologischen Rehabilitation. Forum DKG 1998; 13: 398.

Lauritzen CH. Altersgynäkologie. Stuttgart: Thieme 1996.

Lilly-Onkologie und DKFZ Heidelberg. Behandlungsmöglichkeiten bei Krebserkrankungen. Ratgeber für Patienten. Gladenbach: Kempkes 1997.

Naujoks H. Zytologische Untersuchungen und ihr Stellenwert. In: Allgemeine gynäkologische Onkologie. Schmidt-Matthiesen H (Hrsg.). Bd. 10. Klinik der Frauenheilkunde und Geburtshilfe. 3. Aufl. München: Urban & Schwarzenberg 1991.

Schmidt-Matthiesen H. Der Umgang mit Krebskranken. In: Allgemeine gynäkologische Onkologie. Schmidt-Matthiesen H (Hrsg.). Bd. 10. Klinik der Frauenheilkunde und Geburtshilfe. 3. Aufl. München: Urban & Schwarzenberg 1991.

Schmidt-Matthiesen H. Problematik und medizinische Notwendigkeit der Nachsorge in der gynäkologischen Onkologie. Gynäkologe 1989; 22: 9.

Schmidt-Matthiesen H et al. Methodeneinsatz bei der Abklärung pathologischer Resistenzen im Becken und Abdomen. In: Allgemeine gynäkologische Onkologie. Schmidt-Matthiesen H (Hrsg.). Bd. 10. Klinik der Frauenheilkunde und Geburtshilfe. 3. Aufl. München: Urban & Schwarzenberg 1991.

Schulz KH. Der Krebspatient in seiner Familie. Stuttgart: Schattauer 1997.

Schulz KH et al. Krebspatienten und ihre Familien. Stuttgart: Schattauer 1998.

Schuster R, Lenzhofer R, Pirich K, Dudzak R, Gabel F. Ist die routinemäßige Skelettszintigraphie in der Nachsorge des Mammakarzinoms gerechtfertigt? Dtsch Med Wschr 1984; 109: 1639.

Schuth W, Hillemanns HG. Umgang mit inkurablen Patientinnen und deren Angehörigen. In: Spezielle gynäkologische Onkologie. Schmidt-Matthiesen H (Hrsg.). Bd. 12. Klinik der Frauenheilkunde und Geburtshilfe. 2. Aufl. München: Urban & Schwarzenberg 1989.

Simon M. Mammakarzinompatientinnen: Wünsche an den Arzt. Med Welt 1988; 39: 91.

Tames H, Swoboda L. Der periphere Lungenrundherd. Dtsch Ärztebl 1988; 85: 554.

Umbach GE, Holzki C. Erfahrungen in der Nachsorge von Patientinnen mit Mammakarzinomen. Geburtshilfe Frauenheilkd 1988; 48: 285.

Verband dtsch. Rentenversicherungsträger. Sozialmedizinische Begutachtung. 5. Aufl. Stuttgart: Fischer 1995.

Wedler H. Das ärztliche Gespräch. Stuttgart: Schattauer 1998.

Wenderlein JM. Psychologische Führung der Krebskranken. In: Spezielle gynäkologische Onkologie. Schmidt-Matthiesen H (Hrsg.). Bd. 12. Klinik der Frauenheilkunde und Geburtshilfe. 2. Aufl. München: Urban & Schwarzenberg 1989.

Ziegler K et al. Krankheitsverarbeitung bei Tumorpatienten. Stuttgart: Enke 1990.

17

Anhang

17.1 Prätherapeutische Aufklärung

Generelle Anforderungen ohne spezielle Berücksichtigung der Krebserkrankung

Die Information einer zur Operation anstehenden Patientin über Art der Krankheit, Behandlungsbedürftigkeit, Behandlungsmöglichkeit und operative Therapie ist eine ärztlich-menschliche Selbstverständlichkeit. Darüber hinaus ist sie aber auch von ganz erheblicher strafrechtlicher und zivilrechtlicher Relevanz.

> Jeder diagnostische oder therapeutische Eingriff stellt strafrechtlich vom Tatbestand her eine Körperverletzung dar und ist nur dann zulässig, wenn er mit **Einwilligung** des Patienten erfolgt. Diese Einwilligung ist aber nur dann rechtswirksam, wenn die Patientin vorher »**ausreichend**« **aufgeklärt** worden ist.

Der Begriff »ausreichend« ist leider problematisch, da es keine klar definierten Rechtsnormen gibt, sondern der juristischen Interpretation eine gewisse Unschärfe anhaftet.

Die Aufklärung, die sich u. a. dem Intellekt und der Einsichtsfähigkeit der Patientin anpassen muß, hat zunächst die

- **Begründung** und die **Art des Eingriffs** zum Gegenstand sowie, im gegebenen Fall,
- mögliche **Alternativen** des operativen Vorgehens.

Neben der Erörterung des an sich vorgesehenen Eingriffs ist auch stets die Möglichkeit anzusprechen, daß sich während der Operation die Notwendigkeit einer

- **Ausweitung des Eingriffs**

ergeben kann. Die ggf. von der Patientin ausdrücklich gezogenen Grenzen des operativ Zulässigen (z. B. »die Eierstöcke müssen aber zurückbleiben«) sind durchzusprechen und ggf. schriftlich zu registrieren.

> Von den präoperativ abgesprochenen Einschränkungen sind lediglich jene Ausweitungen der Operation ausgenommen, die aus **vitaler, unvorhersehbarer Indikation** umgehend nötig sind und nicht später, nach einem erneuten Gespräch p. op. nachgeholt werden können.

Ferner sind die mit dem vorgesehenen Eingriff verbundenen

- **Komplikationsmöglichkeiten** sowie die
- **Folgen des Eingriffs**

zu besprechen, wenn der Eintritt solcher schädlicher Nebenwirkungen nicht außerhalb aller Wahrscheinlichkeit liegt. Dabei kann man sich nicht auf irgendwelche Statistiken beziehen, sondern muß die im eigenen Hause bzw. in der eigenen Praxis gemachten Erfahrungen zugrunde legen. So muß z. B. ein unter erschwerten Bedingungen arbeitender Belegarzt die Grenze des »Wahrscheinlichen« u. U. anders ziehen als ein Operateur, der unter den personellen und räumlichen Gegebenheiten einer großen Spezialklinik arbeitet. Es geht also um eine **Risikobewertung im Hinblick auf die ganz konkreten Gegebenheiten von Patient, Arzt und Krankenhaus.**

Bei der Aufklärung sind auch

- **individuelle Besonderheiten** der Patientin

in Rechnung zu stellen: Es kann sein, daß für manche Menschen bestimmte Komplikationen besonders relevant sind und ihre Kenntnis den Kranken u. U. von einer Operation zurücktreten lassen.

Die Besprechung sollte, pauschal gesagt, alles ansprechen, was für die Entscheidung (= Zustimmung) der Patientin den gegebenen Umständen nach wesentlich sein kann.

Die Information **muß um so umfangreicher sein, je weniger dringlich der Eingriff** ist. Im Falle akuter Lebensgefahr wird man geringere Ansprüche an die Aufklärung stellen.
Geht man davon aus, daß eine Karzinomerkrankung eine lebensbedrohliche Erkrankung ist, so möchte man daraus auf eine Reduzierbarkeit der Aufklärung schließen. Dies mißachtet aber den Tatbestand, daß die Gefahr *nicht akut* ist und daß gerade bei den einschlägigen Eingriffen nicht gerade geringe Komplikationsmöglichkeiten gegeben sind. Man sollte sich deshalb auch zu einer ausführlichen **Diskussion von alternativen Therapieformen** bereitfinden.

Ungeachtet dieser Hinweise wird es immer schwierig sein, den **Umfang der notwendigen Information,** besonders hinsichtlich der Komplikationen, richtig einzuschätzen.

Zum Abschluß der Besprechung ist die Patientin ausdrücklich zu fragen, ob ihr **Informationsbedürfnis befriedigt** ist. Eine Bejahung ist auch juristisch relevant.

Es ist eine wesentliche Voraussetzung für die juristische Wertigkeit einer Zustimmung, daß die Patientin imstande ist, die Aufklärung überhaupt zu verstehen und die Auswirkung einer gegebenen Einwilligung beurteilen zu können.

Die Zustimmung (einschließlich einer schriftlichen Erklärung) einer Patientin, die bereits unter einer Prämedikation steht, kann nicht rechtsverbindlich sein.

Bei einer **Zustimmungsverweigerung** für eine ärztlicherseits absolut notwendige Maßnahme seitens der aufgeklärten (!) Patientin muß der Arzt diese Entscheidung akzeptieren, auch wenn sie ihm falsch, ja tödlich erscheint. Er wird sein weiteres Bemühen um Einsicht aber aktenkundig bzw. dafür Zeugen namhaft machen müssen, um sich vor späteren Vorwürfen mit Rechtsfolgen abzusichern.
Tritt im Zusammenhang mit einem diagnostischen oder therapeutischen Eingriff ein Schaden auf, so kann dieser, auch bei absolut korrektem ärztlichen Handeln, juristische Folgen haben, wenn die Aufklärung unvoll-

ständig war und die Patientin behauptet, daß sie die Einwilligung zum Eingriff bei korrekter Aufklärung nicht gegeben hätte. Das **Ausmaß der wirklich erfolgten Aufklärung** kann also u.U. gerichtlich zur Diskussion gestellt werden. In diesem Zusammenhang ist zu berücksichtigen, daß die **Rückerinnerung** von Patientinnen in bezug auf eine frühere Information oder ein informatives Gespräch erschreckend unvollständig ist. Nur etwa 10% der nach 6-8 Monaten befragten Personen konnten sich noch an die Diskussion bestimmter Komplikationen erinnern.

Dies macht es erforderlich, ein informierendes Gespräch nicht nur zu führen, sondern es auch, einschließlich seines Inhaltes, in großen Zügen schriftlich zu fixieren und **aktenkundig** zu machen.

Damit berührt man auch das Problem der **schriftlichen Einwilligung.** Hier sind gewisse Vorbehalte nötig:
Ein **pauschal gehaltener Einwilligungsrevers,** den man der Patientin einfach zur Unterschrift vorlegt, ist in dem zur Diskussion stehenden Zusammenhang juristisch absolut irrelevant. Etwas anders sind jene Druckschriften zu werten, die **auf den speziellen Eingriff bezogen** sind und dessen Ziel, Durchführung und Gefahren schildern (Diomed-Verlag, Nürnberg). Diese Merkblätter können aber – dies sei ausdrücklich betont – das Informationsgespräch als solches nicht ersetzen, es jedoch sinnvoll vorbereiten, und, bei entsprechender Gestaltung, abschließend als Beleg für die erfolgte Aufklärung und Zustimmung dienen, nämlich dann, wenn der fall- und operationsbezogene Revers z.B. mit folgender Passage schließt: »Durch die obige Vorinformation und das anschließende Gespräch mit Herrn/Frau Dr. ... ist meinem Informationsbedürfnis Rechnung getragen worden. Ich stimme dem oben beschriebenen Eingriff ohne bzw. mit folgendem Vorbehalt zu und **verzichte auf weitere Informationen.«**
Zusätzlich kann man die Besprechung mit der Patientin sowie den Inhalt derselben auch noch im Krankenblatt oder Operationsbericht stichwortartig aktenkundig machen, so daß der Nachweis der geführten Besprechung in doppelter Weise möglich ist.
Das hier beschriebene Vorgehen ist vermutlich das sicherste, um den späteren Vorwurf einer mangelnden Aufklärung entkräften zu können. Hinsichtlich der **Anästhesie** ist festzustellen, daß der Anästhesist kraft der verantwortlichen Stellung im ärztlichen Team eine eigene Aufklärungspflicht über Art, Anwendung, Begleiterscheinungen und spezifische Risiken der Anästhesie wahrnehmen muß.

Die früher nahezu ausschließlich auf **Operationen** bezogenen Anforderungen an eine vorausgehende Aufklärung werden mehr und mehr auf alle möglichen Maßnahmen übertragen, was ganz besonders auch für eine

- **Zytostatikatherapie** und andere
- **mit möglichen Komplikationen oder Folgen verbundene medikamentöse Therapien** sowie
- **Bestrahlungen**

zutrifft. Im Prinzip gelten dafür die gleichen Modalitäten wie oben für die Operationsvorbesprechung beschrieben, also Information über die Notwendigkeit, die Wirkungen, Erfolge, Komplikationen bzw. Folgen sowie mögliche Alternativen.

Spezielle Gegebenheiten bei Krebskranken

Das gesamte Problem der präoperativen Information beinhaltet ein gewisses Dilemma: Einerseits muß die Patientin so weit **informiert** werden, daß sie die Therapie versteht, ihre Risiken begreift und in die Behandlung einwilligt, andererseits soll sie durch die Information **nicht psychisch traumatisiert** werden und dadurch belastet in die Therapie hineingehen. Hier sind echte Konflikte denkbar und kaum lösbar, vor allem bei Krebskranken.

Für solche Sonderfälle hat die Rechtsprechung gewisse **Einschränkungen des Informationszwangs** akzeptiert: Nämlich dann – und nur dann –, wenn bei kritischer Einschätzung der Persönlichkeit des Kranken und seiner Lebensumstände im Einzelfall damit zu rechnen ist, daß die Eröffnung über die wahre Natur des Leidens »zu einer ernsten und nicht behebbaren Gesundheitsschädigung« führen wird.

Mitunter wird aber selbst hier eine abgeschwächte Teilinformation trotz aller Bedenken unumgänglich sein, wenn man nur so den Patienten zur Zustimmung zu einer notwendigen und noch aussichtsreichen Therapie bewegen kann.

Generell ist festzustellen, daß der mögliche **Schaden eines ausführlichen Informationsgesprächs** im psychischen Bereich um so größer sein wird, je eiliger, flüchtiger und unpersönlicher die Information gegeben wird. Informieren und zugleich Zuversicht vermitteln kann nur jener Arzt, der sich in die Situation des Patienten einzufühlen weiß, das therapeutische, d.h. heilen wollende Anliegen deutlich machen kann und der sich dabei Zeit nimmt.

Modalitäten üblichen Vorgehens

Bei erwiesener maligner Erkrankung gibt es drei gebräuchliche Wege der Information:

- **Die Kranke wird bewußt im unklaren gelassen und mit einer unrichtigen Pseudodiagnose »beruhigt«.**

Oder:

- **Der Kranken wird eine Halbwahrheit mitgeteilt,** z. B. es handele sich um ein »Vorstadium«, und man müsse dies und jenes tun, »damit es nichts Ernstes wird«... Hier bleibt, trotz äußerer Beruhigung, die latente Sorge, die Ungewißheit, der Zweifel an der richtigen ärztlichen Therapie und Information. Die tägliche Erfahrung zeigt, daß die Patientinnen doch »irgendwie«, dann aber unkontrolliert, zur richtigen Diagnose gelangen und dabei mitunter Vorstellungen entwickeln, die mit der Wirklichkeit in keinem richtigen Verhältnis stehen (z.B.: »Ich bin unheilbar krank...«). Allen korrigierenden Äußerungen des Arztes wird nunmehr kein Glauben mehr geschenkt, da er ja »vorher auch nicht die Wahrheit gesagt hat...«.

Aus juristischer Betrachtung sind die geschilderten Verhaltensweisen nur zulässig, wenn die korrekte Information eine nachhaltige Schädigung des Kranken zur Folge haben würde.

Schließlich der korrekte Weg:

- **Man sagt die Wahrheit,**

behutsam, zur angemessenen Zeit und in individuell gebotener begrenzter oder ausführlicher Art. Die Information ist naturgemäß leichter, wenn *Heilungsmöglichkeiten* bestehen, die Patientin eine ausgeglichene, stabile Persönlichkeit ist und der Arzt die Heilbarkeit überzeugend darstellen kann. Bei *schlechter oder gar hoffnungsloser Prognose* ist »Aufklärung« überhaupt nicht mehr standardisierbar, keineswegs darf man sie »aufdrängen« und dann die unvorbereitete Patientin ihren Ängsten überlassen.

Das entscheidende Problem der wahrheitsgemäßen Information liegt in der richtigen Beurteilung der Patientin hinsichtlich ihrer vermutlichen Reaktion. Hier wird vom Arzt ein Höchstmaß an Einfühlungsfähigkeit und psychologischem Verständnis benötigt, verbunden mit Lebenserfahrung und Reife. Zur Problematik s. auch S. 164. Die Formulierung von »Richtlinien« kann dem Arzt niemals die in jedem Einzelfall zu treffende Entscheidung abnehmen. Es ist unverkennbar, daß sich in den letzten 2 Jahrzehnten ein Auffassungs- und Verhaltenswandel vollzogen hat: Man tendiert – nicht nur aus forensischer Nötigung – immer mehr zur **zutreffenden Information.** Man erwartet davon folgende **positive Auswirkungen:**

Die Patientin kann ihr weiteres Leben der Sachlage entsprechend einrichten, Schwerpunktverlagerungen vornehmen, Sorgepflichten realisieren usw. Für viele ist, richtige ärztliche Führung vorausgesetzt, der anfängliche Schock schließlich zu überwinden. Hoffnung und Zuversicht treten an seine Stelle, häufig mit einer Vertiefung des Lebensgefühls verbunden. Einen haltlosen Zusammenbruch wird man demgegenüber bei selektiver Information kaum erleben (s. S. 169).

Die **Glaubwürdigkeit des Arztes** bleibt bewahrt und damit die wichtigste Voraussetzung für das Vertrauensverhältnis. Die **Therapiebereitschaft der Patientin** wird anders sein als diejenige der Fehlinformierten, die sich naturgemäß gegen die ihr unnotwendig erscheinenden Eingriffe wehrt.

Man hofft, daß die informierte Patientin alle therapeutischen Maßnahmen auf sich nimmt, von denen sie Heilung erhoffen kann. Dies sieht man als Voraussetzung für eine optimale Therapieplanung an, da auch der Einsatz von Methoden möglich erscheint, die mit Nebenwirkungen belastet sind.

Diese positiv-optimistischen ärztlichen Erwartungen treffen sicherlich nur für einen Teil der Patientinnen zu, andere werden überfordert und eher zur Selbstaufgabe und zur inneren Lähmung neigen.

Wer soll informieren? Naturgemäß jener Arzt, der die Therapieverantwortung trägt und bereit ist, sie mit all ihren menschlichen und ärztlichen Belastungen auf sich zu nehmen, ggf. bis zum Terminalstadium. Ein Arzt, der die Patientin nach der »Aufklärung« über ihren Zustand aufgeben bzw. abgeben will, sollte das menschlich verbindliche, informierende Gespräch

besser unterlassen: Ein solches Vorgehen wäre geeignet, die sich selbst überlassene (»verlassene«) Patientin in Hoffnungslosigkeit zu stürzen.

Eine **Information der Angehörigen** ist, streng genommen, nur dann zulässig, wenn die Patientin damit einverstanden ist. Auch die Inhalte der Information müßten abgesprochen sein. Ausnahmen scheinen nur dann gegeben, wenn die Kranke nicht mehr entscheidungsfähig ist oder ihr Ableben bevorsteht, ohne daß sie dies konkret weiß (– nicht wissen will oder nicht wissen darf).

Literatur

Atzinger A. Reflexionen über die Rolle der Therapeuten und Helfer. Frauenarzt 1991; 32: 301.

Eibach H. Vermittlung von Diagnose und Prognose. Forum DKG 1997; 12: 128.

Hess H. Juristische Aspekte der Aufklärung Krebskranker. Therapiewoche 1977; 27: 8108.

Nagel GA. Begriff und Ursache der Überbehandlung in der Onkologie. Mitt Dtsch Krebsges 1988; 2: 4.

Reiter-Theil ST. Aufklärung in der Onkologie am Beispiel des Therapieverzichts und der Sterbehilfe. Forum DKG 1997; 12: 131.

Schmidt-Matthiesen H. Der Umgang mit Krebskranken. In: Allgemeine gynäkologische Onkologie. Schmidt-Matthiesen H (Hrsg.). Bd 10. Klinik der Frauenheilkunde und Geburtshilfe. 3. Aufl. München: Urban & Schwarzenberg 1991.

Spann W, Penning R. Präoperative Aufklärung aus der Sicht der Rechtsmedizin. In: Gynäkologische Operationen. Zander J, Graeff H. 3. Aufl. Berlin, Heidelberg: Springer 1991.

Wenderlein JM. Psychologische Führung der Krebskranken. In: Spezielle gynäkologische Onkologie. Schmidt-Matthiesen H (Hrsg.). Bd 12. Klinik der Frauenheilkunde und Geburtshilfe. 2. Aufl. München: Urban & Schwarzenberg 1989.

Zander J. Für eine Aufklärung über Diagnose und Prognose soweit wie möglich. Münchener Med Wschr 1996; 138 Nr. 24: 412.

Zander J. Präoperative Aufklärung aus der Sicht des Klinikers. In: Gynäkologische Operationen. Zander J, Graeff H. 3. Aufl. Berlin, Heidelberg: Springer 1991.

17.2 Allgemeine, unspezifische Hilfsmaßnahmen

Die bisher beschriebenen Tumortherapien sind individualspezifisch, tumorspezifisch und hinsichtlich ihrer Anwendung an bestimmte Indikationen und Voraussetzungen gebunden. Davon unabhängig gibt es noch einige Möglichkeiten, die Befindlichkeit der Kranken zu verbessern und – in Grenzen – manchmal auch das Tumorwachstum günstig zu beeinflussen. Neben objektiven Wirkungen ist auch der psychologische Effekt zu berücksichtigen: Die Kranke registriert vor allem in Endstadien das ärztliche Bemühen um sie und reagiert oft mit Hoffnung statt sich aufzugeben (s. S. 169).

Neue Methoden der Antiangiogenese

Eine neue Perspektive zusätzlicher Beeinflußbarkeit malignen Wachstums ist der aussichtsreiche, blockierende Eingriff in die **Tumorangiogenese.** Nahezu alle soliden Malignome sezernieren einen Vascular Endothelial Growth Factor (VEGF). Und die dafür spezifischen Rezeptoren in den vom Tumorgewebe aktivierten Endothelzellen können durch einen derzeit in Studien geprüften Inhibitor beeinflußt werden (VEGF-Tyrosinkinase-Inhibitor Novartis/Schering). Die Ergebnisse der laufenden Studien sollten beachtet werden.

Bekämpfung der Begleitanämie

Die meisten Patientinnen in progredienten Stadien sind anämisch (Paraneoplastisches Syndrom), was u.a. auch die Befindlichkeit sowie das Abwehr- und Therapieverhalten beeinflußt. Die Bekämpfung dieser Anämie sollte wichtig genommen werden. Neben den klassischen Methoden kann in Sonderfällen auch von
* Transfusionen sowie dem
* Erythropoetin (rhEPO)
Gebrauch gemacht werden, beides bei Hb-Werten von <9–10 g/%.

Im Falle einer Strahlentherapie wirkt sich eine Anämie im Sinne einer Effizienzverminderung des Strahleneffektes aus.

Bisphosphonate

Die Tumorzellen stimulieren Osteoklasten. Die destruktive Aktivität der letzteren läßt sich durch die Bisphosphonate hemmen (s. S. 206); selbst die Bildung weiterer Knochenmetastasen soll sich verhindern oder zumindest günstig beeinflussen lassen. Die zytotoxische Wirkung der Chemotherapie soll verbessert werden. Gesicherte Studienergebnisse oder systematische Empfehlungen liegen noch nicht vor.

Antidepressiva

Die durchaus objektiv begründbare, häufige Depression der Krebspatientinnen (10% chronisch, 40-80% zeitweilig) steigert die subjektive Symptombewertung und belastet zusätzlich. Soweit möglich, sollte man hier persönlich durch Gespräche sowie auch medikamentös eingreifen (s. S. 169 und 203).

U.a. sind zu nennen:
* Amitriptylin (Antineurin, Saroten u.a.), Clomipramin (Anafranil), Doxepin (Aponal u.a.), Fluoxetin (Fluctin), Imipramin, Sertralin (Gladem)
sowie auch das
* Johanniskraut (Aristoforal, Cesradyston, Rephahyval, Sedovegan, Spilan, Tonizin, Turineurin).

Schmerztherapie

Auf den hohen Stellenwert der Schmerzbekämpfung wird in Kap. 17.4 ausführlich eingegangen und das Procedere beschrieben (s. S. 202).
Zur Optimierung der Behandlung sollten die Patientinnen eine Art Schmerztagebuch führen, in dem die Symptome, ihre Intensitäten und die Analgetikagaben notiert werden und das eine sinnvolle Adaptation möglich macht.

Selengaben

Selengaben sollen sowohl präventiv (Erkrankungsminderung) als auch adjuvant-therapeutisch sinnvoll eingesetzt werden können. Nebenwirkungen von Strahlen- und/oder Chemotherapie werden evtl. reduziert, die onkostatischen Effekte verbessert. Bei $\frac{2}{3}$ sollen auch Appetit, Gewicht, Schmerzen, Erschöpfungssymptome und Immunschwäche gebessert werden.
Deutschland ist eine Selen-»Mangelzone«.

Die Dosierung des Selens liegt je nach Indikation zwischen 60–300 μg tgl. (Prophylaxe) bzw. bei 800 bis 1000 μg tgl. unter Belastungen, z.B. bei der Chemotherapie. Zu nennen sind u.a.:
• Cefasel, Heweselen, Selenase, Selit, Seltrans.
Langfristige, hohe Selengaben sollen das Risiko einer Melanomentwicklung fördern. Ggf. also besondere Aufmerksamkeit bei der Nachsorge.

Ernährungsoptimierung

Diesbezüglich gibt es viele Theorien und nur wenig wirklich Bewiesenes, das sich auch mehr mit der präventiven Wirkung bestimmter Kostformen befaßt. Hier sind als wünschenswerte Speisen zu nennen:

Täglich
• 200–250 g Gemüse, alternativ Gemüsesaft, Zwiebeln
• bis 3mal Obst, alternativ Obstsaft
• Müsli, Vollkornbrot (Weizen, Gerste)
• Reduzierung der Fettzufuhr
• Bevorzugung pflanzlicher Keimöle und Olivenöl (ungesättigte Fettsäuren) anstelle tierischer Fette

Ferner sind ratsam:
• Vermeidung von Übergewichtigkeit
• Körperliche Aktivitäten

Supportivtherapie

Bei Erschöpfung der üblichen kausalen Therapien kann u.U. auf jene unschädliche Medikamente zurückgegriffen werden, deren Wirksamkeit (zytostatische und immunitätsfördernde Effekte) zwar nicht bewiesen ist, die aber oft seitens der Patientinnen gewünscht werden. Hierzu tragen Werbung, Mund-zu-Mund-Propaganda und auch die grünen Gedankengänge bei (»Naturprodukte«).

Es bieten sich u.a. an:
• Mistelextrakte: Plenosol, Iscador, Helixor, Lektinol, Eurixor, Isorel, Isucin
• Angebliche Immunwirkstoffe: Faktor AF2, Polyerga, Frischzellen
• Thymuspräparate

Um die oft bedeutsame suggestive Wirkung nicht zu gefährden, sollte man sich ärztlicherseits einer abwertenden Kritik enthalten.
Indikationen für solche Maßnahmen sind u.a. Versagen oder Erschöpfung der Schulmedizin, Ängste, Handlungsbedarf und konkrete Wünsche der Patientinnen.

Immuntherapie

Hier scheinen sich zahlreiche Möglichkeiten zu eröffnen, aber offenbar auf nur wenige Tumorarten beschränkt. Die weitere Entwicklung ist sorgsam zu verfolgen und ggf. zu nutzen (s. Kap. 17.8).

Literatur

Bastert G et al. Immuntherapie in der gynäkologischen Onkologie. Heidelberg: Springer 1994.
Delbrück H. Ernährung für Krebskranke. Stuttgart: Kohlhammer 1999.
Jungi WF. Diätetik bei Krebserkrankungen. Internist 1988; 29: 402.
Jungi WF. Unspezifische Maßnahmen in der Krebsbehandlung. In: Allgemeine gynäkologische Onkologie. Bender HG et al. Bd 10. Klinik der Frauenheilkunde und Geburtshilfe. 4. Aufl. München: Urban & Schwarzenberg 1999.

17.3 Thromboemboliegefährdung und Prophylaxe

Bei der klinischen Morbiditäts- und Mortalitätsursachenermittlung bei Krebskranken zeigt sich immer wieder die **erhebliche Bedeutung** thromboembolischer Komplikationen. Dies wird verständlich, wenn man die krankheitsspezifischen und allgemeinen Dispositionsfaktoren betrachtet.

Krankheitsbezogene Disposition:
- Krebserkrankung an sich (abgesehen von Frühstadien), z.B. durch eine paraneoplastische Thrombozytose
- Postoperative Phase
- Strahlentherapie als solche
- Erzwungene Immobilisierung bei der intrakavitären Therapie
- Hormonelle/antihormonelle Behandlungen, vor allem die hochdosierte Gestagengabe (MPA, MA)
- Zytostatische Therapiemaßnahmen

Allgemeine Disposition, zusätzliche Gefährdung:
- Kreislaufstörungen, Herzinsuffizienz
- Diabetes, Nierenerkrankungen
- Übergewichtigkeit ⎫
- Höheres Alter ⎬ Speziell in Verbindung mit längerer
- Bindegewebsschwäche, Varikosis ⎭ Bettlägerigkeit!
- Infektionen

Es zeigt sich, daß bei den meisten Tumorkranken eine Vielzahl von Dispositionsfaktoren vorliegt. Die hohe Komplikationsrate wird damit verständlich. Als Konsequenz ergibt sich der Zwang zu einer die Karzinomtherapie begleitenden, **obligatorischen Thromboembolieprophylaxe.**

Allgemeine Maßnahmen
- Nur immobilisieren, wenn unvermeidbar. Keine Stunde länger als nötig.
- Bereits am 1. Tag aufstehen lassen.
- Aktive und passive Bewegungsübungen (Krankengymnastik).
- Evtl. Schräglagerung (kopftief 5–10 Grad).
- Ggf. Wickeln der Beine bzw. elastische Strümpfe bei Varikosis.
- Vermeidung hoher Hk-Werte (über 35). Ggf. Infusionen mit Plasmaproteinlösungen oder, bei kurzfristigem Bedarf, von Dextran, HAES o.ä. makromolekularen Lösungen.

Spezielle medikamentöse Maßnahmen
Bei der Auswahl sind folgende Gesichtspunkte zu beachten:
- Wie groß ist die vermutliche Thromboemboliegefährdung? Hier sind Art und Zahl der individuell ins Gewicht fallenden Risikofaktoren zu beachten. Und:
- Ist mit einer Blutungskomplikation der Antikoagulanzienprophylaxe zu rechnen? Handelt es sich um einen Zustand p.op. oder um eine langfristige, nicht operativ bedingte Gefährdung? Dies sollte bei der Dosierung berücksichtigt werden.

Perioperative Prophylaxe

Die klassische **Heparin**-Prophylaxe besteht in einer 2- bis 3maligen Gabe von jeweils 5000 E/tgl. s.c. Am Operationstag erste Injektion 2 h ante op. Dies wird bei niedrigem und mittlerem Risiko als ausreichend angesehen. Gesamtdauer der Prophylaxe im Standard 7–10 Tage. Bei der zunehmend bevorzugten Verwendung von **niedermolekularen Heparinen** zur perioperativen Prophylaxe (Enoxaparin [Clexane], Tinzaparin [Innohep], Dalteparin [Fragmin P], Nadroparin [Fraxiparin], Certoparin [Embolex-NM]; Heparin-Äquivalentdosen 2000–3000 E, s. Informationsbeilagen) sind zwei Anwendungsarten gebräuchlich:

Bei leichtem und mittlerem Risiko:
Standarddosisinjektion 1,5–2 h vor der Operation, dann vom Folgetag an tgl. 1 Injektion für 7–10 Tage. Eine Kombination mit DHE (Embolex-NM) soll die prophylaktische Wirkung ohne gleichzeitige Erhöhung des Blutungsrisikos verbessern.

Bei hohem Risiko:
1 s.c. Injektion 2 h oder, mit doppelter Dosis, bereits 12 h vor der Operation. Sofern zulässig, 12 h p.op. eine 2. Injektion. Vom Folgetag an tgl. 1 Injektion.

Gegenwärtig wird über eine **Individualisierung** der o.e. Dosierungen bei Hochrisikofällen kontrovers diskutiert und z.T. eine Anpassung an das **Körpergewicht** praktiziert. Dies steigert die Effizienz signifikant (s. Tab. 17.3-1 [Beispiel orthopädische Hochrisikoprophylaxe]). Die individuell angepaßte s.c. NMH-Gabe wird, bei geringeren Nebenwirkungen, im Vergleich mit der kontinuierlichen Heparininfusion als gleichwertig angesehen.

Es sei noch betont, daß im Rahmen der neuen Arzneimittelrichtlinien das NM-Heparin (Embolex u.a.) nicht für die *präventive ambulante* Anwendung im Rahmen der Strahlen- und Chemotherapie akzeptiert wird.

Therapieergebnisse und Blutgerinnung

Ein früher einmal postulierter positiver, d.h. hemmender Einfluß der Antikoagulanzien auf die **Metastasenbildung** wurde bis vor kurzem abgelehnt. Jetzt sprechen Tierexperimente doch für die mögliche Richtigkeit dieser Annahme. Weitere Studienergebnisse sollten beachtet werden.

Auf jeden Fall kann man von einem günstigen Einfluß auf die **Wirksamkeit der Strahlentherapie** ausgehen: Unter Antikoagulanzien dürfte die durch die Strahlung induzierte Verödung von Blutgefäßen geringer sein oder sich später manifestieren. Damit würde die Durchblutung des bestrahlten Gebietes und damit auch die Sauerstoffbilanz als Voraussetzung optimaler Strahlenwirkung verbessert. Die gleiche Erklärung kann man für die angeblich besseren Ergebnisse einer Zytostatikatherapie unter Antikoagulanzien anführen. Berücksichtigt man schließlich die thromboembo-

Tab. 17.3-1 Körpergewichtsadaptierte Dosiertabelle von NMH (Leyvraz, Bachmann. Br Med J 1991; 303: 543-8).

Hochrisikoeingriffe		
s.c. Injektion 1× täglich Nadroparin-Kalzium		
Gewicht in kg	**präoperativ und postoperativ für 3 Tage**	**ab 4. postoperativem Tag**
<50	0,2 ml	0,3 ml
50–69	0,3 ml	0,4 ml
≥70	0,4 ml	0,6 ml

lische Gefährdung der Karzinompatienten, so sollte man generell großzügig von Antikoagulanzien Gebrauch machen und diese Behandlung auch noch über die eigentliche Therapiephase hinaus bis zur völligen Mobilisierung fortsetzen.

Literatur

Hejna M, et al. Inhibition of metastases by anticoagulants. J Natl Cancer Inst 1999; 91: 22–36.

Hugo R v, Theiss W. Thromboembolische Komplikationen und ihre Prophylaxe. In: Gynäkologische Operationen. Zander J, Graeff H. 3. Aufl. Berlin, Heidelberg: Springer 1991.

17.4 Schmerzbekämpfung

Schmerzgenese, Konditionalfaktoren, Korrelationen

Bei fortschreitendem Tumorleiden treten mitunter sehr frühzeitig Schmerzen auf, die einer Behandlung bedürfen. Es stellt sich dabei, zumindest zu Anfang, die Frage, ob der Schmerz »tatsächlich« so stark ist, wie die Kranke es beschreibt.

Man muß sich daran erinnern, daß zwar die **Schmerzreize** objektivierbar sind, das **Schmerzerlebnis** seinen pathischen Charakter aber erst durch sehr komplexe seelische bzw. zentralnervöse Zusammenhänge erlangt, ohne daß dabei eine direkte quantitative Beziehung zur Stärke des auslösenden Schmerzreizes bestehen muß! Jeder Schmerzreiz hat Signalcharakter; er kann somit beim Krebskranken als Gradmesser der **Bedrohung** verstanden oder z.T. mißverstanden werden. Der Schmerzreiz erhält einen **existentiellen Sinngehalt.**

Es kann sich folgende Assoziation der Gedanken einstellen: Schmerzsteigerung = Leidensfortschritt = Tod. So sehr dies terminal richtig sein kann, dürfte anfänglich die genannte Gedankenassoziation eine unangemessene Potenzierung der Schmerzwahrnehmung bewirken. Es beginnt ein Circulus vitiosus. Dies bedeutet, daß wir schon den ersten Schmerzäußerungen Beachtung schenken, sie aber nicht überwertig behandeln sollen.

Dazu kommt ein zweiter, nicht minder wichtiger Gesichtspunkt:

Die **Angst** als wesentlicher Faktor der Schmerzprägung wird nicht nur vom objektiven Wissen um die Krankheit bestimmt, sondern u.a. auch von dem Gefühl des Verlassenseins, der **Hoffnungslosigkeit,** der Selbstaufgabe. Wir mögen uns auch darüber klar sein, daß der Selbstaufgabe oft die Aufgabe der Patientin durch uns vorausgeht. Erst unser Tun oder besser Nichttun in ausweglosen Situationen löst die Selbstaufgabe aus. Umgekehrt haben wir uns bewußt zu machen, daß **Geborgenheit** in der Umwelt, **Hoffnung und Zuversicht** die Angst aufheben oder mindern und damit schmerzsteigernde zentrale Vorgänge abbauen können.

Damit gewinnt die Schmerzbekämpfung einen zweifachen Aspekt:

Die **medikamentöse Schmerzbekämpfung** darf nicht isoliert praktiziert werden. Sie muß einhergehen mit **menschlicher Zuwendung,** mit dem Bemühen, Zuversicht zu vermitteln oder zumindest zu vermeiden, daß der Patient sich offensichtlich aufgegeben fühlt. Wenn das ärztlich-menschliche Bemühen auch schließlich nicht mehr im Sinne eines Versprechens von Heilbarkeit praktiziert werden kann, so doch im Sinne der Nähe, der Hilfswilligkeit. Es ist denkbar, daß schon dies schmerzlindernden Einfluß hat.

Unter dem Gesichtspunkt einer **seelischen Fehlverarbeitung von Schmerzreizen** im Sinne einer Potenzierung ist es auch stets zu prüfen, ob mitunter, besonders anfänglich, Antidepressiva, Tranquilizer oder Neuroleptika aus kausaler Sicht heraus nicht wichtiger sind als eine Anhebung der analgetischen Potenz der Analgetika.

Zur **Schmerzbekämpfung** kommen verschiedene Stoffgruppen mit z.T. unterschiedlichem Angriffspunkt in Frage:

- Einfache Analgetika, codeinhaltige Analgetika, stark wirkende synthetische Analgetika (Opioide) sowie die Opiate.

Demgegenüber wirken

- Neuroleptika, Tranquilizer und Antidepressiva

indirekt, und im geeigneten Fall sehr eindrucksvoll. Bei schwersten Schmerzzuständen disseminierter Art kann eine

- i.v. Dauerinfusion von Opiaten

erforderlich werden. Bei Schmerzzuständen, die mehr segmentalen Charakter haben (z.B. bei zirkumskripten Wirbelsäulendestruktionen), hat sich die

- peridurale Opiatapplikation über einen Katheter

bewährt, der wochenlang liegenbleiben kann.

Bei **Schmerzmittelinfusionen,** seien sie i.v. oder peridural, hat sich die von der Patientin selbst über die Infusionspumpe gesteuerte Dosisvariation (Infusionsgeschwindigkeit) als günstig erwiesen. Dabei liegt der Opiatbedarf niedriger als bei stereotyper Infusionseinstellung durch das Personal.

Bei Schmerzen, die von Knochenmetastasen ausgehen, stehen neben den u.e. Schmerzmitteln auch noch andere Therapiearten zur Verfügung (s. Kap. 17.5, S. 205).

Medikamentenwahl und Dosierung

Entscheidend für eine optimale Wirksamkeit sind richtige **Auswahl** und **Dosierung** des Medikaments sowie, bei Dauertherapie, ein pharmakokinetisch begründeter **Zeitplan,** der seinerseits auf einem von der Patientin geführten Schmerz-Tagebuch-Protokoll basiert. Unter einer Dauertherapie sollte es nie zum intermittierenden Schmerzdurchbruch kommen; nicht Reaktion, sondern Prävention muß Dosierung und Intervall bestimmen.

Man beachte die z.T. sehr unterschiedlichen **Nebenwirkungen** der Präparate, die Wechselwirkungen mit anderen Faktoren (Alkohol, Medikamente) und die **Kontraindikationen.** Die nachfolgende Aufstellung entspricht einer gruppierten Wirkungssteigerung.

Peripher wirkende Analgetika

- Acetylsalicylsäure (Aspirin u.a.), Einzeldosis 500–1000 mg, Applikationsintervalle: 4–6 h.
- Metamizol (Novalgin), Einzeldosis 500–1000 mg, Applikationsintervalle: 4–6 h.
- Paracetamol (Captin, Ben-u-ron u.a.), Einzeldosis 500–1000 mg, Applikationsintervalle: 3–4 h.
- Diclofenac (Voltaren, Diclofenac, Mobilat u.a.), Einzeldosen 25–50 mg, Applikationsintervalle: 6–8 h.
- Ibuprofen (Ibuprofen, Ibuphlogont, Optalidon u.a.), Einzeldosen 200–400 mg, Applikationsintervalle: 4–6 h.
- Indometacin (Indometacin, Indo-Phlogont, Indomet u.a.), Einzeldosen 50–100 mg, Applikationsintervalle: 6–8 h.
- Naproxen (Proxen), Einzeldosen 250–500 mg, Applikationsintervalle: 8–12 h.
- Piroxicam (Piroxicam, Piro-Phlogont u.a.), Einzeldosen 10–20 mg, Applikationsintervalle: 24 h.

Zentral wirkende Analgetika

Die häufigen initialen Müdigkeitsauswirkungen dieser Stoffgruppe klingen zumeist bald ab. Falls nicht, Dosisreduzierung prüfen.

Agonisten

(Schwächere Gruppe [Schmerzstufe 2])

- Codein (Codipront u.a.), Einzeldosis 30–100 mg, Applikationsintervalle: 4 h.
- Dihydrocodein (Retard-Kapseln: Paracodin, Tiamon-Mono u.a.), Einzeldosis 30–120 mg, Applikationsintervalle: 8–12 h.
- Tilidin, T.-Naloxon (Findol, Tilidin, Valoron u.a.), Einzeldosis 50–100 mg, Applikationsintervalle: 4 h.
- Tramadol (Tramadol, Tramagetic, Tramal, Tramundin-SL-Retard), Einzeldosis 50–100 mg, Applikationsintervalle: 4 h.

Agonist-Antagonist

(Stark wirkend [Schmerzstufe 2-3], BtM-pflichtig)

- Buprenorphin (Temgesic), Einzeldosis 0,2 mg, Applikationsintervalle: 8 h.

Reine Agonisten

(Stark wirkend [Schmerzstufe 3], BtM-pflichtig)

- Levomethadon (L-Polamidon), Einzeldosis 2,5 bis 5 mg, Applikationsintervalle: 6–12 h.
- Morphin-Präparate (s.u.).

Morphin-Präparate

Sofern die bisher aufgeführten Mittel nicht ausreichen, ist der Übergang auf Morphinderivate erforderlich. Die früheren Bedenken sind heute nicht mehr berechtigt: Mit der Schaffung **retardierend wirkender Derivate,** die bei richtiger Dosisauswahl bis zu 24 Stunden wirken und deren Suchtgefahr gering ist, wird eine optimale Behandlung starker Schmerzzustände möglich.
Ein weiterer Vorteil ist die Vielfalt der Applikationsmöglichkeit: Oral, per Injektion und per Sonde. Auch transdermale Therapie möglich (Fentanyl). Als Nebenwirkungen sind vor allem zu beachten: Obstipation, Übelkeit und Erbrechen, zu starke Sedierung, Atemdepression. Präventiv bereits bei Therapiebeginn Laxantien und Antiemetika.

An Präparaten sind zu nennen (Handelsnamen):

Für eine mehr *kontinuierliche Therapie:*
- MST-Continus Retard-Kapseln (auch zu öffnen und in eine Sonde zu geben), 30, 60, 100, 200 mg, Wirksamkeit 12–24 h.
- MST Retard-Granulat (Trinksuspension), 20, 30, 60, 100, 200 mg, Wirksamkeit 12 h.
- MST Mundipharma Retard-Tabletten 10, 30, 60, 100, 200 mg, Wirksamkeit 12 h.

- M-long Retard-Kapseln (auch zu öffnen und in eine Sonde zu geben), 10, 30, 60, 100 mg, Wirksamkeit 8–12 h.
- Kapanol Retard-Kapseln, 20, 50, 100 mg, Wirksamkeit 12–24 h.
- Oxycodon (Oxygesic-Retard), 10, 20, 40 mg, Wirksamkeit 12 h.

Für eine *aktuelle Ad-hoc-Therapie:*
- Sevredol-Tabletten, 10, 20 mg, Wirksamkeit 4–6 h.
- MDS Mundipharma Suppos, 10, 20, 30 mg, Wirksamkeit 4–6 h.

Injektionslösungen zur parenteralen Akut- oder Dauertherapie:
- MSI Mundipharma, 10, 20, 100, 200 mg, Wirksamkeit 4 h.

Die zur Schmerzfreiheit individuell notwendige Einzeldosis muß ermittelt werden. Bei Therapiebeginn sollte zugleich ein Laxans gegeben werden, ggf. auch ein Antiemetikum.

Adjuvante Arzneimittel

Als zusätzliche, schmerzbeeinflussende Mittel sind je nach individueller Sachlage noch Antidepressiva, Tranquilizer und Neuroleptika einzusetzen.

Antidepressiva

Bei depressiver, evtl. schmerzsteigernder Verfassung. Ggf. langsame Dosissteigerung.
- Amitriptylin (Limbatril, Saroten u.a.), Tagesdosis 25–150 mg. Dämpfend.
- Clomipramin (Clomipramin, Anafranil u.a.), Tagesdosis 25–150 mg. Anregend.
(S. auch S. 197)

Tranquilizer

Handelspräparate: Adumbran, Tavor, Diazepan, Frisium, Tranxilium, Valium u.a.

Neuroleptika

Handelspräparate: Atosil, Haldol, Haloperidol, Levomepromazin, Neurocil, Mellerin, Omca, Psyquil, Taxilan u.a.

Auch eine Kombination, z.B. von Haloperidol (0,5–1 mg ED) mit Clomipramin (25 mg ED) per os ist empfehlenswert.

Corticosteroide

Diese können bei bestimmten Schmerzursächlichkeiten nützlich sein (Paraneoplastische Syndrome, Nerven- und Weichteilinfiltrationen, Ödemdruck u.a.).

Kombinationen

In Terminalphasen kann ein
- lytischer Cocktail

sehr wirksam sein: Dolantin, Atosil und Psyquil je 1 Amp. in 500 ml 0,9% NaCl-Lösung alle 12 h.

Therapieverlauf

Die eingangs wirksame Therapie muß im weiteren Verlauf u.U. geändert werden. Dies kann psychologische oder organisch-onkologische Gründe haben (Progreß oder Remission) oder auch durch altersbedingte Änderungen der Allgemeinverfassung o.ä. bedingt sein. Bei unzureichender Wirkung Einzeldosissteigerung, Intervallverkürzung oder Übergang auf ein stärkeres Mittel.

Bei optimalem Effekt ist umgekehrt zu prüfen, ob eine Therapiereduzierung zulässig ist, sei es im Sinne einer Einzeldosisreduzierung oder, weniger günstig, einer Intervallverlängerung. Dies kann z.B. bei störenden, hartnäckigen Nebenwirkungen wünschenswert sein. Eine Dosisänderung sollte niemals ohne ärztliche Beratung, also allein seitens der Patientin vorgenommen werden (Ausnahme: Steuerbare Infusionstherapie). Insbesondere ist die Einhaltung eines bewährten Zeitplanes von größter Wichtigkeit.

In problematischen Fällen sollte eine
- Schmerzambulanz

eingeschaltet werden. Mitunter sind neben den nur **symptomatischen, analgetisch-medikamentösen** Maßnahmen auch noch kausale, onkologische Therapieversuche zu erwägen:
- Palliativoperationen,
- strahlentherapeutische Maßnahmen,
- zytostatische oder endokrine Therapien (s. Organkapitel und auch S. 207 ff.).

Entscheidend sollte immer das Ziel sein, die **Lebensqualität** günstig zu beeinflussen, mit welcher Methode auch immer.

Literatur

Baar HA. Schmerzbehandlung. Berlin, Heidelberg: Springer 1987.

Diener H, Maier CH. Schmerztherapie. München: Urban & Schwarzenberg 1997.

Egle UT et al. Spezielle Schmerztherapie. Stuttgart: Schattauer 1999.

Egle UT, Hoffmann SO. Der Schmerzkranke. Stuttgart: Schattauer 1993.

Hillemanns HG, Kluthe R. Betreuung im Finalstadium. In: Spezielle gynäkologische Onkologie. Schmidt-Matthiesen H (Hrsg.). Bd 12. Klinik der Frauenheilkunde und Geburtshilfe. 2. Aufl. München: Urban & Schwarzenberg 1989.

Kampen WU et al. Palliative Schmerztherapie multipler ossärer Metastasen mit Rhenium- und Samarium-gekoppelten Phosphonaten. Forum DKG 1999; 425: 14.

Larbig W et al. Tumorschmerz. Stuttgart: Schattauer 1998.

Motsch J, Bardenheuer HJ. Therapie des Tumorschmerzes. In: Spezielle gynäkologische Onkologie II. Bastert G. Bd 12. Klinik der Frauenheilkunde und Geburtshilfe. 3. Aufl. München: Urban & Schwarzenberg 1996.

Striebel HW. Therapie chronischer Schmerzen. 3. Aufl. Stuttgart: Schattauer 1999.

Thomalske G et al. Schmerzkonferenz. Ein Handbuch. Stuttgart, New York: Fischer 1990.

17.5 Palliative Maßnahmen bei Knochenmetastasen

Vorkommen

Rund 80% der Patientinnen mit einem metastasierenden Mammakarzinom entwickeln ossäre Metastasen, wobei der metastatische Befall der Knochen in 50% der Fälle die Erstmanifestation der generalisierten Fernmetastasierung darstellt. In der überwiegenden Mehrzahl der Fälle handelt es sich dabei um **osteolytische,** in den verbleibenden Fällen um **osteoplastische Metastasen.** Mit absteigender Häufigkeit sind Abschnitte der Wirbelsäule, der Rippen, des Beckens, der Oberschenkel, des Schädels und der Oberarme betroffen. Ossäre Metastasen werden nicht nur beim Mammakarzinom, sondern – wenn auch seltener – auch beim Chorionkarzinom, beim Zervixkarzinom (Becken), beim High-risk-Endometriumkarzinom und, selten, beim Ovarialkarzinom beobachtet.

Symptome

Leitsymptom für ossäre Metastasen sind **Schmerzen** im Skelettsystem, die charakteristischerweise nicht selten sowohl in der Intensität als auch im Ausbreitungsmuster wechseln. Sie werden häufig von weniger Erfahrenen als »*rheumatische* oder *degenerative* Beschwerden« fehlgedeutet. Selten kann sich ein metastatischer Befall auch einmal primär in einer **Spontanfraktur** bei bisheriger Symtomfreiheit klinisch manifestieren.

Gefürchtet werden bei ossären Metastasen vor allem pathologische Frakturen im Wirbelsäulenbereich mit begleitenden **Querschnittslähmungen.** Daneben stellen metastasenbedingte Knochenschmerzen eine erhebliche Beeinträchtigung der Lebensqualität dar, die neben den chronischen und damit quälenden Beschwerden die betroffene Patientin permanent auf ihre lebensbedrohende Krebserkrankung hinweist.

Diagnostik

Die Diagnostik erfolgt meist **szintigraphisch** mit nachfolgender **gezielter Röntgenuntersuchung.** Laborchemisch findet sich häufig eine Erhöhung der knochenspezifischen **alkalischen Phosphatase,** gelegentlich eine **Hyperkalzämie.** In Einzelfällen sind ossäre, meist osteolytische Metastasen der erste Hinweis auf eine bis dahin unbekannte Karzinomerkrankung.

Therapieziel

- Verhinderung bzw. Behandlung pathologischer Frakturen.
- Verhinderung bzw. Beseitigung von Querschnittslähmungen.
- Beseitigung bzw. Palliation von ossären Schmerzen.

Therapiemöglichkeiten

- **Chirurgische Verfahren:**
  Ventrale/dorsale Spondylodese evtl. mit Laminektomie und Tumorresektion bei Wirbelsäulenmetastasen; Verbundosteosynthese bzw. Endoprothesen bei Extremitätenmetastasen.
- **Konservative orthopädische Verfahren:**
  Stützkorsett, Schantz-Krawatte etc.
- **Radiologische Verfahren** (Palliativbestrahlungen von Knochenmetastasen):
  Diese können dann indiziert sein, wenn der für die Schmerzauslösung vornehmlich verantwortliche Bereich nicht zu groß ist: z.B. 2–4 benachbarte Wirbelkörper, die Umgebung eines Hüftgelenks, Schambein oder Schultergelenk. Es geht also nicht um die Bestrahlung aller Knochenherde, sondern nur um die der schmerzrelevanten. Enge Kooperation zwischen dem medikamentös therapierenden Kliniker, dem Radiologen und dem Orthopäden ist unumgänglich. Falls z.B. pathologische Frakturen oder Kompressionssymptome der WS drohen, wird mitunter der Orthopäde als erster für eine Stabilisierung sorgen müssen, bevor die anderen Therapien zum Einsatz kommen. Umgekehrt kann auch einmal die Schmerzbestrahlung Priorität bekommen.
- **Osteotrope Radiopharmaka** (Rhenium-186-HEDP, Samarium-153-EDTMP):
  Wirkungsweise noch unklar. Effekt nach 4–7 Tagen.
- **Medikamentöse Maßnahmen**
  Hier stehen zur Verfügung:
- **Analgetika**
  Analgetika können bei Bedarf mit den o. e. Methoden kombiniert werden oder, bei deren Unmöglichkeit oder Erschöpfung, als alleinige Methode zum

Einsatz kommen. Es wird auf die Zusammenstellung der einschlägigen Präparate, deren Wirkungsstärke und -dauer verwiesen (s. S. 201).

– **Knochenwirksame, supportive Medikamente**
Bei dominierenden osteolytischen Metastasen und Hyperkalzämie ist zusätzlich zur symptomatischen o.e. Schmerztherapie die direkt am geschädigten bzw. gefährdeten Knochen angreifende Therapie mit Calcitonin oder Bisphosphonaten indiziert. Der hiermit erreichbare therapeutische Fortschritt (Verhinderung von Wirbelkörperbrüchen inkl. Querschnittslähmungen, ferner von pathologischen Frakturen, Vermeidung von Hyperkalzämien und Knochenschmerzen) bedeutet eine nicht unerhebliche Verbesserung der Lebensqualität.
Calcitonin bewirkt eine Osteoklastenhemmung, stoppt also den Knochenabbau; es hat auch einen zentralen schmerzmindernden Effekt.
Angebote: Calcitonin, Calcimonta, Calsynar, Casalm u.a. 50/100 IE/Amp., Anfangsdosis 100-200 IE s.c., i.m., i.v. Cave: Allergie, Emesis.
Bisphosphonate
Die Wirkung ist eine Dreifache:
– Inaktivierung der Osteoklasten (ohne deren Aktivität keine karzinomatöse Destruktion möglich ist) und damit Schutz des Skeletts vor weiterer Zerstörung (bzw., bei prophylaktischer Gabe, Reduzierung der Metastasenentwicklung überhaupt).
– Hemmung der Osteoklastenneubildung.
– Förderung der Rekalzifizierung.
Schließlich scheint eine prophylaktische Applikation das Knochenmetastasierungsrisiko um die Hälfte zu senken.

Verschiedene Wirkstoffe. Unterschiedliche Dosierung, Wirkung und Nebenwirkungen beachten (kurzfristig Fieber, Grippesymptome, Flush, Durchfall u.a.)!
Angebote: Ibandronat (Bondronat Amp.), Pamidronat (Aredia Amp.), Clodronat (Bonefos Amp., Filmtabl.; Ostac Amp., Kaps., Filmtabl.), Alendronat (Fosamax Tabl.).
Empfehlung:
Ostac/Bonefos 2 Amp. als Kurzinfusion alle 2 Wochen, oder
Aredia 90 (60) mg als Kurzinfusion alle 3 Wochen, oder
Ostac 520 (2×1 Filmtabl./tgl.)
Clodronat als orale Dauertherapie ist wirksamer als eine Intervall-Injektionstherapie.

● **Chemotherapie**
Je nach Sachlage kann auch eine Chemotherapie im Falle von Remissionen Schmerzen und Funktionsstörungen mindern oder beseitigen (s. Organkapitel).

● **Hormontherapie**
Je nach Primärtumorart können Hormone zeitbegrenzte Remissionen erzeugen (s. Organkapitel). Eine unspezifische Wirkung auf die Metastasenschmerzen wird dem MPA (250-1000 mg) bzw. Megestrolacetat (140 mg) zugeschrieben.

● **Nukleartherapie**
Bei schmerzhaften Knochenmetastasen kann u.U. auch eine palliative Injektionstherapie mit **Nukliden** erfolgen (Strontium-89-Chlorid [verzögert, aber länger wirkend], Samarium-153 EDTMP, Rhenium-186 HEDP [schneller, aber kürzer wirkend]), die allerdings mit den sonstigen Maßnahmen (Chemotherapie) und deren Folgen auf das Knochenmark abgestimmt werden.

17.6 Zytostatische Therapie

(Empfehlungen für die praktische Therapiedurchführung)

Allgemeines

Die Zytostatikatherapie ist dann geboten, wenn die Möglichkeiten von Operation und Strahlentherapie erschöpft sind und es keine Alternative zur Chemotherapie gibt, die bei gleicher Wirksamkeit verträglicher wäre. Die Indikationsstellung setzt schließlich voraus, daß die individuellen Gegebenheiten eine Effizienz erwarten lassen und die Therapie zumutbar ist.
Ferner sind Zytostatika unter bestimmten Voraussetzungen auch geeignet, als Kombinationspartner von Operation und/oder Strahlentherapie deren Effizienz zu verbessern (s. Organkapitel).

Die Chemotherapie kann unter grundsätzlich unterschiedlichen Modalitäten eingesetzt werden:
- **Adjuvante Chemotherapie,** d.h. eine *postoperative,* zur Verbesserung des operativen Ergebnisses gedachte Nachbehandlung. Sie kann auch mit einer postoperativen Strahlentherapie kombiniert werden (s. Organtumoren; s. S. 129).
- **Eigenständige, kurative oder palliative Therapie** im Sinne einer *Ultima ratio,* d.h. bei ansonsten austherapierten, progredienten Fällen (s. Organtumoren).
- **Neoadjuvante primäre Chemotherapie.** Darunter versteht man eine der Operation bzw. Radiatio vorausgeschickte Chemotherapie, die bessere Wirkungsmöglichkeiten für die nachfolgende Operation und/oder Bestrahlung schafft (s. S. 122). Die neoadjuvante Chemotherapie hat auch den Vorteil, bereits primär die Chemosensibilität des jeweiligen Tumors erkennen zu lassen. Dessen Reaktion – das »down-staging« – entspricht sinngemäß einer In-vitro-Sensibilitätstestung.

Meist wird die primäre, neoadjuvante Chemotherapie postoperativ durch die übliche adjuvante Chemotherapie ergänzt.
In jeder der o.e. Therapiearten können je nach Sachlage Zytostatika unterschiedlicher Aggressivität eingesetzt werden (s.u.), auch solche in extremer Dosierung. Für diese mit autologer Knochenmark-Trans-

plantation verbundene **High-Dose-(HD-)Chemotherapie** gelten jedoch noch Vorbehalte. Studien haben ergeben, daß bei High-risk-Fällen mit einer Stammzellen-gestützten HD-Chemotherapie weitaus bessere Verläufe zu erzielen sind (5-Jahres-Überlebenszeiten etwa 70% gegenüber 30% bei der üblichen Chemotherapie). Bisher verbieten aber die noch erheblichen Unklarheiten hinsichtlich Indikation und Effizienz den routinemäßigen Einsatz der HD-Therapie außerhalb von Studien. Schließlich beschränkt sich die HD-Chemotherapie auf Patientinnen mit gutem AZ, normaler Organfunktion und einem Alter von <60 J.
Die Planung und Durchführung einer zytostatischen Therapie, speziell der aggressiven Art, verlangt entsprechende Kenntnisse und Erfahrungen des Therapeuten. Nicht die Zugehörigkeit zu einer bestimmten Fachdisziplin (Gynäkologe, Internist), sondern die ausweisbare Qualifikation in der Sache selbst ist entscheidend. Fehlen dem behandelnden Kliniker diese Spezialkenntnisse, so sollte er einen Spezialisten hinzuziehen oder die Therapie generell delegieren. Im letzteren Fall muß er naturgemäß in die weitere Betreuung eingeschaltet bleiben.
Die Patientin muß nach entsprechender Aufklärung verstehen und auch akzeptieren können, daß Nebenwirkungen (Alopezie, Übelkeit, Stomatitis, Durchfälle etc.) der nun notwendigen Behandlungen in der Regel unabdingbare Begleiterscheinung einer wahrscheinlich effektiven Therapie sind.
Diese ausführlichen Patientengespräche werden auch von juristischer Seite gefordert und sollten stichpunktartig protokolliert werden (s. S. 193).

Therapiearten

Wir unterscheiden Mono- und Poly-Chemotherapien.

Die **Mono-Chemotherapien** sind bei gegebener, grundsätzlicher Indikation zur zytostatischen Therapie bei folgenden Tatbeständen indiziert:
- Geringgradige Metastasierung mit langsamem symptomlosen Wachstum. Keine Erfolgseile.
- Zur schonenden Erhaltung einer mit aggressiverer Poly-Chemotherapie erreichten Remission.

- Ggf. bei Erschöfung einer primären Hormontherapie.
- Als Notlösung bei Patientinnen, denen die an sich notwendige Poly-Chemotherapie nicht zumutbar ist.
- Unter besonderen Umständen als adjuvante Therapie.

Die **Poly-Chemotherapien** sind bei folgenden Gegebenheiten unverzichtbar:
- Bei Wirkungserschöpfung oder Unwirksamkeit einer Monotherapie bzw. einer primären Hormontherapie.
- A priori bei ausgedehnter oder/und schneller Progredienz von Tumor oder Metastasen.
- Bei Progredienz bzw. Metastasierung mit ausgeprägter Symptomatik und/oder Erfolgseile und -dringlichkeit (z. B. bei schmerzhaften Wirbelsäulenmetastasen und Gefahr der Kompressionsfraktur).
- Zur adjuvanten Chemotherapie.
- Zur neoadjuvanten Chemotherapie.

Wechselwirkungen

Von mehreren Zytostatika vermutet man eine Interaktionspharmakokinetik. Diese Interaktion kann summarisch folgendes bewirken:
- Synergismus,
- Antagonismus,
- Toxizitätssteigerung.

Synergistisch wirkende Zytostatika üben einen überadditiven Effekt am Tumor aus, können gleichzeitig aber auch eine Toxizitätssteigerung bewirken, was an einer Zunahme bzw. Steigerung der Nebenwirkungen erkennbar wird. Ein Antagonismus von antineoplastischen Substanzen führt demgegenüber zu einer subtraktiven Verminderung der zytostatischen Wirkung und möglicherweise zu einer schnelleren (und unnötigen) Resistenzentwicklung des Tumors.

Wirkungsmechanismus der Zytostatika

(s. Abb. 17.6-1)

Zytostatika sind im weitesten Sinne *Proliferationsgifte,* da sie entweder direkt in den Nukleinsäurestoffwechsel eingreifen oder irreversible Schäden an der Matrix der DNS-Doppelhelix hervorrufen. Somit werden durch die Zytostatikawirkung vornehmlich die Zellen getroffen, die sich in der Zellvermehrungsphase befinden. Tumoren, die einen hohen Nukleinsäurestoffwechsel aufweisen, oder die sehr proliferationsaktiv sind, werden auch häufig sensibel auf Zytostatika reagieren. Andererseits werden unter Zugrundelegung der eingangs genannten Überlegungen die häufigsten Nebenwirkungen von Zytostatika verständlich, die vor allem zellteilungsaktive Gewebe, wie Knochenmarkzellen, Schleimhäute des Gastrointestinaltraktes und Haarwurzelzellen betreffen.

Die Wirkung der Zytostatika wird im Einzelfall jedoch nicht nur von der Nukleinsäurestoffwechsel- oder Proliferationsaktivität eines Tumors bestimmt, sondern z. B. auch von der Generationszeit bzw. Tumorverdopplungszeit sowie von der Zellverlustrate. Da nach Zerstörung der Tumorzellfraktion, die sich in Zellteilung befindet, ein Tumor in der Lage ist, Zellen aus der Ruhephase (G_0-Pool) wieder in die Zellteilungsfraktion überzuführen, ist die Vorhersage einer Zytostatikasensibilität im individuellen Falle schwierig. Die Aussagefähigkeit von In-vitro-Sensitivitätstestungen (z. B. ATP-Test) muß für den klinischen Routineeinsatz noch überprüft werden.

Zytostatika können nach ihrem Wirkungsmechanismus bzw. nach ihrer chemischen Herkunft in mehrere Gruppen zusammengefaßt werden. Die älteste Zytostatikagruppe leitet sich von **alkylierenden Substanzen** ab, zu denen Cyclophosphamid, Ifosfamid, Treosulfan und Chlorambucil gehören. Diese Zytostatika sind in der Lage, alkylierende Radikale zu bilden, die zu Vernetzungen der DNS innerhalb der Doppelhelix der Chromosomen führen.

Die Gruppe der **Antimetabolite** umfaßt Substanzen, die zu einer kompetitiven Hemmung des Nukleinsäure- oder Proteinstoffwechsels der Karzinomzellen führen. Methotrexat (Amethopterin) beispielsweise ist ein Folsäureantagonist und führt zu einer Hemmung der Biosynthese von Purin und Pyrimidin. Fluorouracil (5-Fluorouracil) hemmt die Synthese des Thymins durch Methylierung des Uracils. Bei den Spindelgiften, wie z. B. Vincristin (Vindesin, Vinorelbin) oder Etoposid, handelt es sich um Pflanzenalkaloide, die durch eine Auflösung der Mikrotubuli zu einer Teilungsunfähigkeit der Mitosespindelfigur führen.

Taxane (z. B. Docetaxel, Paclitaxel) bewirken eine Vernetzung der Mikrotubuli, die darüber hinaus im Übermaß gebildet werden. Der funktionstüchtige Aufbau eines Spindelapparates wird prämitotisch verhindert.

Aus der Gruppe der **Antibiotika** bzw. interkalierenden Substanzen sind vor allem das Adriamycin, 4-Epidoxorubicin, Mitoxantron, Daktinomycin, Mithramycin, Mitomycin C, Idarubicin sowie das Bleomycin zu nennen, die u. a. zu einer Hemmung der Bildung von Messenger-RNS führen.

Die verbleibende letzte Gruppe ist inhomogen und besteht aus Zytostatika unterschiedlichster chemischer Struktur und mit unterschiedlichem Wirkmechanismus. Hierher zählen z.B. die **platinhaltigen Wirkstoffe** Cis-Platinum und Carboplatin, das **Hexamethylmelamin** und die **Nitrosoharnstoffderivate** Carmustin (BCNU) und CiNU (CCNU). Cis-Platinum hat einen ähnlichen Wirkungsmechanismus wie die Alkylanzien und führt, wie diese, zu einer Vernetzung der DNS-Stränge. Die Wirkung des Hexamethylmelamin ist noch unklar. Es wird jedoch eine alkylierende Wirkung sowie eine kompetitive Hemmung des Purin-bzw. Pyrimidinstoffwechsels diskutiert.

In der überwiegenden Mehrzahl der Fälle werden bösartige Tumoren des weiblichen Genitaltraktes und der Brust mit *Polychemotherapie*, d.h. mit Kombinationen behandelt. Dabei werden Zytostatika miteinander kombiniert, die unterschiedliche biochemische Angriffspunkte haben. Durch Polychemotherapien werden die Remissionsquoten gegenüber Monothera-

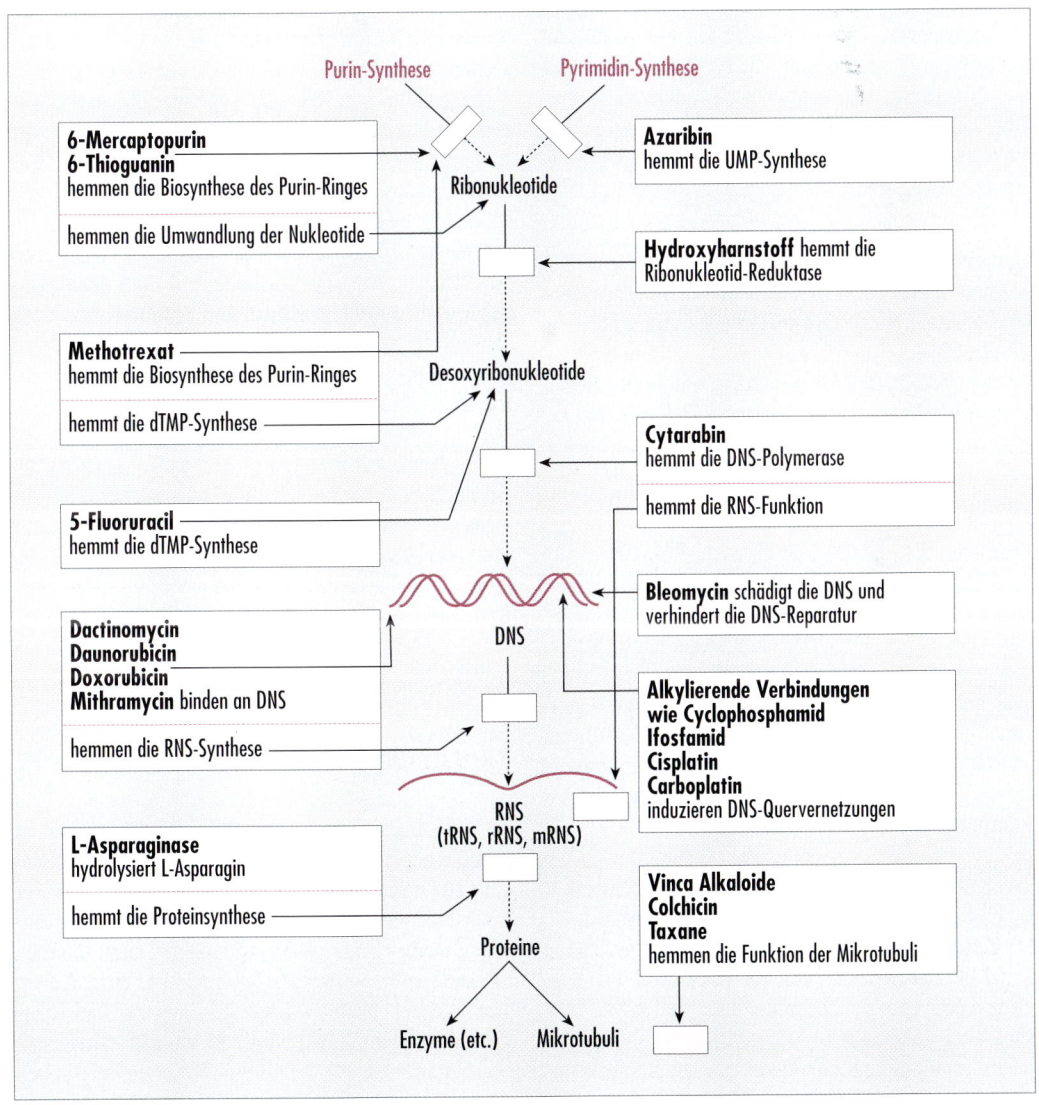

Abb. 17.6-1 Angriffspunkte und molekularbiologische Wirkungsmechanismen antineoplastisch wirksamer Medikamente. (Modifiziert nach Goodman LS, Gilman A. Pharmacological Basis of Therapeutics. New York: McMillan Publ. Inc. 1975.)

pien in der Regel fast verdoppelt. Da die miteinander kombinierten Zytostatika meist auch unterschiedliche Nebenwirkungen an den einzelnen Organsystemen des Körpers hervorrufen, kann man bei Reduktion der Einzeldosis der Zytostatika auch die Nebenwirkungen vermindern.

Insgesamt hat sich der Trend durchgesetzt, Zytostatikatherapien als **Intervalltherapien** zu geben, da dadurch die Belastung des Knochenmarks gegenüber einer Dauerapplikation vermindert wird. Ferner kann es als gesichert gelten, daß es insgesamt besser ist, bei unerwünschten Nebenwirkungen die Therapieintervalle zu verlängern als die Dosis pro Therapiezyklus zu vermindern. Allerdings sind Myelosuppressionen mit Leukopenie mittlerweile sehr gut mit koloniestimulierenden Faktoren wie GCSF/GMCSF (Neupogen, Granozyte, Leukomax) beeinflußbar. Ein Problem stellen aber nach wie vor Thrombozytopenien dar, trotz der Möglichkeit, Interleukin 11 oder Thrombopoetin einzusetzen.

> **Genereller Hinweis: Eine Zytostatikatherapie bekannter Effizienz verliert an Wirksamkeit, wenn bereits eine andere zytostatische Therapie vorausgegangen ist.**
> **Ferner: Eine komplette Remission hält in der Regel wesentlich länger an als eine partielle Remission.**

Indikationen

Innerhalb der gynäkologischen Onkologie reicht die Palette der zu behandelnden Malignome von Tumoren, die auf eine hormonelle oder zytostatische Therapie im Regelfall nicht ansprechen (Vulvakarzinom) über chemotherapeutisch – im Sinne einer Lebensverlängerung – gut beeinflußbare Karzinome (Mamma-Ca., seröse Ovarial-Ca.) bis zu zytostatisch echt kurativ behandelbaren Malignomen, wie dem Chorionkarzinom bzw. dem endodermalen Sinustumor.

Neben diesen grob pauschalierenden Erkenntnissen der **Chemosensibilität** einzelner Tumorarten müssen im Individualfall weitere **individuelle Parameter** berücksichtigt werden, um die Indikation für eine erfolgversprechende Chemotherapie stellen zu können:

- Proliferationsgeschwindigkeit des Tumors bzw. seiner Metastasen (S-Phase)
- Histozytologisches Grading
- Negativer Steroidhormonrezeptorstatus

- HER2/neu(c-erbB2)-Nachweis. Die Überexpression besagt, daß Anthrazykline eingesetzt werden müssen oder Taxane in Kombination mit Herceptin
- Gesamttumormasse
- Lokalisation der Metastasen (ossär, viszeral, lokoregionär)
- Eilbedürftigkeit der Therapie (Erfolgseile)
- Alter
- Physischer und psychischer Allgemeinzustand, Lebenserwartung
- Kooperationsfähigkeit der Patientin

Bevor man die Therapiemethode der Wahl für den Einzelfall bestimmt, muß man die Frage nach der **Zulässigkeit und Zumutbarkeit** dieser Maßnahme stellen, die von mehreren Punkten abhängt. Es muß sichergestellt sein, daß die geplante Chemotherapie mit ihrer Wirkung, aber auch mit ihren Nebenwirkungen, von dem Behandelnden abgeschätzt bzw. beurteilt werden kann. Auf keinen Fall darf im individuellen Falle die Nebenwirkung der Therapie ein solches toxisches Ausmaß annehmen, daß das Leben der Patientin zur Qual wird oder in Gefahr gerät. Das heißt, daß sämtliche **Kontraindikationen** und auch Erwartung und **Willensbildung** der Kranken in die Überlegungen zur Indikation einer Chemotherapie im Individualfall miteinbezogen werden müssen. Die Überlegungen zur Kontraindikation sind vor allem deshalb notwendig, weil trotz sorgfältigster Beachtung der medikamentenspezifischen Nebenwirkungen bzw. der patientenspezifischen Kontraindikationen mit Todesfällen in etwa 3% der Fälle durch die Therapie gerechnet werden muß (vgl. Kap. 14).

Kontraindikationen

Allgemeines

Patientinnen, die das 70. Lebensjahr überschritten haben – oder, besser, deren biologischer Zustand dem gleichzusetzen ist –, werden in der Regel von einer Zytostatikatherapie ausgespart. Dies gilt aber nur dann, wenn dieses Alter, wie häufig, mit internen Begleitkrankheiten vergesellschaftet ist (Herz, Leber, Stoffwechsel, Niere). Man wird dann auf endokrine Therapien oder ggf. auf moderate Monotherapien ausweichen müssen. Für die übrigen Patientinnen ergeben sich die Kontraindikationen aus den organspezifischen Nebenwirkungen der Zytostatika (s. u.) und dem Zustand eben dieser Organe.

Spezielle Kontraindikationen

Patientinnen, die eine schwere internistische Vorerkrankung aufweisen (Leberzirrhose, schwere Niereninsuffizienz, schwere Herzinsuffizienz oder Herzinfarkt, schwerer Diabetes mellitus, Dauermarcumarisierung [z.B. nach Herzklappenersatz], akute Infektionen, hämorrhagische Diathese, Zustand nach Lungenembolie, Hemiplegien etc.), müssen besonders individualisierte Therapiepläne erhalten, aus denen die jeweils unzulässigen Präparate eliminiert sind (s. a. Tab. 17.6-1).

Allgemeine Nebenwirkungen der Zytostatikatherapie

Je nach Zytostatikum, Dosierung und Therapiedauer sind folgende Nebenwirkungen möglich:

* Knochenmarkdepression
* Nausea und Erbrechen, über Vermeidung bzw. Reduzierung s. S. 219
* Alopezie
* Oligo-/Amenorrhoe etc.
* Beeinträchtigung des Allgemeinbefindens
* Immunsuppression
* Neurotoxische Erscheinungen
* Stomatitis
* Kardiomyopathie
* Begünstigung der Osteoporose

Gebräuchliche Zytostatika und ihre speziellen Besonderheiten

Eingangs sei im Hinblick auf die Neufassung der **Arzneimittelverordnung** und die davon abhängigen Vergütungen für den **ambulanten Bereich (!)** betont, daß die in der Roten Liste aufgeführten **Indikationen** (und damit Zulassungen) keineswegs stets der gegenwärtigen Sachrealität entsprechen. Korrekturen werden z.Zt. beantragt. Nachfolgend wird bei der Aufstellung der Zytostatika-Generika deshalb u.a. auch ihr derzeitiger »offizieller« Indikationsstatus und der tatsächliche Indikationsbereich angegeben.
Schließlich ist noch zu beachten, daß die offiziellen Indikationen, selbst für die zu *einem* Generikum gehörenden Handelspräparate, nicht immer identisch sind.

Tab. 17.6-1   Organbedingte Kontraindikationen.

Vorerkrankte Organe	Relativ oder absolut unzulässige Präparate
Leber	Methotrexat, Adriamycin, hochdosierte Steroidhormone
Niere	Cisplatin
Harnblase	Cyclophosphamid, Ifosfamid, Trophosphamid
Lunge	Bleomycin, Adriamycin + Bestrahlung
Herz	Adriamycin (ADM + Bestrahlung!), Mitomycin, Epirubicin, Mitoxantron
Nerven	Vincristin, Vindesin
Haut	Bleomycin
Darm	Fluorouracil (Methotrexat)
Ohr	Cisplatin

Adriamycin [A] (Adriblastin, Doxorubicin); Epirubicin [E] (Farmorubicin)

Offizielle ambulante Indikationen (Rote Liste):
– Mammakarzinom (A, E)
– Ovarialkarzinom (A, E)
– Weichteilsarkome (A, E)
Fehlende offizielle ambulante Indikation:
– Endometriumkarzinom (für E)

Anthrazyklinderivate sind im Hinblick auf komplette Remissionen wirksamer als das verwandte Anthrachinon Mitoxantron (Novantron), jedoch insgesamt toxischer.

Nebenwirkungen

Übelkeit, Erbrechen, Myelosuppression, Stomatitis, Alopezie (WHO-Grad 3–4 in 80%), Kardiomyopathien in 2,2% unterhalb einer Gesamtdosis von 500 mg/m^2 Adriamycin. Die Kardiomyopathie vom »Soforttyp« ist dosisunabhängig und kann schon bei der ersten Medikation auftreten (akute Herzinsuffizienz). Meist ist sie reversibel. Wichtiger ist die Spätkardiomyopathie, die von der Gesamtdosis abhängt und irreversibel ist. Kennzeichen (s. S. 224): Dyspnoe, Veränderungen in EKG und UKG sowie im Rö-Bild (Änderung der Herzkonfiguration). Als Überwachungsmethode bzgl. einer möglichen Kardiotoxität steht die Echokardiographie zur Verfügung.

Wechselwirkungen
Synergistische Wirkung wird zwischen Adriamycin und Zytostatika der Oxazaphosphorinreihe (Cyclophosphamid [Endoxan, Cyclostin], Ifosfamid [Holoxan], Trofosfamid [Ixoten]) vermutet; gleichzeitig aber auch Zunahme der Toxizität. Toxizitätssteigerung bei Kombination von Adriamycin und DTIC (Dacarbazin). Zunahme der kardiotoxischen Nebenwirkungen bei gleichzeitiger Gabe von Adriamycin und Bestrahlung des Mediastinums bzw. der linken Thoraxwand, ferner bei gleichzeitiger Gabe von Anthrazyklinen und Herceptin.

Maximale Gesamtdosen
Diese hängen vom Ausmaß einer evtl. Vorschädigung ab, z. B. auch durch Medikamente früherer Zytostatikatherapie (vor allem der gleichen Gruppe). Ferner kann eine Radiatio der Herzgegend (Sternalfeld, linke Thoraxwand) die Toleranz mindern. Falls keine derartige Vorschädigung vorhanden ist, gelten folgende kumulativen Gesamtdosen als Grenzwerte:
- Adriamycin   500 mg/m^2
- Epirubicin   1000 mg/m^2.

Bendamustin (Ribomustin)

Offizielle ambulante Indikation:
– Mammakarzinom
Fehlende offizielle ambulante Indikationen:
– Zervixkarzinom
– Endometriumkarzinom
– Ovar- und Tubenkarzinom
– Vulva- und Vaginalkarzinom
– Trophoblasttumoren
– Weichteilsarkome

Nebenwirkungen

Myelotoxizität. Alopezie. Übelkeit, Erbrechen, Mundtrockenheit, Koliken, Mukositis. Allergien. Thrombophlebitis. Selten: Neuro-, Leber- und Nierentoxizität.

Bleomycin [Bleo]

Offizielle ambulante Indikationen (Rote Liste):
– Plattenepithelkarzinom (Zervix, Vulva)
– Maligne Ergüsse
Fehlende offizielle ambulante Indikation:
– Plattenepithelkarzinom Vagina

Nebenwirkungen

Lungenfibrosen (!), Stomatitis, Hyperkeratosen, Fieber. Selten Erbrechen oder Alopezie.

Wechselwirkungen
Zunahme der Lungenfibrosen, wenn Bleomycin mit BCNU (Carmubris), Cisplatinum oder Vincristin kombiniert wird. Ferner liegen Fallmitteilungen von kardialer Arteriosklerose bei jungen Patienten vor, bei denen eine Kombination von Bleomycin mit Cisplatinum und Vinblastin (Eldesin) angewandt wurde.

Maximale Gesamtdosen
Um eine Lungenfibrose zu vermeiden, sollte folgende Gesamtdosis nicht überschritten werden:
- 300-400 mg/m^2 Körperoberfläche.

Carmustin [BCNU] (Carmubris)

Nebenwirkungen und Wechselwirkungen wie bei Bleomycin. Ferner kann die blutzuckersenkende Wirkung von Antidiabetika verstärkt werden. Hohe Myelotoxizität (++), häufig Erbrechen (++).

Cisplatin [CIS] (Platinex, Platiblastin), Carboplatin (Carboplat, Ribocarbo)

Offizielle ambulante Indikationen (Rote Liste):
– Ovarialkarzinom
– Zervixkarzinom
– Endometriumkarzinom (CIS)
– Weichteilsarkome (CIS)
Fehlende offizielle ambulante Indikationen:
– Tubenkarzinom
– Vulva- und Vaginalkarzinom
– Endometriumkarzinom (für Carboplatin)

Nebenwirkungen

Bei **Cisplatin** Erbrechen (+++), Nierenparenchymschäden (+++ [Kreatinin- und Clearancekontrollen]); Hörverlust (Audiogramm). Geringe Knochenmarktoxizität (+). Selten Alopezie, Allergie, Fieber. Wegen der Nephrotoxizität ist forcierte Diurese erforderlich (s. S. 234). Im Gegensatz zum Cisplatin ist **Carboplatin** deutlich stärker myelotoxisch, aber kaum nephrotoxisch. Auch die anderen o. e. Nebenwirkungen sind geringer.

Wechselwirkungen
Siehe unter Bleomycin. Ferner ist eine mögliche Steigerung der blutzuckersenkenden Wirkung von *Antidiabetika* bei gleichzeitiger Cisplatingabe zu beachten. Es liegen Fallmitteilungen vor, daß Cisplatin bei gleichzeitiger Gabe von Cephalotin oder Aminoglykosidantibiotika (z. B. Gentamycin) zu einer Verstärkung der Schädigung von Nierentubuli mit konsekutiven Nierenfunktionsstörungen bis hin zum akuten Nierenversagen führen kann.

Relative Grenzdosis (zunehmende Neurotoxizität)
- Cisplatin 50–120 mg/m^2
- Carboplatin mit Vorbehalt: 300–350 mg/m^2
  Eine Dosisanpassung an die glomeruläre Filtrationsrate nach der Calvert-Formel (Multiplikator AUC 4[5]) wäre besser.

Cyclophosphamid [C] (Endoxan, Cyclostin); Ifosfamid [IFO] (Holoxan, Ifo-Cell)

Offizielle ambulante Indikationen:
- Mammakarzinom,
- Ovarialkarzinom,
- Weichteilsarkome.
Fehlende offizielle ambulante Indikationen:
- Zervixkarzinom,
- Tubenkarzinom,
- Trophoblasttumoren,
- Vulva- und Vaginalkarzinome,
- Endometriumkarzinom (für Cyclophosphamid),
- Ovarialteratome (Cyclophosphamid).

Nebenwirkungen

Alopezie (+++), Emesis (++). Reizerscheinungen in den ableitenden Harnwegen: Hämorrhagische Zystitis (+++, falls keine Prophylaxe).

Ferner ist zu beachten, daß eine Zunahme eines Blasenkarzinomrisikos bei den Patienten vermutet wird, die eine länger dauernde Behandlung mit Cyclophosphamid um mindestens 5 Jahre überleben. Dies ist vor allem bei adjuvanten Chemotherapien zu bedenken. Tierexperimentell konnte aber gezeigt werden, daß das Blasenkarzinomrisiko stark vermindert werden kann, wenn prophylaktisch der Uroprotektor Mesna (Uromitexan 3 × jeweils 20% der Cyclophosphamid- bzw. Ifosfamiddosis direkt im Anschluß an die Injek-

tion des Zytostatikums, ferner nach 4 und 8 Std.) gegeben wurde. Diese Maßnahme sollte bei dem adjuvanten EC-Schema sowie bei dem CMF-Schema, die intravenös verabfolgt werden, beachtet werden.

Wechselwirkungen
Die blutzuckersenkende Wirkung von Antidiabetika kann verstärkt werden. Adriamycin, s. S. 212.

Dactinomycin [ActD] (Lyovac-Cosmegen)

Offizielle ambulante Indikation:
- Chorionkarzinom
Fehlende offizielle ambulante Indikation:
- Teratome des Ovars

Nebenwirkungen

Anaphylaxie, Myelotoxizität, Stomatitis, Ulzera. Verstärkung von Strahlennebenwirkung auf Haut und Gastrointestinaltrakt. Kontraindikation: Herpesinfektion.

Docetaxel (Taxotere)

Offizielle ambulante Indikation:
- Mammakarzinom (Monotherapie, Second-line-Therapie)
Fehlende offizielle ambulante Indikationen:
- Mammakarzinom (First-line-Therapie)
- Endometriumkarzinom
- Ovar- und Tubenkarzinom

Docetaxel ist neben Paclitaxel (Taxol$^®$) ein weiterer Vertreter aus der Gruppe der Taxane. Diese Substanz ist bislang zur Therapie des Mammakarzinoms zugelassen, der Einsatz zur Behandlung des Ovarialkarzinoms, insbesondere in Kombination mit Platinderivaten, d. h. Cisplatin oder Carboplatin, findet derzeit noch unter Studienbedingungen statt.

Nebenwirkungen

Bezüglich des Toxizitätsprofils stehen im Vordergrund ebenfalls eine Myelotoxizität, des weiteren eine komplette Alopezie, Mukositis sowie als spezifisches Toxizitätsprofil Ödembildung bei Flüssigkeitsretention, Onycholysen und neurosensorische Toxizität. Die Metabolisierung findet vor allem in der Leber statt. Periphere, z.T. reversible Neuropathie, Arthralgien und Myalgien. In Einzelfällen kann durch Einsatz von Alpha-Liponsäure (Thioctacid®) eine Besserung erzielt werden. Kardiovaskuläre Toxizität (Bradykardien, Arrhythmien, Synkopen, AV-Block).

Etoposid (Vepesid)

Offizielle ambulante Indikationen:
– Ovarialkarzinom
– Chorionkarzinom
Fehlende offizielle ambulante Indikationen:
– malignes Teratom
– (Mammakarzinom)

Derivat des Podophyllotoxins. Mitosehemmer mit Wirkungsoptimum in der S- und G_2-Phase.

Nebenwirkungen

Deutliche Myelotoxizität. Leukozytenabfall im Normalfall bei 40% <3000, Tiefpunkt ca. 10. Tag. Tiefpunkt der Thrombozyten am 14. Tag. Ferner: Nausea, Emesis, Alopezie. Mitunter schwere Phlebitiden am Infusionsarm bei schneller Applikation gering verdünnter Lösung. Wichtig: Nicht intrapleural oder intraperitoneal.

Voraussetzungen
Belastbarkeit des Knochenmarks.

5-Fluorouracil [FU]

Offizielle ambulante Indikationen:
– Mammakarzinom,
– Zervixkarzinom,
– Ovarialkarzinom.
Fehlende offizielle ambulante Indikationen:
– Endometriumkarzinom,
– Vulva- und Vaginalkarzinom,
– Tubenkarzinom.

Nebenwirkungen

Myelosuppression (++), Erbrechen (++), Stomatitis, gastrointestinale Blutungen, Diarrhoe. Selten zentrale Ataxie, Alopezie.

Wechselwirkungen
Fluorouracil und Methotrexat wirken synergistisch, sofern erst Methotrexat und dann 1–4 Std. später Fluorouracil gegeben wird. Methotrexat bewirkt einen Purinmangel in den Tumorzellen, wodurch die nachfolgende Fluorouracilaufnahme verstärkt wird; gleichzeitig ist aber auch eine Zunahme der Toxizität zu vermuten.

Gemcitabin (Gemzar)

Offizielle ambulante Indikationen: keine gynäkologische.
Fehlende offizielle ambulante Indikationen:
– Mammakarzinom
– Endometriumkarzinom
– Ovarial- und Tubenkarzinom

Diese Substanz kann der Substanzklasse der Antimetabolite zugeordnet werden. Indikation sind zum einen das Mamma-, aber auch das Ovarialkarzinom (derzeit noch unter Studienbedingungen, da offiziell bislang nur für das Pankreaskarzinom zugelassen). Die aktivierte Substanz hemmt DNS-Polymerasen und wird als »falsche Base« in die Nukleinsäuren eingebaut. Gemcitabin zeichnet sich außerdem durch einen ausgeprägten Radiosensitizingeffekt aus. Unter Studienbedingungen findet die Substanz derzeit Einsatz zur simultanen Radio-Chemo-Therapie, insbesondere beim fortgeschrittenen Zervixkarzinom.

Neben der Knochenmarktoxizität und Myelosuppression (Grad 3) werden passagere Proteinurien beschrieben sowie grippeähnliche Symptome (Fluike-Syndrom) mit Gliederschmerzen, Myalgien und Lethargie. U.U. auch Übelkeit (bei 30%) und Erbrechen. Luftnot nach Infusion (10%).

Idarubicin [IDA]

Offizielle ambulante Indikationen: keine.
Fehlende offizielle ambulante Indikationen:
– Mammakarzinom
– Endometriumkarzinom
– Ovarial- und Tubenkarzinom

Es handelt sich um ein oral verfügbares Anthrazyklin. Zu achten ist auf die Kardiotoxizität, wobei eine maximale kumulative Dosis von 400 mg/m^2 per os zu berücksichtigen ist.

Methotrexat [MTX]
(Methotrexat, Farmitrexat)

Offizielle ambulante Indikationen:
- Mammakarzinom
- Zervixkarzinom
- Ovarialkarzinom
- Blasenmole und Chorionepitheliom

Fehlende offizielle ambulante Indikationen:
- Endometriumkarzinom
- Ovarialteratome
- Tubenkarzinom
- Chorionkarzinom

Nebenwirkungen

Myelosuppression (+++), Alopezie (+-+++), Stomatitis, Leberfibrosen, Diarrhoe, Nierenschäden.

Wechselwirkungen

Siehe unter Fluorouracil. Ferner ist zu beachten, daß eine Interaktion zwischen *Lachgasnarkosen* und Methotrexatmetabolismus besteht. Dies ist bei perioperativen, adjuvanten Chemotherapien, die, wie das CMF-Schema, Methotrexat enthalten, von Bedeutung. Selbst niedrige Methotrexatdosen können zu schweren bis tödlichen Komplikationen führen, wenn nicht 24 Std. nach der Methotrexatgabe im ersten, perioperativen Behandlungszyklus jeweils 30 mg Calciumfolinat als Antidot gegeben wurde (s. S. 224).

In der Literatur wird ferner auf eine hohe Gefährdung im Sinne einer Lebertoxizität hingewiesen, wenn Patienten an Tagen, an denen sie Methotrexat erhalten, gleichzeitig *alkoholische Getränke* konsumieren. Selbst kleine Alkoholmengen können fatale Wirkungen bis hin zum Leberkoma haben.

Antidiabetika aus der Sulfonylharnstoffgruppe (Euglucon etc.) können bei gleichzeitiger Methotrexatgabe einerseits zu einer Toxizitätssteigerung des Methotrexat, andererseits zu einer verstärkten Blutzuckersenkung führen.

Methotrexat führt auch zu bislang noch nicht genau definierten Wechselwirkungen mit Allopurinol (Zyloric etc.), ferner zu einer Toxizitätssteigerung durch Abnahme der Plasmaeiweißbindung bei gleichzeitiger Gabe von Acetylsalicylsäure (Aspirin, Colfarit etc.), Diphenylhydantoin (Zentropil etc.), Barbituraten, Stickoxydul, Tetracyclinen, Chloramphenicol, Sulfonamiden (Bactrim, Eusaprim etc.), Probenecid (Benemid etc.), Tranquilizern (Valium etc.).

Mitomycin [MITO, MMC]

Offizielle ambulante Indikation:
- Mammakarzinom

Fehlende offizielle ambulante Indikationen:
- Endometriumkarzinom
- Ovar- und Tubenkarzinom

Präparat der 2. oder 3. Wahl.

Nebenwirkungen

Alopezie: ca. 25% total, bei 50% mäßig; gelegentlich Stomatitiden. Ferner: Myelotoxizität mit deutlicher Auswirkung auf Leukozyten, Erythrozyten und Thrombozyten. Deshalb mitunter je nach Vorbehandlung nur begrenzt einsatzfähig. Ferner mitunter Lungenfibrosen, hämolytische Anämie mit Mikroangiopathien mit Bevorzugung der Niere.

Die genannten Erscheinungen sind Ausdruck einer kumulativen Toxizität, also bei entsprechender Aufmerksamkeit frühzeitig erkennbar.

Zur Prophylaxe sollten vor jeder Mitomycin-Gabe 50–250 mg Prednison i. v. appliziert werden!

Voraussetzungen

Intaktheit der o. e. gefährdeten Organe sowie ausreichende Belastbarkeit der Hämopoese. Die Leukozyten sollten über 3000, die Thrombozyten über 100 000 liegen.

Mitoxantron [MITX; N] (Novantron)

Offizielle ambulante Indikation:
- Mammakarzinom

Fehlende offizielle ambulante Indikationen:
- Endometriumkarzinom
- Ovar- und Tubenkarzinom
- Weichteilsarkome

Anthrachinonderivat, das aus einer ähnlichen, nicht aber aus einer identischen Substanzgruppe wie die Anthracycline (Adriamycin, Epirubicin) stammt. Daher sind die Nebenwirkungen nicht gleichzusetzen. Es besteht auch keine Kreuzresistenz, jedoch sollte Mitoxantron, wenn überhaupt, vor Epirubicin bzw. Adriamycin eingesetzt werden.

Nebenwirkungen

Insgesamt weniger als bei Anthrazyklinderivaten. Leichte Übelkeit, nur gelegentlich Erbrechen. Stomatitis sehr selten. Alopezie WHO-Grad 3–4 in 1–5%. Kardiotoxizität in 0,4% unterhalb einer Gesamtdosis von 140 mg/m^2. Keine lokale Nekrose nach paravenöser Injektion. Übliche hämatologische Toxizität.

Wechselwirkungen

Zunahme der kardiotoxischen Nebenwirkungen bei gleichzeitiger *Radiotherapie* vornehmlich der linken Thoraxwand. Im übrigen sollten, bis mehr Publikationen zu diesem Thema vorliegen, die Punkte beachtet werden, die bei den Anthrazyklinen ausgeführt sind.

Kumulative Gesamtdosis
• 140 mg/m^2.

Paclitaxel (Taxol)

Offizielle ambulante Indikationen:
– Mammakarzinom (bei Adriamycinresistenz)
– Ovarialkarzinom
Fehlende offizielle ambulante Indikationen:
– Mammakarzinom (adjuvante First-line-Therapie)
– Endometrium- und Tubenkarzinom

Nebenwirkungen

Überempfindlichkeitsreaktionen, die eine Standardprämedikation (Dexamethason, Clemastin, Cimetidin) zwingend machen (s. S. 235). Eine totale Alopezie ist unvermeidbar (WHO-Grad III/IV). Übelkeit und Erbrechen sind mit Ondansetron (Zofran) sehr gut beherrschbar. Weitere Nebenwirkungen sind: Stomatitis sowie Mukositis (vor allem am Rektum), Diarrhoe, Neurotoxizität (WHO-Grad I–III!), Myalgie und Arthralgie (WHO-Grad I–III), Myelosuppression (WHO-Grad I–III) (Neutropenie [Thrombopenie]), mäßige Kardiotoxizität.

Wechselwirkungen
Bisher nur unzureichend bekannt.

Applikation
3-Std.-Infusion deutlich besser verträglich als 24-Std.-Infusion.

Maximale Gesamtdosis
Noch keine sichere Angabe möglich.

Topotecan (Hycamtin)

Offizielle ambulante Indikation:
– Ovarialkarzinom
Fehlende offizielle ambulante Indikation:
– Mammakarzinom

Topoisomerase-1-Inhibitor. Der Indikationsbereich stellt das Ovarialkarzinom dar, insbesondere nach Taxanversagen. Unter Studienbedingungen findet Topotecan derzeit auch Einsatz beim metastasierten bzw. lokal fortgeschrittenen Mammakarzinom.

Nebenwirkungen

Die wesentlichsten Nebenwirkungen stellen neben einer Myelotoxizität die Diarrhoe dar, Übelkeit, Erbrechen und Alopezie (≥40%). Gravierende Nebenwirkungen sind in der Regel die Folge einer Myelotoxizität, insbesondere der Neutropenie mit neutropenischem Fieber. Bei systemischer Applikation ist eine Liquorgängigkeit beschrieben.

Trastuzumab (Herceptin™)

Bei 25–30% der Mammakarzinome, aber auch bei Endometrium- und Ovarialkarzinomen läßt sich das Antigen HER2/neu immunologisch nachweisen. Zur klinischen Relevanz s. S. 125.
Ein Einsatz des Anti-HER2/neu-Antikörpers Herceptin™ ist dann geboten, wenn eine (3–)5fache Überexpression des HER2/neu nachgewiesen wird, was prognostisch ungünstig ist.
Bei metastasierten Mammakarzinomen steigert eine First-line-Therapie in Kombination mit Taxanen deren Remissionsrate. Eine Second-line-Monotherapie (bisher allein zugelassen) bewirkt noch bei ca. 15% Remissionen von 8–9 Monaten und Überlebenszeiten von 13 Monaten.

Wegen der Nebenwirkungen (kardiale Komplikationen, Fieber) ist bei Kombinationen Vorsicht geboten. Hier sind Ergebnisse von Studien (mit Taxanen, Anthrazyklinen, Cisplatin) abzuwarten.

Herceptin™ ist bisher nur über internationale Apotheken erhältlich. Die Therapiekosten pro Monat sind auf etwa 4000 DM anzusetzen.

Treosulfan [TREO] (Ovastat)

Offizielle ambulante Indikation:
– Ovarialkarzinom
Fehlende offizielle ambulante Indikationen:
– Mammakarzinom
– Zervixkarzinom
– Endometriumkarzinom
– Tubenkarzinom
– Vulva- und Vaginalkarzinom
– Trophoblasttumoren
– Weichteilsarkome

Alkylans mit phasenunspezifischer Wirkung.

Nebenwirkungen

Deutliche Myelotoxizität; Emesis. Mäßige bis geringe Alopezie. Selten: Allergie.

Voraussetzungen
Knochenmarkbelastbarkeit.

Trofosphamid (Ixoten)

Offizielle ambulante Indikationen:
– Mammakarzinom
– Ovarialkarzinom
Fehlende offizielle ambulante Indikationen
– Endometrium- und Tubenkarzinom

Nebenwirkungen

Wie Cyclophosphamid, doch in geringerem Ausmaß.

Vinblastin [VBL] (Velbe, Cellblastin)

Offizielle ambulante Indikationen:
– Mammakarzinom
– Chorionkarzinom
Fehlende offizielle ambulante Indikationen:
– Endometriumkarzinom
– Ovar- und Tubenkarzinom

Nebenwirkungen

Myelotoxizität, Obstipation. Extrem: paralytischer Ileus, Tachykardie, Myokardinfarkt, Pankreatitis,

Niereninsuffizienz, hämolytische Anämie, kumulative Neurotoxizität, Hypertonie, Bronchospasmus und Dyspnoe (vor allem bei Kombination mit Mitomycin).

Wechselwirkungen
Erythromycin sowie Interferone steigern einige der Nebenwirkungen.

Vincristin [VCR] (Vincristin, Allcristin); Vindesin [VDS] (Eldesine)

Offizielle ambulante Indikation:
– Mammakarzinom
Fehlende offizielle ambulante Indikationen:
– Endometriumkarzinom
– Ovar- und Tubenkarzinom

Nebenwirkungen

Polyneuritis (+++/++), Alopezie (++/+[+]), Myelotoxizität (+/++).

Wechselwirkungen
Eine Steigerung der neurotoxischen Nebenwirkungen kann bei gleichzeitiger Gabe von Vinca-Alkaloiden und Isoniazid (Neoteben etc.) und Pyridoxin (Vitamin B$_6$) eintreten. Ein Synergismus im Sinne einer Zytotoxizität wurde in vitro bei gleichzeitiger Gabe von Steroidhormonen gesehen. Ferner siehe unter Bleomycin. Die Kombination Vinca-Alkaloide plus Bestrahlung kann im Bestrahlungsbereich zu schweren Neuritiden führen.
Maximale Gesamtdosis
• 15–20 mg.

Vinorelbin (Navelbine, Eunades)

Offizielle ambulante Indikation:
– Mammakarzinom (bei Anthrazyklinresistenz)
Fehlende offizielle ambulante Indikationen:
– Endometriumkarzinom
– Ovar- und Tubenkarzinom

Vinorelbin stellt einen Tubulin-Hemmstoff aus der Gruppe der Vinca-Alkaloide dar. Durch Störung der intrazellulären Tubulinsynthese wird die Ausbildung des Spindelapparates verhindert und die Zellen in der Metaphase der Mitose werden arretiert.

Nebenwirkungen

Dosislimitierend ist die Knochenmarktoxizität (Granulozytopenie), selten Neurotoxizität (aber auch mit Obstipation und paralytischem Ileus).

Umgang mit Zytostatika

Zytostatika sind potentiell mutagen und karzinogen wirksame Substanzen. Bislang liegen nur wenig schlüssige Publikationen darüber vor, wie hoch die Gefährdung des Arbeitspersonals einzuschätzen ist, die durch die Kontamination beim Umgang mit Zytostatika (Auflösen der Substanzen, Herstellen von Infusionslösungen, Verwerfen von Luftblasen in zytostatikahaltigen Spritzen etc.) entstehen können. Bei der breiten Anwendung von Zytostatika erscheint es aber wichtig, Verhaltensmaßregeln für das Krankenpersonal zu formulieren, die die potentiellen Gefährdungen minimalisieren helfen sollen. So sollten Zytostatikazubereitungen (Spritzen, Infusionen) grundsätzlich nur unter Lamina-flow-Geräten (z.B. sog. Berner Box), d.h. unter permanenter Luftfilterung erfolgen.

In der Folge wird auszugsweise das Merkblatt M 620 der Berufsgenossenschaft für Gesundheit und Wohlfahrtspflege, das sich dieser Problematik widmet, abgedruckt.

1. Zytostatika sind für den Patienten bestimmte Medikamente! Sie sind gefährliche Arbeitsstoffe, wenn sie vom Versicherten (= von anderen) inkorporiert werden!
2. Mit Zytostatika dürfen nur Personen umgehen, die über
   – Wirkungsmechanismus,
   – richtigen Umgang mit diesen Stoffen,
   – Maßnahmen zur Gefahrenabwehr,
   – Entsorgung von kontaminiertem Material und Geräten,
   – vorsorgliche ärztliche Gesundheitsüberwachung
   unterrichtet sind.
3. Bei der Handhabung von Zytostatika (Austeilen von Tabletten, Zubereitung von Injektionslösung, Aufziehen der Lösung in Spritzen, Injizieren des Medikaments, Entsorgen des Injektionsgerätes) sind geeignete, flüssigkeitsdichte Einweghandschuhe zu tragen. PVC-Handschuhe sind hierfür besser geeignet als solche aus Latex-Material (Gummi).
4. Ampullen mit Zytostatika zum Öffnen unterhalb des Halses mit einem Tupfer so halten, daß beim Sägen und Abbrechen des Halses Verletzungen vermieden werden und austretende Flüssigkeit nicht aufgenommen wird. Anleitung für das sichere Öffnen von Ampullen gibt das Merkblatt »Ampullenöffnung ohne Schmerz« (M 714), zu beziehen von der BGW.
5. Muß vor der Injektion Luft oder überschüssiges Medikament entfernt werden, so ist auf die Kanülenspitze der aufrecht gehaltenen Spritze ein ausreichend großer, steriler Tupfer zu spießen. In diesen werden die Luft und das überflüssige Medikament sehr langsam gespritzt, so daß das Medikament von dem Tupfer aufgefangen und Aerosolbildung vermieden wird.

6. Zum Schutz derjenigen Mitarbeiter, die die Entsorgung durchführen, dürfen kontaminierte Ampullen und Kanülen nur sicher umschlossen in einem Behältnis in den Müllbehälter gegeben werden. Kontaminierte Spritzen (ohne Kanülen), Tupfer, Zellstoff und Einweghandschuhe sind unmittelbar nach Gebrauch in den Abfallbehälter zu geben.
7. Schwangere Beschäftigte sind nicht mit der Handhabung von Zytostatika zu beauftragen.
8. Dem Betriebsarzt bzw. dem Arzt, der die arbeitsmedizinische Gesundheitsüberwachung der Beschäftigten durchführt (§2a UVV »Gesundheitsdienst«), ist mitzuteilen, welche Zytostatika verwendet werden und welche Beschäftigten mit diesen Medikamenten in Kontakt kommen.
9. Treten Beschwerden auf, die bei den verwendeten Medikamenten als Nebenwirkungen bekannt sind oder vermutet werden müssen, so ist der Betriebsarzt aufzusuchen.

Vorsichtsmaßnahmen vor und während einer Zytostatikatherapie

Vor der Therapieauswahl

- Allgemeine internistische Untersuchung.
- EKG, UKG (ist z.B. eine Adriamycin-Therapie zulässig?).
- Blutbild (Leuko-, Thrombozyten, Hb), ggf. Gerinnungsstatus.
- Leberstatus (darf mit voller Dosis therapiert werden?).
- Nierenfunktion bzw. Kreatininclearance (darf mit voller Dosis therapiert werden?).

Während der Therapie

Kontrollen einschlägiger Parameter:
- **Leukozyten, Thrombozyten**
  Kontrollen vom 7. Tag nach Therapiebeginn in 3tägigen Intervallen bis zum Wiederanstieg der Leukozyten auf die erfahrungsgemäß für die Patientin zu erwartenden individuellen »Normalwerte«, die bei längerer Therapie zumeist nicht den allgemeinen Normalwerten entsprechen. Danach Kontrolle des großen Blutbildes in 7- bis 14tägigen Intervallen, sofern nicht ohnehin wieder mit dem nächsten Therapieschub begonnen wird. Beim Absinken der Werte unter das Zulässige (Leukozyten 1/nl, Thrombozyten 50–75/nl) naturgemäß kurzfristige Kontrollen sowie entsprechende therapeutische Maßnahmen (s. S. 220–221).

- **Leberenzyme, Bilirubin**
  Alle 4–8 Wochen, falls normale Ausgangswerte; sonst häufiger.
- **Kreatinin-Harnstoff**
  Alle 4–8 Wochen, bei normalen Ausgangswerten; sonst öfter.
- **Harnsäure**
  Bei voluminösen Tumoren, bei deren Therapie mit einem erheblichen Zellzerfall zu rechnen ist, sind kurzfristige Harnsäurekontrollen während der 1. Woche angezeigt.
- **Blutzucker**
  Alle 2–4 Wochen, je nach Ausgangslage, Alter, Therapieart.
- **Medikament-spezifische Kontrollen** (s. dort)

Diese Angaben beziehen sich auf die stationäre Therapie. Bei Übergang auf die ambulante Behandlung ist jeder Einzelfall individuell zu beraten, auf der Basis der stationär gesammelten Erfahrungen und erhobenen Befunde.

Antiemetische Prophylaxe und Therapie

Übelkeit und Erbrechen zählen zu den Standardnebenwirkungen zytostatischer Behandlungen. Im Bereich der gynäkologischen Onkologie zählen vor allem Cisplatin, Dactinomycin, DTIC und Ifosfamid zu den Substanzen mit den stärksten (dosisabhängigen) emetischen Wirkungen.
Pathophysiologisch kommt es durch die genannten Zytostatika über Chemorezeptoren (5-Hydroxytryptaminrezeptoren; Serotoninrezeptoren) im Bereich der Area postrema am Boden des IV. Hirnventrikels und an den afferenten Vagusneuronen des Dünndarms zu einer Stimulierung des Brechzentrums.
Zweifelsohne wird die emetische Wirkung der genannten Zytostatika in ihrer Intensität mitbestimmt durch die Erwartungshaltung der zur Behandlung anstehenden Patientin. Deshalb gilt als

Grundregel einer effizienten antiemetischen Therapie, diese schon 1–2 Std. vor der geplanten Zytostatikatherapie zu beginnnen, evtl. bereits am Vorabend.

Nur dann besteht die Chance, die Bahnung von Reflexen, die zum Erbrechen führen, zu verhindern.
Selektive **Antagonisten von Serotoninrezeptoren** haben die Therapiemöglichkeiten des zytostatika-

bedingten Erbrechens in einer solch segensreichen Weise revolutioniert, daß selbst cisplatinhaltige Chemotherapien in rund 70% der Fälle völlig frei und in weiteren 20–25% der Fälle mit nur 1–2 Episoden von Erbrechen appliziert werden können. Um diese günstigen Ergebnisse zu erzielen genügt es jedoch nicht, eine Monotherapie mit einem Serotoninantagonisten wie z. B. Ondansetron (Zofran) oder Tropisetron (Navoban) 5 mg/tgl. (1 Tabl.) durchzuführen, vielmehr muß eine Kombinationstherapie aus einem der genannten Serotoninantagonisten und Dexamethason (s. u.) eingesetzt werden. Hinsichtlich der Entwicklung extrapyramidaler Symptome, wie sie z. B. bei der Gabe von Metoclopramid (Paspertin) relativ häufig gesehen werden, sind die Serotoninantagonisten völlig nebenwirkungsfrei. Im Vordergrund des Nebenwirkungsspektrums steht aber häufig (5–20%) eine lästige Obstipation, die sich bis zum Subileus steigern kann, wenn gleichzeitig Zytostatika wie z. B. Cisplatin oder Analgetika, vor allem Morphin, gegeben werden. Zur Vermeidung bzw. Therapie der Obstipation hat sich die Behandlung mit Cisaprid (Propulsin) bewährt, bei Subileus die Gabe von Ceruletid (Takus). Seltenere Nebenwirkungen wie Kopfschmerzen sind unproblematisch und leicht beherrschbar.
Aus der großen Zahl von Therapieschemata zur Behandlung des zytostatikabedingten Erbrechens haben sich bei uns vor allem zwei Schemata bewährt, die bei Chemotherapien mit hohem bzw. niedrigem Risiko von Übelkeit und Erbrechen eingesetzt werden. Diese Differenzierung erscheint vor allem deshalb sinnvoll, weil Serotoninantagonisten z. Zt. noch ungewöhnlich teure Medikamente sind.

Therapieschema bei drohenden **schweren** emetischen Episoden:
- Zur Vermeidung eines antizipatorischen Erbrechens am Abend vor der geplanten Chemotherapie Lorazepam (Tavor) (1–2 mg).
- 1–2 Std. vor der Zytostatikatherapie 8 mg Ondansetron (Zofran) sowie 8 mg Dexamethason i.v. Bei Ulkusanamnese gleichzeitig Cimetidin (Tagamet). Wiederholung alle 8 Std.
- Nach Abschluß der Chemotherapie Ondansetron (Zofran) (8 mg 2[–3]× tgl.) und Dexamethason (8 mg 1[–2]× tgl.), noch für die folgenden 2(–3) Tage.
- Bei Obstipation Cisaprid (Propulsin) (3 × 10 mg tgl.); bei Subileus Ceruletid (Takus) (1 Amp.) in 500 ml 0,9% NaCl 30 ml/Std. als Infusion über 6 (bis max. 9) Std.

Therapieschema bei zu erwartender **leichter** Emesis oder Nausea:

- Zur Vermeidung eines antizipatorischen Erbrechens am Abend vor der geplanten Chemotherapie Lorazepam (Tavor) (1–2 mg).
- 1–2 Std. vor der Chemotherapie Metoclopramid (Paspertin) (6 mg/kg Körpergewicht) als Infusion über 12 Std.
- Zur Prophylaxe bzw. Therapie möglicher extrapyramidaler Störungen Biperiden (Akineton) (1–2 Amp./12 Std.).
- Bei Unverträglichkeit von Metoclopramid (Paspertin) kann alternativ Alizaprid (Vergentan) gegeben werden (100 mg/4stdl.). Bei Blutdruckabfall ggf. Volumenanhebung.

Auf eine Bilanzierung des Elektrolyt- und Flüssigkeitshaushaltes ist bei allen angegebenen Schemata zu achten; ferner regelmäßige Blutdruckkontrollen. Die Patienten sind auch mehrere Stunden nach Abschluß der antiemetischen Therapie noch nicht zur aktiven Teilnahme am Straßenverkehr befähigt! Wechselwirkungen mit anderen Medikamenten müssen beachtet und z. B. in der »Roten Liste« nachgelesen werden. Die Patienten müssen angehalten werden, den Genuß von alkoholartigen Getränken kurz vor und 1–2 Tage nach dem Therapieende zu unterlassen.

Technisches Vorgehen bei der Zytostatikatherapie

Nach Ausschluß von Kontraindikationen (s. o.):

- Beginn der antiemetischen Maßnahmen.
- Anlegen einer Braunüle, Viggo o. ä.
- Infusion von physiologischer Kochsalzlösung.
- Injektion des Medikamentes in den Schlauch der einwandfrei laufenden Infusion.

Das genannte Vorgehen eignet sich für alle die Medikamente, die, wie z. B. Adriamycin, Epirubicin, Methotrexat, Vincristin etc., einerseits relativ schnell injizierbar sind oder injiziert werden sollen, andererseits aber die Gefahr einer Gewebsnekrose in sich bergen, sofern das Medikament paravenös appliziert wird. Sollte es jedoch trotz entsprechender Vorsichtsmaßnahmen zu einem *Paravasat* kommen, so sind umgehend die untenstehenden Vorsichtsmaßnahmen bzw. Schutzmaßnahmen zu ergreifen (s. S. 224). Einige Medikamente, so. z. B. das Cisplatin, Fluorouracil oder Methotrexat, sind *lichtempfindlich* und bei Langzeitinfusionen in abgedunkelten Infusionsflaschen (Einpacken mit Aluminiumfolie) zu halten.

Bei einigen Zytostatika, so z. B. beim Cisplatin, müssen *zusätzliche Maßnahmen* (z. B. erhöhte Flüssigkeitszufuhr und hohe Dosen von Antiemetika) durchgeführt werden, um obligate Nebenwirkungen (Nierenparenchymschäden, Emesis) möglichst klein zu halten. Bei einigen Medikamenten (Endoxan bzw. Cyclostin, Ifosfamid oder Methotrexat) kann durch die Gabe von Antidota (Mesna, Calciumfolinat) im richtigen Zeitintervall zu der Zytostatikagabe und der richtigen Dosierung eine medikamentenspezifische Unverträglichkeit (hämorrhagische Zystitis, Magen-Darm-Ulzera) vermieden werden (s. S. 224).

Besonderheiten während der Therapie

Konsequenzen bei absinkenden Leukozyten- und Thrombozytenwerten

Man beachte besonders die neuen prophylaktischen und therapeutischen Möglichkeiten durch Anwendung von GCSF bzw. GMCSF (s. S. 221).

Leichte Knochenmarkdepression

Generell ist es besser, die Abstände zwischen einer Intervalltherapie zu verlängern, als eine nachfolgende Therapie in ihrer Gesamtdosis zu erniedrigen. Steigt jedoch auch bei Zuwarten (5 Wochen) der Wert der Leukozyten nicht über 3/nl an, sollte GCSF bzw. GMCSF (s. S. 221) gegeben werden. Unterhalb von 2/nl Leukozyten bzw. 50/nl Thrombozyten sollte überhaupt keine Therapie mehr erfolgen.

Schwere Knochenmarkdepression

Sinken die Leukozyten unter 1/nl oder die Thrombozyten unter 70/nl, sind entsprechende Kontrollen in zweitägigen Abständen notwendig. Ferner kann eine antibiotische Abdeckung z. B. mit halbsynthetischen Penicillinen (Augmentan) oder z. B. mit Bactrim/Eusaprim in Erwägung gezogen werden. Thrombozytenwerte unter 50/nl erfordern eine stationäre Überwachung (Erythrozyten im Urin?). Operative Eingriffe sind jetzt kontraindiziert. Deuten sich Anzeichen einer Infektion an, wird die antibiotische Therapie obligatorisch (s. u.).

Hämorrhagische Diathese

Unterschreiten die Thrombozytenwerte im Rahmen einer Zytostatikatherapie den Bereich 50–25/nl, muß mit hämorrhagischen Diathesen gerechnet werden. Da die hämorrhagische Diathese u.a. auch noch vasotoxisch bedingt ist, sollte die Therapie zwei Ansatzpunkte berücksichtigen:

- Adrenoxyl, hochdosierte Vitamin-C-Gabe, ferner Gabe von Kalzium (nicht jedoch bei Hyperkalzämien).
- Thrombozytensubstitution: Eine Thrombozytensubstitution mit Thrombozytenkonzentraten ist meist nur im Falle einer Blutung indiziert.

Eine prophylaktische Gabe von Thrombozytenkonzentraten ist *bei Symptomfreiheit* auch dann nicht indiziert, wenn die Werte auf 20–10/nl abfallen. In solchen Fällen sind aber alle Vorkehrungen zu treffen, um im Bedarfsfall umgehend therapieren zu können. Man beachte die geringe Halbwertszeit der Thrombozyten von nur wenigen Stunden. Möglicherweise ist **Interleukin 11** ein Stimulans für die Thrombozytenbildung. Neumega (Interleukin 11) wird in einer Dosierung von 50 µg/kg KG/tgl. s.c. injiziert.

Knochenmarkdepression und koloniestimulierende Faktoren

Gentechnologisch hergestellte koloniestimulierende Faktoren (Glykoproteine, die in vivo von Makrophagen, Monozyten und T-Lymphozyten produziert werden) haben die **Prophylaxe** und **Therapie** zytostatikabedingter Knochenmarkdepression revolutioniert. Die größten Erfahrungen liegen derzeit mit **Granulozyten-/Makrophagenkolonien stimulierenden Faktoren** *(GCSF; GMCSF)* vor. Mit deren Hilfe sind Phasen der Neutropenie bzw. Granulozytopenie entweder völlig vermeidbar oder aber soweit verkürzbar geworden, daß die bei massiven Chemotherapien gefürchteten Infektionen stark in den Hintergrund getreten sind. Darüber hinaus sind Hoch-Dosis-Therapien möglich geworden, die bisher nicht gewagt werden konnten. Dies gilt vor allem dann, wenn die High-dose-Therapie mit einer autologen Knochenmarktransplantation kombiniert werden soll.

Chemotherapiebedingte Anämie

Chemotherapien führen häufig, vor allem dann, wenn sie mehrfach und über einen längeren Zeitraum gegeben werden, zu Anämien. Zur Zeit werden in solchen Fällen u.a. gewaschene Erythrozytenkonzentrate ge-geben (kein Vollblut!), um die Anämie zu mindern und gleichzeitig das Risiko für transfusionsbedingte Infektionen, vor allem Hepatitis B, zu senken. Denkbar ist aber auch die Gabe von **Erythropoetin,** einem Glykoprotein, das in vivo vor allem in der Niere gebildet wird und die Umwandlung von Stammzellen in Erythroblasten bewirkt. In Studien wird derzeit überprüft, ob Erythropoetin auch bei chemotherapiebedingter Anämie in der Lage ist, diese zu kompensieren. Einiges spricht dagegen, da viele Tumorkranke hohe endogene Erythropoetinspiegel besitzen.

Chemotherapiebedingte Granulozytopenie

Mittlerweile sind zwei koloniestimulierende Faktoren vom BGA zugelassen, der Granulozytenkolonie-stimulierende Faktor (GCSF) Filgrastim **(Neupogen),** Lenograstin **(Granozyt)** sowie GMCSF **(Leucomax).** Sie werden gentechnologisch hergestellt und verkürzen bzw. verhindern die Chemotherapie-bedingte Neutropenie. Dadurch sinkt die Gefahr für neutropenisches Fieber bzw. für die damit zusammenhängenden Infektionen. Nicht zu unterschätzen ist die Verkürzung der stationären Behandlung inkl. Antibiotikaprophylaxe bzw. -therapie. Ferner sind Dosiseskalationen bei der Chemotherapie möglich.

- Die Behandlung mit GCSF/GMCSF beginnt frühestens 24 Std. nach der Beendigung der Zytostatikagabe (um eine Wachstumsstimulation der Tumorzellen auszuschließen).
- Dosis: Für Neupogen sowie Leucomax gelten 5 µg/kg/24 Std. s.c. Bei Körpergewichten bis 60 kg allgemein 300 µg, bei schwereren Patientinnen 480 µg.

Die Behandlung endet nach Durchlaufen des Leukozytennadirs. Bei Erreichen der Granulozytennormalwerte ist GCSF/GMCSF abzusetzen, da sonst eine überschießende Reaktion möglich ist.
Nebenwirkungen der GCSF/GMCSF-Therapie sind im übrigen selten und dann geringfügig (Knochen- oder Muskelschmerzen, Miktionsbeschwerden, Harnsäureanstieg, Erhöhung der Leberenzyme).

Antibiotikaprophylaxe bei Granulozytopenie

Bei Leukozytenwerten unter 1/nl sind Breitbandantibiotika zu erwägen, obligatorisch sind sie jedoch bei Anzeichen einer Infektion.

Bei dem Erregerspektrum, das abgewehrt werden muß, handelt es sich in der Regel um fakultativ pathogene Keime, die bei Gesunden meist zur normalen Standortflora gehören. Bevorzugt handelt es sich um gramnegative Darmbakterien (Enterobakterien), Pseudomonaden, Streptokokken, Staphylokokken und Pilze (vornehmlich Candida).

Sind bereits *Zeichen einer Infektion* (meist Fieber) aufgetreten, sollten zunächst aerobe und anaerobe Blutkulturen, möglichst 2–3× im Abstand von 2 Std. ohne Entnahmefehler erfolgen, ferner Abstriche vom Nasen-Rachen-Raum, aus der Vagina sowie eine Urinkultur. Bei Verdacht auf Pneumonie zusätzlich bakteriologische Sputumuntersuchung.

Initial sollte zur **Prophylaxe**
- Cefotiam (Spizef) 2–3 × 2 g/Tag oder
- Pipril (Piperacillin) 3–4 × 4 g/Tag plus Metronidazol (Clont) (2–3 × 500 mg/Tag)

gegeben werden.

Bei Zeichen einer bereits ablaufenden Infektion sollte immer eine kombinierte **Therapie** bevorzugt werden:
- Ceftriaxon (Rocephin) + Metronidazol (Clont) oder
- Azlocillin (Securopen) + Biklin (Amikazin) oder
- Pipril + Gernebcin (Tobramycin) oder
- Betabactyl (Ticarcillin) + Securopen (Azlocillin).

Die genannte Therapie muß einerseits nach Vorliegen bakteriologischer Befunde individuell geändert, andererseits bei Verdacht auf Vorliegen einer Pilzinfektion um Antimykotika, meist Amphotericin B, 5-Fluorocytosin oder Ketoconazol erweitert werden. Da die Behandlung einer Pilzsepsis besonderer Therapiekenntnisse bedarf, sollte diese Spezialisten vorbehalten sein.

Ferner sollte auch im Hinblick auf die Gefahr der Reaktivierung einer Tuberkulose bei entsprechender Anamnese eine Prophylaxe mit 3× ½ Tablette Neoteben diskutiert werden (Cave: Kombination mit Vincristin, Vinblastin, Vindesin; s. S. 217). Diese Monotherapie ist aber nur als Prophylaxe zu verstehen. Bei dem geringsten Verdacht auf eine aufflammende Tuberkulose muß sofort eine Dreifachkombination eingesetzt werden.

Zytostatika und Niere

Vor jeder Zytostatikabehandlung, die Substanzen wie Cisplatin, Methotrexat, Cyclophosphamid, Ifosfamid etc. integriert, welche über die Niere ausgeschieden werden, ist die Nierenfunktion zu überprüfen. Dazu eignen sich vor allem die **Kreatinin- bzw. Hippuranclearance.** Liegt die Kreatininclearance unter 75%, aber über 50%, sollte die Dosis der Zytostatika halbiert werden. Liegt die Kreatininclearance unter 50%, raten wir von einer Zytostatikatherapie ab. Bei leicht eingeschränkter Nierenfunktion sollte zusätzlich zu der Therapie sowohl ein Diuretikum gegeben als auch auf große Flüssigkeitszufuhr geachtet werden.

Bei cyclophosphamidhaltigen Stoßtherapien ist die Gabe des *Uroprotektors* Mesna (Uromitexan) ratsam (s. S. 224).

Cisplatin kann bei eingeschränkter Nierenfunktion durch Carboplatin problemlos ersetzt werden.

Zytostatika und Leber

Ein Teil der Zytostatika wird u.a., teils aber in sehr hohem Ausmaß durch die Galle, also hepatogen, ausgeschieden. Bei Einschränkung der Leberfunktion können Intoxikationen auftreten. Es muß deshalb vor der Applikation dieser Zytostatika stets erst die Leberfunktion überprüft und die Dosierung dann an diesem Befund orientiert werden (s. Tab. 17.6-2): Ist die Leber nichttumorös erkrankt, scheidet eine Zytostatikagabe u.U. völlig aus (zusätzliche Leberschädigung).

Tab. 17.6-2 Dosisreduktion von Zytostatika bei eingeschränkter Leberfunktion.

	Bilirubin im Serum	
	2,0 mg/dl	3,0 mg/dl
Adriamycin/Epirubicin Daunorubicin Mitoxantron Vincristin, Vinblastin Etoposid	50%	75%

Tumorzerfall und Harnsäureanstieg

Reagiert ein großer Tumor auf eine High-dose-Therapie besonders heftig, kann es durch den eintretenden Zerfall größerer Tumormassen zu einem akuten **Gichtanfall** kommen. In diesen Fällen muß eine entsprechende zusätzliche Therapie vorgenommen werden. Neben der Gabe von Allopurinol (8 mg/kg tgl.) ist für eine reichliche Flüssigkeitszufuhr (3000–5000 ml 5% Lävulose) zu sorgen. Diuretika wie z.B. Lasix (Furosemid) können notwendig werden.

Hyperkalzämiesyndrom

Bei der Behandlung von Knochenmetastasen, speziell unter Einsatz hochdosierter Hormone, muß auf die **Symptome** eines Hyperkalzämiesyndroms geachtet werden (s. Tab. 17.6-3). Weniger dramatische Erscheinungen können sich auch spontan ausbilden, so daß Kontrollen des Kalziumspiegels grundsätzlich ratsam sind.

Ist die Diagnose gesichert, so müssen umgehend **therapeutische Konsequenzen** gezogen werden:
* Sofortiges Absetzen hochdosierter Steroidhormone (Gestagene, Antiöstrogene etc.).
* Vermeiden von Kalziumzufuhr (Milch, Milchprodukte).
* Reichliche Flüssigkeitszufuhr (4–6 l/24 Std.).
* Lasix 20(–250) mg i. v.
* Prednisolon 100–200 mg i. v.
* Ggf. Absetzen von Digitalispräparaten.

Bei unzureichendem therapeutischen Effekt nun zusätzlich:
* Bisphosphonate (Ostac) 2 Amp. als Infusion über 12–24 Std. Bleibt auch diese Behandlung unbefriedigend, so Versuch mit
* Calcitonin 2–5–10 IE/kg Körpergewicht i. v., am besten als i. v. Infusion für 6–8 Std. Das Calcitonin hat als Nebeneffekt die Anhebung des β-Endorphinspiegels zur Folge, d.h. einen analgetischen Effekt.
* Mithramycin 25 μg/kg in 5% Glukoselösung über 4–6 Std. Eine Hämodialyse dürfte nur selten erforderlich werden.

Infektionen

Hochdosierte Gabe von Breitbandantibiotika (s. S. 221) sowie, vor allem bei Virusinfekten (Zoster), hochdosiert Gammaglobuline, so z.B. Intraglobin F oder Sandoglobulin bis zu 25 (!) g tgl. Zur gezielten Behandlung von Herpes- oder Zosterinfektionen steht das Medikament Zovirax zur Verfügung. Dosierung:10 mg/kg als Infusion über 1 Std. alle 8 Std. über 5–10 Tage.

Alopezieprophylaxe

Eine totale Alopezie läßt sich in der Regel bei aggressiven Chemotherapien nicht vermeiden. Vor allem im Zusammenhang mit der Gabe von Adriamycin wurde zur Vermeidung einer Alopezie eine *Kühlung der Kopfhaut* 20 Min. vor Beginn der Injektion bis 30 Min. über das Injektionsende hinaus empfohlen. Dies kann mit Eiskappen versucht werden. Überschreitet die Adriamycin-Dosis 40 mg/m^2, ist diese Prophylaxe jedoch meist ineffektiv. Epirubicin (Farmorubicin), das meist statt Adriablastin gegeben wird, führt seltener zur Alopezie, sofern Dosen von 60 mg/m^2 nicht überschritten werden. Wird Cyclophosphamid (Endoxan) durch Treosulfan (Ovastat) ersetzt, spielt die Alopezie ebenfalls keine Rolle.

Mundschleimhautulzerationen

Zur Vermeidung einer Mundschleimhautulzeration, die meist erst durch Soorinfektion zu sehr schmerzhaften Schleimhautaffektionen führt, wird vor allem bei Chemotherapien, die Methotrexat, Fluorouracil bzw. Actinomycin D enthalten, der prophylaktische Gebrauch von *Ampho-Moronalsuspension* empfohlen. Bereits mit Beginn der Chemotherapie sollte etwa 5 × tgl. je 1 ml der Suspension mehrere Minuten im Mund bewegt und danach hinuntergeschluckt werden. Ferner sind *Mundspülungen* mit adstringierenden Präparaten (Myrrhentinktur, Kamillosan, Hexoral) ratsam sowie im Bedarfsfall Lokalanästhetika vor der Nahrungsaufnahme zu empfehlen (Anaesthesin-Bonbons).
Bei Folgetherapiezyklen kann in schweren Fällen auch die Gabe von GCSF/GMCSF (Neupogen; Leu-

Tab. 17.6-3   Hyperkalzämiebedingte Symptome.

a)	Renale: Polyurie Polydipsie, Hyposthenurie Hyperkalzurie Hyperkaliurie, Hypokaliämie
b)	Gastrointestinale: Inappetenz Nausea, Erbrechen Meteorismus Obstipation
c)	Kardiale: QT-Verkürzung, Stenokardien Rhythmusstörungen, Bradykardie Digitalisüberempfindlichkeit
d)	Neurologisch-psychiatrische: Adynamie, Hyporeflexie, Schlappheit Müdigkeit Verstimmung, Depressionen Psychosen Desorientierung, Somnolenz, Koma

comax, s. S. 258) eine Wiederholung der Schleim-hautulzerationen verhüten helfen.

Kardiomyopathie bei Adriamycin- bzw. Epirubicin-Behandlung

Klinisch gibt sich eine Anthracyclin-induzierte Kardiomyopathie meist zuerst an einer **Belastungsdyspnoe** zu erkennen. Häufig entwickelt sich im weiteren Verlauf eine Linksverbreiterung des Herzens, die mit einem Anstieg der diastolischen Blutdruckwerte einhergeht. Mit zunehmender Symptomatik können Herzgeräusche als Folge einer Mitralinsuffizienz sowie periphere Ödeme und eine Hepatomegalie entstehen.

Die Frühdiagnostik der Kardiomyopathie ist schwierig und meist nur mit
- Echokardiographie,
- Radionuklidangiographie,
- Phono-Mechanokardiographie
möglich. Vor allem die Mechanokardiographie erlaubt mit Hilfe der Bestimmung der **systolischen Zeitintervalle** eine sichere und wenig aufwendige Diagnosestellung. Die systolischen Zeitintervalle können durch simultane Registrierung des EKG, des Phonokardiogramms und der Karotispulskurve bei 100 mm Papiervorschub/Sek. ermittelt werden.

Therapie
Bei akutem Auftreten der Beschwerden sollte unter strenger Bettruhe und Gabe von Sauerstoff eine sofortige Verlegung in eine kardiologische Abteilung angestrebt werden. Die Gabe von Digitalis und Diuretika wird in ihrer Effektivität unterschiedlich beurteilt. Die Behandlung mit Kalziumantagonisten wie z.B. Verapamil (Isoptin) wird empfohlen.

Hämorrhagische Zystitis unter Endoxan-/Holoxan-Therapie

Prophylaxe
Mesna (Uromitexan) in einer Dosierung von 20% der Cyclophosphamid-/Ifosfamid-Dosis zu den Zeitpunkten 0 (= Injektion des Zytostatikums), 4 und 8 Std. i.v. injizieren.

Blasenblutung
Instillation von 200 ml 5%iger Formalinlösung in die Harnblase, nach 15 Min. ablaufen lassen und Nach-

spülen mit destilliertem Wasser, evtl. auch Instillation von Antifibrinolytika.

Prophylaxe der Methotrexat-Nebenwirkungen

Vor allem nach ultrahoher Methotrexat-Dosis (500 bis 2000 mg/m^2) ist eine Behandlung mit dem Antidot **Calciumfolinat** (Leucovorin, Rescuvolin, Ribofolin) unabdingbar erforderlich. 4–6 Std. nach Abschluß der Methotrexat-Infusion erfolgt eine Kalziumfolinat-Infusion (60 mg/m^2) über 6 Std. Danach insgesamt noch 4–6 × alle 6 Std. 15–30 mg Leukovorin per oral. Die Methotrexat-Spiegelbestimmung im Serum ist obligatorisch und bestimmt Dosis und Ende der Antidotgabe.

Paravenöse Injektion von Zytostatika

Mit Ausnahme von Endoxan (wird erst in der Leber gegiftet) können Zytostatika nach paravenöser Injektion zu Gewebsnekrosen führen. Das Paravasat sollte sofort mit 50 ml physiologischer Kochsalzlösung, der 5 ml 2%iges Xylocain, 5 ml 8,4%ige Natriumbikarbonatlösung, 50 mg Hydrokortison und 1000 Einheiten Heparin zugesetzt sind, um- bzw. unterspritzt werden.

Schemata zur tumorspezifischen Zytostatikatherapie

Die folgende tumorspezifische Zusammenstellung basiert auf den Erfahrungen mit der Wirksamkeit bestimmter Therapiearten bei den verschiedenen Tumorarten und -parametern.
Hinsichtlich der **Besonderheiten** und **Nebenwirkungen** der einzelnen Zytostatika wird auf den vorangehenden Teil verwiesen (s. S. 211 ff. sowie auf Tab. 17.6-4), hinsichtlich der **Indikationen** auf die jeweiligen Organtumorkapitel. Zur Toxität der Zytostatika s. Tab. 17.6-4.

Mammakarzinom

Adjuvante Chemotherapie

Hier dominiert im Standardfall (s. Organkapitel) das CMF-Schema. Nur bei prämenopausalen extremen High-risk-Fällen ist das EC-Schema vorzuziehen.

CMF-Schema nach Bonadonna

Voraussetzungen
Leberenzymwerte im Normbereich, Kreatininclearance 75% der Norm oder mehr.

Besonders beachten
Leberenzymwerte, Stomatitis, Durchfälle, hämorrhagische Zystitis, Blasenkarzinomrisiko s. S. 213. Zur Vermeidung einer hämorrhagischen Zystitis und zur Herabsetzung des Blasenkarzinomrisikos ist es dringend zu empfehlen, eine Prophylaxe mit dem Uroprotektor Mesna zu betreiben. Dazu wird dieser 3mal (direkt nach der Injektion von Cyclophosphamid sowie 4 und 8 Std. später) injiziert, wobei die Dosis jeweils 20% der Cyclophosphamidmenge entsprechen sollte.
Die Medikamente sind nacheinander in den Schlauch einer laufenden Infusion zu injizieren, wobei es sich empfiehlt, zwischen der Gabe von Methotrexat und Fluorouracil eine Pause von 1–4 Std. einzuhalten, um den Synergismus zwischen beiden Substanzen auszunutzen.

4-Wochen-Zyklus (6×):
- Cyclophosphamid (Endoxan, Cyclostin)
  600 mg/m^2 i.v. Tag 1 + 8
- Methotrexat 40 mg/m^2 i.v. Tag 1 + 8
- Fluorouracil 600 mg/m^2 i.v. Tag 1 + 8
- Uroprotektor Mesna (s. S. 222)
Wiederholung dieses Schemas am Tag 29, sofern sich das Blutbild normalisiert hat.

Es sei besonders betont, daß es besser ist, die Therapieintervalle bei unerwünschten Nebenwirkungen zu verlängern bzw. GCSF/GMCSF (s. S. 221) zu geben, als die Dosis pro Therapiekurs zu reduzieren.

Achtung
Wird die adjuvante CMF-Therapie kurzfristig postoperativ (innerhalb von 36 Std.) begonnen, müssen wegen des durch die Lachgasnarkose veränderten Methotrexat-Metabolismus im ersten Therapiezyklus 24 Std. nach der Methotrexat-Gabe 30 mg Calciumfolinat als Antidot injiziert werden.

EC-Schema

Bei Hochrisikofällen (z. B. ≥4 LK+).
Therapie

- Epirubicin (Farmorubicin) 90 mg/m^2
- Cyclophosphamid (Endoxan, Cyclostin) 600 mg/m^2, jeweils 1-Stunden-Kurzinfusion Tag 1

- Uroprotektor Mesna (s. S. 222)
4 Zyklen in 3wöchigen Abständen.

Ggf. kann man noch 3 **CMF-**Zyklen anschließen (s.o.). Bei den Hochrisikofällen mit >4 LK+ wird auch die Kombination von Epirubicin und Paclitaxel/Docetaxel an Bedeutung gewinnen. (s.u.)

Neoadjuvante Therapie beim Mammakarzinom

EC-Schema

Primäre (neoadjuvante) Therapie des Mammakarzinoms zwecks Down-Staging. Geplant je nach Response 3 bis max. 4 Zyklen.

Voraussetzungen
Histologische Sicherung durch Hochfrequenzstanz-, Drill- oder Vacuumbiopsie. Bestimmung der Prognosefaktoren (Hormonrezeptorstatus), ggf. auch von weiteren Faktoren, u. a. HER-2(neu).
Beachtenswertes s. S. 132.

Therapie

- Epirubicin (Farmorubicin) 1-Stunden-Infusion 90 mg/m^2 i.v. Tag 1.
- Cyclophosphamid (Endoxan, Cyclostin) 2-Stunden-Infusion 600 mg/m^2 Tag 1.
- Uroprotektor Mesna (s. S. 222) 2-Stunden-Infusion 600 mg/m^2 Tag 1.
Wiederholung Tag 22.

Epirubicin-Paclitaxel-Schema

Gleiche Voraussetzungen beim primären (neoadjuvanten) Einsatz wie bereits bei EC-Schema genannt. Zum Paclitaxel s. S. 216.

Therapie

- Epirubicin (Farmorubicin) 1-Stunden-Infusion 45 mg/m^2 Tag 1 und 2.
- Paclitaxel (Taxol) 3-Stunden-Infusion 90 mg/m^2 Tag 1 und 2.
Wiederholung Tag 22.
Auf für Taxane wesentliche Kortikoid-Begleitmedikation achten sowie Gabe von H$_1$- und H$_2$-Blockern (z.B. Ranitidin [Zantic] 50 mg und Clemastin [Tavegil] 2 mg 30 Min. vor Paclitaxelgabe).

Unter Studienbedingungen randomisierter Vergleich einer dosisintensivierten sequentiellen Chemotherapie versus einer Kombinationschemotherapie mit Standarddosierung – experimenteller Therapiearm:

- Epirubicin (Farmorubicin) 1-Stunden-Infusion 150 mg/m² Tag 1, 15, 29 (14tägig) 3 Zyklen.
- Paclitaxel (Taxol) 3-Stunden-Infusion 250 mg/m² Tag 43, 57, 71 (14tägig) 3 Zyklen.

Standardvergleichsarm:

- Epirubicin 90 mg/m² 1-Stunden-Infusion Tag 1.
- Paclitaxel 175 mg/m² 3-Stunden-Infusion Tag 1. Wiederholung Tag 22 – 4 Zyklen.

Weitere adjuvante Therapie mit CMF und Tamoxifen bzw. GnRH-Analoga nach Studienprotokoll. Hinsichtlich der Nebenwirkung der Taxane s. S. 216 bei Paclitaxel.

Epirubicin-Docetaxel-Schema

Die neben A-Docetaxel vermutlich wirksamste Kombination. Gleiche Kriterien wie oben genannt. Beachtenswertes s. S. 211 u. S. 213.

Therapie:

- Epirubicin (Farmorubicin) 1-Stunden-Infusion 45 mg/m² Tag 1 und 2.
- Docetaxel (Taxotere) 1-Stunden-Infusion 35 mg/m² Tag 1 und 2. Wiederholung Tag 22.

Ansprechrate etwa 80%.

Kurative/palliative Chemotherapie bei Metastasen

Chemotherapien geringer oder mittlerer Aggressivität (I, II)

Monotherapien:

Mitoxantron-Monotherapie

Gut verträgliche, moderate Therapie mit geringen Nebenwirkungen (s. S. 216). Dosislimitierend ist ausschließlich die Knochenmarktoxizität, speziell die Granulozytopenie.

Als Monotherapie nur bei alten Patientinnen oder bei eingeschränkter Nierenfunktion zu empfehlen.

Voraussetzung
Keine Vorbehandlung mit Adriamycin bzw. Epirubicin. Keine präexistente Herzinsuffizienz. Vorsicht bei Vorbestrahlung des kardialen Bereichs (sternal, linke Thoraxwand).

Therapie

- Mitoxantron (Novantron) 12-24 mg/m² i.v. Tag 1. Wiederholung alle 3-4 Wochen.

Remissionserwartung
CR + PR 32%, falls keine zytostatische Vorbehandlung. 25% No-change-Verhalten.

Epirubicin-Monotherapie

Moderate Therapie mit mäßigen Nebenwirkungen. Dosislimitierend meist bei Knochenmarktoxizität, speziell die Granulozytopenie. Neben- und Wechselwirkungen s. S. 211. Als Monotherapie auch bei Patientinnen mit eingeschränkter Nierenfunktion zu empfehlen.

Voraussetzung
Keine Adriamycin-Vorbehandlung. Keine präexistente Herzinsuffizienz. Vorsicht bei Vorbestrahlung des kardialen Bereichs (sternal, linke Thoraxwand) (s. S. 212).

Therapie

- Epirubicin (Farmorubicin) 20–25 mg/m² i.v. alle 7–10 Tage oder 40 mg/m² alle 3 Wochen. Max. Gesamtdosis 1000 mg/m².

Remissionserwartung
CR + PR 25–40%, falls keine zytostatische Vorbehandlung.

Docetaxel-Monotherapie

Die z. Zt. wirksamste Monotherapie. Beachtenswertes s. S. 213.

Therapie

- Docetaxel (Taxotere) 1-Stunden-Infusion 35 bis 40 mg/m² Tag 1, 8, 15, 22, 29, 36 (Block von 6 Applikationen in wöchentlichem Abstand, dann 2 Wochen Pause bzw. Wiederholung Tag 50) oder
- Docetaxel (Taxotere) 1-Stunden-Infusion 100 mg/m² Tag 1. Wiederholung Tag 22.

Ansprechrate bei First-line-Therapie ≥35% (max. 60%). Als Second-line-Therapie auch noch bis zu 47% Remissionen.

Paclitaxel-Monotherapie

Beachtenswertes s. S. 216.

Therapie

Entweder wöchentlich
- Paclitaxel (Taxol) 80 mg/m^2 oder
Behandlungsblöcke à 4 Wochen.
- Paclitaxel (Taxol) 3-Stunden-Infusion 175 mg/m^2 Tag 1.
Wiederholung Tag 22.

Eine höhere Dosierung als die genannte hat die Zunahme schwerer Granulozytopenien zur Folge, geht allerdings auch mit einem signifikanten Anstieg des progressionsfreien Überlebens einher.
Bei Monotherapie erreicht die Ansprechrate auf Paclitaxel max. 40%.

Vinorelbin-Monotherapie

Beachtenswertes s. S. 217.

Therapie

- Vinorelbin (Navelbine) 15-Minuten-Infusion 30 mg/m^2 Tag 1, 8, 15, 22.
Wiederholung Tag 29.

Bei ausgeprägter Vorbehandlung
- Vinorelbin (Navelbine) 15-Minuten-Infusion 30 mg/m^2 Tag 1 und 8.
Wiederholung Tag 29.

Topotecan-Monotherapie

Bei vorbehandelten Patientinnen.
Beachtenswertes s. S. 216.

Therapie

- Topotecan (Hycamtin) 30-Minuten-Infusion, initial 1,5 mg/m^2 Tag 1–5.
Wiederholung Tag 22, ggf. in Abhängigkeit von der Vorbehandlung und damit der entsprechenden Knochenmarkbelastung Reduktion der Dosierung auf 1,2 mg/m^2.

Gemcitabin-(Gemzar-)Monotherapie

Insbesondere auch im Rahmen von Studien eingesetzt und überprüft bei Patientinnen mit einem Alter >60 Jahren (damit für die Gerontoonkologie geeignet zur First-line-Therapie) s. auch S. 214.

Therapie

- Gemcitabin (Gemzar) 30-Minuten-Infusion 1000 mg/m^2
Tag 1, 8, 15.
Wiederholung Tag 29.
Oder: Anfangs 7× wöchentlich, dann 1 Woche Pause.
Fortsetzung wie o.e.

Remissionsraten
Die Ansprechraten des moderaten Gemcitabin liegen bei 25–45%.

Polychemotherapien: CMF-Schema nach Bonadonna

Siehe S. 225 (adjuvante Chemotherapie). Das dort aufgeführte Schema kann auch im metastasierenden Stadium Verwendung finden.

Remissionserwartung
CR + PR 55%, falls keine zytostatische Vorbehandlung. Auch wenn CMF als ajduvante Therapie gegeben wurde, besteht eine Remissionserwartung, sofern das Ende der adjuvanten Therapie mindestens 12 Monate zurückliegt.

CMF(P)-Schema nach Bonadonna (modifiziert)

Siehe CMF-Schema S. 225. Der Unterschied besteht nur in der zusätzlichen Gabe von Prednisolon 10 mg tgl. kontinuierlich per os. Wiederholung dieses Schemas anfangs nach 29 Tagen, später nach 5–6 Wochen.

Remissionserwartung
CR + PR 55%, falls keine zytostatische Vorbehandlung. Somit nicht besser als beim CMF-Schema beschrieben. **Insgesamt ist aber die Verträglichkeit deutlich besser.**

Trofosphamid-(Ixoten-)FU(P)-Schema

Dieses Schema hat sich vor allem bei alten Patientinnen, die unter dem CMF-Schema Stomatitiden entwickelten, besonders bewährt; ferner bei Patientinnen, die keinen verstärkten Haarausfall akzeptieren.

Therapie

- Trofosfamid (Ixoten) 150 mg tgl. oral (ohne Pause).
- Fluorouracil 500 mg oral (Trinkampullen) 1mal wöchentlich.
- Prednisolon 10 mg tgl. oral (ohne Pause).

Mitoxantron-MTX-Cyclophosphamid-Schema

Moderate, gering bis mittelaggressive Chemotherapie. Synergismus von Mitoxantron (Novantron) und Methotrexat bzw. Cyclophosphamid. Dosislimitierend ist fast ausschließlich die Knochenmarktoxizität, speziell die Granulozytopenie. Übelkeit, Erbrechen (WHO-Grad 3–4) 5%, Stomatitis (WHO-Grad 3–4) 1%, Alopezie (WHO-Grad 3–4) 5%(!). Kardiotoxizität erst nach kumulativer Mitoxantron-Gesamtdosis von 140 mg/m^2 zu erwarten. Als Therapie der 1. Wahl sowohl nach adjuvanter CMF-Therapie als auch ohne zytostatische Vorbehandlung. Vor FEC einsetzen, da umgekehrt nur geringe Remissionserwartung. Diese Therapie ist auch geeignet zur regionalen Leberperfusion über einen Portkatheter in der A. hepaticoduodenalis.

Voraussetzung
Keine Adriamycin-/Epirubicin-Vorbehandlung. Keine präexistente, schwere Herzinsuffizienz. Vorsicht bei Vorbestrahlung des kardialen Bereichs (sternal, linke Thoraxwand). Normale Organfunktionen.

Therapie

- Mitoxantron (Novantron) 12 mg/m^2 i.v. Tag 1.
- Methotrexat 40 mg/m^2 i.v. Tag 1.
- Cyclophosphamid (Endoxan, Cyclostin) 500 mg/m^2 i.v. Tag 1.
- Calciumfolinat 30 mg i.v. Tag 2 (24 Std. nach MTX). Wiederholung alle 4 Wochen.

Remissionserwartung
CR + PR 45%, falls keine zytostatische Vorbehandlung (mit Ausnahme einer adjuvanten Chemotherapie). No change 25%.

EC-Schema

Mittelgradig aggressives Behandlungsschema, das als Standardschema z.B. nach CMF anzusehen ist.

Voraussetzungen
Keine Anthracycline in der Vorbehandlung, jedoch Mitoxantron zuvor erlaubt. **Cave: Keine gleichzeitige Bestrahlung, vor allem nicht der kardialen Thoraxwandseite.** Keine kardiale Vorschädigung. Normale Leber-Nieren-Funktion.

Therapie

- Epirubicin (Farmorubicin) 50 mg/m^2 i.v. Tag 1.
- Cyclophosphamid (Endoxan, Cyclostin) 600 mg/m^2 i.v. Tag 1.
- Uroprotektor Mesna (s. S. 222). Wiederholung Tag 22.

Grenzdosis
1000 mg/m^2 Epirubicin kumulativ.

Alternative

- Epirubicin (Farmorubicin) 40 mg/m^2 i.v. Tag 1.
- Cyclophosphamid (Endoxan, Cyclostin) 200 mg/m^2 per os Tag 3-6. Wiederholung Tag 22.

Remissionserwartung
45–50% CR und PR bei einer Remissionsdauer von 7–9 Monaten.

FEC-Schema

Entsprechend dem Kombinationspartner Epirubicin eine aggressivere Therapie, die entweder nach Mitoxantron-MTX-Cyclophosphamid oder, bei eilbedürftig viszeralem Metastasierungstyp, als First-line-Therapie eingesetzt wird. Diese Therapie ist auch geeignet zur regionalen Leberperfusion über einen Portkatheter in der A. hepaticoduodenalis. FEC ist dem CAF-Schema wegen der geringeren Toxizität vorzuziehen.

Voraussetzungen
Keine Vorbehandlung mit Anthrazyklinen, keine kardial-thorakale Radiatio, keine kardiale Vorschädigung. Normale Funktion der Organe. Beachtenswertes s. S. 211.

Therapie

- Fluorouracil 500 mg/m^2 i.v. Tag 1 und 8.
- Epirubicin (Farmorubicin) 50(–75) mg/m^2 i.v. Tag 1.
- Cyclophosphamid (Endoxan, Cyclostin) 500 mg/m^2 i.v. Tag 1.
- Uroprotektor Mesna (s. S. 222). Wiederholung Tag 22.

Grenzdosis
Diese resultiert vornehmlich aus den Risiken des Epirubicins (s. S. 211). Sie liegt etwa 1,5–2mal so hoch wie die des Adriamycins.
Remissionserwartung
Die Effekte sind, bezogen auf CR und PR sowie Dauer, mit denen des CAF identisch: 45–50%/7–8 Monate.

Mitomycin-C + Vindesin + HD-MPA-Therapie

Als Nachfolgetherapie von Mitoxantron-MTX-Cyclophosphamid bzw. FEC besonders gut geeignet, da die Patientinnen, die bislang keine Alopezie WHO-Grad 3–4 erlitten haben, weiterhin weitgehend von Haarausfall verschont bleiben. Insgesamt sehr gut verträgliche Therapie, die den knochenmarkprotektiven Effekt von HD-MPA ausnutzt, um der limitierenden Knochenmarktoxizität, vornehmlich der Thrombozytopenie, zu begegnen.

Voraussetzungen
Anthrachinon- und Anthracyclin-haltige Chemotherapien ausgeschöpft, Knochenmark noch belastbar.

Besonders beachten
Thrombozytopenie. Cave: paravasale Injektion.

Therapie

- Mitomycin-C (Mitomycin) 8 mg/m^2 i.v. Tag 1.
- Vindesin (Eldesine) 3 mg/m^2 i.v. Tag 1.
- HD-MPA (s. S. 252) 200–400 (–1000) mg oral tgl. ohne Pause.
Vor jeder Mitomycin-Gabe
- Prednison 100 (50–250) mg i.v.
Wiederholung Tag 29.

Remissionserwartung
CR + PR + NC 30% bei komplett vorbehandelten Patientinnen.

Mitomycin-5-FU-Schema

Gut verträgliche Therapie mit geringen Nebenwirkungen. Einsetzbar, wenn Taxane bzw. Anthrazykline bereits im Vorfeld eingesetzt wurden bzw. Kontraindikationen dagegen bestehen.
S. auch S. 215.

Therapie

- Mitomycin 15-Minuten-Infusion 8 mg/m^2 Tag 1.
- Calciumfolinat 15-Minuten-Infusion 300 mg/m^2 Tag 1 und 2.

- 5-Fluorouracil 2-Stunden-Infusion 750 mg/m^2 Tag 1 und 2.
- Prednison s.o.
Wiederholung Tag 29.

Mitomycin-Vinorelbin-Schema

Angedacht zur Second-line- und Folgetherapie. Häufig benutzt, wenn Taxane bzw. Anthrazykline bzgl. Tumorresponse bzw. Toxizität nicht mehr einsetzbar.

Therapie

- Mitomycin 15-Minuten-Infusion 8 mg/m^2 Tag 1.
- Vinorelbin (Navelbine) 15-Minuten-Infusion 25 mg/m^2 Tag 1 und 8.
- Prednison s.o.
Wiederholung Tag 29.

Bendamustin-5-FU-Schema

Einsatz zur Second- bzw. Third-line-Therapie. Beachtenswertes s. S. 212.

Therapie

- Bendamustin (Ribomustin) in 30-Minuten-Infusion 75 mg/m^2 Tag 1 und 2 + 2500 IE Heparin.
- Calciumfolinat 2-Stunden-Infusion 200 mg/m^2 Tag 1 und 2.
- 5-Fluorouracil Bolusinjektion 400 mg/m^2, gefolgt von 22-Stunden-Infusion 600 mg/m^2 Tag 1 und 2.
Wiederholung Tag 29.

Ifosfamid-Vinorelbin

Einsetzbar zur First-line-, aber auch Folgetherapie. Beachtenswertes s. S. 213.

Therapie

- Vinorelbin (Navelbine) 15-Minuten-Infusion 35 mg/m^2 Tag 1 und 15.
- Ifosfamid (Holoxan) 12-Stunden-Infusion 2000 mg/m^2 Tag 1–3 + Mesna (Uromitexan) 12-Stunden-Infusion 2000 mg/m^2 Tag 1–3.
- Mesna (Uromitexan) 6-Stunden-Infusion 1000 mg/m^2 Tag 4.
Wiederholung Tag 29.

Chemotherapien höherer und hoher Aggressivität (III)

Vorbemerkung: Adriamycin-haltige Schemata sind in Zukunft, nachdem mit Epirubicin (Farmorubicin) eine hinsichtlich der Effektivität beim metastasierenden Mammakarzinom gleichartige, aber weniger toxische Substanz zur Verfügung steht, immer seltener vertretbar.

AC-Schema

Voraussetzungen
Patientin mit Alopezie einverstanden. Keine Kardiomyopathie in der Anamnese, keine Polyneuritis in der Anamnese. Kreatininclearance 75% der Norm oder mehr. Bilirubin (Kontrolle vor jedem Therapiezyklus) sowie neurologischer Status o. B.

Besonders beachten
Kardiomyopathiezeichen (EKG, UKG, Rö-Thorax, systolische Zeitintervalle, CPK-Werte), hämorrhagische Zystitis (mit Mesna vermeidbar). Thrombozytopenien).

Therapie

- Adriamycin (Adriablastin, Doxorubicin) 40 mg/m^2 i. v. Tag 1.
- Cyclophosphamid (Endoxan, Cyclostin) 600 mg/m^2 i. v. Tag 1.
- Uroprotektor Mesna 3mal (direkt nach der Injektion von Cyclophosphamid sowie 4 und 8 Std. später), wobei die Dosis jeweils 20% der Cyclophosphamidmenge entsprechen sollte.

Wiederholung des AC-Schemas anfangs nach 3, später nach 4–6 Wochen Pause. **Die maximale Adriablastin-Gesamtdosis von 550 mg/m^2 darf nicht überschritten werden.**

FAC-Schema

Voraussetzungen und Beachtenswertes s. bei AC-Schema.

Therapie

- Adriamycin (Adriablastin, Doxorubicin) 50 mg/m^2 i. v. Tag 1.
- Cyclophosphamid (Endoxan, Cyclostin) 500 mg/m^2 i. v. Tag 1.
- 5-Fluorouracil 500 mg/m^2 i. v. Tag 1 und 8.
- Uroprotektor Mesna (s. S. 222).

Wiederholung dieses Schemas zunächst nach 4 Wochen, dann nach jeweils 6 Wochen therapiefreien Intervalls. Man beachte auch hier die Gesamtdosis von Adriblastin.

Ifosfamid-Epirubicin-Therapie

Diese Kombination soll noch bei ansonsten austherapierten Fällen bei 20(–30)% Response erbringen.

Voraussetzungen
Normale Funktion der Organe. Keine schon manifeste Knochenmarkschädigung. Keine Vorschädigung der Harnwege. Patientin mit Alopezie einverstanden. Patientin möglichst nicht älter als 60(–65) Jahre (Verwirrtheitszustände möglich).

Therapie

- Ifosfamid (Holoxan) 1500 mg/m^2 Infusion Tag 1, 2, 3.
- Epirubicin (Farmorubicin) 50 mg/m^2 i. v. Tag 1.
- Uroprotektor Mesna (s. S. 222).
Wiederholung Tag 22.

Grenzdosis Epirubicin beachten (s. S. 212).

ViEC-Schema

- Eldisine (Vindesin) 3 mg/m^2 i. v. Tag 1.
- Epirubicin (Farmorubicin) 100 mg/m^2 Kurzinfusion Tag 1.
- Cyclophosphamid (Endoxan, Cyclostin) 600 mg/m^2 i. v. Tag 1.
- Uroprotektor Mesna (s. S. 222).

Voraussetzung
Hohe Erfolgsdringlichkeit und/oder fortgeschrittene Befunde oder viszerale Metastasen und individuelle Zumutbarkeit (guter AZ). Nur 4 Zyklen zulässig. Auch als präoperative neoadjuvante Therapie bei o. e. Konstellationen.

Etoposid-Paclitaxel-Schema

Anweisung s. S. 235.

Epirubicin-Paclitaxel-Schema

Gleiches Schema und Dosierung wie bereits im Rahmen der primären (neoadjuvanten) Chemotherapie aufgelistet. Siehe S. 225, 1. Schema.

Epirubicin-Docetaxel-Schema

Gleiche Dosierung und Schema wie bereits im Rahmen der primären (neoadjuvanten) Chemotherapie aufgelistet. Siehe S. 226.

Adriamycin-Paclitaxel-Schema

Die vermutlich z.Zt. wirksamste, aber nebenwirkungsreiche Kombination. Voraussetzungen und Nebenwirkungen s. unter Adriamycin (S. 211) und Paclitaxel (S. 216).

Therapie

- Adriamycin (Adriblastin, Doxorubicin) 60 mg/m^2.
- Paclitaxel (Taxol) 200 mg/m^2 3-Stunden-Infusion in der e. e. Reihenfolge.
Wiederholung in 3wöchigen Abständen.

Trastuzumab / Trastuzumab-Paclitaxel

Falls eine Überexpression von HER2/neu nachgewiesen wurde (s. S. 216), sind manche Chemotherapien weitgehend unwirksam. Außer den verbleibenden (u. a. Anthrazykline) kann der spezifisch wirksame (in Deutschland noch nicht generell vertriebene) Antikörper Trastuzumab eingesetzt werden.

Monotherapie

Initial Trastuzumab (Herceptin) 4 mg/kg als Kurzinfusion.
Dann in wöchentlichen Intervallen jeweils Herceptin 2 mg/kg als Kurzinfusion.

Kombinationsschema
Hier ist bisher erst die Kombination von

Trastuzumab (Herceptin) und
Paclitaxel (Taxol)

zugelassen. Ansprechrate ca 60%. Andere Kombinationen werden in Studien geprüft, die zu beachten sind.

Gemcitabin-Paclitaxel-Schema

Therapie

- Gemcitabine (Gemzar) 30-Minuten-Infusion 1000 mg/m^2 Tag 1 und 8.

- Paclitaxel (Taxol) 3-Stunden-Infusion 90 mg/m^2 Tag 1 und 8.
Wiederholung je nach Vorbehandlung und Myelotoxizität Tag 22 bzw. Tag 29.

Gemcitabin-Docetaxel-Schema

Therapie

- Gemcitabine (Gemzar) 30-Minuten-Infusion 1000 mg/m^2 Tag 1 und 8.
- Docetaxel (Taxotere) 1-Stunden-Infusion 35 mg/m^2 Tag 1 und 8.
Wiederholung je nach Vorbehandlung und Myelotoxizität Tag 22 bzw. Tag 29.

Gemcitabin-Bendamustin-Schema

Therapie

- Gemcitabine (Gemzar) 30-Minuten-Infusion 1000 mg/m^2 Tag 1 und 8.
- Bendamustin (Ribomustin) in 500 ml NaCl 1-Stunden-Infusion 100 mg/m^2 Tag 1 und 8 + 2500 IE Heparin.
Wiederholung je nach Myelotoxizität und Vorbelastung Tag 22 bzw. Tag 29.

Gemcitabin-Epirubicin-Schema

Therapie

- Gemcitabin (Gemzar) 30-Minuten-Infusion 1000 mg/m^2 Tag 1, 8, 15.
- Epirubicin (Farmorubicin) 1-Stunden-Infusion 15 mg/m^2 Tag 1, 8, 15.
Wiederholung Tag 29.

Alternative

- Gemcitabine (Gemzar) 30-Minuten-Infusion 1000 mg/m^2 Tag 1 und 8.
- Epirubicin (Farmorubicin) 1-Stunden-Infusion 25 mg/m^2 Tag 1 und 8.
Wiederholung Tag 22.

High-dose-Chemotherapien

Man rechnet mit einer erhöhten Wirksamkeit im Vergleich mit den üblichen Therapien. Bei *adjuvanter Therapie* von High-risk-Fällen (z. B. >10 LK+) waren die Ergebnisse besser. Bei *Second-line-Therapien* scheinen sich Resistenzen gegenüber Alkylantien überwinden zu lassen. Remissionen sollen generell intensiver sein und länger anhalten, die 5-Jahres-Überlebenszeit erreicht 15–20% (gegenüber sonst 3%). Vor einem routinemäßigen Einsatz müssen jedoch erst noch die Ergebnisse weiterer Studien abgewartet werden.

Second-line-
und weitere Folgetherapien

Folgende der oben bereits aufgeführten Schemata sind auch besonders zur Folgetherapie geeignet:

EC, E-JFO, Mitox-VDS-MPA, MMC-Vinorelbin, Bendamustin-FU, Docetaxel-Eto, Paclitaxel sowie die Gemcitabin-Kombinationen, ggf. auch Monotherapien (Vinorelbin, Mitomycin C, Gemcitabin u. a.).
Die Auswahl hat die noch verbliebene Belastbarkeit (Knochenmark usw.) der Patientin zu berücksichtigen.
Bei den ebenfalls geeigneten Epirubicin-Paclitaxel-/Docetaxel-Kombinationen empfehlen sich geringe Abweichungen gegenüber dem Standardschema (S. 225):

Epirubicin-Paclitaxel-Schema

Therapie

- Epirubicin (Farmorubicin) 1-Stunden-Infusion 45 mg/m^2 Tag 1 und 8.
- Paclitaxel (Taxol) 3-Stunden-Infusion 90 mg/m^2 Tag 1 und 8.
Wiederholung Tag 29.

Epirubicin-Docetaxel-Schema

Eine der wirksamsten Kombinationen.

Therapie

- Epirubicin (Farmorubicin) 1-Stunden-Infusion 45 mg/m^2 Tag 1 und 8.
- Docetaxel (Taxotere) 1-Stunden-Infusion 35 mg/m^2 Tag 1 und 8.
Wiederholung Tag 29.

Etoposid-Paclitaxel-Schema

Therapie der letzten Wahl. Effektiv, aber teuer. Nähere Einzelheiten s. S. 214 u. 235.

Ovarialkarzinom

Adjuvante Chemotherapie
Cisplatin-Cyclophosphamid-Schema

Voraussetzung
Patientin mit Alopezie einverstanden. Kreatininclearance 75% der Norm oder mehr (Bedingung!). Patientin über mögliche Hörverminderung aufgeklärt (Audiogrammkontrolle!).

Besonders beachten
Übelkeit und Erbrechen: Bereits 1–2 Std. vor der geplanten Cisplatinbehandlung ist mit der Gabe von Antiemetika (z.B. Zofran plus Dexamethason) zu beginnen (s. Anweisungen, S. 219). Hydratationsmaßnahmen bei Cisplatininfusion (s. Anweisungen bei Cisplatin-AC-Schema, S. 234). Hämorrhagische Zystitis: Gabe des Uroprotektors Mesna 3mal (direkt nach der Injektion von Cyclophosphamid sowie 4 und 8 Std. später), wobei die Dosis jeweils 20% der Cyclophosphamidmenge entsprechen sollte.

Therapie

- Cisplatin (Platiblastin, Platinex) 80 mg/m^2 i.v. Tag 1.
- Cyclophosphamid (Endoxan, Cyclostin) 650 bis 1000 mg/m^2 i.v. Tag 1.
- Uroprotektor Mesna (s.o.).
Wiederholung des Schemas Tag 29.

Carboplatin-Cyclophosphamid-Schema

Voraussetzung
Kreatininclearance unbekannt oder schlecht (<50 bis 75%), Patientin wenig belastbar (z.B. Hydratationsmaßnahmen, Emesis etc.).

Besonders beachten
Übelkeit (Erbrechen), Thrombozytopenie. Zur Vermeidung der Übelkeit: Zofran plus Dexamethason (s. S. 219). Zur Prophylaxe einer hämorrhagischen Zystitis: Mesna (s. S. 222).

Therapie

- Carboplatin (Carboplat) 350 mg/m^2, besser nach AUC 4 (s. S. 213) i.v. Kurzinfusion Tag 1.
- Cyclophosphamid (Endoxan, Cyclostin) 600 mg/m^2 i.v. Tag 1.
- Uroprotektor Mesna (s. S. 222).
Wiederholung Tag 22 oder Tag 29.

Cisplatin-Treosulfan-Schema

Bis auf die für jede Cisplatin-haltige Therapie typischen Nebenwirkungen wie Übelkeit bzw. Erbrechen ein optimal verträgliches Schema. Es sei ausdrücklich darauf hingewiesen, daß eine Alopezie (WHO-Grad 3–4) nur in 5–10% (!) der Fälle zu erwarten ist. Es ist wenig bekannt, daß Cisplatin in mittlerer Dosierung keinen Haarausfall bewirkt, sondern nur die Kombinationspartner wie z.B. Cyclophosphamid oder Adriamycin. Daher ist das PT-Schema ein ideales Schema zur adjuvanten Therapie und zur Therapie der 1. Wahl bei inoperablen Tumorresten bzw. Metastasen (Bastert).

Voraussetzung
Kreatininclearance 75% der Norm oder besser. Patientin über mögliche Hörminderung aufgeklärt (Audiogrammkontrolle!).

Besonders beachten
Zur Minderung der Übelkeit und des Erbrechens bereits 1–2 Std. vor der geplanten Chemotherapie mit der Gabe von Antiemetika beginnen (Anweisungen dazu s. S. 219). Hydratationsmaßnahmen s. Anweisungen S. 234. (Ein Uroprotektor ist bei diesem Schema nicht zu geben.)

Therapie

- Cisplatin (Platiblastin, Platinex) 70 mg/m^2 i.v. Tag 1 (als 1-Stunden-Infusion).
- Treosulfan (Ovastat) 5000 mg/m^2 i.v. Tag 1 (als Infusion über 30 Minuten).

Wiederholung des Schemas alle 4(-6) Wochen. Als adjuvante Therapie sollten 6 Zyklen absolviert werden.

Carboplatin-Treosulfan-Schema

Voraussetzung
Kreatininclearance unbekannt oder schlecht (<50 bis 75%), Patientin nicht mit Alopezie einverstanden. Emesisanfälligkeit, geringe Belastbarkeit. Auch für ältere Patientinnen meist gut tolerabel.

Besonders beachten
Gegen Übelkeit, Erbrechen: Zofran (s. S. 219). Cave: Thrombopenie.

Therapie

- Carboplatin (Carboplat) 350 mg/m^2, besser nach AUC 4 (s. S. 213) 1(-3)-Stunden-Infusion Tag 1.
- Treosulfan (Ovastat) 5000 mg/m^2 i.v. (Totaldosis) Tag 1 (Infusion über 30 Minuten).

Wiederholung des Schemas alle 4 Wochen.

Kurative/Palliative Chemotherapie

Obwohl bei manchen Konstellationen auch Monotherapien bei der First-line-Therapie eingesetzt werden können (E, Etoposid, TREO, CIS, CARBO, Gemcitabin, Trofosfamid, Topotecan, Taxane, s.ds.), sind die Kombinationsschemata als Standardtherapie anzusehen. Als Kombination dominieren:
Cisplatin/Carboplatin – Docetaxel/Paclitaxel
Cisplatin/Carboplatin – Cyclophosphamid
Cisplatin – Treosulfan
Etoposid – Docetaxel/Paclitaxel

Platinderivate und Taxane haben das mediane Überleben bei fortgeschrittenen Karzinomen auf 18–36 Monate erhöht, die Ansprechraten liegen bei etwa 70%.
Bei indizierter Dosissteigerung der Chemotherapie ist auch der zusätzliche Einsatz von G-CSF (Neupogen, Granocyt, Filgastrim) notwendig bzw. empfehlenswert.

Cisplatin-Cyclophosphamid-Schema

Anweisung s. unter adjuvanter Chemotherapie, S. 232.
Remissionserwartung
CR + PR ca. 60(–70)%.

Remissionsdauer
3–18 Monate (Mittel: 8 Monate).

Carboplatin-Cyclophosphamid-Schema

Anweisung s. unter adjuvanter Chemotherapie. Als Therapie der 1. Wahl vor allem dann anzuwenden, wenn eine schlechte Kreatininclearance (<50–75%) besteht.

Remissionserwartung
CR + PR 50%.

Cisplatin-Treosulfan-Schema

Anweisung s. unter adjuvanter Chemotherapie. Als Therapie der 1. Wahl bei postoperativen Tumorresiduen bzw. Metastasen sehr gut geeignet (Bastert), da nur sehr selten perückenbedürftige Alopezie. Vor einer geplanten Second-look-Operation sollten 4(–6) Zyklen absolviert worden sein. Fallen die Tumormarker (CA 125) nur ungenügend ab, kann die Cisplatin-Dosis bis auf 90 mg/m^2 unter Beibehaltung der Treosulfan-Dosis gesteigert werden.

Remissionserwartung
CR + PR 50%.

Carboplatin-Treosulfan-Schema

Anweisung s. unter adjuvanter Therapie, s.o.

Cisplatin-Adriamycin-Cyclophosphamid-Schema

Voraussetzungen
Patientin mit Alopezie einverstanden. Kreatininclearance 75% der Norm oder mehr (Bedingung!), keine Kardiomyopathie in der Anamnese. Patientin über mögliche Hörverminderung aufgeklärt (Audiogrammkontrolle!). Neurologischer Status o. B.

Besonders beachten
Übelkeit und Erbrechen: Bereits 1–2 Std. vor der geplanten Cisplatinbehandlung ist mit der Gabe von Antiemetika zu beginnen (Anweisungen dazu s. S. 219). Kardiomyopathiezeichen (EKG, UKG, systolische Zeitintervalle, Rö-Thorax).
Hydratationsmaßnahmen: Vor Beginn der Cisplatininfusion werden 1–2 l physiologischer NaCl-Lösung/Ringer-Lösung über 2 Std. infundiert. Unmittelbar nach Beendigung dieser Infusion erhält die Patientin Mannit als Schnellinfusion innerhalb von 15–20 Min. Nun wird die Cisplatindosis, die in 500 ml physiologischer NaCl-Lösung gelöst ist (lichtdicht verpacken!), innerhalb von 15–30 Min. infundiert. Im Nebenschluß Infusion von 500 ml Diureselösung. Danach wird das Adriamycin injiziert. Als drittes Chemotherapeutikum wird die berechnete Cyclophosphamiddosis innerhalb von 15 Min. infundiert. Auch nach Beendigung der Zytostatikagabe für 2–5 Std. Infusionen (1500 bis 2000 ml). Es muß dafür Sorge getragen werden, daß die Urinproduktion im Verlaufe der nächsten 12 Std. 100 ml/Std. nicht unterschreitet. Ggf. muß ein Diuretikum (Lasix) gegeben werden. Hämorrhagische Zystitis: Gabe des Uroprotektors Mesna 3mal (direkt nach der Infusion von Endoxan bzw. Cyclostin sowie 4 und 8 Std. später), wobei die Dosis jeweils 20% der Cyclophosphamidmenge entsprechen sollte.

Therapie

- Cisplatin (Platiblastin, Platinex) 50 mg/m^2 i. v. Tag 1 (über 6 Std.).
- Adriamycin (Adriblastin) 50 mg/m^2 i. v. Tag 1.
- Cyclophosphamid (Endoxan, Cyclostin) 700 mg/m^2 i. v. Tag 1.
- Uroprotektor Mesna (s. o.)
Wiederholung dieses Schemas anfangs nach 4 Wochen, später nach 6 Wochen.

Das Adriamycin kann auch durch Epirubicin ersetzt werden.

Remissionserwartung
CR + PR ca. 60–70%.

Remissionsdauer
7–33 Monate (Mittel 19 Monate).

Carboplatin-Etoposid-Schema

Alternativ einsetzbar für Cisplatin-Cyclophosphamid-Schema.

- Carboplatin (Carboplat) 350 mg/m^2, besser nach AUC 4 (s. S. 213). 1(-3)-Stunden-Infusion Tag 1
- Etoposid (Vepesid) 100 mg/m^2 i. v. Tag 1, 2, 3.
Wiederholung Tag 29 usw.

Cisplatin-Gemcitabin

Studiendesign im Rahmen der gerontoonkologischen Studie

Therapie

- Cisplatin (Platiblastin, Platinex) 75 mg/m^2 Tag 1.
- Gemcitabine (Gemzar) 1250 mg/m^2 Tag 1 und 8.
Wiederholung Tag 22.

Die o. g. Schemata sind gegenüber den Taxan-haltigen etwas in den Hintergrund getreten, die ihrerseits aber höhere Ansprüche an die Belastbarkeit stellen.

Cisplatin-Paclitaxel-Therapie

Nicht nur zur First-line-Therapie geeignet, sondern auch zur Behandlung von Spätrezidiven (12 Monate). Hinsichtlich Voraussetzungen, Komplikationen und Präventivmaßnahmen s. S. 212 u. 216.

Therapie

- Paclitaxel (Taxol) 3-Stunden-Infusion 175 mg/m^2 Tag 1.
- Cisplatin (Platinex, Platiblastin) 1-Stunden-Infusion 75 mg/m^2 Tag 1.
Wiederholung Tag 22.

Carboplatin-Paclitaxel-Schema

Nicht nur zur First-line-Therapie geeignet, sondern auch zur Behandlung von Spätrezidiven (12 Monate). Hinsichtlich Voraussetzungen, Komplikationen und Präventivmaßnahmen s. S. 212 u. 216.

Therapie

- Paclitaxel (Taxol) 175 mg/m^2 Tag 1.
- Carboplatin (Carboplat) 350 mg/m^2, besser

nach AUC 4 (s. S. 213).
1(-3)-Stunden-Infusion Tag 1.
Wiederholung Tag 22.

Second-line-Therapie beim Ovarialkarzinom

Etoposid-Monotherapie

Bei erwiesener Platinresistenz lassen sich mit Etoposid noch 20–30% Remissionen erreichen.

Beachten
Komplette Alopezie. Myelotoxizität (s. S. 214).

Therapie

- Etoposid (Vepesid) 160(–200) mg/m^2 i.v. Tag 1, 2, 3 oder
- Etoposid (Vepesid) 200 mg per os Tag 1–5.
Wiederholung 3–4 Wochen.

Paclitaxel-Schema

Second-line-Therapie nach cisplatinhaltiger Chemotherapie (sehr teuer!).

Beachten
Alopezie unumgänglich. Myelosuppression zu erwarten. Ggf. Gabe von GCSF (Neupogen) oder GMCSF (Leukomax). Übelkeit und Erbrechen müssen prophylaktisch mit Zofran und Dexamethason (s. S. 219) behandelt werden.
Cave: Überempfindlichkeitsreaktion auf den Lösungsvermittler von Paclitaxel. Daher *unbedingt* Allergieprophylaxe *vor* der Paclitaxelgabe: Lungenödemgefahr. Ggf. Steigerung der Diurese bzw. strenge Überwachung von Einfuhr/Ausfuhr. Zentrale Venendruckmessung ratsam.
Kardiale Nebenwirkungen: EKG-Abweichungen, Bradykardie, Hypotonie.
Neurotoxizität: Neuropathie, Myalgie, Arthralgie. Stomatitis, Mukositis. Diarrhoe.

Therapie

Zur Allergieprophylaxe zunächst:
- Fortecortin 20 mg oral 12 und 6 Std. vor Paclitaxel.
- Clemastin (Tavegil) 2 mg i.v. 30 Min. vor Taxol.
- Cimetidine (Tagamet) 300 mg i.v. 30 Min. vor Paclitaxel.
- Paclitaxel 135–175 mg/m^2 i.v. als 3-Stunden-Infusion.
Wiederholung Tag 22.

Remissionserwartung
30% nach Cisplatin, auch dann, wenn eine primäre Tumorprogression beobachtet wurde.

Paclitaxel-Etoposid-Schema

Effektiver als die Paclitaxel-Monotherapie. Als Second-line-Therapie nach cisplatinhaltiger Chemotherapie. Sehr teuer!

Beachten
s. unter Paclitaxel-Schema s.o.

Therapie

- Dexamethason 20 mg oral 12 und 6 Std. vor Paclitaxel.
- Clemastin (Tavegil) 2 mg i.v. 30 Min. vor Paclitaxel.
- Cimetidine (Tagamet) 300 mg i.v. 30 Min. vor Paclitaxel.
- Paclitaxel (Taxol) 90 mg/m^2 i.v. als 3-Stunden-Infusion Tag 1 und 8.
- Etoposid (Vepesid) 135–175 mg/m^2 i.v. Tag 1 und 8.

Remissionserwartung
40% nach cisplatinhaltiger Therapie.

Ifosfamid-Etoposid-Schema

Voraussetzung
Weiterhin gut belastbar wirkende Patientin.
Hinsichtlich Komplikationen und Präventivmaßnahmen s. S. 213 u. 214.

Therapie

- Ifosfamid (Holoxan) 1500 mg/m^2 i.v. Tag 1, 2, 3, 4, 5.
- Uroprotektor Mesna (s. S. 222) jeweils 20% der Ifosfamid-Dosis sofort sowie nach 4 und 8 Std.
- Etoposid 100 mg/m^2 i.v. Tag 1, 2, 3, 4, 5.
Wiederholung Tag 29 usw.

Topotecan-Therapie

Bei Platinresistenz scheint das z.Zt. in Studien geprüfte Topotecan (Hycamtin) bei der Second-line-Therapie eine günstige Alternative zu den Taxanen zu sein: Die Nebenwirkungen (Neurotoxizität, Myalgien) sind geringer, die Remissionsrate liegt zwischen 10 und 25%. Die Remissionen treten relativ spät ein (nach 3–4 Zyklen), halten aber länger an. Nach Erschöpfung der Wirkung ist von Paclitaxel eine erneute Remission zu erwarten. Weitere Studienergebnisse sind zu beachten. Beachtenswertes s. S. 216.

Therapie

- Topotecan (Hycamtin) 1,5 mg/m^2 30-Minuten-Infusion Tag 1–5.
Wiederholung Tag 22.

Bei reduzierter Knochenmarkbelastbarkeit Reduzierung der Dosis auf 1,2 mg/m^2.

Trastuzumab (Herceptin^{TM})

Sofern bei der Subtil-Untersuchung der Op.-Präparate auch eine Überexpression von HER2/neu (s. S. 80) festgestellt wurde, ist zu erwägen, ob man primär oder sekundär auch das Herceptin^{TM} in die Therapie einbeziehen soll. Einzelheiten s. S. 216.

Ausweichchemotherapie bei geringer Belastbarkeit

Gemcitabin-Monotherapie

Sowohl als First-line-Therapie (z.B. bei weniger belastbaren Patientinnen) als auch zur Folgetherapie geeignet.

Beachtenswertes s. S. 214.

Therapie

- Gemcitabin (Gemzar) 1000 mg/m^2 1× wöchentlich i.v. als 30-Minuten-Infusion.
Therapie 1.–7. Woche. 8. Woche Pause. Dann Fortsetzung wie o.e.

Das gut tolerable Gemcitabin zeigte in Studien bei Second- oder Third-line-Therapien selbst noch nach vorausgegangener Platintherapie Ansprechraten von 19–28% bei einer Wirkungsdauer von 4,4–12,5 Monaten. Auch mit einer Effizienz nach vorangegangener Taxan-Therapie wird gerechnet.

Trofosfamid-oder Treosulfan-FU-Schemata

Voraussetzungen
Patientin nicht mit aggressiveren Schemata einverstanden oder schlechter Allgemeinzustand oder ältere Patientin.

Besonders beachten
Keine das übliche Maß übersteigenden Kontrollen im Regelfall.
S. auch S. 217.

Therapie

- Trofosfamid (Ixoten) 150 mg tgl. per oral ohne Pause.
- Fluorouracil 500 mg per oral (Trinkampullen) 1× wöchentlich

oder

- Treosulfan (Ovastat) 750 mg tgl. per oral 28 Tage ohne Pause. 4-Wochen-Intervall.
- Fluorouracil 500 mg per oral (Trinkampullen) 1× wöchentlich.

Nach 4 Wochen Pause Wiederholung des Schemas oder

- Treosulfan-(Ovastat-)Monotherapie 400–600 mg/m^2/Tag (in 4 Tagesportionen) per os Tag 1–28, dann 4 Wochen Pause oder 1000 mg/m^2/Tag (in 4 Tagesportionen) per os Tag 1–7, dann 3 Wochen Pause.

Carboplatin-Monotherapie

Evtl. auch noch zumutbar (aber cave stärkere Myelosuppression, s. S. 212).

- Carboplatin (Carboplat) 300 mg/m^2, besser nach AUC 4 (s. S. 213).
1-Stunden-Infusion Tag 1.
Fortsetzung 29. Tag. Bei Verträglichkeit Dosissteigerung auf 400 mg/m^2.

Intraperitoneale Therapie

Eine möglicherweise in der Zukunft an Bedeutung zunehmende Methodik zur Therapie des Ovarialkarzinoms besteht in der intraperitonealen Implantation eines Katheters, der mit einem s.c. liegenden Port, einer Dose mit Siliconmembran, verbunden ist. Dieser Port (Intestoplant Braun) kann beliebig oft anpunktiert und über das Kathetersystem eine peritoneale Infusionsbehandlung z.B. mit Mitoxantron, Cisplatin oder mit Interferonen etc. durchgeführt wer-den. Die Ergebnisse dieser Methode sind abzuwarten.

Keimzellentumoren, maligne Dysgerminome, Teratome, Dottersacktumoren (endodermaler Sinustumor)

Cisplatin-Vinblastin-Bleomycin-Schema

Therapieschema der 1. Wahl. Mittlerweile sind viele Onkologen dazu übergegangen, vor der Chemotherapie keine Radikaloperation wie bei einem Ovarial-Ca. auszuführen, sondern nur den Primärtumor zu entfernen. Die Heilung wird dadurch nicht beeinträchtigt. Es wurden bereits vier ausgetragene Schwangerschaften nach chemotherapeutisch erzielter Ausheilung publiziert!

Voraussetzungen
Guter AZ. Kreatininclearance 75% der Norm oder besser. Leberenzyme normal. Totale Alopezie während der Therapie akzeptiert.

Besonders beachten
Nierenfunktion, Leberfunktion, Lungenfibrose, Polyneuropathie. Hydratationsmaßnahmen (s. S. 234), Antiemetika (s. S. 219).

Therapie

- Cisplatin (Platinex, Platiblastin) 20 mg/m^2 Tag 1, 2, 3, 4, 5.
- Vinblastin 0,15 mg/kg Tag 1 und 2.
- Bleomycin 30 mg Tag 2, 9 und 16.
  Wiederholung alle 3 Wochen.

Insgesamt sind 4(–6) Chemotherapiezyklen zu absolvieren. Der Marker AFP spiegelt den Therapieerfolg wider und ist auch nach Therapieende noch über 6–9–12 Monate zu kontrollieren. Antikonzeption während eines Jahres nach Therapieende unabdingbar (!) erforderlich.

Remissionserwartung
CR bzw. Dauerheilung in 80%.

Cisplatin-Etoposid-Bleomycin-Schema

Therapie

- Cisplatin (Platinex, Platiblastin) 20 mg/m^2 i.v. Tag 1, 2, 3, 4, 5.
- Etoposid (Vepesid) 100 mg/m^2 i.v. Tag 1, 2, 3, 4, 5.
- Bleomycin 30 mg i.v. Tag 1, 8, 15.
  Wiederholung Tag 22–29.

4 Therapiezyklen, AFP-Kontrolle (s. S. 89).
Remissionserwartung
80% CR bzw. Dauerheilungen.

Vincristin-Dactinomycin-Cyclophosphamid-Schema

Wenn es unter den o.a. Cisplatin-Therapien nicht zu einer Vollremission kommt, kann als Therapie der 2. Wahl dieses Schema eingesetzt werden.

Voraussetzungen
Guter AZ. Kreatininclearance 75% der Norm oder besser, Leberenzymwerte normal. Alopezie zu erwarten.

Therapie

- Vincristin 2,0 mg/m^2 i.v. Tag 1.
- Dactinomycin (Lyovac-Cosmegen) 0,3 mg/m^2 i.v. Tag 1, 2, 3, 4, 5.
- Cyclophosphamid (Endoxan, Cyclostin) 250 mg/m^2 i.v. Tag 1, 2, 3, 4, 5.
  Wiederholung nach 5- bis 6wöchiger Pause.

Wegen der durch Dactinomycin bedingten starken Übelkeit und des Erbrechens sollten stark wirksame Antiemetika (Anweisungen s. S. 219) gegeben werden.

VAC-(VEC-)Schema

Therapie

- Vincristin 1 mg/m^2 i.v. Tag 1.
- Adriamycin (Adriblastin) oder Epirubicin (Farmorubicin) 40 mg/m^2 i.v. Tag 1.
- Cyclophosphamid (Endoxan, Cyclostin) 600 mg/m^2 i.v. Tag 1.
- Uroprotektor Mesna (s. S. 222).
  3wöchiger Zyklus.

Taxane

Siehe Mammakarzinom.

Tubenkarzinom

Hier dominieren die Cisplatin-/Carboplatin-haltigen A-, E- und C-Kombinationen (s. Endometrium-Schemata). Bedeutung gewinnen auch die Taxane.

Endometriumkarzinom

Adjuvante Therapie

Keine Zytostatika; nur in Ausnahmefällen Tamoxifen- oder Gestagentherapie diskutabel (s. S. 63).

Kurative/palliative Chemotherapie bei Metastasen

Die Chemotherapie des metastasierenden Endometriumkarzinoms ist bei weitem nicht so erfolgversprechend wie die des Mamma- oder Ovarialkarzinoms. Anthrazykline, Platin und Ifosfamid stellen die aussichtsreichsten Mittel dar.

Moderate Therapie bei wenig belastbaren Patientinnen

Empfohlen wird die Epirubicin-Monotherapie, wenn die Patientin 1× wöchentlich kommen kann. Sonst Carboplatin-Monotherapie.

Epirubicin-Monotherapie

Therapie

- Epirubicin (Farmorubicin) 25 mg/m^2 i.v. Kurzinfusion Tag 1.
Wiederholung Tag 8.

Remissionserwartung:
25–30%.

Weitere Einzelheiten s. S. 211.

Carboplatin-Monotherapie

Therapie

- Carboplatin (Carboplat) 400 mg/m^2, besser nach AUC 4 (s. S. 213).
1(-3)-Stunden-Infusion Tag 1
Wiederholung Tag 29.

Remissionserwartung:
25%.

Weitere Einzelheiten zur Begleitbehandlung s. S. 212 u. 219.

Aggressivere Chemotherapien

Hier wird Ifosfamid-Cisplatin bzw. Carboplatin-Cyclophosphamid empfohlen, falls Epirubicin-Mono ineffektiv geworden ist. Wenn als erste Therapie Carboplatin verabfolgt wurde, dann Epirubicin-Cisplatin als Second-line-Therapie.

Cisplatin-Ifosfamid-Schema

Voraussetzungen
Kreatininclearance >75%, Hinnahme einer Alopezie. Patientin nicht älter als 65 Jahre. Second-line-Therapie.

Therapie

- Cisplatin (Platinex, Platiblastin) 70 mg/m^2 i.v. Tag 1.
- Ifosfamid (Holoxan) 1500 mg/m^2 i.v. Tag 1, 2, 3.
- Uroprotektor Mesna (s. S. 222).
Wiederholung Tag 29.

Begleitmedikation bzw. Risiken s. S. 212, 213 u. 219.

Cisplatin-Epirubicin-(Carboplatin-)Schema

Therapie

- Epirubicin (Farmorubicin) 60 mg/m^2 i.v. Tag 1.
- Cisplatin (Platinex, Platiblastin) 60 mg/m^2 i.v. Tag 1.
Wiederholung Tag 29.

Bei schlechter Kreatininclearance wird Cisplatin ersetzt durch
- Carboplatin (Carboplat, Ribocarbo) 350 mg/m^2 i.v. Tag 1.

Begleitmedikation und Risiken s. S. 211, 212 u. 219.

Carboplatin-Cyclophosphamid-Schema

Therapie

- Carboplatin (Carboplat) 350 mg/m^2, besser nach AUC 4 (s. S. 213).
1(-3)-Stunden-Infusion Tag 1
- Cyclophosphamid 600 mg/m^2 Kurzinfusion Tag 1.
- Uroprotektor Mesna (s. S. 222).
4wöchiger Zyklus.

Zervixkarzinom (Plattenepithelkarzinom)

Zytostatische Therapie metastasierender Stadien

Eine Standardtherapie ist nicht evident. Empfohlen werden Cisplatin/ Carboplatin sowie Ifosfamid und Kombinationen mit Anthrazyklinen, Bleomycin und Taxanen.

Carboplatin-Monotherapie

- Carboplatin (Carboplat) 340 bis 400 mg/m^2, besser nach AUC 4 (s. S. 213). Kurzinfusion 15 bis 60 Min. Tag 1.
Wiederholung Tag 29.

Cisplatin-Fluorouracil-Schema

Dieses Schema sollte nur dann Anwendung finden, wenn unbestrahlte Rezidive oder Fernmetastasen zur Therapie anstehen. Es kann wahlweise als Dauerinfusionsschema über 5 Tage oder als Kurzzeitinfusionsschema an 5 aufeinanderfolgenden Tagen gegeben werden. Gute Verträglichkeit.

Voraussetzungen
Kreatininclearance >75%. Begleittherapie mit Zofran und Fortecortin (s. S. 219). Keine vorausgegangene Strahlentherapie. Alopezie wird akzeptiert.

Therapie

- Cisplatin (Platinex, Platiblastin) 20 mg/m^2 i.v. (bzw. Dauerinfusion) Tag 1, 2, 3, 4, 5.
- Fluorouracil 1000 mg/m^2 i.v. (bzw. Dauerinfusion) Tag 1, 2, 3, 4, 5.
Wiederholung Tag 29.

Remissionswahrscheinlichkeit
30–40%. Bei entdifferenzierten Karzinomen höher als bei ausdifferenzierten. Bei Fernmetastasen (Leber, Netz usw.) höher als bei Rezidiven im kleinen Becken.

Cisplatin-Ifosfamid-Schema

Siehe Endometrium S. 237.

Carboplatin-Ifosfamid-Schema

Hier ist mit einer hohen Remissionsrate zu rechnen.

Therapie

- Carboplatin (Carboplat) 300 mg/m^2, besser nach AUC 4 (s. S. 213). 1(-3)-Stunden-Infusion Tag 1.
- Ifosfamid (Holoxan) 1600 mg/m^2 Langzeitinfusion Tag 1, 2, 3.
- Uroprotektor Mesna 20% der I-Dosis i. v., jeweils 0, 4, 8 und 12 Std. nach Beginn der Ifo-Infusion.
Alle 3–4 Wochen Wiederholung.

Cisplatin-MTX-Bleomycin-Schema

Der besondere Vorteil dieser Chemotherapie ist die fehlende Alopezie (!). Daher als Therapie der 1. Wahl sehr zu empfehlen.

Voraussetzung
Normale Lungen-, Nieren- und Leberfunktion.

Besonders beachten
Übelkeit und Erbrechen, ferner Hydratationsmaßnahmen (s. dazu S. 234). Zeichen einer beginnenden Lungenfibrose (unter der Therapie sind nach jeweils 90 mg Bleomycin Lungenfunktionsprüfungen vorzunehmen!), Leberenzymwerte, Kreatininclearance, Hörverlust oberer Frequenzbereich (Audiogramm).

Therapie

- Methotrexat 40 mg/m^2 i.v. Tag 1 und 15.
- Bleomycin 15 mg i.v. Tag 1 und 5.
- Cisplatin (Platinex, Platiblastin) 50 mg/m^2 i.v. Tag 1.
Wiederholung nach 3 Wochen Pause, später in 6wöchigen Intervallen.

Cisplatin-Adriamycin-Bleomycin-Schema

Voraussetzungen
Patientin mit Alopezie einverstanden. Patientin in gutem Allgemeinzustand. Kreatininclearance 75% der Norm oder besser, keine Kardiomyopathie in der Anamnese, keine Lungenfibrose in der Anamnese.

Besonders beachten
Übelkeit und Erbrechen, ferner Hydratationsmaßnahmen (s. dazu S. 234). Nierenfunktion, Kardiomyopathiezeichen (EKG, UKG, systolische Zeitintervalle, Rö-Thorax), Lungenfunktion (Fibrosezeichen). Gesamtdosen von Cisplatin, Adriamycin und Bleomycin nicht über zulässiges Limit.

Therapie

- Cisplatin (Platinex, Platiblastin) 50 mg/m² i.v. Tag 1 (über 6 Std.).
- Adriamycin (Adriblastin) 50 mg/m² i.v. Tag 1.
- Bleomycin 15 mg i.v. Tag 1, 3 und 8.

Wiederholung des Schemas zunächst nach 3- bis 4-, später nach 6wöchigen Pausen.

Cisplatin-Mitomycin-Vincristin-Bleomycin-Schema

Voraussetzungen
Patientin mit Alopezie (durch Vincristin) einverstanden. Kreatininclearance 75% der Norm oder besser, Lungenfunktion normal (keine Fibrose), keine Polyneuropathie in der Anamnese.

Besonders beachten
Übelkeit und Erbrechen, ferner Hydratationsmaßnahmen (s. dazu die bei dem PAC-Schema aufgeführten Anweisungen). Nierenfunktion, Lungenfunktion (Lungenfunktionsprobe, Neuritisanzeichen, Thrombopenien, akute Herzinsuffizienz).

Therapie

- Cisplatin (Platinex, Platiblastin) 50 mg/m² i.v. Tag 1 und 22 (6stündige Infusion).
- Mitomycin 10 mg/m² i.v. Tag 2.
- Vincristin 0,5 mg/m² i.v. Tag 1 und 4.
- Bleomycin 30 mg/24 Std. i.v. Tag 1–4 als kontinuierliche Dauerinfusion.

Vor der Mitomycin-Injektion

- Prednison 100 (50–250) mg i.v.

Wiederholung nach 6 Wochen. Bei weiteren Wiederholungen wird das Bleomycin weggelassen.

Die Gabe des Cisplatin erfolgt so, wie oben im PAC-Schema angegeben.

Ultrahohe Methotrexat-Dosis mit Calciumfolinat

Schema wie bei unter metastasierendem Chorionkarzinom (s. S. 241).

Zervixkarzinom (Adenokarzinom)

Zytostatikatherapie wie bei metastasierendem Endometriumkarzinom (s. S. 237), Remissionswahrscheinlichkeit jedoch geringer.

Trophoblasttumoren, destruierende Blasenmole, Chorionkarzinom

Es ist zwischen *Low-risk-* und *High-risk-Fällen* zu unterscheiden (S. 96 u. 97). Bei **Low risk:** Methotrexat-Therapie 1 oder 2; Actinomycin-Monotherapie. Bei **High risk:** Methotrexat-haltige Polychemotherapie 3 oder ultrahohe MTX-Therapie, oder Schema nach Lee.

Methotrexat

Niedrig dosierte Therapie (1)

- Methotrexat 15–25 mg/m² i.v. oder per os Tag 1, 2, 3, 4, 5.

Wiederholung nach jeweils 3wöchiger Pause.

Falls der HCG-Titer negativ geworden ist, noch 3malige Therapie anschließen. – Auch danach weitere Kontrollen.

Alternative

- Methotrexat 1 mg/kg Tag 1, 3, 5, 7.
- Calciumfolinat (Leucovorin u.a.) 0,1 mg/kg Tag 2, 4, 6, 8.

Wiederholung nach 2 (–3) Wochen.

Mittelhohe Dosierung (2) bei Ineffektivität des o.e. Schemas

Voraussetzung
Leberenzymwerte im Normbereich.
Besonders beachten
Leberenzymwerte, Stomatitis.

Therapie

- Methotrexat 75 mg/m² 6× in jeweils 8stündigen Abständen i.v.

Nach weiterer 8stündiger Pause anschließend

- Calciumfolinat (Leucovorin u.a.) 27,5 mg/m² per os in 6stündlichen Intervallen für insgesamt 6 Tage. Wiederholung 3wöchig.

Dactinomycin-Monotherapie

Anwendung bei destruierender Blasenmole oder Low-risk-Fall bei Chorionkarzinom. Diese Monotherapie kommt im Regelfall nur dann zur Anwendung, wenn Methotrexat nicht gegeben werden kann (z. B. Allergie oder Leberaffektionen, da Dactinomycin im Gegensatz zu Methotrexat zum Haarausfall führt.

Therapie

- Dactinomycin (Lyovac-Cosmegen) 0,5 mg/m^2 i. v. Tag 1, 2, 3, 4, 5.
Wiederholung nach jeweils 3wöchiger Pause, sofern das Blutbild sich normalisiert hat; oder auch
- Dactinomycin (Lyovac-Cosmegen) 1,25 mg/m^2 i. v. in 2wöchigen Abständen.

Die Therapie wird über den vollständigen HCG-Abfall hinaus noch 3× fortgesetzt. – Auch danach weitere HCG-Kontrollen. Wegen der zu erwartenden starken Übelkeit und des Erbrechens sollte hochdosiert antiemetisch behandelt werden (Anweisungen dazu s. S. 219).

MTX-Dactinomycin-Schema

Anwendung bei metastasierenden Chorionkarzinomen bzw. High-risk-Fällen.

Voraussetzung
Leberenzymwerte im Normbereich. Normale Nierenfunktion.

Besonders beachten
Leberfunktion, Nierenfunktion, Übelkeit, Erbrechen.

Therapie

- Methotrexat 15–20 mg/m^2 i. v. Tag 1, 2, 3, 4, 5.
- Dactinomycin (Lyovac-Cosmegen) 0,3 mg/m^2 i. v. Tag 1, 2, 3, 4, 5.
- Mercaptopurin (Puri-Nethol) 200 mg/m^2 i. v. Tag 1, 2, 3, 4, 5.
Wiederholung nach einer Pause von 21 Tagen.

Wegen der durch Dactinomycin bedingten starken Emesis sollten stark wirksame Antiemetika (Anweisungen s. S. 219) gegeben werden. Totale Alopezie zu erwarten.

In High-risk-Fällen bei Zumutbarkeit

EMA-CO-Schema nach Bagshawe

Tag 1
- Etoposid 100 mg/m^2 i. v. Infusion,
- MTX 100 mg/m^2 i. v. Bolus,
- MTX 200 mg/m^2 12-Stunden-Infusion,
- Dactinomycin (Lyovac-Cosmegen) 0,5 mg i. v. Bolus.

Tag 2
- Etoposid (Vepesid) 100 mg/m^2 i. v. Infusion,
- Dactinomycin (Lyovac-Cosmegen) 0,5 mg i. v. Bolus,
- Calciumfolinat (Leucovorin u. a.) 15 mg i. m./oral 4× in 12-Stunden-Abstand, Beginn 24 Stunden nach MTX-Zufuhr.

Tag 8
- Cyclophosphamid (Endoxan, Cyclostin) 600 mg/m^2 i. v. Infusion,
- Vincristin 1 mg/m^2 i. v. Bolus.

Zykluswiederholung alle 3 Wochen.

Ultrahohe Methotrexat-Dosis mit Calciumfolinat

Voraussetzung
Nachfolgetherapie effektloser Kombinationsbehandlungen mit Dactinomycin und Methotrexat.

Cave
Akuter Leberzerfall. Tödliche Therapie, wenn keine Antidotbehandlung in vorgeschriebener Form (!).

Therapie

- Methotrexat 500–2000 mg/m^2 i. v. (Infusion über 4 Std.) Tag 1.
- Antidotgabe! Calciumfolinat (Leucovorin u. a.) 60 mg/m^2 i. v. (Infusion über 6 Std., 3 Std. nach Ende der Methotrexat-Infusion beginnend).
- Weiter Calciumfolinat-Gaben (25 mg per oral) insgesamt 4–12× in 6stündigen Abständen in Abhängigkeit vom Methotrexat-Serumspiegel.

Diese hochdosierte Methotrexat-Therapie sollte nur in Spezialkliniken (Methotrexat-Spiegelbestimmung) vorgenommen werden.

Intrathekale Methotrexat-Applikation

In seltenen Fällen kann es beim metastasierenden Mamma- und Chorionkarzinom zu einem Befall der Meningen kommen, der eine intrathekale Methotrexat-Applikation notwendig erscheinen läßt.

- Methotrexat 10 mg/m^2 in Ringer-Laktatlösung (Endkonzentration maximal 5 mg MTX/ml).

Zunächst wird bei der Lumbalpunktion soviel Liquor abgelassen, wie nachfolgend an Methotrexat-Lösung injiziert werden soll. Zur besseren Liquordurchmischung soll anschließend nochmals 3–5mal die Liquormenge aspiriert und reinjiziert werden, die der Methotrexat-Lösung entsprach.

Wiederholung der intrathekalen Instillation anfangs alle 3 Tage, nach Abklingen der Symptomatik 1× wöchentlich, später in monatlichen Intervallen bis zur zytologischen Normalisierung des Liquorbefundes.

Nach intrathekaler Methotrexat-Gabe werden an Nebenwirkungen folgende Erscheinungen auftreten können: Kopfschmerzen, Benommenheit, Sehstörungen, Schwindel, Erbrechen, Parästhesien, Lähmungen, Krampfanfälle, Psychosen.

Weichteilsarkome im Genitalbereich

Adjuvante Chemotherapien

Der Nutzen ist unbewiesen bzw. umstritten.

Epirubicin-Monotherapie

Anweisung s. S. 226.
Behandlungsdauer: 4–6 Monate.

Epirubicin-Ifosfamid-Schema

Aggressivere Form der adjuvanten Chemotherapie. Im Falle von *High-risk-Situationen* angezeigt. Ältere Patientinnen (>50 Jahre) aussparen.

- Epirubicin (Farmorubicin) 100 mg/m^2 i. v. Tag 1.
- Ifosfamid (Holoxan) 5000 mg/m^2 i. v. Tag 1 (24-Stunden-Infusion).
- Uroprotektor Mesna 20% der Ifosfamid-Dosis zur Stunde 0, 4, 8, (12) i. v.
Wiederholung Tag 29. 4–6 Schemata absolvieren.

Beachten
Normale Kreatininclearance, Verwirrtheitszustände (Ifosfamid-bedingt) möglich (Therapieabbruch), Alopezie unumgänglich.

Kurative/palliative Chemotherapie bei Metastasierung

Eine Standard-Chemotherapie ist nicht evident. Als wirksam werden eingeschätzt Adriamycin bzw. Epirubicin, Ifosfamid sowie die Kombinationen der genannten Medikamente.

Ifosfamid-Adriamycin-Schema

- Ifosfamid (Holoxan) 1500 mg/m^2 Kurzinfusion Tag 1–5.
- Adriamycin (Farmorubicin) 50 mg/m^2 Kurzinfusion Tag 1.
- Uroprotektor Mesna (s. S. 222).
3- bzw. 4wöchig (Blutbild-abhängig).

Methode der 1. Wahl.

Ifosfamid-Etoposid-Schema

Bei Kontraindikationen für Anthrazykline.

- Ifosfamid (Holoxan) 1500 mg/m^2 1-Stunden-Infusion Tag 1-5.
- Etoposid (Vepesid) 100 mg/m^2 1-Stunden-Infusion Tag 1, 3, 5.
- Uroprotektor Mesna (s. S. 222).
Evtl. 4wöchig (Blutbild!).

Epirubicin-Ifosfamid-Schema

Siehe unter adjuvanter Chemotherapie.

Cyclophosphamid-Vincristin-Epirubicin-Dacarbacin-Schema

Voraussetzungen
Patientin mit Alopezie einverstanden. Guter Allgemeinzustand. Kreatininclearance 75% der Norm oder besser, keine Kardiomyopathie in der Anamnese, keine Polyneuropathie in der Anamnese.

Besonders beachten
Übelkeit und Erbrechen: Wegen der durch Dacarbacin bedingten Übelkeit sollten stark wirksame Antiemetika (Anweisungen s. S. 219) gegeben werden. Hämorrhagische Zystitis: Gabe des Uroprotektors Mesna (direkt nach der Injektion von Cyclophospha-

mid, ferner 4 und 8 Std. später) in einer Dosierung, die jeweils 20% der eingesetzten Cyclophosphamidmenge entspricht. Kardiomyopathie: Kontrolle mit EKG, UKG, systolische Zeitintervalle. Neuritisanzeichen, ferner Durchfälle.

Therapie

- Vincristin 1 (–2) mg/m^2 i.v. Tag 1, 5 (ab der 3. Serie nur noch am Tag 1)
- Dacarbacin (Detimedac) 250 mg/m^2 i.v. Tag 1, 2, 3, 4, 5.
- Cyclophosphamid (Endoxan, Cyclostin) 500 (350) mg/m^2 i.v. Tag 1.
- Epirubicin (Farmorubicin) 50 (35) mg/m^2 i.v. Tag 1.
- Uroprotektor Mesna (s. S. 222).

Wiederholung dieses Therapiekurses nach 3wöchiger Pause. Danach erfolgt die Behandlung in 6wöchigen Intervallen.

Abgewandeltes Schema

Voraussetzung
Maximale Epirubicin-Gesamtdosis überschritten oder Anthracycline kontraindiziert. Im übrigen wie oben aufgeführt.

Therapie

- Vincristin 1 mg/m^2 i.v. Tag 1.
- Dacarbacin (Detimedac) 250 mg/m^2 i.v. Tag 1, 2, 3, 4, 5.
- Cyclophosphamid (Endoxan, Cyclostin) 500 mg/m^2 i.v. Tag 1.
- Methotrexat 40 mg/m^2 i.v. Tag 1.
- Uroprotektor Mesna (s. S. 222).

Wiederholung dieses »Anschlußschemas« alle 6 Wochen. Wenn auch die maximale Vincristin-Gesamtdosis (20 mg) erreicht ist, wird Vincristin ersatzlos gestrichen.

Cisplatin-Ifosfamid-Schema

Beachten
Kreatininclearance >75%. Alopezie unumgänglich. Ältere Patientinnen (>50 Jahre) aussparen. Antiemetische Therapie mit Zofran und Fortecortin (s. S. 219) unbedingt erforderlich. Verwirrtheitszustände (Ifosfamid-bedingt) möglich (Therapieabbruch!).

Therapie

- Cisplatin (Platinex, Platiblastin) 20 mg/m^2 i.v. Tag 1, 2, 3, 4, 5.

- Ifosfamid (Holoxan) 500 mg/m^2 i.v. Tag 1, 2, 3, 4, 5.
- Uroprotektor Mesna 20% der Holoxandosis alle 4 Std. i.v. (0, 4, 8, [12]).

Wiederholung Tag 29.

Hirnmetastasen

Therapie der 1. Wahl bei Hirnmetastasen ist die gezielte Bestrahlung. Die Behandlung der 2. Wahl erfolgt entweder mit den vorgenannten konventionellen – vor allem Anthrazyklin-haltigen – Schemata oder mit lipophilen Zytostatika aus der Nitrosoharnstoffreihe, wie z. B. mit Carmustin:

- Carmustin (Carmubris) 100 mg/m^2 i.v. Kurzinfusion Tag 1.

Wiederholung dieses Schemas nach 6 Wochen.

Karzinomatöse Ergüsse

Voraussetzung aktiver, differenter Maßnahmen ist der Nachweis von Tumorzellen im Erguß. Als therapeutische Ziele sind zu nennen:

- Verminderung bzw. Beseitigung der Ergußbildung (Vergrößerung der Punktionsintervalle).
- Beeinflussung solider Karzinomabsiedlungen im Pleura- bzw. Abdominalraum.

Die Erreichung des zweiten Zieles setzt voraus, daß diese Tumormanifestationen nur klein sind. Andernfalls würde man nur ihre oberflächlichsten Bereiche beeinflussen und keine klinisch relevante Wirkung erzielen.

Methoden

- **Instillation von Tumornekrosefaktor (TNF).** Bei Aszites mittlerweile die Methode der Wahl, da die Ergußbildung nach 1–3 Installationen bei über 80% der Fälle sistiert.
  - Ablassen des Aszites.
  - I.p. Installation von TNF (0,08-0,14 mg/m^2) in 200 ml 5%igem Humanalbumin gelöst.

Wiederholung Tag 8.
Zur Begleitmedikation der »Grippesymptome« (Fieber, Kopfschmerz, Übelkeit u.a.) Indometacin 100 mg, z.B. Amuno als Suppositorium vor Beginn der Behandlung. Bei schweren Symptomen ggf. Dolantin 50(–100) mg. Die o.e. TNF-Applikation kann analog auch bei Pleuraergüssen erfolgen, ist dort aber weniger effektiv.

Wichtig: TNF hat nur Einfluß auf die Ergußbildung, nicht aber auf das Wachstum solider intraperitonealer Tumoren bzw. Metastasen.

- **Instillation von Radionukliden**:
  - Yttrium (^{89}Y).
  - Radiophosphor (^{32}P).

Die Instillation von Radionukliden tritt immer mehr in den Hintergrund, da die Nebenwirkungen der Therapie wie Verwachsungen, Subileus-Ileus, Darmperforationen, Abszesse zu schwerwiegend sind.

- **Instillation von Zytostatika.**
  Bei Pleuraergüssen:

Zunächst weitgehende Entleerung der Ergüsse. Dann Instillation des Zytostatikums in ca. 200 ml Ringer-Lösung.
- Novantron 20–30 mg oder
- Bleomycin 20 mg.

Bei Aszites:
- 1–2 Drainageschläuche legen (Cystofix-System).
- Aszites ablassen.
- Spülen der Bauchhöhle mit reichlich 0,9% NaCl-Lösung.
- Ablassen der Spülflüssigkeit.
- Instillation des Zytostatikums in 2 l 0,9% NaCl-Lösung. Mitoxantron (Novantron) 20 bis

Tab. 17.6-4 Gebräuchliche Zytostatika für den Therapiebereich Mammakarzinom (a) bzw. Ovarialkarzinom (b) und ihr Toxizitätsgrad. Durch Dosisrelevanz (z. B. HD-ChT) können sich allerdings erhebliche Abweichungen von der o. e. pauschalen Einstufung ergeben.

	Zugelassen und etabliert	In Studien eingesetzt und geprüft	Toxizitätsgrad
a) Docetaxel	+		1–2
Paclitaxel	+		1–2
Vinorelbin	+		1–2
Topotecan		+	2
Gemcitabin		+	1–2
Epirubicin	+		1–2
Adriamycin	+		1–2
Idarubicin	+		1–2
Mitomycin C	+		1–2
Epirubicin/Paclitaxel	+		3
Epirubicin/Docetaxel	+		3
Mitomycin 5-FU Folinat	+		1–2
Mitomycin/Vinorelbin	+		1–2
Ifosfamid/Vinorelbin	+		1–2
Gemcitabin/Bendamustin		+	1–2
Gemcitabin/Epirubicin		+	2–3
Bendamustin/5-FU	+		1
b) Docetaxel		+	1–2
Paclitaxel	+		1–2
Topotecan	+		2
Gemcitabin		+	1–2
Vinorelbin	+		1–2
Cisplatin	+		2–3
Carboplatin	+		2–3
Etoposid	+		2–3
Treosulfan	+		1–2
Paclitacel/Cisplatin	+		2–3
Paclitacel/Carboplatin	+		2–3
Cisplatin/Treosulfan	+		1–2
Etoposid/Paclitaxel	+		1–2
Cisplatin/Gemcitabin		+	1

30 mg/m^2 (bei 30 mg z.T. peritoneale Reiz-erscheinungen, auch geringe Leukozytenreaktion möglich).

– Mehrstündiges Herumdrehen der liegenden Patientin zwecks optimaler Verteilung der Lösung.
– Nach ca. 6 Stunden Ablassen; Entfernen der Drainagen.
• Instillation von Tetrazyklinen.
• Instillation von Fibrinkleber.

Während die Instillation von Radionukliden nicht beliebig wiederholt werden kann, ist dies mit Mitoxantron oder Bleomycin möglich. Meist reichen jedoch 2 (–3) Installationen aus.

Intraarterielle Therapie bei isolierten Lebermetastasen

Nach Implantation eines Katheters in die A. hepatico-duodenalis, der mit einem s.c. liegenden Port, einer Dose mit Siliconmembran, verbunden ist (Perfusix Braun), kann eine Perfusionsbehandlung der Leber erfolgen, die bei hoher Zytostatikakonzentration vor Ort nur eine geringe allgemeine Zytostatikabelastung mit sich bringt. Für die intraarterielle Therapie sind das

• NMC-Schema und das
• FEC-Schema

geeignet. Die Dosierung ist identisch mit dem i.v. zu gebenden Schema.

Zytostatika-Toxizität

Die in Tabelle 17.6-4 und 17.9-4 aufgeführten Kombinations- und Monochemotherapien wurden hinsichtlich der Tatsache, inwieweit die Substanzen für die entsprechende Indikation bereits zugelassen sind bzw. hinsichtlich ihrer allgemeinen Toxizität bewertet. Die Angaben zu einem sogenannten Toxizitätsgrad (1–3) berücksichtigen Myelotoxizität, Organtoxizität, aber auch subjektive Toxizität im Sinne einer Beeinträchtigung der Lebensqualität. Bei den erwähnten Monotherapien ist auch zu berücksichtigen, daß bei einer Weekly-Applikation ingesamt mit einer geringeren Organ- und Myelotoxizität zu rechnen ist.

Gebräuchlichste Zytostatika und Antidota

S. Tab. 17.6-5

Tab. 17.6-5 Partielle Aufstellung der gebräuchlichsten Zytostatika. Generic names, Handelsnamen und Apothekenpreis lt. Roter Liste 1999. Für die internen Krankenhausapotheken gelten z.T. günstigere Preise (ggf. erfragen).

Handelsname (®)	Gebräuchliche Abkürzung	Generic name	Handelsform		Packungs-größe	Preis (DM)
Adriblastin HL	ADM (A) (DOX)	Adriamycin (Doxorubicin)	10 mg	I.-Fl.	1	126,60
			20 mg	I.-Fl.	1	242,00
			50 mg	I.-Fl.	1	590,35
Alkeran	L-PAM	Melphalan	2 mg	Tabl.	25	82,15
			5 mg	Tabl.	25	146,48
			50 mg	1 TRS	1	164,63
Bleomycinum Mack	BLEO (B)	Bleomycin	15 mg	I.-Fl.	1	172,57
Carboplat	CARBO (CBDCA)	Carboplatin	50 mg	I.-Fl.	1/10	143,64/1365,27
			150 mg	I.-Fl.	1/10	398,08/3412,91
			450 mg	I.-Fl.	1/10	1172,56/9288,28
Carmubris	BCNU	Carmustin	100 mg	I.-Fl.	1/10	74,09/684,60
Cisplatin medac	DDP/PDD (P)	Cisplatin Trockensubstanz	10 mg	D.-Fl.	1	45,79
			25 mg	D.-Fl.	1	112,73
			50 mg	D.-Fl.	1	159,91

Handelsname (®)	Gebräuchliche Abkürzung	Generic name	Handelsform		Packungs- größe	Preis (DM)
Cyclophos- phamidbiosyn	CTX (CPA/C)	(Cytoxan) Cyclophosphamid	50 mg	Drg.	50/100	48,12/81,83
Cyclostin	CTX (CPA/C)	(Cytoxan) Cyclophosphamid	50 mg	Drg.	50	55,33
			100 mg	I.-Fl.	1/10	10,34/75,30
			200 mg	I.-Fl.	1/10	13,51/97,24
			500 mg	I.-Fl.	1	27,13
			1000 mg	I.-Fl.	1	45,80
Daunoblastin		Daunorubicin	20 mg	D.-Fl.	1	64,51
Daunorubicin (R. P.)		Daunorubicin	20 mg	D.-Fl.	10	369,04
Detimedac		Dacarbacin	100 mg	D.-Fl.	10	253,34
			200 mg	D.-Fl.	10	363,13
			500 mg	D.-Fl.	1	91,16
			1000 mg	D.-Fl.	1	158,40
Doxorubicin (R. P.)	DOX (ADM/A)	Doxorubicin (Adriamycin)	10 mg	I.-Fl.	1	82,24
			50 mg	I.-Fl.	1	364,82
Eldisine	VDS	Vindesin	30 mg	I.-Fl.	1	738,58
Endoxan	CTX (CPA/C)	(Cytoxan) Cyclophosphamid	50 mg	Drg.	50/100	59,13/103,84
			100 mg	I.-Fl.	10	75,30
			200 mg	I.-Fl.	10	97,24
			500 mg	I.-Fl.	1	27,13
Farmorubicin HL	EPI	Epirubicin	10 mg	I.-Fl.	1/6	126,60/ 744,40
			20 mg	I.-Fl.	1/6	242,00/1422,9
			50 mg	I.-Fl.	1/6	590,35/3147,35
Farmitrexat	MTX (M)	Methotrexat	5 mg	I.-Fl.	1/5	13,51/ 54,97
			20 mg	I.-Fl.	1/5	30,36/122,9
			50 mg	I.-Fl.	1/5	54,97/232,3
			500 mg		1	139,76
			5000 mg		1	1325,83
5-Fluorouracil-biosyn	5-FU (F)	Fluorouracil	250 mg	D.-Fl.	1	6,28
			500 mg	D.-Fl.	1	11,01
			1000 mg	D.-Fl.	1/10	19,23/139,07
Fluorouracil »Lederle«	5-FU (F)	Fluorouracil	250 mg	I.-Fl.	1	6,28
			500 mg	I.-Fl.	1	11,01
			1000 mg	I.-Fl.	1	19,23
Fluroblastin	5-FU (F)	Fluorouracil	250 mg	I.-Fl.	1/10	6,28/ 49,98
			500 mg	I.-Fl.	1/10	11,01/ 87,49
			1000 mg	I.-Fl.	1/10	19,23/153,17
Gemzar		Gemcitabin	200 mg	I.-Fl.	1	130,7
			1000 mg	I.-Fl.	1	609,88
Holoxan	IFO	Ifosfamid	200 mg	I.-Fl.	10	236,04
			500 mg	I.-Fl.	1	64,5
			1000 mg	I.-Fl.	1	108,94
			2000 mg	I.-Fl.	1	189,64

Handelsname (®)	Gebräuchliche Abkürzung	Generic name	Handelsform		Packungs- größe	Preis (DM)
Hycamtin		Topotecan	4 mg	D.-Fl.	1/5	
Ixoten	TRO	Trofosfamid	50 mg	Tbl.	50	392,01
Leukeran	CBL	Chlorambuzil	2 mg	Tbl.	25	55,02
			5 mg	Tbl.	25	87,63
Lyovac-Cosmegen	ACT.D (Dact)	(Actinomycin D) Dactinomycin	0,5 mg	I.-Fl.	1	17,19
Methotrexat biosyn	MTX (M)	Methotrexat	2,5 mg	Tbl.	30/100	35,21/100,85
			50 mg	I.-Fl.	1/6	37,78/172,83
			500 mg	I.-Fl.	1/6	132,50/696,80
Methotrexat »Lederle«	MTX (M)	Methotrexat	2,5 mg	Tbl.	30/50	36,41/ 57,83
			10 mg	Tbl.	30/50	141,40/224,53
Methotrexat Lösung »Lederle«	MTX (M)	Methotrexat	5 mg	I.-Fl.	1/10	13,73/103,02
			25 mg	I.-Fl.	1/10	37,89/301,25
			50 mg	I.-Fl.	1/10	56,87/478,12
			500 mg	I.-Fl.	1	139,88
			1000 mg	I.-Fl.	1	271,17
			5000 mg	I.-Fl.	1	1280,40
Methotrexat medac	MTX (M)	Methotrexat	2,5 mg	Tbl.	30/100	35,61/103,68
			10 mg	Tbl.	30/100	138,74/417,17
			5 mg	D.-Fl.L.	1/10	12,74/ 97,97
			15 mg	D.-Fl.L.	1/10	47,69/405,35
			50 mg	D.-Fl.L.	1/10	50,74/433,21
			250 mg	D.-Fl.L.	1	107,08
			500 mg	D.-Fl.L.	1	140,04
			1000 mg	D.Fl.L	1	232,65
			5000 mg	D.Fl.L	1	1203,38
Mitomycin	MMC	Mitomycin C	2 mg	D.-Fl.	10	491,49
			10 mg	D.-Fl.	1/5	229,70/1106,27
			15 mg	D.-Fl.	1/5	302,32/1460,95
Navelbine		Vinorelbin	10 mg	I.-Fl.	1/10	99,57/ 923,86
			50 mg	I.-Fl.	1/10	475,44/3957,41
Novantron	N	Mitoxantron	10 mg	I.-Fl.	1	541,84
			20 mg	I.-Fl.	1	1033,62
			25 mg	I.-Fl.	1	1286,99
			30 mg	I.-Fl.	1	1533,73
Ovastat	TREO	Treosulfan	250 mg	Kps.	50/100	523,58/ 999,86
			1000 mg	D.-Fl.	1/5	168,95/ 819,15
			5000 mg	D.-Fl.	1/5	660,39/3199,41
Platiblastin Lösung	DDP/PDD (P)	Cisplatin	10 mg	I.-Fl.	1	47,71
			50 mg	I.-Fl.	1	211,12
			10 mg	I.-Fl.-L.	1	47,71
			50 mg	I.-Fl.-L.	1	211,12
Platinex Lösung	DDP/PDD (P)	Cisplatin	10 mg	I.-Fl.-L.	1/10	
			50 mg	I.-Fl.-L.	1/10	

Handelsname (®)	Gebräuchliche Abkürzung	Generic name	Handelsform		Packungs- größe	Preis (DM)
Ribocarbo	CARBO (CBDCA)	Carboplatin	200 mg	D.-Fl.	1/10	536,55/4477,52
			450 mg	D.-Fl.	1/5	1172,56/4909,76
Ribocarbo Lösung	CARBO (CBDCA)	Carboplatin	50 mg	D.-Fl.-L.	1/5	143,64/ 718,19
			150 mg	D.-Fl.-L.	1/5	398,08/1925,84
Ribofluor	5-FU (F)	Fluorouracil	250 mg	I.-Fl.	1/5	6,00/26,23
			500 mg	I.-Fl.	1/5	10,46/44,78
			1000 mg	I.-Fl.	1/5	17,98/76,68
Ribomustin	–	Bendamustin	25 mg	D.-Fl.	10/20	928,93/1792,25
			100 mg	D.-Fl.	1/5	413,75/1989,90
Taxol		Paclitacel	30 mg	I.-Fl.	1/10	572,33/4733,69
Taxotere		Docetaxel	20 mg	D.-Fl.	1	581,33
			80 mg	D.-Fl.	1	2200,54
Thiotepa »Lederle«	T-TEPA	Thio-Tepa	15 mg	I.-Fl.	1/10	32,02/245,46
Velbe	VBL	Vinblastin	10 mg	I.-Fl.	1	103,43
Vepesid	VP-16	Etoposid	50 mg	Kps.	20/50	1184,16/2618,70
Vinblastin R. P.	VBL	Vinblastin	10 mg	D.-Fl.	1	68,57
Vincristin biosyn	VCR	Vincristin	1 mg	I.-Fl.	10	500,75
Vincristin Bristol	VCR	Vincristin	1 mg	I.-Fl.	1/10	78,13/721,22
Vincristin Liquid Lilly	VCR	Vincristin	1 mg	I.-Fl.	1	68,51
			1 mg	F.-Spr.	1	72,26
			2 mg	F.-Spr.	1	127,39
Vincristin-sulfat	VCR	Vincristin	1 mg	D.-Fl.	1	49,43
			2 mg	D.-Fl.	1	91,79
			5 mg	D.-Fl.	1	201,74
Antidota:						
Calciumfolinat-biosyn			100 mg	I.-Fl.	1/5	185,39/ 842,66
			200 mg	I.-Fl.	1/5	315,16/1418,22
			400 mg	I.-Fl.	1	2263,48
Calciumfolinat (Gry)			15 mg	Tabl.	10	148,28
Leucovorin (Calciumfolinat) /–10/–30/–50/–100/–200/–300/–500/–1000			10 mg	Amp.	1	26,80
			30 mg	Amp.	1	70,15
			50 mg	Amp.	1	106,69
			100 mg	I.-Fl.	1	201,28
			200 mg	I.-Fl.	1	369,34
			300 mg	I.-Fl.	1	526,78
			500 mg	I.-Fl.	1	823,96
			1000 mg	I.-Fl.	1	1511,89
Rescuvolin (Calciumfolinat)			15 mg	D.-Fl.	1	38,12
			50 mg	D.-Fl.	1	109,26
			100 mg	D.-Fl.	1	200,98
			200 mg	D.-Fl.	1	357,21
			300 mg	D.-Fl.	1	525,27

Handelsname (®)	Gebräuchliche Abkürzung	Generic name	Handelsform		Packungs-größe	Preis (DM)
Rescuvolin (Calciumfolinat)			500 mg	D.-Fl.	1	820,84
			15 mg	Tabl.	10	159,91
Ribofolin FA, CF (Kalziumfolinat)			3 mg	I.-Amp	10	82,37
			30 mg	I.-Amp	5	321,26
			15 mg	Kps.	20	317,29
			100 mg	D.-Fl.	1/5	201,28/ 921,99
			150 mg	D.-Fl.	1/5	287,09/1314,16
			200 mg	D.-Fl.	1/5	369,34/1677,13
			400 mg	D.-Fl.	1/5	677,71/2797,03
			800 mg	D.-Fl.	1/5	1243,53/4781,91
Uromitexan Mesna			400 mg	Tabl.	10/20	78,47/145,26
			600 mg	Tabl.	10/20	105,91/199,72
			1000 mg	I.-Fl.	5	110,95
			5000 mg	I.-Fl.	1	106,92

Koloniebestimmende Faktoren (s. Tab. 15.7-1)

Literatur

Bastert G. Malignome der Mamma. In: Spezielle gynäkologische Onkologie. Bastert G. 3. Aufl. München: Urban & Schwarzenberg 1996.

Bender HG. Gynäkologische Onkologie. 2. Aufl. Stuttgart: Thieme 1991.

Frickhofen N et al. Hochdosistherapie des fortgeschrittenen Ovarialkarzinoms. Onkologe 1998; 4: 1140.

Holzmann K. Trophoblasttumoren. In: Spezielle gynäkologische Onkologie I. Schmidt-Matthiesen H. 3. Aufl. München. Urban & Schwarzenberg 1991.

Jonat W et al. Interdisziplinäre Therapie des metastasierenden Mammakarzinoms. Onkologe 1998; 10: 945.

Kanz L, Brugger W. Hochdosischemotherapie beim Mammakarzinom. Onkologe 1995; 1: 229.

Kaufmann M et al. Chemotherapy of Gynecological and Breast Cancer. Basel, München: Karger 1989.

Mayer F. Hochdosischemotherapie bei soliden Tumoren. Forum 1999; 14: 60.

Meerpohl HG, Du Bois A. Primäre Chemotherapie. Onkologe 1998; 4: 1131.

Melchert F. Chemotherapie maligner Tumoren. In: Allgemeine gynäkologische Onkologie. Schmidt-Matthiesen H. 3. Aufl. München: Urban & Schwarzenberg 1991.

v. Minckwitz G et al. Chemotherapie. In: Bender HG. Allgemeine gynäkologische Onkologie. 4. Aufl. München: Urban & Schwarzenberg 1996.

Mitze M. Proliferationsrate und Überexpression des HER2/neu-Onkoproteins als Prognosefaktor des Mammakarzinoms. Med Welt 1998; 49: 411.

Montzka P et al. Stellungnahme zur Behandlung des Mammakarzinoms mit dem humanisierten Anti-HER2-Antikörper Herceptin. Frauenarzt 1999; 40; 2: 199.

Pfleiderer A. Malignome des Ovars. In: Spezielle gynäkologische Onkologie. Bastert G. 3. Aufl. München: Urban & Schwarzenberg 1996.

Possinger K et al. Systemische Therapie des primären operablen Mammakarzinoms. Onkologe 1995; 1: 214.

Preiß J et al. Onkologie 1996. Therapieempfehlungen. Onkolog AG Saar-Pfalz-Mosel. Lintz (Trier) 1996.

Schmoll HJ et al. Kompendium der internistischen Onkologie. Heidelberg: Springer 1986.

Schünemann H et al. Gynäkologische Malignome. 6. Aufl. München, Bern: Zuckschwerdt 1995.

Späth-Schwalbe E, Possinger K. Zytostatische Chemotherapie im höheren Lebensalter. Med Welt 1997; 48: 484.

17.7 Endokrine Therapiemaßnahmen

(Empfehlungen für die praktische Therapiedurchführung)

Allgemeines

Die endokrine Therapie bestimmter Neoplasien beruht einerseits auf dem Entzug körpereigener Hormonbildung bzw. einer Hemmung, andererseits auf einer Überflutung des Organismus mit Hormonen, die ihrerseits damit in den Stoffwechsel hormonabhängiger Zellen eingreifen, regulative Vorgänge im hypothalamisch-hypophysären Bereich beeinflussen und z.T. auch unspezifische zytotoxische Wirkungen haben. Insgesamt kommen zur Anwendung:

Nur bei **prämenopausalen Patientinnen:**
- GnRH-Analoga.
- Ovariektomie; Radiomenolyse.

Bei **prä- und postmenopausalen Frauen:**
- Antiöstrogene (Tamoxifen, Toremifen [Fareston 60]). Bei prämenopausalen Frauen nicht routinemäßig; Cave Überstimulierungssyndrom.
- Aromatasehemmer (Anastrozol [Arimidex], Letrozol [Femara], Formestan [Lentaron-Depot]).
- Gestagene (HD-Medroxyprogesteronacetat, HD-Megestrolacetat).
- Prolactinhemmer (Bromocriptin).
- Antigestagene.

Der Einsatz endokriner Maßnahmen sollte nicht routinemäßig und »blind« erfolgen, sondern nur unter geeigneten **Voraussetzungen** diskutiert werden. Bei gegebener **Indikation (s. Organkapitel)** ist dann zu prüfen, ob die vorgesehene Therapie auch zulässig ist. Dies ergibt sich aus den Kontraindikationen und den evtl. auftretenden Nebenwirkungen.

Wirkungsweise und Anwendung

Die Wirkung endokriner Therapiemaßnahmen läßt sich erst nach 8–12 Wochen bzw. bei Knochenmetastasen nach 4–6 Monaten beurteilen. Sofern zulässig, nicht vorzeitig wechseln.

GnRH-Analoga

Goserilin (Zoladex), Leuprorelin (Enantone)

Charakteristik
Bei prämenopausalen Patientinnen bewirken die GnRH-Analoga eine Art »chemischer Ovariektomie«. Nach anfänglichem kurzen Anstieg der Gonadotropinfreisetzung und des Plasmaöstradiolspiegels kommt es zu einer hypogonadotropen Situation mit konsekutivem Abfall des Östradiolspiegels auf postmenopausale Werte (<15 pg/ml). Die Wirkung ist voll reversibel. 6–8 Wochen nach der letzten Zoladex-Injektion kommt es wieder zum Einsetzen zyklischer Vorgänge.

Nebenwirkungen
Symptome und Befunde des Östrogenentzugs.

Anwendung beim Mammakarzinom

- Kurativ, palliativ (s. S. 138ff.)

Voraussetzungen:
Prä-(peri-)menopausale Patientin. Rezeptorpositivität. Low-risk-Fall (u.a. keine Erfolgseile). Langes rezidivfreies Intervall.

Medikation

- Goserilin (Zoladex) 3,6 mg i.m. (Implantat) 4wöchig, oder
- Leuprorelin (Enantone) 3,75 mg s.c./i.m. 4wöchig.

Bei Wirksamkeit der GnRH-Analogatherapie ist dann zu entscheiden, ob man diese Therapie durch die Ovariektomie oder die Strahlenmenolyse dauerhaft ersetzen will. Die Patientin gilt dann als postmenopausal. Bei Erfolglosigkeit ist auf Chemotherapie überzugehen.

Folgetherapien bei Progreß nach vorherigem positiven Effekt der o.e. Maßnahmen:
- Antiöstrogene (s.u.),
- Aromatase-Inhibitoren (s.u.),
- Gestagene,
- Chemotherapie.

Sofern auf andere endokrine Therapien übergewechselt wird und keine Ovariektomie bzw. Radiomenolyse erfolgte, läuft die GnRH-Agonistentherapie zusätzlich weiter.

Antiöstrogene

Tamoxifen (Kessar, Nolvadex, Nourytam, Tamofen, Tamoxasta, Tamoxifen Medac etc.)
Toremifen (Fareston 60)
Droloxifen

Charakteristik
Antiöstrogene mit einer vornehmlich rezeptorabhängigen Wirkung. Daneben aber auch rezeptorunabhängige, unspezifische Wachstumshemmungen (wahrscheinlich durch Induktion der Bildung von TGFβ [transforming growth factor β], der eine Wachstumshemmung bewirkt). In seltenen Fällen kann die unerwünschte Manifestation einer östrogenen Wirkungskomponente erfolgen.
Man beachte die anstehenden Studienergebnisse über die neuen Antiöstrogene Toremifen und Droloxifen, um ggf. Konsequenzen zu ziehen.

Nebenwirkungen
Vorübergehende, bedeutungslose Thrombozytopenien. Bei reagierenden Knochenmetastasen: Hyperkalziämie. Geringe Erhöhung des Thromboembolierisikos (umstritten), Visusverschlechterung. Bei prämenopausalen Patientinnen typische Ausfallserscheinungen, Menstruationsstörungen bis zur Amenorrhoe oder, häufiger: Überstimulationssymptome (Ovarialzysten, exzessiv hohes Plasmaöstradiol). Begünstigung einer Endometriumkarzinomentwicklung.

Anwendung beim Mammakarzinom

- Als adjuvante Therapie bei Hormonrezeptorpositivität in der Postmenopause und – bei sehr geringem Risiko (N0) – auch prämenopausal. Bei N+ evtl. mit Chemotherapie kombinieren (s. Tab. 11-9).
- Kurative/palliative primäre Standardtherapie in der Postmenopause.

Voraussetzungen
ER- oder PR-positiv. Im Falle alleiniger Gabe bei kurativer/palliativer Indikation: Keine Erfolgseile.

Medikation

- Tamoxifen 20–30 mg/tgl. oder Toremifen 60 mg/tgl.
Im Falle adjuvanter Maßnahmen 3 (–5) Jahre lang, bei Metastasentherapie bis zum erneuten Progreß.

Folgetherapien bei Progreß nach vorhergehender Remission:
- Aromatasehemmer (s. u.),

- Gestagene (s. u.),
- Chemotherapie.

Remissionserwartung
Die Wirksamkeit soll bei Knochenmetastasen geringer sein als die von Aromatasehemmern und des HD-MPA. Ansonsten pauschale Response-Raten:

Im unselektierten Kollektiv:	30–35%.
Bei ER+:	~50%.
Bei PgR+:	>60%.

Falls eine Rezeptoranalyse an Metastasen vorgesehen ist, kann diese auch unter Tamoxifen-Einnahme erfolgen, jedoch muß in diesem Fall berücksichtigt werden, daß nur der Progesteronrezeptorgehalt aussagekräftig ist, da der Östrogenrezeptor »maskiert« ist. Ferner ist zu bedenken, daß der Progesteronrezeptorbefund unter Tamoxifen etwa 3× höher ausfällt (Induktionsphänomen) als ohne Antiöstrogeneinnahme. Der wahre Rezeptorgehalt kann erst 8–12 Wochen nach Absetzen von Tamoxifen (und/oder Zytostatika) ermittelt werden.
Bei Verwendung der neuen Antiöstrogene entfällt diese Wartezeit nach einem Absetzen.

Anwendung bei Ovarial- und Korpuskarzinomen

Keine verbindlichen Daten. Versuche beim endometrioiden Ovarialkarzinom, im übrigen in Abhängigkeit von ER+ und GI(II).

Aromatasehemmer

Anastrozol (Arimidex), Letrozol (Femara), Formestan (Lentarol-Depot), Exemestan (Aromasin)

Charakteristik
Aromatasehemmer sind wirksam bei Aromatase-haltigen Tumoren (ca. 30–40% der Mammakarzinome), in der NNR und in verschiedenen Körpergeweben (heterotope Östrogenbildung). Der Gehalt an Aromatase korreliert nicht unbedingt mit dem Gehalt an ER und PgR. Auch unspezifische Effekte außerhalb des Östrogenmetabolismus.

Dosisabhängige Nebenwirkungen
Hitzewallungen bzw. klimakterische Beschwerden; Begünstigung thromboembolischer Komplikationen (umstritten). Magen-Darm-Beschwerden, Übelkeit, Schwächegefühl, Kopfschmerzen.

Wechselwirkungen
Östrogenhaltige Medikamente heben die Wirkung von Aromatasehemmern auf.

Anwendung beim metastasierenden Mammakarzinom

- Folgetherapie bei Erschöpfung bisheriger, primär erfolgreicher endokriner Therapie (s.o.) in der Postmenopause oder bei prämenopausalen Patientinnen in Kombination mit GnRH-Analoga (medikamentöse Postmenopause).
- Auch bei Weichteilmetastasen vorteilhaft, falls im Hinblick auf die Nebenwirkungen zumutbar. Auch bei unbekannten bzw. negativen Rezeptoren berechtigt.

Voraussetzungen
Geringes oder mittleres Risiko. Keine Erfolgseile. Vorausgehender günstiger Effekt einer endokrinen Therapie (s.o.).

Medikation

- Anastrozol (Arimidex) oder
- Letrozol (Femara) 1× 1 Tbl. tgl. oder
- Formestan (Lentaron-Depot) 250 mg i.m. 14tägig.

Remissionserwartung
Allgemein gilt: Weichteile > Knochen > viszerale Metastasen. Es besteht keine absolute, wohl aber eine relative Abhängigkeit vom Rezeptorstatus und einem vorherigen Response auf endokrine Maßnahmen. Konkret:

Remissionen (CR/PR)
bei unselektiertem Kollektiv: ∼30%.
Bei positivem Östrogenrezeptor: ∼50%.
Nach vorherigem Response auf Tamoxifen: >50%.
Bei *vorheriger Effektlosigkeit* von Tamoxifen: 10–20%.
Remissionsdauer: 4–7 Monate.

Folgetherapien bei Progreß nach vorhergehender Remission:
- Gestagene (s.u.),
- Chemotherapie.

Gestagene

Medroxyprogesteronacetat (MPA) (Clinovir, Farlutal) Megestrolacetat (Megestat 160)

Charakteristik
Wirksamkeit teils rezeptorabhängig (direkt, indirekt über regulative Effekte), teils auch rezeptorunabhängig (»zytotoxisch«). Geeignet als adjuvante Therapie bei bestimmten Korpuskarzinomen sowie als Folgetherapie beim Mammakarzinom nach Tamoxifen

bzw. Aromatasehemmern und/oder Chemotherapie (s. S. 139 ff.).

Nebenwirkungen
Gewichtszunahme. Thromboembolierisiko. Übelkeit und Erbrechen. Leberbelastung: Cholostatischer Ikterus. Diabetesentgleisung. Cushingoide Erscheinungen. Blutdruckkrisen, kardiale Dekompensation, gesteigertes Koronarrisiko, Zunahme der β-Lipoproteinfraktion. Gelegentlich uterine Blutungen. Psychische Veränderungen (Depressionen u.ä.).
Megestrolacetat hat gegenüber HD-MPA mehrere Vorzüge: Geringere Steroidbelastung, da 160 mg Megestrolacetat der Wirkung von 1000 mg MPA entsprechen. Mitunter auch bessere Verträglichkeit.

Kontraindikationen
Schwere Leberschäden. Migräneneigung. Schwerer, schlecht einstellbarer Diabetes. Schwere Hypertonie, kardiale Risikofaktoren. Zustand nach tiefen Thrombosen bzw. Embolie.

Applikationsart
Die Methode der Wahl ist heute die perorale Gabe. Sie führt zu einem schnelleren Erreichen therapiewirksamer MPA-Spiegel. Auch ist im Falle von untragbaren Nebenwirkungen die Steuerbarkeit besser.

Adjuvante Anwendung beim Endometriumkarzinom

Eine adjuvante Gestagentherapie ist bei deren Nebenwirkungen und den negativen Studienergebnissen nicht zu rechtfertigen.

Anwendung beim metastasierenden Endometriumkarzinom

Voraussetzungen
Optimal: G-I(II)-Fälle bzw. PgR-positive Fälle. Reduzierte sowie unspezifische Effekte bei Dosiserhöhung aber auch bei PgR-negativen Fällen. Keine Eilbedürftigkeit bei alleiniger endokriner Therapie.

Medikation

- HD-MPA (Clinovir, Farlutal) initial 200 (–500–1000) mg/Tag per os bzw.
- Megestrolacetat (Megestat) 160 1× tgl.

Bei Verwendung von MPA sollte die Dosis sich nach 6 Wochen am Blutspiegel orientieren. Es sollten 100 ng/ml erreicht werden.

Anwendung beim metastasierenden Mammakarzinom

Voraussetzungen
Folgetherapie bei bisher effektiver endokriner Therapie (s. o.). Keine Eilbedürftigkeit bei alleiniger endokriner Therapie. Optimal: PgR(ER)-positive Fälle. Reduzierte sowie unspezifische Effekte aber auch bei PgR-negativen Fällen (s. S. 139).

Medikation

- MPA (Clinovir, Farlutal) 200 (–500–1000) mg/tgl. p. o. bzw.
- Megestrolacetat (Megestat) 160 1× tgl. p. o.

Remissionserwartung beim metastasierenden Mammakarzinom
Generell läßt sich feststellen:
Response postmenopausal (bzw. nach Ovariektomie): Knochenmetastasen > viszerale Metastasen, Rz+ > Rz-, PgR+ > ER+. Primärbehandlung > Folgetherapie nach Zytostatikagabe.

Ohne vorausgegangene Chemotherapie:
Remission
bei unselektiertem Kollektiv: 30–35%,
bei Rz+:   ~55%,
bei Rz–:   ~15-20%,
No change bei unselektiertem Kollektiv: 20–40%,
subjektiver Benefit   50–70%.

Bei Folgetherapie nach Zytostatikagabe:
Response (PR)   ~30%,
No change   ~10–25%.

Allgemeiner Benefit
Bei einer Ärztebefragung wurde ein pauschaler Nutzen bei 85% der Behandelten angegeben, wobei 500-mg-Dosen besser als höhere eingestuft wurden. Schmerzbeeinflussung, Karnofsky-Einstufung und Stimmung besserten sich bei 55–65% sichtbar. Eine Thrombose wurde bei 500-mg-Therapie in 2,4%, in der 1000-mg-Gruppe in 6,3% beobachtet. Die befragten Patientinnen betonten u. a. auch die Besserung von seelischer Befindlichkeit, Appetit und Hoffnung.

Antigestagene

Erwartungen hinsichtlich des Nutzens von Antigestagen wurden durch bisherige Studien enttäuscht.

Therapie in Sonderfällen

Prolactinhemmer

Bromocriptin (Pravidel)

Voraussetzungen
Hyperprolaktinämie >600–1000 mU/ml. Ausschluß eines Mikroadenoms der Hypophyse mittels MRT, ferner von psychischen Erkrankungen. Normale Organfunktion inkl. Magen-Darm-Trakt.

Nebenwirkungen
Übelkeit, Erbrechen, Magen-Darm-Symptome. Appetitlosigkeit, Müdigkeit, Schwindel. Auch Erregung, Halluzinationen. RR-Abfall, Bradykardie, Arrhythmie, Pleurareizungen. Alle diese Nebenwirkungen sind in erster Linie dosisabhängig und bei der üblichen Dosierung selten.

Anwendung beim Mammakarzinom

Medikation

- Bromocriptin (Pravidel) per os. Mit 2,5 mg tgl. abends beginnen und alle 2–3 Tage um 2,5 mg tgl. steigern bis zur Dosis von 10 mg/Tag.

Eine Alkoholaufnahme ist unter der Therapie zu vermeiden. Parallel zur Therapie sollte der Prolaktinspiegel kontrolliert werden. Ob man bei Absinken auf normale Werte die Therapie aussetzen kann, ist nicht klar. Es besteht keine enge Korrelation zwischen dem Prolaktinspiegel und dem Vorkommen von Prolaktinrezeptoren in verschiedenen Tumoren.

Remissionserwartung
Bei gegebener Hyperprolaktinämie (>600–1000 mU/ml) wurden unter zusätzlicher Bromocriptin-Gabe sowohl bei der Chemotherapie als auch bei HD-MPA-Behandlung beim Vergleich mit der Bromocriptin-freien Kontrollgruppe bessere Responseraten ermittelt. Die Zusammenhänge und Selektionskriterien bedürfen noch weiterer Abklärung. In Tierversuchen konnte eine Steigerung der Bromocriptin-bewirkten Wachstumshemmung durch gleichzeitige Gabe von Tamoxifen beobachtet werden.

Gebräuchlichste Hormone und Antihormone

Tab. 17.7-1   Liste der gebräuchlichsten Hormone und Antihormone inkl. Preis (1999).

Hormonart	Handelsname (®)	Generic name	Handelsform		Packungs-größe	Preis (DM)
Glukokortikoide	Cortison Ciba	Cortison	25 mg	Tbl.	20/100	28,43/132,41
	Decortin	Prednison	5 mg	Tbl.	50/100	17,23/32,11
			50 mg	Tbl.	10/50	39,96/164,53
	Prednison Dorsch	Prednison	20 mg	Tbl.	20/50	19,00/42,90
	Prednison-Ratiopharm	Prednison	5 mg	Tbl.	30/100	6,81/20,07
	Decortin-H	Prednisolon	5 mg	Tbl.	20/100	15,57/24,59
			50 mg	Tbl.	10/50	18,40/68,88
	Dura Prednisolon	Prednisolon	5 mg	Tbl.	20/100	5,54/15,08
	Predni-H-Tablinen	Prednisolon	5 mg	Tbl.	20/100	3,67/14,57
	Dexaratiopharm	Dexamethason	4 mg	Amp.	3	9,25
			8 mg	Amp.	3	11,99
	Fortecortin	Dexamethason	0,5 mg	Tbl.	20/50	10,61/25,62
	0,5/1,5/4/8		1,5 mg	Tbl.	20/50	28,00/64,25
			4 mg	Tbl.	20/50	85,40/193,38
			8 mg	Tbl.	20/50	137,77/328,76
	Fortecortin Mono		4 mg	Amp.	3	9,47
	4/8/40		8 mg	Amp.	3	12,12
			40 mg	Amp.	1	61,72
Gestagene	Clinovir	Medroxyprogeste-	100 mg	Tbl.	100	338,60
	100/250/500	ronacetat	250 mg	Tbl.	40	349,55
			500 mg	Tbl.	30	515,49
	Farlutal	Medroxyprogeste-	100 mg	Tbl.	100	338,60
	100/200/250/	ronacetat	200 mg	Tbl.	60	408,62
	500		250 mg	Tbl.	60	503,25
			500 mg	Tbl.	60	961,19
	Megestat 40/160	Megestrolacetat	40 mg	Tbl.	60	346,64
			160 mg	Tbl.	28/84	652,52/1863,02
Antiöstrogen	Kessar	Tamoxifen	20 mg	Tbl.	100	245,34
			30 mg	Tbl.	100	340,20
	Nolvadex	Tamoxifen	20 mg	Tbl.	100	243,34
			30 mg	Tbl.	100	340,20
	Nourytam	Tamoxifen	20 mg	Tbl.	100	232,92
			30 mg	Tbl.	100	321,51
	Tamofen	Tamoxifen	20 mg	Tbl.	100	245,34
			30 mg	Tbl.	100	340,20
	Tamoxasta	Tamoxifen	20 mg	Tbl.	100	176,52
	Tamoxifen Heumann	Tamoxifen	20 mg	Tbl.	100	222,72
			30 mg	Tbl.	100	306,54
	Tamoxifen Hexal	Tamoxifen	20 mg	Tbl.	100	118,01
			30 mg	Tbl.	100	188,15
	Tamoxifen medac	Tamoxifen	10 mg	Tbl.	100	138,74
			20 mg	Tbl.	100	244,90
			30 mg	Tbl.	100	339,49

Hormonart	Handelsname (®)	Generic name	Handelsform		Packungs-größe	Preis (DM)
	Tamoxifen-ratiopharm	Tamoxifen	20 mg	Tbl.	100	118,01
			30 mg	Tbl.	100	188,15
	Tamoxigenat	Tamoxifen	20 mg	Tbl.	100	130,02
			30 mg	Tbl.	100	199,82
	Tamox-Puren	Tamoxifen	20 mg	Tbl.	100	199,95
			30 mg	Tbl.	100	316,46
	Zitazonium	Tamoxifen	10 mg	Tbl.	60	88,14
	Fareston 60	Toremifen	60 mg	Tbl.	100	399,43
	Evista	Raloxifen	56 mg	Tbl.	28/84	96,93/275,24
Aromatasehemmer	Arimidex	Anstrozol	1 mg	Tbl.	30/100	452,70/1432,24
	Femara	Letrozol	2,5 mg	Tbl.	30/100	452,70/1432,24
	Lentarol-Depot	Formestan	250 mg	I.-Fl.	6/12	1626,98/2843,68
GnRH-a	Zoladex-Depot	Goserelin	3,6 mg	Amp.	1/3	481,40/1401,67
	Enantone-Gyn-Monatsdepot	Leuprorelin	3,75 mg	Amp.	1/3	481,40/1401,67

* International noch nicht zugelassen.

Literatur

Baltzer J et al. Praxis der gynäkologischen Onkologie. Stuttgart: Thieme 1997.

Becher R et al. Interdisziplinäre Therapie des metastasierenden Mammakarzinoms. Onkologe 1995; 1: 222.

Hartenstein R, Tchekmedyan NS. Hormonbehandlung von Anorexie und Kachexie bei malignen Erkrankungen: Megestrolacetat. Aktuelle Onkologie 58. München: Zuckschwerdt 1990.

Höffken K, Gerhard G. Formestan. Onkologe 1995; 1: 246.

Jonat W. Endokrine Therapie. In: Allgemeine gynäkologische Onkologie. Bender HG et al. Bd 10. Klinik der Frauenheilkunde und Geburtshilfe. 4. Aufl. München: Urban & Schwarzenberg 1999.

Jonat W. Endokrine Therapie maligner Tumoren. In: Allgemeine gynäkologische Onkologie. Schmidt-Matthiesen H. 3. Aufl. München: Urban & Schwarzenberg 1991.

Kleine W et al. Therapie des Endometriumkarzinoms. Berlin, Heidelberg: Springer 1991.

Nagel GA, Schmidt-Matthiesen H, Drees N. Aminoglutethimid: Ein Antiöstrogen mit Aromatasehemmung. München: Zuckschwerdt 1984.

Peters HD et al. Gemcitabin. Onkologe 1995; 1: 367.

Robustelli Della Cuna G, Nagel GA. High dose Medroxyprogesterone Acetate (MPA) in Advanced Breast Cancer. München: Zuckschwerdt 1984.

Schmidt CG, Schmidt-Matthiesen H. Medroxyprogesteronacetat (MPA) in der Onkologie. Stuttgart: Schattauer 1985.

Schünemann H et al. Gynäkologische Malignome. 6. Aufl. München: Zuckschwerdt 1995.

Senn HJ et al. Checkliste Onkologie. Stuttgart: Thieme 1997.

Siehe auch Literaturangaben in Kap. 11, S. 148.

17.8 Biologische Therapie in der gynäkologischen Onkologie

Ein besseres Verständnis der Abwehrmechanismen und der Wachstums- und Differenzierungskontrolle sowie die gentechnische Produktion von Zytokinen in therapeutisch ausreichender Menge haben in den letzten Jahren zu innovativen Therapieansätzen geführt. Die biologische Therapie mit »biologic response modifiers (BRM)« kann durch Beeinflussung der körpereigenen Abwehr wirken oder bei der Zellregulation direkte oder indirekte antitumorale Effekte zeigen (Zytokine). Da die antitumoralen Effekte der BRM schwer evaluierbar und die Nebenwirkungen oft beträchtlich sind (z. B. Capillary-leak-Syndrom bei Interleukin-2-Therapie), sollten alle Patientinnen nur innerhalb von klinischen Studien behandelt werden.

In der gynäkologischen Onkologie ist der Einsatz biologischer Therapien problematisch. *Adjuvant* stehen etablierte und effektive Therapiemodalitäten zur Verfügung. In der *palliativen* Situation ist die Immunkompetenz wegen des fortgeschrittenen Tumorleidens jedoch eingeschränkt.

Zytokine

Zytokine sind auto-, para- und endokrin wirksame, niedermolekulare (<80 kDa), genetisch determinierte Regulatorproteine mit hoher spezifischer Rezeptorbindung und kurzer biologischer Halbwertszeit. Sie verändern in der Zelle das DNS-/RNS-Muster, die Proteinsynthese sowie Ausmaß und Dauer der Immunantwort. Sie wirken pleiotrop im Netzwerk der Zytokine, Wachstums- und Differenzierungsfaktoren. Zytokine können sowohl Proliferation und Differenzierung wie auch Wachstumshemmung induzieren. Bei immunkompetenten Zellen kann die Tumorzelltoxizität oder Antikörperproduktion gesteigert werden. Sie beeinflussen indirekt die Tumorvaskularisation und beschleunigen die Myelopoese nach Chemotherapie bzw. Bestrahlung.

Alle Zytokine zeigen **typische Toxizitäten** in unterschiedlicher Ausprägung. Allgemeine Malaise und Müdigkeit, Knochen- und Kopfschmerzen, Fieber, Schüttelfrost, Übelkeit und Wassereinlagerungen werden beobachtet, was an einen Virusinfekt erinnert. Die Nebenwirkungen der BRMs werden analog zu den Toxizitäten bei Chemotherapie von 0 bis 4 graduiert. Mit **Paracetamol, Indometacin (Amuno) und** **Pethidin (Dolantin)** kann ihnen wirksam begegnet werden.

Tab. 17.8-1 zeigt häufig eingesetzte, teilweise bereits zugelassene Zytokine. Auf das Suffix »rHu« (rekombinant human) wird verzichtet. Erythropoetin ist ein in der Onkologie nur selten sinnvoll einsetzbarer hämatopoetischer Wachstumsfaktor, da tumorkranke Patienten meist einen hohen endogenen Erythropoetinspiegel besitzen.

Interferone (IFN-α, IFN-β, IFN-γ)

Als Monotherapien haben sich IFN (v. a. IFN-α) nur bei der Haarzell-Leukämie bewährt. Kurative Therapie ist jedoch nicht möglich. Zytokinkombinationen oder Kombinationen von Zytostatika scheinen erfolgversprechender zu sein, z. B. beim Nierenzellkarzinom und Melanom. In der gynäkologischen Onkologie hat sich intraperitoneal appliziertes IFN zur **palliativen Asziteskontrolle** bewährt. Es scheint jedoch TNF unterlegen zu sein. Die topische Therapie der **zervikalen intraepithelialen Neoplasie** mit IFN-β ist von besonderem Interesse, da intra-/periläsionale Injektionen von IFN eine Erfolgsrate bis zu 50% aufweisen.

Anwendung
IFN-α wird am häufigsten eingesetzt. Die Dosierung und die Therapiedauer variieren inden einzelnen Protokollen. Es werden zwischen 1×10^6 E und 20×10^6 E s. c. appliziert.

Tumornekrosefaktor (TNF)

TNF wirkt auf Tumorzellen direkt und indirekt zytotoxisch, auf das Immunsystem modulierend und auf Endothelzellen aktivierend. Systemische TNF-Monotherapien waren ohne Erfolg. Bei intrakavitärer Applikation, v. a. bei intraperitonealer (i. p.) Applikation zur **palliativen Aszitestherapie,** ist TNF gut wirksam (Ansprechen >70%, über mehr als 4 Wochen anhaltend, noch effektiver bei serösen Ovarialkarzinomen). Eine Wirkung auf solide intraperitoneale Tumoren ist nur durch die Kombination mit anderen Zytokinen oder Chemotherapie zu erwarten. Dies gilt auch für die systemische Therapie. In vitro wirken Adriamycin, Etoposid, Cyclophosphamid, Cisplatin, 5-Fluorouracil und Actinomycin D synergistisch mit TNF. Um negative Effekte zu vermeiden, muß bei einer Kombination von Adriamycin mit TNF die Chemo- vor der Zytokintherapie erfolgen.

Anwendung
Die Dosierung ist 0,08–0,14 mg/m^2 pro i.p. Applikation, Wiederholung nach 1–2 Wochen, 2–4 Applikationen. Nebenwirkungen sind Schüttelfrost, Malaise, Müdigkeit, Knochen- und Kopfschmerzen sowie Fieber. Für die i.p. Indikation steht TNF derzeit leider nicht zur Zulassung an.

Interleukine

Interleukine (s. Tab. 17.8-2) stellen eine Untergruppe der Zytokine dar, die überwiegend als **hämatopoetische Wachstumsfaktoren** wirkt.
Interleukin 1 (IL-1) wird von Stammzellen und Makrophagen gebildet. Es wirkt auf alle determinierten Vorläuferzellen, ferner auf B- und T-Lymphozyten ein.
IL-2 ist ein gut erforschtes Zytokin. Es besitzt ein breites Spektrum immunologischer, hämatologischer und

Tab. 17.8-1 Übersicht der Zytokine.

Handelsname (®)	Abkürzung	Generic name	Handelsform	Packungsgröße	Preis (DM)
Intron A Injektion 18 Mio/ 30 Mio/ 60 Mio	INF-2α	Interferon-alpha-2b	18 Mio E I.-Fl. 30 Mio E I.-Fl. 60 Mio E I.-Fl.	12 2 2	5616,49 1873,40 3339,37
Roferon-A 3 Roferon-A 4,5 Roferon-A 9 Roferon-A 18	INF-2α	Interferon-alpha-2a	3 Mio E I.-Fl. 4,5 Mio E I.-Fl. 9 Mio E I.-Fl. 18 Mio E I.-Fl.	5 5 5 3	490,31 717,84 1334,19 1404,35
Fiblaferon 3 Fiblaferon 5	INF-β	Interferon-beta	3 Dat.-Fl. 5 Dat.-Fl.	1 1	1267,57 1818,28
Fiblaferon Gel	INF-β	Interferon-beta	100 000 IE/l gr. Tube	2,5	49,93
Proleukin	IL-2	Interleukin-2	1 mg IFl	1 10	710,12 6067,77
Erypo 1000/2000/ 4000/10 000	rhEPO	Erythropoetin	1000 IE 2000 IE 4000 IE 10 000 IE	6 6 6 6	235,86 471,74 943,45 2232,50
NeoRecormon 500/1000/ 2000/5000/ 10 000	rhEPO	Erythropoetin	500 IE 1000 IE 2000 IE 5000 IE 10 000 IE	10 10 10 5 5	196,55 393,10 786,21 982,78 1905,13
Neupogen 30/48	G-CSF	Filgrastim	300 μg I.-Fl. 480 μg I.-Fl.	5 5	1884,50 2771,00
Granocyte 13/34	G-CSF	Lenograstim	13 μg I.-Fl. 34 μg I.-Fl. 34 μg I.-Fl.	5 1 5	206,28 1762,29 2143,87
Leucomax	GM-CSF	Molgramostim	150 μg I.-Fl. 300 μg I.-Fl. 400 μg I.-Fl.	1 1 1	182,15 350,01 450,44

endokriner Effekte. Monotherapien mit IL-2 sind beim Nierenzellkarzinom und Melanom effektiv, allerdings mit gravierenden Nebenwirkungen wie Capillary-leak-Syndrom bei der üblichen hohen i. v. Dosierung.

Tab. 17.8-2 Interleukine und deren Zielzellen.

Interleukin	Zielzellen
IL-1	Vorläuferzellen (alle hämatopoetischen Zellen), T-Lymphozyten, B-Lymphozyten
IL-2	T-Lymphozyt, B-Lymphozyt, NK-Zellen
IL-3	Vorläuferzellen (Monozyten, Makrophagen, Basophile, Eosinophile, Neutrophile, Erythrozyten, Thrombozyten)
IL-4	Vorläuferzellen (Basophile), T-Lymphozyten, B-Lymphozyten
IL-5	Vorläuferzellen (Eosinophile), B-Lymphozyten
IL-6	Vorläuferzellen (Thrombozyten), T-Lymphozyten, B-Lymphozyten
IL-7	T-Lymphozyten, B-Lymphozyten
IL-8	Neutrophile
IL-9	Vorläuferzellen (Erythrozyten)
IL-10	T-Lymphozyten, B-Lymphozyten
IL-11	B-Lymphozyten, Vorläuferzellen (Thrombozyten)
IL-12	T-Lymphozyten, B-Lymphozyten, NK-Zellen
IL-13	B-Lymphozyten
IL-14	B-Lymphozyten
IL-15	T-Lymphozyten
IL-16	T-Lymphozyten
IL-17	T-Lymphozyten
IL-18	NK-Zellen

Aufgrund von Synergismen wird IL-2 vorwiegend in Kombination, z. B. mit IFN-α eingesetzt.

Die Interleukine 3, 6 und 11 haben als Stimulatoren der Megakaryozytopoese eine besondere Bedeutung erlangt. IL-6 ist bereits in den USA unter dem Namen Neumega als **thrombozytenstimulierender Faktor** im Handel.

Colony-stimulating factors (Granulozyten-CSF [G-CSF], Granulozyten-/Makrophagen-CSF [GM-CSF])

G-CSF und GM-CSF unterscheiden sich in ihrem Wirkungsspektrum kaum. Die Nebenwirkungen (diffuse Knochenschmerzen, Fieber) sind jedoch bei GM-CSF ausgeprägter. **Indikationen** für den Einsatz von G-CSF bzw. GM-CSF sind (s. S. 221):

- Interventionstherapie bei durch Chemo- oder Strahlentherapie induzierter Granulozytopenie, um Sepsis und Exitus zu vermeiden.
- Dosiseskalation und/oder Intervallverkürzung bei Hochdosis-Chemotherapieprotokollen.
- Protokollgemäße Chemotherapie mit etablierten Schemata bei älteren Patientinnen (>65 Jahren).

Über die Therapiedauer gibt es noch keine einheitlichen Richtlinien. Derzeit wird eine Therapiepause von mindestens 24 Std. vor und nach der Chemotherapie empfohlen. Knochenmarkzellen sollen so vor Stimulation unter Chemotherapie geschützt werden. Bei einem 22- bzw. 29-Tage-Chemotherapieschema wird G-CSF üblicherweise von Tag 6 bis Tag 16 s. c. appliziert. Bei Nebenwirkungen kann Paracetamol (1000 mg Supp.) eingesetzt werden.

Erythropoetin

Eine Alternative, wenn auch gleich teurer, zur Gabe von Erythrozytenkonzentraten bei Tumor- oder Chemotherapie-bedingter Anämie stellt die Gabe von rhEPO (humanem Erythropoetin) dar, allerdings nur dann, wenn der **körpereigene Erythropoetinspiegel** nicht erhöht ist. Letzteres ist aber oft der Fall. Der prätherapeutische rhEPO-Spiegel sollte deutlich unter 200 mU/ml im Serum liegen, um ein Ansprechen auf die Gaben von EPO erwarten zu lassen. Auch auf eine Substitution eines erniedrigten Eisenspiegels ist zu achten. Das frühe Erscheinen von Retikulozyten im Blut signalisiert eine erfolgversprechende Therapie.

Anwendung
Dosierung von G-CSF (Neupogen): 30×10^6 E s.c. (<60 kg KG) bzw. 48×10^6 E s.c. (>60 kg) $1 \times$ tgl.

Transforming-growth factor β (TGF-β)

TGF-β sind inhibitorisch wirkende Wachstumsfaktoren. Sie hemmen auch das Tumorzellwachstum. Im Tierversuch können **Antiöstrogene** die TGF-β-Produktion steigern. Dies macht die Wirksamkeit von Tamoxifen und Toremifen bei Hormonrezeptor-negativen Mammakarzinomen und hochdifferenzierten gynäkologischen Sarkomen plausibel. Bei Sarkomen scheint eine Dosiseskalation auf 120 mg Tamoxifen p.o. tgl. bzw. 240 mg Toremifen p.o. tgl. effektiv zu sein.

Passive Immunisierung mit Lymphokin-aktivierten Killerzellen (LAK) oder tumorinfiltrierten Lymphozyten (TIL)

LAK-Zellen sind eine heterogene Zellpopulation. Sie werden durch In-vitro-Kultivierung mit IL-2 stimuliert. Eine Sensibilisierung durch das Tumorantigen ist für die unspezifische zytotoxische Reaktion nicht notwendig. TIL sind dagegen hochspezifische, im Tumorgewebe sessile, zytotoxische T-Zellen. Bei der In-vitro-Kultivierung müssen Tumorzellen oder deren Antigene vorhanden sein. Im Gegensatz zu zirkulierenden T-Zellen sind TIL über einen IL-2-Rezeptor stimulierbar.

Die LAK-Therapie ist nebenwirkungsreich, aufwendig und teuer. Nur 3 von 180 publizierten Fällen waren Mamma- bzw. Ovarialkarzinome. Aussagekräftige Ergebnisse von TIL, kombiniert mit IL-2 und anderen Zytokinen, liegen außer beim Melanom nicht vor. TIL scheinen LAK überlegen zu sein.

Im Tierversuch kann die Effektivität der TIL durch Transduktion des Neomycin-Phosphotransferase-Gens genchirurgisch erhöht werden. Genetisch modifizierte TIL wurden bisher bei 5 Patienten mit malignem Melanom eingesetzt.

Aktiv spezifische Immuntherapie (ASI)

Die Immunogenität von Tumorzellen kann durch die Kombination mit Adjuvanzien wie BCG oder Coryne-

bacterium parvum gesteigert werden. Klinische Studien zeigten nur geringe Erfolge. Ein innovativer Ansatz scheint die Behandlung autologer Tumorzellen mit nichthumanpathogenen Viren (Newcastle-Disease-Virus) zu sein. Hierzu ist ca. 1 cm³ frisches Tumormaterial notwendig. Eine von Zelldetritus und Lymphozyten gereinigte Einzelzellsuspension wird mit dem Virus behandelt und durch Röntgenstrahlen devitalisiert. Limitierende Faktoren einer ASI sind eine große Tumormasse, eingeschränkte Immunkompetenz nach Chemo- und Strahlentherapie oder fortgeschrittenes Alter (>65 Jahre). Prospektiv randomisierte Studien beim Mammakarzinom sollen den Stellenwert dieser Therapie in Kombination mit konventionellen Therapiemodalitäten bestimmen.

Durch Kombination der ASI mit immunmodulatorisch wirkendem Cyclophosphamid und Interleukin-2/ IFN-α ist eine Verbesserung der Therapieergebnisse zu erwarten. Allerdings ist der Einfluß der einzelnen Therapiekomponenten dann nicht mehr bestimmbar.

Synthetische Phospholipide

Alle klassischen Immunstimulatoren wie Freund-Adjuvans, BCG, Corynebacterium parvum und Aluminiumhydroxid greifen in den Phospholipidstoffwechsel der Zellmembran ein. Wichtigster Metabolit ist das Lysolecithin. Synthetisierte, schwer metabolisierbare Lysolecithinanaloga (Äther- statt Esterbindung, Veränderungen am Phosphocholin) wirken stimulierend auf Makrophagen und direkt zytotoxisch.

Anwendung
Größte klinische Erfahrung liegt mit Hexadecylphosphocholin (Miltefosin) vor. Wichtigste Indikation ist die topische Anwendung bei inflammatorischer, knotiger und exulzerierter Hautmetastasierung. Durch $2 \times$ tägliches, dünnes Auftragen der 6%igen Lösung mit einem Kunststoffhandschuh kann eine lokale Tumorkontrolle erreicht werden, selten jedoch eine Remission. Nebenwirkungen sind Juckreiz und ein pergamentartiges Hautbild.

Trastuzumab (Her-2-Antikörper = Herceptin®)

In ca. 20–30% der Mammakarzinome läßt sich eine Überexpression von epidermalen Wachstumsfaktorrezeptoren wie dem c-erbB2-Rezeptor (HER2-neu) nachweisen. Dieses Phänomen ist mit einer schlechteren Prognose vergesellschaftet. Der Einsatz rekombinanter humanisierter Antikörper gegen die extrazel-

luläre Domäne des gencodierten membrangebundenen Proteins kann das Wachstum von Tumoren mit einer entsprechenden Überexpression hemmen. Anwendung s. S. 231 u. 236.

Literatur

Bastert G, Wallwiener D, Mauth SM. Immuntherapie in der gynäkologischen Onkologie. Berlin, Heidelberg: Springer 1994.

Mertelsmann R. Hematopoietic cytokines: from biology and pathophysiology to clinical application. Leukemia 1993; 7 (Suppl. 2): 168–77.

Nagel GA et al. Klinische Tumorimmunologie in der Gynäkologie. München: Zuckschwerdt 1988.

Nowrousian MR, Kloke O. Supportive Therapie mit Zytokinen. In: Therapiekonzepte Onkologie. Seeber S, Schütte J (Hrsg.). 3. Aufl. Berlin, Heidelberg, New York: Springer 1998; 1331–54.

Tobler A. Die Bedeutung der Zytokine in der normalen und leukämischen Hämatopoese. Schweiz Med Wochenschr 1993; 123: 44-52.

17.9 Verschiedenes

Definition des Allgemeinzustandes von Tumorpatienten

Siehe Tab. 17.9-1.

Erfolgskriterien antineoplastischer Therapien nach den Richtlinien der EORTC

Nach internationaler Gepflogenheit sind folgende Definitionen gebräuchlich:

CR = Komplette Remission (völliges Schwinden aller Metastasen) bzw. des karzinomatösen Lokalrezidivs.

PR = Partielle Remission: Hier sollten die objektivierbaren Prozesse wenigstens um 50% zurück-

Tab. 17.9-1   Definition des Allgemeinzustandes von Tumorpatienten.

Nach WHO, SAKK, ECOG	Grade	Nach Karnofsky	Index
Normale körperliche Aktivität, keine besondere Pflege erforderlich	0	Normale Aktivität, keine Beschwerden, kein Hinweis auf Tumorleiden	100%
Mäßig eingeschränkte körperliche Aktivität und Arbeitsfähigkeit, nicht bettlägerig	1	Geringfügig verminderte Aktivität und Belastbarkeit	90%
		Normale Aktivität nur mit Anstrengung, deutlich verringerte Aktivität	80%
Arbeitsunfähig, meist selbständige Lebensführung, wachsendes Ausmaß an Pflege und Unterstützung notwendig, weniger als 50% bettlägerig	2	Unfähig zu normaler Aktivität, versorgt sich selbständig	70%
		Gelegentliche Hilfe, versorgt sich weitgehend selbst	60%
Unfähig sich selbst zu versorgen, kontinuierliche Pflege oder Hospitalisierung notwendig, rasche Progredienz des Leidens, mehr als 50% bettlägerig	3	Ständige Unterstützung und Pflege, häufige ärztliche Hilfe erforderlich	50%
		Überwiegend bettlägerig, spezielle Hilfe erforderlich	40%
100% bettlägerig, krankheitsbedingt	4	Dauernd bettlägerig, geschulte Pflegekraft notwendig	30%
		Schwerkrank, Hospitalisierung, aktiv supportive Therapie	20%
		Moribund	10%

gebildet sein. Es gibt verschiedene zusätzliche Kriterien.

NC = No change: d.h. stationärer Zustand. Während man dies bei wissenschaftlicher Betrachtung als »Therapieversager« wertet, kann man aus klinischer Sicht hierbei meist durchaus von Erfolg sprechen.

PD = Progression. Zunahme der bisherigen Befunde. Auftreten neuer Metastasen.

Therapiescore-Twist

Tab. 17.9-2 Berechnung der Zeit ohne Krankheitssymptome und therapiebedingte Toxizität als Maß für den lebenswerten Zeitgewinn durch eine systemische Therapie bei Krebserkrankungen. Anzustreben ist ein Therapiescore mit einem Pluszeichen vor der Punktzahl.

Onkologische Zielgrößen	Score (Punkte/Monat)
Zeit bis Progression ab Therapiebeginn[1]	4
Veränderung krankheitsbedingter Symptome[2]	± 0–4
Therapiebedingte Toxizität[3]	− 0–4

[1] Jeder Monat ohne Progression der Erkrankung wird mit +4 Punkten gewertet.

[2] Veränderungen des WHO-Leistungs- und Nebenwirkungsindex werden pro Monat bei Verschlechterung durch Minuspunkte, bei Verbesserung durch Pluspunkte bewertet.

[3] Therapiebedingte Toxizitäten (z.B. Hb-Abfall, Leukopenie) werden entsprechend der WHO-Graduierung mit Minuspunkten bewertet.

Berechnung der Körperoberfläche

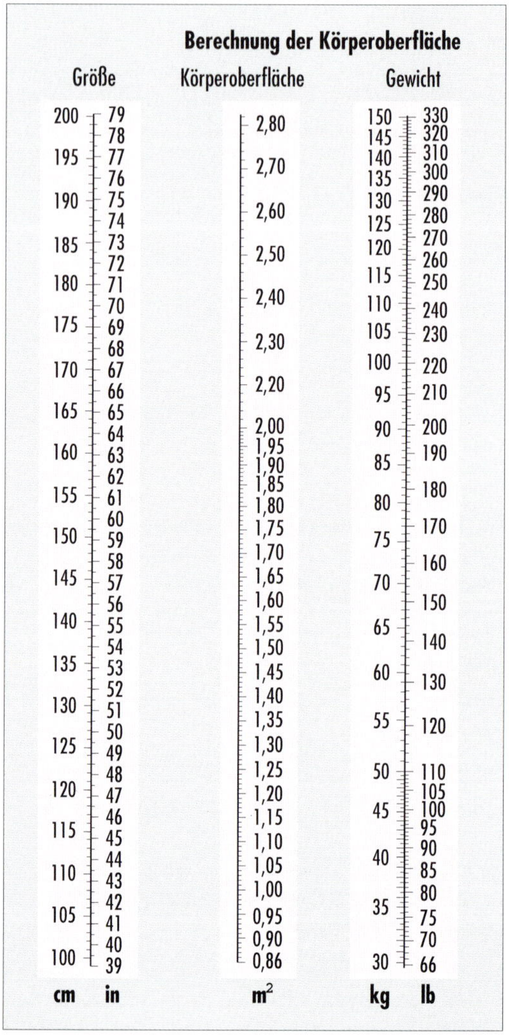

Abb. 17.9-1 Nomogramm zur Berechnung der Körperoberfläche Erwachsener.

WHO-Leistungs- und -Nebenwirkungsindex

Tab. 17.9-3 WHO-Leistungs- und -Nebenwirkungsindex.

Grad	0	1	2	3	4
Aktivitätsindex	Asymptomatisch, normale Aktivität	Symptomatisch, leichte Arbeit möglich	Selbstversorgung möglich, <50% der Tageszeit bettlägerig	Selbstversorgung begrenzt, >50% der Tageszeit bettlägerig	Voll pflegebedürftig
Schmerzen (Angaben der Schmerzmedikamente)	Keine	Gering	Mäßig	Stark	Unbeeinflußbar
Appetit	Normal	Wenig vermindert	Deutlich vermindert	Stark vermindert	Sehr stark vermindert
Nausea Emesis	Keine	Übelkeit	Vorübergehend Erbrechen	Behandlungsbedürftiges Erbrechen	Unbeeinflußbares Erbrechen
Diarrhö	Keine	<2 Tage	>2 Tage, erträglich	Behandlungsbedürftig	Hämorrhagisch, Exsikkose
Infektionen	Keine	Geringe	Mäßige	Starke	Starke mit Hypotension
Blutungen	Keine	Petechien	Geringer Blutverlust	Starker Blutverlust	Starker Blutverlust mit Schock
Neurologisch a) Peripher	Keine	Parästhesien und/oder verminderte Reflexe	Schwere Parästhesien und/oder geringe Schwäche	Unerträgliche Parästhesien und/oder starke motorische Schwäche	Paralyse
b) Zentral	Wach	Vorübergehende Müdigkeit	Somnolenz <50% der Tageszeit	Somnolenz >50% der Tageszeit	Koma
Haare	Keine Änderung	Minimaler Haarverlust	Mäßiger, fleckförmiger Haarverlust	Vollständige, aber reversible Alopezie	Irreversible Alopezie

WHO-Toxizitätsindex für Zytostatika

Tab. 17.9-4 WHO-Toxizitätsindex für Zytostatika.

Grad	0	1	2	3	4
Hämatologische Toxizität (Erwachsene)					
Hämoglobin	≥11,0 g/100 ml ≥110 g/l ≥6,8 mmol/l	9,5–10,9 g/100 ml 95–109 g/l 5,6–6,7 mmol/l	8,0–9,4 g/100 ml 80–94 g/l 4,95–5,8 mmol/l	6,5–7,9 g/100 ml 65–79 g/l 4,0–4,9 mmol/l	<6,5 g/100 ml <65 g/l <4,0 mmol/l
Leukozyten (1000/mm^3)	≥4,0	3,0–3,9	2,0–2,9	1,0–1,9	<1,0
Granulozyten (1000/mm^3)	≥2,0	1,5–1,9	1,0–1,4	0,5–0,9	<0,5
Thrombozyten (1000/mm^3)	>100	75–99	50–74	25–49	<25
Blutung	Keine	Petechiale Blutung	Geringer Blutverlust	Starker Blutverlust	Sehr starker Blutverlust
Toxizitäten Gastrointestinaltrakt					
Bilirubin	≤1,25 × N[1]	1,26–2,5 × N[1]	2,6–5,0 × N[1]	5,1–10 × N[1]	>10 × N[1]
Transaminasen (SGOT/SGPT)	≤1,25 × N[1]	1,26–2,5 × N[1]	2,6–5,0 × N[1]	5,1–10 × N[1]	>10 × N[1]
Mundschleimhaut	Keine Veränderung	Wundsein, Erythem	Erythem, Ulzeration; Patient kann feste Nahrung zu sich nehmen	Ulzeration, Patient kann nur flüssige Nahrung zu sich nehmen	Orale Ernährung nicht möglich
Übelkeit/Erbrechen	Nicht vorhanden	Übelkeit	Vorübergehendes Erbrechen	Erbrechen erfordert Therapie	Nicht beeinflußbares Erbrechen
Diarrhö	Nicht vorhanden	Vorübergehend, <2 Tage	Erträglich, >2 Tage	Unerträglich, Therapie erforderlich	Hämorrhagisch, Dehydration
Nierentoxizität					
Harnstoff-N. oder Serum-Kreatinin	≤1,25 × N[1]	1,26–2,5 × N[1]	2,6–5 × N[1]	5–10 × N[1]	>10 × N[1]
Proteinurie	Keine	1+ <0,3 g% <3 g/l	2–3+ 0,3–1,0 g% <3–10 g/l	4+ >1,0 g% >10 g/l	Nephrotisches Syndrom

Grad	0	1	2	3	4
Hämaturie	Keine	Mikrohämaturie	Makrohämaturie	Makrohämaturie und Blutgerinnsel	Obstruktive Uropathie
Kardiotoxizität					
Herzrhythmus	Keine Veränderung	Sinustachykardie, >110 in Ruhe	Monotope ventrikuläre Extrasystolen, Vorhofarrhythmie	Polytope ventrikuläre Extrasystolen	Kammertachykardie
Herzfunktion	Keine Veränderung	Symptomlos, aber anormaler Herzbefund	Vorübergehende symptomatische Dysfunktion; keine Therapie erforderlich	Symptomatische Funktionsstörung, die auf Therapie anspricht	Symptomatische Dysfunktion, die auf Therapie nicht anspricht
Perikarditis	Keine Veränderung	Symptomloser Erguß	Perikarderguß mit Symptomen keine Punktion erforderlich	Perikardtamponade; Punktion erforderlich	Perikardtamponade; operativer Eingriff erforderlich
Neurotoxizität					
Bewußtseinsstatus	Ungetrübt	Vorübergehende Lethargie	Somnolenz < 50% der wachen Zeit	Somnolenz >50% der wachen Zeit	Koma
Peripher	Keine Veränderung	Parästhesien und/ oder verminderte Schmerzreflexe	Schwere Parästhesien und/oder gering-fügige Schwäche	Intolerable Parästhesien und/oder deutlicher Verlust der Motorik	Paralyse
Verstopfung[2]	Keine	Geringfügig	Mäßig	Aufgetriebener Leib	Aufgetriebener Leib und Erbrechen
Weitere Toxizitäten					
Auf das Medikament bezogenes Fieber	Keines	Fieber <38° C	Fieber 38–40° C	Fieber >40° C	Fieber mit Hypotonie
Allergie	Keine	Ödeme	Bronchospasmus, keine parenterale Therapie erforderlich	Bronchospasmus, parenterale Therpaie erforderlich	Anaphylaxie
Haut	Keine Veränderung	Erythem	Trockene Abschuppung, Bläschenbildung, Juckreiz	Nässende Abschuppung, Ulzeration	Exfoliative Dermatitis, Nekrosen, die chirurgische Intervention erfordern
Haare	Kein Haarausfall	Geringer Haarausfall	Mäßige, umschriebene Alopezie	Komplette, aber reversible Alopezie	Irreversible Alopezie

Grad	0	1	2	3	4
Infektion (mit Angabe des Infektionsortes)	Keine	Leichte Infektion	Mäßige Infektion	Schwere Infektion	Schwere Infektion mit Hypotonie
Lunge	Keine Veränderung	Geringe Symptomatik	Dyspnoe unter Belastung	Dyspnoe in Ruhe	Absolute Bettruhe erforderlich
Schmerzen[3]	Keine	Geringe Schmerzen	Mäßige Schmerzen	Starke Schmerzen	Unbeeinflußbare Schmerzen

[1] Oberer Grenzwert vor der Therapie.
[2] Obstipationen aufgrund der Gabe von Narkotika müssen hier unberücksichtigt bleiben.
[3] Nur der therapiebedingte, nicht aber der krankheitsbedingte Schmerz wird berücksichtigt.

Hilfreiche Adressen

Tumorzentren und onkologische Schwerpunkte

Baden-Württemberg

Tumorzentrum Freiburg
Klinikum der Albert-Ludwigs-Universität
Hugstetterstraße 55
79106 Freiburg
Tel. 0761-2703-312

Tumorzentrum Heidelberg/Mannheim
Chirurgische Universitätsklinik
Im Neuenheimer Feld 100
69120 Heidelberg
Tel. 06221-47-2654 oder 56-6558/59

Onkologischer Schwerpunkt Ravensburg
St.-Elisabeth-Krankenhaus (OSP)
Elisabethenstraße 15
88412 Ravensburg
Tel. 0751-87-0

OSP Stuttgart
Diakonissen Krankenhaus
Rosenbergstraße 38
70176 Stuttgart
Tel. 0711-991-3511

Interdisziplinäres Tumorzentrum Tübingen
Radiologische Universitätsklinik
Herrenberger Straße 23
72070 Tübingen
Tel. 07071-29-6471

Tumorzentrum Ulm
Klinikum der Universität Ulm
Robert-Koch-Straße 8
89081 Ulm
Tel. 0731-502-3333

Bayern

Tumorzentrum Augsburg
Strahlenklinik
des Kreiskrankenhauszweckverbands
Steglinstraße
Postfach 101920
86156 Augsburg
Tel. 0821-400-2080

Tumorzentrum
der Universität Erlangen-Nürnberg
Bohlenplatz 6
91054 Erlangen
Tel. 09131-85-3404

Tumorzentrum München
Geschäftsstelle
Maistraße 11
80337 München
Tel. 089-51602238

Onkologischer Schwerpunkt Regensburg
Krankenhaus der Barmherzigen Brüder
Prüfeninger Straße 86
93049 Regensburg
Tel. 0941-208-0

Tumorzentrum Regensburg
Pathologisches Institut der Universität
Franz-Josef-Strauß-Allee 11
93053 Regensburg
Tel. 0941-944-6601

Tumorzentrum Würzburg
Medizinische Poliklinik der Universität
Klinikstraße 6-8
97070 Würzburg
Tel. 0931-31-431

Berlin

Tumorzentrum Berlin
c/o Berliner Krebsgesellschaft e.V.
Robert-Koch-Platz 7
10115 Berlin
Tel. 030-283-2400/01
Fax 030-2824136

Tumorzentrum Berlin e.V.
Turmstraße 21
10559 Berlin
Tel. 030-3976-3300

Klinikum Berlin Buch
Wiltbergstraße 50
13125 Berlin
Tel. 030-9401-2507

Brandenburg

Ostbrandenburgisches
Tumorzentrum Bad Saarow e.V.
Klinikum Bad Saarow
Pieskower Straße 33
15526 Bad Saarow/Pieskow
Tel. 033631-73346

Tumorzentrum Cottbus OSP
Carl-Tiehm-Klinikum
Thiemestraße 111
03048 Cottbus
Tel. 0355-462-841

Onkologischer Schwerpunkt Potsdam
Klinikum Ernst-von-Bergmann
Charlottenstraße 72
14467 Potsdam
Tel. 0331-41-0

Bremen

Tumorzentrum Bremen e.V.
Zentralkrankenhaus
St.-Jürgen-Straße 1
28205 Bremen
Tel. 0421-497-5335

Hamburg

Onkologischer Schwerpunkt Hamburg (OSH)
Allgemeines Krankenhaus
St. Georg, Haus W
Lohmühlenstraße 5
20099 Hamburg
Tel. 040-2488-2393

Tumorzentrum Hamburg e.V.
Martinistraße 40
20251 Hamburg
Tel. 040-4604222

Hessen

Tumorzentrum Rhein-Main e.V.
Klinikum der J.-W.-Goethe-Universität
Theodor-Stern-Kai 7
60596 Frankfurt/Main
Tel. 069-6301-5744

Tumorzentrum Gießen
Langhansstraße 2
35392 Gießen
Tel. 0641-9943-200
Fax 0641-9943-209

Onkologischer Schwerpunkt Kassel
Städtische Kliniken Kassel
gemeinnützige GmbH
Moenchebergstraße 41-43
34125 Kassel
Tel. 0561-980-0

Tumorzentrum Marburg
Klinikum der Philipps-Universität Marburg
Pilgrimstein 3
35037 Marburg
Tel. 06421-284401

Mecklenburg-Vorpommern

Tumorzentrum Greifswald e.V.
Klinikum der Ernst-Moritz-Universität
Walter-Rathenau-Straße
17487 Greifswald
Tel. 03834-75-357 oder 880

Tumorzentrum Greifswald e.V.
Klinikum der E.-M.-Arndt-Universität
Fleischmannstraße
17489 Greifswald
Tel. 03834-86-5890
Fax 03834-86-5897

Onkologischer Schwerpunkt Neubrandenburg
Klinikum Neubrandenburg
Dr.-Salvadore-Allende-Straße 30
17036 Neubrandenburg
Tel. 0395-753210

Tumorzentrum Rostock
Klinik für Radiologie
Südring 75
18059 Rostock
Tel. 0381-4405629

Tumorzentrum Schwerin-Westmecklenburg
Klinikum Schwerin
Wismarsche Straße 297
19055 Schwerin
Tel. 0385-5812886

Niedersachsen

Tumorzentrum Göttingen e.V.
Pathologisches Institut
Robert-Koch-Straße 40
37075 Göttingen
Tel. 0551-39-6166

Tumorzentrum Hannover
Medizinische Hochschule
Geschäftsstelle
Carl-Neuburg-Straße 1
30623 Hannover
Tel. 0511-532-5060
Fax 0511-532-4461

Tumorzentrum Hannover
Medizinische Hochschule
Karl-Wiechert-Allee 9
30625 Hannover
Tel. 0511-5325-060

Onkologischer Schwerpunkt Hildesheim
Städtisches Krankenhaus Hildesheim GmbH
Weinberg 1
31134 Hildesheim
Tel. 05121-89-0

Nachsorgeleitstelle und
Tumorregister Weser-Ems
Dr.-Eden-Straße 10
26135 Oldenburg
Tel. 0441/44-215

Tumorzentrum Weser-Ems e.V.
Huntestraße 14
26135 Oldenburg
Tel. 0441-44215

Nordrhein-Westfalen

Tumorzentrum Aachen e.V.
Institut für Pathologie
Pauwelsstraße 30
52074 Aachen
Tel. 0241-8089-280

Onkologischer Schwerpunkt Bielefeld e.V.
Ev. Johannes-Krankenhaus
Schildescher Straße 99
33611 Bielefeld
Tel. 0521-8014010

Onkologischer Schwerpunkt
Bochum-Herne e.V.
Augusta-Kranken-Anstalt
Postfach 101927
44782 Bochum
Tel. 0234-517-422

Tumorzentrum Bonn e.V.
Medizinische-Universitätsklinik
Sigmund-Freud-Straße 25
53127 Bonn
Tel. 0228-280-2489

Onkologischer Schwerpunkt Bonn e.V.
Im Mühlenbach 2 b/c
53127 Bonn-Lengsdorf
Tel. 0228-979700

Onkologischer Schwerpunkt
Herford-Minden e.V.
Lukaskrankenhaus Bünde
Hindenburgstraße 56
32257 Bünde
Tel. 05223-1606

Onkologischer Schwerpunkt Dortmund e.V.
Städtische Kliniken Dortmund
Beurhausstraße 42
44137 Dortmund
Tel. 0231-5021770

Tumorzentrum Düsseldorf e.V.
Universitäts-Frauenklinik
Moorenstraße 5
40001 Düsseldorf
Tel. 0211-905-66

Onkologischer Schwerpunkt Düsseldorf
Mettmann-Neuss e.V.
Med. Einrichtungen
der Universität Düsseldorf
Geschäftsstelle
Moorenstraße 5
40225 Düsseldorf
Tel. 0211-311-7732

Onkologischer Schwerpunkt Duisburg e.V.
Am Burgacker 30
47051 Duisburg
Tel. 0203-99234-10

Westdeutsches Tumorzentrum
Universitätsklinikum
Hufelandstraße 55
45122 Essen
Tel. 0201-7232320

Onkologischer Schwerpunkt Ruhr e.V.
Heinrich-Held-Straße 33
45133 Essen-Rüttenscheid
Tel. 0201-8402710

Onkologischer Schwerpunkt
Hamm/Westfalen e.V.
Evangelisches Krankenhaus Hamm
Werler Straße 110
59063 Hamm
Tel. 02381-589-96450

Tumorzentrum Köln
Klinik I für Innere Medizin der Universität
zu Köln
Josef-Stelzmann-Straße 9
50924 Köln
Tel. 0221-478-4400

Onkologischer Schwerpunkt Köln e.V.
Heidestraße 7
51147 Köln
Tel. 02203-96450

Onkologischer Schwerpunkt
Linker Niederrhein e.V.
Beethovenstraße 13-15
41061 Mönchengladbach
Tel. 02161-85045

Tumorzentrum Münsterland e.V.
Medizinische Klinik
Innere Medizin A
Albert-Schweizer-Straße 33
48129 Münster
Tel. 0251-837586

Onkologischer Schwerpunkt Münster e.V.
Med. Einrichtungen der Universität Münster
Domagkstraße 17
48149 Münster
Tel. 0251-83-5461

Onkologischer Schwerpunkt Siegen e.V.
Jung-Stilling-Krankenhaus
Wichernstraße 40
57074 Siegen
Tel. 0271-7052112

Onkologischer Schwerpunkt
Bergisches Land e.v.
Kliniken der Stadt Wuppertal
Sanderstraße 161
42283 Wuppertal
Tel. 0202-896-2448

Rheinland-Pfalz

Tumorzentrum Rheinland-Pfalz e.V.
Geschäftsstelle
Am Pulverturm 13
55101 Mainz
Tel. 06131-173001

Onkologischer Schwerpunkt Trier
Krankenanstalt Mutterhaus
der Borromäerinnen
Feldstraße 16
Postfach 2920
54219 Trier
Tel. 0651-947-0

Saarland

Tumorzentrum Homburg/Saar e.V.
Saarländische Krebszentrale, Gebäude 52
Oscar-Orth-Straße
66424 Homburg-Saar
Tel. 06841-1674-31 oder 32
Fax 06841-1674-96

Onkologischer Schwerpunkt Saarbrücken
Saarbrücker Winterbergkliniken
gemeinnützige GmbH
Theodor-Heuss-Straße
66119 Saarbrücken
Tel. 0681-963-1

Sachsen

Tumorzentrum Chemnitz
Städtische Kliniken
Klinikum Küchwald
Bürgerstraße 2
09113 Chemnitz
Tel. 0371-322-700

Tumorzentrum Dresden e.V.
Universitätsklinikum Dresden
Fetscherstraße 74
01307 Dresden
Tel. 0351-485-4470

Onkologischer Schwerpunkt Görlitz
Girbigsdorfer Straße 1-3
02828 Görlitz
Tel. 03581/390000

Tumorzentrum Leipzig
Chirurgische Klinik
Karl-Marx-Universität
Liebigstraße 27
04103 Leipzig
Tel. 0341-7167-336

Tumorzentrum Zwickau e.V.
Städtisches Klinikum Heinrich-Braun
Karl-Keil-Straße 35
08060 Zwickau
Tel. 0375-523-323 oder 512333

Sachsen-Anhalt

Tumorzentrum Magdeburg
Sachsen-Anhalt e.V.
Med. Fakultät Otto-von-Guericke-Universität
Leipziger Straße 44
39120 Magdeburg
Tel. 0391-673-266

Schleswig-Holstein

Tumorzentrum Kiel
Klinikum der Christian-Albrechts-Universität
Niemannsweg 4
24105 Kiel
Tel. 0431-597-2931

Tumorzentrum Lübeck e.V.
Kronsforder Allee 71-73
23560 Lübeck
Tel. 0451-5305-402

Thüringen

Tumorzentrum Erfurt e.V.
Klinikum Erfurt
Postfach 595
99012 Erfurt
Tel. 0361-793-239

Tumorzentrum Halle-Wittenberg e.V.
an der Med. Fakultät
der Martin-Luther-Universität
Klinikum Kröllwitz
Ernst-Grube-Straße 40
06097 Halle
Tel./Fax 0345-557-2457

Tumorzentrum Jena e.V.
Klinikum der Friedrich-Schiller-Universität
Institut für Pathologie
Ziegelmühlenweg 1
07743 Jena
Tel. 03641-633-120 oder 114

Tumorzentrum Suhl e.V.
Klinikum Suhl
Klinik für Strahlentherapie
Albert-Schweizer-Straße
98527 Suhl
Tel. 03681-355-920

Nachsorgekliniken für gynäkologische Onkologie

Baden-Württemberg

Parksanatorium
Fachklinik für onkologische Rehabilitation
Frau Benz
Parkstraße 1
88326 Aulendorf
Tel. 07525-9310
Fax 07525-931599

AOK-Klinik Schloßberg
Klinik für Prävention und Rehabilitation
Hindenburgstraße 47
75378 Bad Liebenzell
Tel. 07052-509-0
Fax 07052-509-111

Klinik Dr. Vötisch
Herderstraße 10
97980 Bad Mergentheim
Tel. 07931-499-0
Fax 07931-44607

Klinik Maximilianbad
Maximilianstraße 13
88339 Bad Waldsee
Tel. 07524-94-1106
Fax 07524-94-1129

Rehabilitationsklinik Park-Therme
Onkologische Nachsorgeklinik für Urologie,
Innere Medizin und Gynäkologie
Ernst-Eisenlohr-Straße 6
79410 Badenweiler
Tel. 07632-710
Fax 07632-71313

Waldklinik Dobel
Neuenbürger Straße 49
75335 Dobel
Tel. 07083-747-604
Fax 07083-747-617

Klinik für Tumorbiologie an der
Albert-Ludwigs-Universität Freiburg
Klinik für Onkologische Rehabilitation
und Nachsorge
Breisacher Straße 117
79106 Freiburg
Tel. 0761-2062281
Fax 0761-2062299

Klinik für Rehabilitation Glotterbad
Badstraße
79286 Glottertal
Tel. 07684-809-0
Fax 07684-809-199

Klinik Schwabenland
Fachklinik für Innere Medizin
in Zusammenarbeit mit der Universität Ulm
Waldburgallee
88316 Isny-Neutrauchburg
Tel. 07562-71-1202
Fax 07562-71-2480

Reha-Klinik Nordrach
Onkologische Nachsorge
Im Dorf 5-9
77787 Nordrach
Tel. 07838-81-0
Fax 07838-81-744

Winkelwaldklinik Nordrach
Winkelwald 2-4
77787 Nordrach
Tel. 07838-83-0
Fax 07838-83-996

Asklepios Klinik Hohenstein
Ludwigstraße 1 und 2
78092 Triberg
Tel. 07722-955-0
Fax 07722-2628

Bayern

Kurklinik Bad Bocklet
Frankenstraße 36
97706 Bad Bocklet
Tel. 09708-79-0
Fax 09708-79-102

Luitpold Kliniken Horst Grom
Frau Peetz
Bismarckstraße 24/38
97665 Bad Kissingen
Tel. 0971-84-0
Fax 0971-84-565

Klinik Alpenland
Fachklinik für onkologische Nachsorge
Zenostraße 9
83426 Bad Reichenhall
Tel. 08651-6030

Klinik Elisabethenbad
Badstraße 18
88339 Bad Waldsee
Tel. 07524-941106
Fax 07524-941129

Bayerwald-Klinik
Schneider KG
Fachklinik für Innere Medizin
93413 Cham-Windischbergerdorf
Tel. 09971-482-18
Fax 09971-482-629

Klinik Bavaria
Haus Wolfstein
Geyersberg 25
94078 Freyung
Tel. 08551-580818
Fax 08551-580800

Klinik Prof. Dr. Schedel
94136 Kellberg/Passau
Tel. 08501-809-0
Fax 08501-809-710

Schloßbergklinik Oberstaufen GmbH
Onkologische Klinik im Tumorzentrum
München an den Med. Fakultäten
Schloßstraße 23-29
87534 Oberstaufen
Tel. 08386-701-0
Fax 08386-70-390

Klinik St. Irmigard
Osternacher Straße 103
83209 Prien
Tel. 08051-607-0
Fax 08051-607-562

Paracelsus-Klinik Sonnenalm
Kurstraße 5
881575 Scheidegg
Tel. 08381-501-0
Fax 08381-501-229

Hessen

Odenwaldklinik GmbH
Klinikum für Rehabilitation und Prävention
Frau Elisabeth Antz
Waldstraße 7
64727 Bad König
Tel. 06063-5050
Fax 06063-505925

William-Harvey-Klinik
Am Kaiserberg 6
61231 Bad Nauheim
Tel. 06032-707-952
Fax 06032-707-959

Rehaklinik Paracelsus
Merianstraße 9-11
65301 Bad Schwalbach
Tel. 06124-508-0
Fax 06124-508-111

Reha-Zentrum Lindenallee
Kliniken für Orthopädie,
Psychosomatik, Onkologie
Martha-von-Opel-Weg 44
65307 Bad Schwalbach
Tel. 06124-701-0
Fax 06124-701350

Kinzigtal-Klinik Pitzer KG
Parkstraße 7-9
63628 Bad Soden-Salmünster
Tel. 06056-737-0
Fax 06056-737-654

Sonnenberg-Klinik
Fachklinik für Onkologie, Hämatologie
und Immunologie
Hardtstraße 13
37242 Bad Sooden-Allendorf
Tel. 05652-54-1
Fax 05652-54-990

Rehabilitationsklinik Quellental
Herr Otto
Wiesenweg 6
34530 Bad Wildungen-Reinhardshausen
Tel. 05621-751015

Klinik Parkhöhe GmbH & Co. KG,
Klinik für Rehabilitation
Frau Grabe
Hufelandstraße 18-20
34537 Bad Wildungen
Tel. 05621-703700
Fax 05621-703777

Ernst-Ludwig-Klinik
Ernst-Ludwig-Straße
64747 Breuberg-Sandbach
Tel. 06163-74-0
Fax 06163-74-640

Onkologische Abteilung
der Habichtswaldklinik
Wigandstraße 1
34131 Kassel-Wilhelmshöhe
Tel. 0561-31080
Fax 0561-3108858

Eleonoren Klinik
Reha Klinik für Innere Krankheiten
Frau Dietlinde Nord-Rüdiger
64678 Lindenfels-Winterkasten/Odw.
Tel. 06255-302159
Fax 06255-2599

Klinik Sonnenblick
Herr Peter Berressem
Amöneburgerstraße 1-6
35043 Marburg
Tel. 06421-295659
Fax 06421-295681

Reha-Centrum Urbachtal
Klinik Dr. Bartsch
Erdmannshain
34626 Neukirchen
Tel. 06694-17-425
Fax 06694-6421

Kurklinik Göttmann
Rehabilitation und Prävention
Herr Joachim Zelt
Am Gänsberg 3
64385 Reichelsheim
Tel. 06164-5090
Fax 06164-509299

Niedersachsen

Paracelsus Klinik am See
Am Osterbergsee 7
37581 Bad Gandersheim
Tel. 05382-7030

Deister Weser Klinik
Fachklinik für Psychosomatik Verhaltens-
medizin und Onkologie
Lug ins Land 5
31848 Bad Münder
Tel. 05042-600-235
Fax 05042-600-600

Paracelsus-Rhön-Klinik
Dr. Siegmund, Nachf.
Fritz-Stamer-Straße 9
36129 Gersfeld
Tel. 06654-15-320
Fax 06654-15399

Klinik Tecklenburger Land
Bahnhofstraße 32
49545 Tecklenburg
Tel. 05482-650
Fax 05482-6053

Nordrhein-Westfalen

Cecilien-Klinik
Onkologische Fachklinik
Lindenstraße 26
33175 Bad Lippspringe
Tel. 05252-95-1200
Fax 05252-95-1342

Klinik am Park
Westkorso 14
32545 Bad Oeynhausen
Tel. 05731-248-0
Fax 05731-248-248

Klinik Porta Westfalica
Steinstraße 65
32547 Bad Oeynhausen
Tel. 05731-185-0
Fax 05731-185-700

Klinik Bad Oexen
Onkologische Rehabilitation
Oexen 27
32549 Bad Oeynhausen
Tel. 05731-5370
Fax 05731-537736

Klinik am Kurpark
Parkstraße 23-25
32105 Bad Salzuflen
Tel. 05222-189-0
Fax 05222-189-806

Kliniken am Burggraben
Klinikum für Rehabilitation
Alte Vlothoer Straße 47-49
32105 Bad Salzuflen
Tel. 05222-37-0
Fax 05222-37-4450

Kurklinik Mühlenweg
Mühlenweg 9
59594 Erwitte
Tel. 02943-898-0

Rose-Klinik
Orthopädisch-Rheumatologisches
Reha-Zentrum
Parkstraße 47
32805 Horn-Bad Meinberg
Tel. 05234-907-235
Fax 05234-907-777

Klinik Hoheleye
Am Kurpark 2
59955 Winterberg
Tel. 02758-81-00
Fax 02758-81-100

Kurklinik Kahler Asten
In der Renau 1-4
59955 Winterberg
Tel. 02981-8040
Fax 02981-804110

Klinik Bergisch-Land
Im Saalscheid 5
42369 Wuppertal
Tel. 0202-4697-1
Fax 0202-4697-379

Rheinland-Pfalz

Kurklinik am Römerkessel
Herrn Detlef Schüller
Am Römerkessel 1
56864 Bad Bertrich
Tel. 02674-935-602

Deutsch-Ordens-Hospital
Frau Tetsch,
Frau Hachenberg
Römerstraße 44-46
56130 Bad Ems
Tel. 02603-975-702
Fax 02603-975-744

Nahetal-Klinik
Burgweg 14
55543 Bad Kreuznach
Tel. 0671-375-0

Klinik der Bundesknappschaft Bad Neuenahr
Georg-Kreuzberg-Straße 2
53474 Bad Neuenahr
Tel. 02641-860
Fax 02641-86507

Saarland

Fachklinik St. Hedwig
Krankenhausstraße 1
66557 Illingen/Saar
Tel. 06825-401-185
Fax 06825-401-201

Bosenberg Klinik
Am Bosenberg
66606 St. Wendel
Tel. 06851-14-0
Fax 06851-14-195

Sachsen

Paracelsus-Klinik
Forststraße 5
08645 Bad Elster
Tel. 037437-720
Fax 037437-3336

Vogtland-Klinik
Reha-Zentrum Bad Elster
Forststraße 3
08645 Bad Elster
Tel. 037437-60
Fax 037437-64900

Eisenmoorbad
Bad Schmiedeberg-Kur-GmbH
Eilenburger Straße 2
06905 Bad Schmiedeberg
Tel. 034925-70222-225
Tel. 034925-70226

Klinik Bavaria
An der Wolfsschlucht 1-2
01731 Kreischa
Tel. 035206-61000
Fax 035206-3331

Sachsen-Anhalt

Median-Klinik Kalbe-Milde
Straße der Jugend 2
39624 Kalbe-Milde
Tel. 039080-710
Fax 039080-71555

Schleswig-Holstein

Asklepios-Klinik am Kurpark
Am Kurpark 6-10
23611 Bad Schwartau
Tel. 0451-2004-0
Fax 0451-2004-190

REHA-Klinik Damp
24351 Damp
Tel. 04352-808309
Fax 04352-808390

Rehabilitationsstätte Lehmrade
Gudower Weg 10
23883 Lehmrade bei Mölln
Tel. 04542-806-422
Fax 04542-806-444

Röpersberg-Klinik Ratzeburg
Fachklinik für onkologische Rehabilitation
Schmilauer Straße 138
23909 Ratzeburg
Tel. 04541-130
Fax 04541-132195

Asklepios Nordseeklinik
Norderstraße 81
25980 Westerland/Sylt
Tel. 04651-84-0
Fax 04651-84-279

Klinik Sonneneck
Osterstraße 2
25938 Wyk auf Föhr
Tel. 04681-5001-0
Fax 04681-5001-440

Thüringen

ASKLEPIOS Burgseeklinik
Am See
36433 Bad Salzungen
Tel. 03695-65-0
Fax 03695-65-1199

Prof. Volhard Klinik
Hauptstraße 18
98666 Masserberg
Tel. 036870-53539
Fax 036870-53199

Burgklinik
Burgstraße
36457 Stadtlengsfeld
Tel. 036965-680

Inselsberg-Klinik
Onkologische Rehabilitationsklinik
Fischbacher Straße 36
99891 Tabarz
Tel. 036259-53-0

Beratungsstellen

Baden-Württemberg

AWO Beratungsstelle
Frau Antje Dahmen
Lange Straße 13
76530 Baden-Baden

Psychosoziale Krebsnachsorge
Staatliches Gesundheitsamt
Schmidstraße 7+9
88045 Friedrichshafen
Tel. 07541-2079-0

Gesundheitsamt Heilbronn
Frau Henkel
Uhlandstraße 12
74064 Heilbronn
Tel. 07131-994619
Fax 07131-962523

Bayern

Bayerisches Rotes Kreuz
Kontaktstelle nach Krebs
Prof.-Buchner-Straße 20
84034 Landshut
Tel. 0871-9622117

Psychosomatische Beratungsstelle
im ZIST e.V.
Zentrum für Individual-
und Sozialtherapie e.V.
Richard-Wagner-Weg 9
80333 München
Tel. 089-526463
Fax 089-5420265

Beratungsstelle Neu-Ulmer Arbeiterwohlfahrt
Frau Cornelia Kasper und
Frau Gertraud Müller
Glaciesstraße 24
89231 Neu-Ulm
Tel. 0731-721044
Fax 0731-724821

Berlin

Psychosoziale Beratungsstelle für Krebskranke
und Angehörige-Selbsthilfe nach Krebs e.V.
Albrecht-Achilles-Straße 65
10709 Berlin
Tel. 030-8914049

Bezirksamt Steglitz
Abt. Gesundheit und Sozialwesen
Nachgehende Krankenfürsorge
Hindenburgdamm 10
12203 Berlin-Lichtenfelde
Tel. 030-7904-2452

Brandenburg

Beratungsstelle Bad Saarow-Pieskow
Frau Frenzel
Klinikum Bad Saarow
15526 Bad Saarow-Pieskow
Tel. 033631-70

Beratungsstelle für Krebskranke
Gesundheitsamt Belzig
Frau Busch
Puschkinstraße 3
14806 Belzig
Tel. 033841-2305

Beratungsstelle für Geschwulstkranke
Stadtverwaltung / Gesundheitsamt
Frau Pfeifer
Neuendorfer Straße 89
14770 Brandenburg
Tel. 03381-223648

Beratungsstelle für Geschwulstkranke
Stadtverwaltung Cottbus
Gesundheitsamt
Puschkin Promenade 25
03044 Cottbus
Tel. 0355-6123272

Beratungsstelle für Krebskranke – Gransee
Frau Borkowski
Straße des Friedens
16775 Gransee
Tel. 03306-2373

Beratungsstelle für Krebskranke
Gesundheitsamt Jüterbog
Frau Mönnich
Am Dammtor 4-6
14913 Jüterbog
Tel. 03372-41443

Krebsberatung von Betroffenen
und deren Angehörigen
Frau Jödicke
Köpenicker Straße 29
15711 Königs-Wusterhausen
Tel. 03375-3030

Onkologische Beratungsstelle
Frau Kirmse
Karl-Marx-Straße 9
15926 Luckau
Tel. 03544-54275

Psychosoziale Beratungsstelle
Frau Schäfer
Am Markt 12
14934 Luckenwalde
Tel. 03371-350-274

Beratungsstelle für Krebskranke – Neuruppin
Landkreis Ostprignitz-Ruppin
Frau Schröder
Neustädterstraße 44
16816 Neuruppin
Tel. 03391-6001

Beratungsstelle für Krebskranke –
Oranienburg
Frau Wojan
Havelstraße 29
16515 Oranienburg
Tel. 03301-3730-255

Onkologische Beratung
Frau Zimmermann
Wittenbergerstraße 45 a
19348 Perleberg
Tel. 03876-713512

Beratungsstelle Teltow
Medizinische Einrichtungs GmbH
Krebsnachsorge
Frau Preuß
Potsdamer Straße 7-9
14513 Teltow
Tel. 03328-427237

Beratungsstelle für Krebskranke
Diakonie Sozialstation
Frau Haschke
Kastanienallee 9-10
15738 Zeuthen
Tel. 033762-70737

Beratungsstelle für Krebskranke
Kreisverwaltung / Gesundheitsamt
Frau Teufert
Wasserstraße 6 a
15806 Zossen
Tel. 03377-2574

Bremen

Beratungsstelle für Krebskranke
Städtisches Gesundheitsamt
Wurster Straße 49
27580 Bremerhaven
Tel. 0471-5902284

Hamburg

Psych. Beratungsstelle
AK St. Georg Haus W, 2.Stock
Frau Gerda Ratsak
Lehmühlenstraße 5
20099 Hamburg
Tel. 040-28903480

Hessen

Psychosoziale Krebsnachsorge
des DRK-Frankenberg
Frau Bönninghausen
Frankenberger Straße 26
35099 Burgwald-Bottendorf
Tel. 06451-21422

DPWV-Landesverband Hessen e.V.
Krebsberatungsstelle
Frau Käthe Riehl
Auf der Körnerwiese 5
60322 Frankfurt/Main
Tel. 069-5970191
Fax 069-551292

Sozialdienst
Städtisches Klinikum Fulda
Frau Zink
Postfach 1380
36013 Fulda
Tel. 0661-842801/02/03
Fax 0661-822809

DRK-Kreisverband Korbach-Arolsen
Frau Elfriede Henkler
Arolser Landstraße 23
34497 Korbach
Tel. 05633-487
Fax 05631-959930

Leben mit Krebs Marburg e.V.
Frau Jutta Mühl
Frau Barbara Städter
Weidenhäuser Straße 60
35037 Marburg
Tel./Fax 06421-162625

Auxilum – Hilfe für Krebskranke und deren
Angehörige e.V.
Frau Hilde Schulte
Im Erdmannshain
34636 Neukirchen
Tel. 06694-17471

Gesundheitszentrum Riedstadt
Frau Danz
Freiherr-von-Stein-Straße 9
64560 Riedstadt-Goddelau
Tel. 06158-18239
Fax 06158-18256

DRK-Kreisverband Rüsselsheim
Frau Mehringer
Hessenring 68
65428 Rüsselsheim
Tel. 06142-51051

Mecklenburg-Vorpommern

Psychosoziale Krebsberatungsstelle
Gesundheitsamt
Kreis Bad Doberan
Frau Hoßmann
Dammchaussee 30 a
18202 Bad Doberan
Tel. 038203-475203

Psychosoziale Krebsberatungsstelle
Gesundheitsamt
Kreis Güstrow
Frau Schruppner
Franz-Parr-Platz 6
18273 Güstrow
Tel. 03843-755530

Psychosoziale Krebsberatungsstelle
Gesundheitsamt
Außenstelle Hagenow
Frau Vorrath
Parkstraße 12
19230 Hagenow
Te. 03883-739881

Psychosoziale Krebsberatungsstelle
Gesundheitsamt
Kreis Ludwigslust
Frau Jahnke
Garnisonstraße 1
19288 Ludwigslust
Tel. 03874-6242383

Psychosoziale Krebsberatungsstelle
Gesundheitsamt
Kreis Parchim
Frau Schierstedt
Am Buchholz 11
19370 Parchim
Tel. 03871-75352

Psychosoziale Krebsberatungstelle
Gesundheitsamt
Kreis Uecker-Randow
Frau Kapitzke
Löcknitzerstraße 1
17309 Pasewalk
Tel. 03973-210288

Psychosoziale Krebsberatungsstelle
Gesundheitsamt Rostock
Frau Schwenn
St.-Georg-Straße 109
18055 Rostock
Tel. 0381-3815317

Psychosoziale Krebsberatungsstelle
Gesundheitsamt Schwerin
Frau Jähnich
Zum Bahnhof 5-7
19055 Schwerin
Tel. 0385-739881

Psychosoziale Krebsberatungsstelle
Gesundheitsamt Wismar
Frau Pobehaj
Vogelsang 3
23970 Wismar
Tel. 03841-262435

Niedersachsen

Arbeitsgemeinschaft Krebsfürsorge
Bremervörde e.V.
Beratungsstelle
Frau Susanne Hamborg-Burfeind
Neue Straße 45 (AOK)
27432 Bremervörde
Tel. 04761-85113

Onkologisches Forum Celle e.V.
Beratungsstelle für Krebskranke
und Angehörige
Frau Dr. Sabine Seifert
Mestwartstraße 15
29221 Celle
Tel. 05141-217766

AWO – Beratungsstelle für Krebsbetroffene
und Angehörige
Frau Ursula Derichs
Carl-Schütte-Straße 6
31582 Nienburg

Krebsberatungsstelle der AWO
Gisel Bender
Georgstraße 14
49074 Osnabrück
Tel. 0541-3386633

Nordrhein-Westfalen

Arbeiterwohlfahrt
Psychosoziale Krebsberatung
Marktstraße 38
33602 Bielefeld
Tel. 05 21-6 30 93

Psychosoziale Beratungsstelle
Krebshilfe Bochum e.V.
Frau Monika Lange
Annastraße 27
44793 Bochum
Tel. 02 34-68 10 20
Fax 02 34-68 33 24

Psychosoziale Beratungsstelle
Tumorzentrum Bonn e.V.
Sigmund-Freud-Straße 25
53127 Bonn
Tel. 02 28-299 161

Beratungsstelle für Krebskranke
Gesundheitsamt – 53
Gladbecker Straße 66
46215 Bottrop
Tel. 0 20 41-24 73 531 oder 24 70

Beratungsstelle für
psychosoziale Krebsnachsorge
der Ev. Familienbildungsstätte
Gutenbergstraße 20
32756 Detmold
Tel. 0 52 31-26 0 35

Krebsberatungsstelle des Arbeiter Samariter
Bundes (ASB)
Landesverband Nordrhein-Westfalen e.V.
Frau Astrid Multhaupt
Am Hahnacker 1
50374 Erftstadt
Tel. 0 22 35-4 20 84
Fax. 0 22 35-4 57 92

Psychosoziale Beratungsstelle
für Krebsbetroffene
Gesundheitsamt Essen
Frau Ulrike Bahrdt,
Herr Heribert Kloh-Kordfelder
Bernestraße 7
45127 Essen
Tel. 0201-8 85 31 28
Fax 0201-8 85 30 03

Psychosoziale Beratungsstelle
für Krebsbetroffene
beim Deutschen Roten Kreuz
Im Sundern 15
48881 Gelsenkirchen
Tel. 0209-8 10 11

Beratungsstelle für Krebsbetroffene
im DRK-Kreisverband Hagen
Feithstraße 36
58095 Hagen
Tel. 0 23 31-5 50 65

Beratungsstelle für Tumorerkrankte
und deren Angehörige
Caritasverband
Erftkreis / Malteserhilfsdienst
Frau Agnes Laurs
Lindenstraße 5
50354 Hürth
Tel. 0 22 33-4 59 76

kik krebs-initiative köln e.V.
Neuenhöfer Allee 17
Eingang Grafenwerthstraße
50937 Köln
Tel. 0221-4 68 01 31

»WIR ALLE« Frauen gegen Brustkrebs e.V.
Informations – Beratungszentrum
Alteburgerstraße 248
50968 Köln-Bayenthal
Tel. 0221-3 40 56 28
Fax 0221-3 40 56 29

Beratungsstelle für Krebsbetroffene
Interessengemeinschaft
der Krebsnachsorge Krefeld e.V.
Mühlenstraße 42
47798 Krefeld
Tel. 02151-60 23 33

Beratungsstelle für Krebsbetroffene
Leverkusen e.V.
help – Kontakt und Information
für Betroffene und Angehörige
Frau Christel Dewenter-Scholz
Schulstraße 34
51373 Leverkusen
Tel. 02 14-4 44 70

Psychosoziale Krebsberatungs-
und Kontaktstelle für Selbsthilfegruppen
in der Krebsnachsorge
Lindenstraße 29
32423 Minden
Tel. 05 71-8 28 02 18

Krebsberatungsstelle
des TZ Münsterland e.V.
Antoniuskirchplatz 16
48151 Münster
Tel. 0251-52 33 38

Psychosoziale Krebsnachsorge
Beratungsstelle für Krebspatienten
und Angehörige
Caritasverband für den Rhein-Sieg-Kreis e.V.
Grimmelgasse 32
53702 Siegburg
Tel. 0 22 41-1209-33
Fax 0 22 41-1209-31

Psychosoziale Krebsberatungsstelle
Wall 27-29
42105 Wuppertal
Tel. 0202-45 64 44
Fax 0202-45 28 08

Sachsen-Anhalt

Beratungsstelle
Gesundheitsamt Aschersleben
Frau Schulz
Johannespromenade
06435 Aschersleben
Tel. 03 4 74-95 50

Magdeburger Krebsliga e.V.
Frau Schlender,
Frau Antkowiak
Gerhardt-Hauptmann-Straße 35
39108 Magdeburg
Tel./Fax 0391-6 71 73 94

Krebsberatungsstelle im Gesundheitsamt
Frau Gudrun Hahn
Schmale Straße 13
06484 Quedlinburg
Tel. 03946-22 12

Thüringen

Psychosoziale Beratungsstelle
der Arbeiterwohlfahrt Sonneberg
Gleisdamm 3
96515 Sonneberg
Tel. 03675-8 29 133

Psychosoziale Krebsberatungsstellen der Deutschen Krebsgesellschaft und ihrer Landesverbände

Deutsche Krebsgesellschaft e.V.
Hanauer Landstr. 194
60314 Frankfurt/Main
Tel. 069-6 30 09 60

Baden-Württemberg

Krebsverband Baden-Württemberg e.V.
Adalbert-Stifter Straße 105
70437 Stuttgart
Tel. 07 11-8 48 26 91

Bayern

Bayerische Krebsgesellschaft e.V.
Afrawald 7
Im Haus des VdK
86150 Augsburg
Tel. 08 21-15 71 32

Maistraße 12/III
80337 München
Tel. 089-531175 oder 539525

Am Vogelsgarten 10
90402 Nürnberg
Tel. 0911-49533

Bischof-Pilgrim-Straße 1
94032 Passau
Tel. 0851-5300 2268

Dr.-Martin-Luther-Straße 14
6. OG
93047 Regensburg
Tel. 0941-5999783

Beratungsstelle München
Außenstelle Traunstein
Kreiskrankenhaus Traunstein
Cuno-Niggl-Straße 3
83278 Traunstein
Tel. 0861-705-1293

Grombühlstraße 29
97080 Würzburg
Tel. 0931-286696

Berlin

Berliner Krebsgesellschaft e.V.
Robert-Koch-Platz 7
10115 Berlin
Tel. 030-2832400

Bremen

Bremer Krebsgesellschaft e.V.
Am Schwarzen Meer 101-105
28205 Bremen
Tel. 0421-4919222

Hamburg

Hamburger Krebsgesellschaft e.V.
Martinistraße 40
20251 Hamburg
Tel. 040-4604222

Hessen

Hessische Krebsgesellschaft e.V.
Krebsberatungsstelle Waldeck-Frankenberg
Gustav-Gröner-Allee 2
34537 Bad Wildungen-Reinhardshausen
Tel. 05621-705-193

Niedersachsen

Niedersächsische Krebsgesellschaft e.V.
Königstraße 27
30175 Hannover
Tel. 0511-3885262 oder 3885263

Rheinland-Pfalz

Krebsgesellschaft Rheinland-Pfalz e.V.
Westpfalzklinikum Kaiserslautern,
W-Bau, 9. OG
Hellmut-Hartert-Straße 1
67655 Kaiserslautern
Tel. 0631-3110830

Schloßstraße 8
56068 Koblenz
Tel. 0261-31047 oder 31048

Kirchplatz 3
67065 Luwigshafen-Mundenheim
Tel. 0621-578572

Krahnenstraße 1
54290 Trier
Tel. 0651-40551

Sachsen

Sächsische Krebsgesellschaft e.V.
Werdauer Straße 48
08056 Zwickau
Tel. 0375-281405

Thüringen

Thüringische Krebsgesellschaft e.V.
Waidmühlenweg 23
99089 Erfurt
Tel. 0361-2140300

Klinik für Innere Medizin II
der Friedrich-Schiller-Universität –
Poliklinik
Erlanger Allee 101
07747 Jena
Tel. 03641-639353

Landesverbände (LV) der Deutschen Krebsgesellschaft e.V.

LV Baden-Württemberg

Krebsverband Baden-Württemberg e.V.
Herr H. Seiter
Geschäftsführer
Adalbert-Stifter Straße 105
70437 Stuttgart
Tel. 0711-8 48 25 90
Fax 0711-848 44 25 91

LV Bayern

Bayerische Krebsgesellschaft e.V.
Frau C. Zimmermann
Geschäftsführerin
Maistraße 12/III
80337 München
Tel. 089-539525
Fax 089-5439004

LV Berlin

Berliner Krebsgesellschaft e.V.
Landesverband
der Deutschen Krebsgesellschaft
Frau Dr. B. Fey
Geschäftsführerin
Robert-Koch-Platz 7
10115 Berlin
Tel. 030-2832400
Fax 030-2824136

LV Brandenburg

Brandenburgische Krebsgesellschaft e.V.
Frau B. Rohne
Geschäftsführerin
Heinrich-Mann-Allee 103
Haus 16
14473 Potsdam
Tel./Fax 0331-864806

LV Bremen

Bremer Krebsgesellschaft e.V.
Herr W. Krause
Geschäftsführer
Am Schwarzen Meer 101-105
28205 Bremen
Tel. 0421-4919222
Fax 0421-4919242

LV Hamburg

Hamburger Krebsgesellschaft e.V.
Frau D. Kürschner
Geschäftsführerin
Martinistraße 40
20251 Hamburg
Tel. 040-4604222
Fax 040-4604232

LV Hessen

Hessische Krebsgesellschaft e.V.
Frau I. Richter
Geschäftsführerin
Heinrich-Heine-Straße 44-46
35039 Marburg
Tel. 06421-63324
Fax 06421-63316

LV Mecklenburg-Vorpommern

Deutsche Krebsgesellschaft
LV Mecklenburg-Vorpommern e.V.
Herr Dr. Mett
Geschäftsführer
Klinik für Chirurgie
Klinikum Schwerin
Wismarsche Straße 397
19049 Schwerin
Tel. 0385-5202061
Fax 0385-5203520

LV Niedersachsen

Niedersächsische Krebsgesellschaft e.V.
Herr G. Beyer
Geschäftsstellenleiter
Königstraße 27
30175 Hannover
Tel. 0511-3885262
Fax 0511-3885343

LV Nordrhein-Westfalen

Gesellschaft zur Bekämpfung
der Krebskrankheiten
des Landes NRW e.V.
Herr Kurt Freiburg
Geschäftsführer
Johannes-Weyer-Straße 1
40225 Düsseldorf
Tel. 0211-330015
Fax 0211-9348833

LV Rheinland-Pfalz

Krebsgesellschaft Rheinland-Pfalz e.V.
Herr W. Neumann
Geschäftsführer
Schloßstraße 8
56068 Koblenz
Tel. 0261-31047/48
Fax 0261-12209

LV Saarland

Landesverband für Krebsbekämpfung und
Krebsforschung
im Saarland e.V.
Herr Prof. Dr. J. Preiß
Caritas-Klinik St. Theresia
Onkologie
Rheinstraße 2
66113 Saarbrücken
Tel. 0681-4061101
Fax 0681-4061103

LV Sachsen

Sächsische Krebsgesellschaft e.V.
Herr Dr. W. P. Bonitz
Geschäftsführer
Werdauer Straße 48
08056 Zwickau
Tel. 0375-281403
Fax 0375-281404

LV Sachsen-Anhalt

Deutsche Krebsgesellschaft
LV Sachsen-Anhalt e.V.
Herr Prof. Dr. H. J. Schmoll
Geschäftsführer
Martin-Luther-Universität
Ernst-Grube-Straße 40
06120 Halle
Tel. 0345-5572607
Fax 0345-5572950

LV Schleswig-Holstein

Schleswig-Holsteinische
Krebsgesellschaft e.V.
Herr K. Diederichs
Geschäftsführer
Flämische Straße 6-10
24103 Kiel
Tel. 0431-96012
Fax 0431-94871

LV Thüringen

Thüringische Krebsgesellschaft e.V.
Frau B. Möhler
Geschäftsführerin
Karl-Marx-Allee 10
07747 Jena
Tel. 03641-336986
Fax 03641-336987

Information, Beratung, Hilfe

Krebsinformationsdienst KID, Deutsches Krebsforschungszentrum

Tel. 06221-410121
Montag bis Freitag von 8.00 bis 20.00 Uhr
Informationen in türkischer Sprache:
Dienstag, Mittwoch und Donnerstag von
18.00 bis 20.00 Uhr
- KID informiert am Telefon zu allen Fragen, die mit Krebs in Zusammenhang stehen: Ursachen und Entstehung, Diagnostik, Behandlung und Nachsorge. Außerdem vermittelt KID Adressen von Instituten im Krebsbereich.

Bundeszentrale für gesundheitliche Aufklärung

Postfach 910152
Ostmerheimer Straße 200
51109 Köln
Tel. (0221)8992-1
- Bei der BzgA kann kostenlos Informationsmaterial für Tumorpatienten angefordert werden (z.B. die Broschüre »Leben mit Krebs«).

Deutsche Krebshilfe e.V.

Thomas-Mann-Straße 40
53111 Bonn
Tel. 0228-729900
- Die Deutsche Krebshilfe bietet Broschüren und anderes schriftliches Material zu vielen krebsbezogenen Themen an, informiert zu psychosozialen und sozialrechtlichen Fragen und nennt Anlaufstellen für individuelle Probleme.

Deutsche Krebsgesellschaft e.V.

Hanauer Landstr. 194
60314 Frankfurt
Tel. 069-6300960
- Die Deutsche Krebsgesellschaft ist die Fachgesellschaft für alle wissenschaftlichen und klinischen Fragen zur Krebsforschung, Krebstherapie und Prävention. Für Betroffene bietet sie Information in Form von Broschüren. Ihre Landesverbände sind zudem Träger vieler Krebsberatungsstellen, die jeweils über ein eigenes Angebot verfügen.

Ambulante Krebsbehandlung

GeFaK (Gesellschaft zur Förderung
der ambulanten Krebstherapie)
c/o Jens Kort
Geschäftsführer
Engelbertstraße 42
50674 Köln
Tel. 0221-2406903

Knochenmarkspenderdatei

Zentrales Knochenmarkspenderregister für
die BRD (ZKRD)
Helmholtzstraße 10
89081 Ulm
Tel. 0731-9543020

Lymphdrainage

Deutsche Gesellschaft für Lymphologie
Haslachstraße 37
79862 Höchenschwand
Tel. 07655-1783

Palliativmedizin

Deutsche Gesellschaft
für Palliativmedizin e.V.
Dr.-Mildred-Scheel-Haus
der Universität zu Köln
Joseph-Stelzmann-Straße 9
50931 Köln
Tel. 0221-478-3354

Psychoonkologie

Deutsche Arbeitsgemeinschaft
für Psychoonkologie e.V. (dapo)
Geschäftsstelle: Klinik Schwabenland
Waldburgallee 5
88316 Isny
Tel. 07562-711303

Psychosoziale Krebsberatung (Träger)

Psychosoziale Krebsberatungsstellen werden
in ganz Deutschland zunehmend etabliert.
Träger sind u.a. die Deutsche Krebsgesellschaft mit ihren Landesverbänden, Gesund-
heitsämter, das Deutsche Rote Kreuz, verschiedene Wohlfahrtsverbände (z.B. AWO,
Caritas) oder private Organisationen. Über
wohnortnahe Angebote informiert auch der
Krebsinformationsdienst in Heidelberg.

Schmerz

Deutsche Gesellschaft zum Studium
des Schmerzes e.V.
c/o II. Psychologisches Institut
der Universität Heidelberg
Im Neuenheimer Feld 326
69120 Heidelberg
Tel.06221-564050

Deutsche Schmerzhilfe e.V.
Bundesverband
Woldsenweg 3
20249 Hamburg
Tel. 040-465646

Selbsthilfe

Deutsche Arbeitsgemeinschaft
Selbsthilfegruppen
Friedrichstraße 28
35392 Gießen
Tel. 0641-7022478

Frauenselbsthilfe nach Krebs e.V.
Bundesverband
B 6, 10/11
68159 Mannheim
Tel. 0621-24434
Fax 0621-154877

Frauenselbsthilfe nach Krebs
Bundesvorsitzende
Frau Annegret Haasche
Ulrichstraße 8
26506 Norden
Tel. 04931-12479
Fax 04931-14196

Deutsche ILCO e.V.
Kepserstraße 50
85356 Freising
Tel. 08161-84909, 84911

Bundesverband der Kehlkopflosen e.V.
Obererle 65
45897 Gelsenkirchen
Tel. 0209-592282

Arbeitskreis der Pankreatektomierten e.V.
Krefelder Straße 52
41539 Dormagen
Tel. 02133-42329

Deutsche Leukämie-Forschungshilfe
Joachimstraße 20
53113 Bonn
Tel. 0228-221833

Sexualität

Deutsche Gesellschaft für Familienplanung,
Sexualpädagogik und Sexualberatung e.v.
Pro Familia
Bundesgeschäftsstelle der Pro Familia
Stresemannallee 3
60596 Frankfurt
Tel. 069-639002

Sport

LandesSportBund Nordrhein-Westfalen
Friedrich-Alfred-Straße 25
47055 Duisburg
Tel. 0203-7381-223

Sterben

Deutsche Hospizhilfe e.V.
Reit 25
21244 Buchholz
Tel. 04181-38855

Unkonventionelle Methoden, Naturheilverfahren

Gesellschaft für
biologische Krebsabwehr e.V.
Hauptstraße 27
69117 Heidelberg
Tel. 06221-161525

Zentralverband der Ärzte
für Naturheilverfahren
Bismarckstraße 3
72250 Freudenstadt
Tel. 07441-2151

Weiterführende Adressen

Deutsche Schmerzliga e.V.
Dr. med. Marianne Koch
Roßmarkt 23
60311 Frankfurt
Tel. 069-29988075
Fax 069-29988033

Deutscher Paritätischer Wohlfahrtsverband
Gesamtverband e.V.
Herr Klaus Dörrie
Heinrich-Hoffmann-Straße 3
60528 Frankfurt
Tel. 069-6706-0
Fax 069-6706-204

Deutsches Rotes Kreuz e.V.
Herr Johann Wilhelm Römer
Friedrich-Ebert-Allee 71
53113 Bonn
Tel. 0228-541-1
Fax 0228-541-290

Diakonisches Werk der Evangelischen Kirche
in Deutschland e.V.
Pfr. Jürgen Gohde
Stafflenberger Straße 76
70184 Stuttgart
Tel. 0711-2159-0
Fax 0711-2159-288

Deutscher Caritasverband e.V.
Präl. Hellmut Puschmann
Karlstraße 40
79104 Freiburg
Tel. 0761-200-0
Fax 0761-200-572

Gesellschaft für
biologische Krebsabwehr e.V.
Frau Prof. Dr. med. Baruch
Hauptstraße 27
Postfach 10 25 49
69015 Heidelberg
Tel. 06221-161525
Fax 06221-183322

KID – Krebsinformationsdienst
des Deutschen Krebsforschungszentrums
Im Neuenheimer Feld 280
69120 Heidelberg
Tel. 06221-410121

Krebs-Hotline des Tumorzentrums Freiburg
Am Klinikum der Albert-Ludwigs-Universität
Hugstetter Straße 55
79106 Freiburg
Tel. 0761-2706060

Unterstützung von Selbsthilfegruppen (Ansprechpersonen auf Länderebene)

Baden-Württemberg

Landesarbeitsgemeinschaft
der Kontakt- und Informationsstellen
für Selbsthilfegruppen Baden-Württemberg
c/o KISS Stuttgart
Frau Eva Kriwy-Gottschalk
Marienstraße 9
70178 Stuttgart
Tel. 0711-6406117
Fax 0711-6074561

Bayern

Landesarbeitsgemeinschaft
der Selbsthilfekontaktstellen in Bayern
c/o Selbsthilfebüro der Stadt Würzburg
Frau Theresa Keidel
Karmelitenstraße 43
97060 Würzburg
Tel. 0931-373-706, -468
Fax 0931-373-504

Berlin

SELKO e.V. – Verein zur Förderung
von Selbsthilfekontaktstellen in Berlin
Frau Karin Stötzner
Albrecht-Achilles-Straße 65
10709 Berlin
Tel. 030-8926602
Fax 030-8935494

Brandenburg

Landesarbeitsgemeinschaft
für Selbsthilfeförderung
Brandenburg e.V. – LAGS
Herr Dr. Frieder Weiße
Postfach 106
14504 Teltow

Bremen

Selbsthilfe-Unterstützungsstellen (Sehunt)
c/o Gesundheitsladen Bremen
Herr Jobst Pagel
Braunschweiger Straße 53 b
28205 Bremen
Tel. 0421-4988634
Fax 0421-4984252

Hamburg

KISS Altona
Frau Astrid Estorff-Klee
Gaußstraße 21
22765 Hamburg
Tel. 040-395767
Fax 040-396098

Hessen

Hessische Arbeitsgemeinschaft
der Kontaktstellen
für Selbsthilfegruppen
c/o Kontaktstelle für Selbsthilfegruppen
Herr Jürgen Matzat
Friedrichstraße 33
35392 Gießen
Tel. 0641-99-45612

Mecklenburg-Vorpommern

Landesarbeitsgemeinschaft
der Selbsthilfekontaktstellen
in Mecklenburg-Vorpommern
c/o KISS Stralsund
Frau Monika Westphal
Mönchstraße 53
18439 Stralsund
Tel. 03831-292645

Niedersachsen

Arbeitskreis Niedersächsischer Kontakt-
und Beratungsstellen im Selbsthilfebereich
c/o Kontaktstelle für Selbsthilfegruppen
im Gesundheitszentrum
Herr Stefan Kröger
Meller Straße 80
49082 Osnabrück
Tel. 0541-589044
Fax 0541-571919

Nordrhein-Westfalen

Arbeitsgemeinschaft Kontakt-
und Informationsstellen für Selbsthilfe
und Selbsthilfegruppen
in Nordrhein-Westfalen – AG KISS NW
c/o Wiese e.V.
Herr Dr. Karl Deiritz
Pferdemarkt 5
45127 Essen
Tel. 0201-207676
Fax 0201-207408

Rheinland-Pfalz

Landesarbeitsgemeinschaft der Selbsthilfe-
kontaktstellen in Rheinland-Pfalz
c/o WEKISS
Frau Regina Karrenbauer
Neustraße 34
56457 Westerburg
Tel. 02663-2540
Fax 02663-2667

Saarland

KISS Saarland
Frau Beate Ufer
Kaiserstraße 10
66111 Saarbrücken
Tel. 0681-375738/9
Fax 0681-375748

Sachsen

Landesarbeitsgemeinschaft der Selbsthilfe-
kontaktstellen Sachsens (LAG SKS)
c/o KISS Meißen / Dresden-Land
Frau Regina Riedel
Dr.-Wilhelm-Külz-Straße 4
01445 Radebeul
Tel. 0351-8387160
Fax 0351-8397325

Sachsen-Anhalt

Landesarbeitsgemeinschaft der Selbsthilfe-
kontaktstellen Sachsen-Anhalt
c/o DPWV-Landesverband Sachsen-Anhalt
Frau Sigrid Roßberg
Halberstädter Straße 168-172
39112 Magdeburg
Tel. 0391-6293-304
Fax 0391-6293-555

Schleswig-Holstein

KISS Lübeck
Frau Irene Machmar
Schmidestraße 7
23539 Lübeck
Tel. 0451-1225377
Fax 0451-1225390

Thüringen

Thüringer Selbsthilfeplenum e.V.
Frau Kerstin Strähmel
Rathenaustraße 10
07745 Jena
Tel./Fax 03641-615360

Sachregister